LA BEAUTÉ MENACÉE

BIBLIOTHÈQUE IRANIENNE

43

Fondée en 1949 par Henry Corbin,
la Bibliothèque Iranienne
est publiée

par

INSTITUT FRANÇAIS DE RECHERCHE EN IRAN
Boîte Postale 15 815–3495 Téhéran, Iran

Couverture : Jeune femme persane soulevant son voile. 1701-1702, école safavide d'Ispahan [Iran, B.N. / MS. oriental. supp. persan 1572]

LA BEAUTÉ MENACÉE

Anthropologie des maladies de la peau en Iran

(D'après des entretiens réalisés à Téhéran en 1983 et 1986)

Niloufar JOZANI

INSTITUT FRANÇAIS DE RECHERCHE EN IRAN
Téhéran 1994

Ce volume est publié
par l'Institut Français de Recherche en Iran avec le concours de la
Direction Générale des Relations Culturelles, Scientifiques et Techniques,
Sous-Direction des Sciences Sociales, Humaines et
de l'Archéologie (Paris).

Boîte Postale 15 815–3495, Téhéran

ISBN 2-909961-05-2
ISBN 2-909961-06-0
Dépôt légal : 1994

Composition et réalisation : IFRI, Téhéran
Imprimé en Iran

Diffusion

PEETERS, B.P. 41, 3000 Louvain, BELGIQUE

TRANSCRIPTION DU PERSAN

Les termes vernaculaires sont transcrits phonétiquement selon le système suivant :

â : آ (*a* long et ouvert); a : ا (*a* dans *cas*); e : ا (*e* dans *espoir*); o : او (*o* dans *onde*)
b : ب ; p : پ ; t : ط ، ت ; s : س ، ص ، ث ;
j : ج (*j* dans *job* en anglais); ch : چ (*ch* dans *cheese* en anglais);
h : ه ، ح (*h* dans *house* en anglais); kh : خ (*ch* dans *achtung* en allemand);
d : د ; z : ظ ، ض ، ذ ، ز ; r : ر ; zh : ژ (*j* dans *jour*);
sh : ش (*ch* dans *chaise*);
' : ع (phonème occlusif, glottal; comme le *o* dans *onze* accentué);
gh : ق ، غ (uvulaire sonore, comme un *r* très grasseyé)
k : ك ; g : گ (*g* dans *glace*); l : ل ; m : م ; n : ن ;
v : و ; u : او (*ou* en français); y : ى ; i : ايـ ;
ey : اى (diphtongue).

SIGNES CONVENTIONNELS

/ / les mots entre / / représentent la traduction littérale de différentes parties de chaque mot. Quand il y a plusieurs chiffres entre / /, cela signifie que le mot peut avoir des significations différentes.

{ } Les noms et les chiffres entre { } (et séparés par des ;) représentent respectivement les noms d'auteur et les chiffres correspondant à chaque personne interrogée dont les références se trouvent dans l'Annexe I.

Ce livre est dédié

au peuple iranien surtout aux femmes iraniennes sans qui il n'aurait pu exister. J'espère avoir été fidèle à leur connaissance et avoir mérité leur confiance. À ma grand-mère qui m'a toujours étonnée par sa simplicité. À ma mère à qui je dois tout. À mon mari qui m'a toujours soutenue. À mes deux filles qui ont supporté mes absences pour réaliser ce travail. J'espère qu'elles pourront en profiter et sauront transmettre ce savoir à leur tour.

"L'homme, grâce au pouvoir qu'il a de se souvenir, accumule le passé, le sien et celui des ancêtres, il le possède et en profite. L'homme n'est jamais un premier homme : il ne peut commencer à vivre qu'à un certain niveau de passé accumulé. Voilà son seul trésor, son privilège, son signe."

ORTEGA Y GASSET

(Révolte des masses)

INTRODUCTION

Ce livre[1] propose une réflexion d'ensemble sur la médecine populaire en Iran considérée sous un angle ethnologique, c'est-à-dire centrée sur la représentation sociale et culturelle de chacune des maladies examinées. La médecine populaire dont il sera question ici ne se veut pas une pharmacopée exotique de recettes curieuses, elle est surtout "science sociale", et prend donc en considération le regard populaire sur l'aspect nosologique[2] et étiologique de chaque maladie cutanée, l'image sociale du malade, la signification et l'emploi des traitements. L'exemple des maladies de la peau n'est pas anodin, car il touche plus que tout autre à l'apparence, à l'image de l'autre, au regard de l'autre, que cet autre soit "étranger" ou "intime". Dans la culture populaire le chemin est court entre l'apparence et la morale. Lorsque la beauté est menacée par quelque affection disgracieuse, l'origine et la signification du mal comme son traitement ressortissent souvent plus à la culture qu'à la médecine. Le savoir populaire présenté et analysé dans ces pages est le fruit d'une histoire riche, d'une tradition forte, et de longues années de maturation. Il a été façonné, perfectionné, tantôt rejeté, tantôt réadopté, ou adapté de génération en génération. Cette médecine représente donc plutôt un "savoir-vivre" qu'un "savoir-guérir".

Cette étude des maladies cutanées s'inscrit dans une série de recherches sur et autour de la représentation du corps humain chez les Iraniens. Elle est fondée d'une part sur l'examen des différentes techniques visant la santé, l'hygiène et l'esthétique

---

1. Cette publication est tirée d'une thèse de doctorat d'ethnologie soutenue devant l'Université Paris X–Nanterre en 1991 sous la direction de M. Mohammad-Djafar Moïnfar et devant un jury composé de MM. : Louis Mallart, Fernand Meyer, François Raveau et Andras Zempléni (Jozani Riahi–Tehran Niloufar, *Les affections cutanées dans la médecine populaire en Iran*. Paris, Univ. Paris X–Nanterre, 1991, 720 p., 2vol.). Cette recherche n'aurait jamais pu être réalisée sans l'aide, l'attention et les encouragements de nombreuses personnes : en tout premier lieu Monsieur Mohammad-Djafar Moïnfar qui m'a guidée dans mon travail, Monsieur Alain Epelboin dont les conseils ont été très précieux, ainsi que Jocelyne Lambert et Sylvie Zaidman qui ont été particulièrement généreuses de leur temps.
Je tiens également à exprimer mon extrême reconnaissance à Jean-Pierre Digard, alors directeur de l'U.P.R. 252 (Sciences sociales du monde iranien contemporain) et à Bernard Hourcade, actuel directeur de cette même équipe et ancien directeur de l'Institut Français de Recherche en Iran, dont les conseils nombreux et aimables m'ont guidée dans toutes les étapes de la publication de ce livre.
Mes remerciements vont aussi à Rémy Boucharlat, actuel directeur de l'I.F.R.I et à Dominique Torabi et Shirin Baniahmad qui ont porté la charge technique de la réalisation de cet ouvrage.
Je souhaite enfin remercier tous mes amis qui n'ont jamais cessé de me soutenir et de m'encourager, la liste de leurs noms serait trop longue pour être mentionnée ici, qu'ils sachent qu'ils ont à jamais une place dans ma pensée.
2. La nosologie est l'étude des caractères distinctifs permettant de définir les maladies.

du corps et d'autre part sur l'analyse de la littérature écrite mais aussi orale portant sur les notions de "normal" et d'"anormal", d'"ordre" et de "désordre", de "propre" et de "sale".

En cherchant à mieux connaître les pratiques et les représentations populaires concernant le corps, sa santé, ses maladies et son hygiène, on touche donc aussi aux croyances liées aux maladies, à leur étiologie et au degré du savoir des gens ordinaires concernant la nosologie et les techniques diverses qu'ils utilisent en réponse à leurs besoins en matière d'hygiène et de santé.

UNE "SCIENCE-CULTURE" DOMESTIQUE

Les dépositaires de cette "science-culture" sont presque uniquement des femmes; ce sont surtout elles qui pratiquent cette médecine populaire, considérée ici dans le sens de médecine domestique[1]. Ici, ce sont les femmes qui parlent, qui racontent, qui enseignent, qui transmettent. Elles parlent de la vie. Elles racontent leurs expériences et leur vécu. Elles expriment la mémoire de plusieurs générations de femmes qui elles-mêmes ont acquis et recueilli leur savoir auprès des générations précédentes. L'ethnologue que je suis devient ici messagère de ce savoir transmis au fil des générations de femmes iraniennes qui se sont succédées et dont je fais partie. Cette position privilégiée, de femme, d'Iranienne et d'ethnologue, m'a permis d'avoir accès à l'univers féminin et de décrire cette mémoire collective des femmes qui a géré l'univers familial, noyau de chaque société, dans lequel les Iraniens – hommes ou femmes – ont été façonnés, baignés dans les pratiques propres à chaque génération et/ou à chaque famille. Hormis quelques hommes bénéficiant d'un statut particulier[2], c'est donc logiquement le témoignage des femmes qui constitue la source principale des informations utilisées dans ces pages.

En traduisant en écriture ce que m'ont raconté ces femmes d'origine, d'expérience et d'âge divers, on peut craindre d'entraver l'évolution de ces savoirs transmis jusqu'ici surtout par la parole. Peut-on donner sans risque à cette mémoire vivante la forme figée de ce qui a été fiché, rangé, imprimé et fermé pour ne faire partie désormais que de l'histoire? Je voudrais bien au contraire que mon intérêt pour ces connaissances suscite l'attention de ceux qui ne voient dans ces pratiques que paroles de "bonnes femmes", superstitions, paroles triviales ou propos légers sans fondement ni conséquence. Un des fils d'Ariane de cette étude est précisément de montrer combien ces connaissances sont en chacun de nous – Iraniens mais aussi bien souvent individus appartenant à d'autres cultures – et que nous sommes régis par

1. L'adjectif "domestique" ne doit pas être pris dans un sens réducteur : son emploi permet de distinguer la médecine populaire exercée par des profanes des médecines exercées par des professionnels et qui regroupe dans ma terminologie la médecine populaire extra-domestique, la médecine traditionnelle et la biomédecine.
2. Ce "choix" dans la sélection des informateurs où le nombre des hommes est très réduit (cf. Annexe I) est également justifié par le fait qu'aborder avec des hommes certains sujets, comme les manifestations cutanées des maladies sexuellement transmissibles, se heurtait à leur pudeur que je devais respecter.

elles, consciemment ou inconsciemment. Tout au long de mes recherches je me suis ainsi souvent trouvée en train d'aborder des domaines qui, à première vue, paraissaient tout à fait éloignés de mon sujet, mais qui se sont avérés par la suite nécessaires à la compréhension du sens exact et profond de chaque problème abordé.

Les informations et pratiques relevées dans ce travail ne sont évidemment pas partagées par tous ni même saisies d'une manière identique. Chacun des informateurs adhère peu ou prou au schéma d'ensemble qui est proposé mais qui ne saurait être un modèle globalisant. Les extrapolations et déductions qui sont avancées permettent néanmoins d'avoir une vue d'ensemble de la diversité et de la richesse des pratiques populaires dans le domaine visant les affections cutanées.

UN CORPUS SUR LA MÉDECINE POPULAIRE

Les informations accumulées pendant plusieurs années ont fait de moi la dépositaire d'une énorme masse de savoirs à portée pratique que je me devais de restituer, notamment dans leurs aspects techniques qui ont souvent été empruntés à d'autres formes de médecine et adaptés aux moyens dont disposent les gens, faisant preuve en cela d'une grande faculté d'adaptation. Aucun travail de recherche n'ayant jusqu'ici été consacré à cet aspect de la médecine en Iran, j'ai délibérément choisi de présenter et d'analyser un grand nombre d'informations primaires qui pourront ainsi constituer un corpus de base permettant des études ultérieures plus approfondies. Les informations, notamment orales, ont toujours été données dans leur forme originale, parfois très crue, afin de garder au mieux leur valeur informative et leur poids de témoignage. Pour ne pas perdre le sel et le sens de ces dictons et proverbes, je les ai cités à la fois en persan et en français. Pour faciliter la lecture j'ai regroupé dans les annexes II et VI l'ensemble de ces documents (noms de maladies et expressions populaires) en caractères arabo-persans, en transcription latine puis traduits de façon littérale et de façon courante. Cette documentation pourra être utile à toute étude ultérieure portant non seulement sur la médecine populaire en Iran, mais aussi sur tout ce qui a trait au corps – dans son esthétique, ou à travers les notions de corps au travail, au repos, malade, bien portant, intègre ou altéré – et aux notions plus générales de "normalité" et d'"anormalité".

Pour faciliter l'utilisation des informations apportées, on a volontairement choisi de donner toutes les références disponibles au risque d'alourdir la lecture. La description des maladies ayant comme source des livres populaires, outre les informations recueillies auprès des informateurs, ces sources bibliographiques sont données dans le texte avec indication des pages; quant aux sources orales leur origine est précisée par le numéro attribué, entre { }, à chaque informateur dont l'identité est donnée en Annexe I[1]. L'abondance de références d'origine écrite ou orale peut ainsi renseigner sur le niveau de popularité d'un remède, d'une maladie, d'un savoir ou

1. Pour chaque informateur sont indiquées diverses informations permettant d'apprécier la qualité des informations : âge, sexe, situation familiale, profession, statut social, lieu de résidence, etc.

d'une représentation : toutes les informations n'ont pas la même valeur et ne sont évidemment pas partagées par tous, certaines sont notamment mieux connues parmi certaines classes d'âge, dans certaines régions ou professions.

Les sources écrites citées dans le texte entre { } concernent uniquement des ouvrages de référence servant de base aux connaissances populaires, ou encore des livres traitant des us et coutumes ou donnant des descriptions ethnographiques et qui abordent ainsi les représentations populaires. La sélection des traités servant de base de consultation populaire a été établie à partir des titres fréquemment possédés ou cités par les informateurs ou largement diffusés par les libraires du centre de Téhéran. Ces livres sont faciles d'accès et leur lecture ne demande pas un savoir particulier. Les références plus spécialisées ou concernant un commentaire de nature scientifique sont notées entre ( ). Parmi les ouvrages dont le contenu est une source originale pour cette étude, figurent quelques romans dont les auteurs sont renommés pour la qualité descriptive des réalités de la vie quotidienne, d'autres sont des livres religieux, et certains sont des ouvrages de vulgarisation "médicale" qui amalgament souvent des concepts empruntés à la biomédecine, à la médecine traditionnelle, aux recettes populaires ou à celles propres à l'auteur.

LA MÉDECINE POPULAIRE

Le terme de "populaire" est sujet à interprétations, mais la définition donnée par Françoise Loux dans *Soins et traditions d'aujourd'hui* (p. 283) semble convenir le mieux à ce que recouvre cette notion en Iran :

> "Ce qui est populaire est créé par le peuple, c'est-à-dire par les profanes non professionnels, par opposition à ce qui est savant. Par création, je n'entends pas création à partir de rien, mais également assimilation, adaptation."

Il faut cependant faire une réserve à l'application de cette définition à la médecine populaire en Iran, du moins dans le cadre de cette étude où le "populaire" ne s'oppose pas au "savant" mais au "professionnel". En effet, de nombreux exemples nous ont montré que les frontières entre les deux mondes – savant et populaire – étaient parfois bien minces, et s'il peut arriver que les différences soient immenses, j'ai souvent constaté une juxtaposition. Certes, le monde savant ferme souvent les yeux sur l'univers populaire, mais l'inverse n'est pas vrai. Le populaire capte sans cesse les informations venues de toutes parts pour les adapter à sa manière d'être et à sa propre logique.

Dans ce contexte, je définis la "médecine populaire", comme l'ensemble du savoir populaire – considéré dans le sens du savoir domestique – concernant les maladies : le diagnostic établi par la reconnaissance des symptômes, les causes et effets, les traitements, les croyances et pensées relatifs à chaque maladie.

Cet ensemble de savoirs constitue une somme de connaissances transmise d'une génération à une autre, presque exclusivement par la tradition orale et un enseignement familial fortement inséré dans la vie quotidienne. Ce savoir est véhiculé par des personnes dont la profession n'est pas médicale et qui n'emploient pas leur savoir pour exercer un métier. Avec le développement de l'alphabétisation, la source de ce savoir s'est étendue à la lecture de livres et de revues dont les informations complètent mais ne remplacent pas les modes traditionnels de transmission.

Le qualificatif de "populaire" renferme les notions d'assimilation et d'adaptation. Le savoir populaire n'est donc pas une tradition figée, il ne fait pas abstraction de toutes les données scientifiques et se révèle perméable aux connaissances scientifiques, occidentales ou orientales, qu'il a assimilé et assimile encore de façon fidèle ou en les déformant à sa manière. Ainsi cette médecine populaire fait preuve de syncrétisme : elle se sert des données diverses pour le diagnostic des maladies ou de leur étiologie, mêle plusieurs niveaux de savoirs, emploie des traitements d'ordre symbolique mais aussi empirique et utilise dans sa pharmacopée non seulement des plantes, mais aussi des substances d'origine animale, humaine, minérale et même chimique ou pharmaceutique.

LES MALADIES CUTANÉES SOUS LE REGARD DE L'AUTRE

لبان لعل چون خون کبوتر　　سواد زلف چون پر پرستو
بتی دارم از ماه گردون نکوتر　　دو زلفش سپید لب چون خون کبوتر

"Les lèvres rubis comme le sang du pigeon,
Le noir de la chevelure comme la plume de l'hirondelle.
J'ai une idole plus belle que la lune
Ses deux nattes noires, les lèvres comme le sang du pigeon." (Sa'di)

La peau et l'apparence

C'est sous le signe de la beauté que j'aborde ici le corps malade, souffrant, en proie à quelques laideurs et disgrâces. En affectant l'enveloppe visible de notre corps, les maladies cutanées jouent un rôle à part parmi les maladies. Le point de départ de ce livre est donc la peau. Le *Petit Robert* définit la peau comme "l'enveloppe extérieure du corps des animaux vertébrés", et précise qu'une enveloppe est une "chose souple qui enveloppe, entoure, litt. : ce qui constitue l'apparence extérieure d'une chose." Sans évincer la fonction "protectrice" de la peau, c'est son caractère visible, celle qui donne une image de chaque être, qui est au centre de cette étude.

Par le biais des maladies touchant l'apparence on touche à des notions de nature philosophique, concernant l'essence des choses et des êtres : on voit se dégager les notions du corps parfait, de l'homme idéal, de l'être privilégié et de l'être aimé. Au delà de leur aspect technique, les entretiens ont conduit à sonder la pensée des Iraniens pour essayer de comprendre ce que signifiait l'Être et quelle était son image (serait-il une image sublimée de l'Être dans son meilleur état?), à éclaircir l'importance et le poids des canons de beauté iraniens, dans la vie sociale, économique, religieuse et émotionnelle de tout individu. C'est par le biais de ces mêmes critères de beauté, que j'ai pu suivre le chemin tortueux qui mène jusqu'à la reconnaissance d'une maladie (symptômes), mais surtout à la reconnaissance de l'image sociale de chaque maladie et de chaque malade, et de son traitement. Les maladies cutanées doivent en effet être considérées par rapport aux altérations de la santé qu'elles causent mais aussi par rapport aux difficultés sociales qu'elles entraînent.

Ces questions pouvaient difficilement être abordées à travers la médecine scientifique occidentale, pourtant réputée plus actuelle. En effet, la médecine occidentale n'a pas été et n'est pas le seul recours en cas de maladie en Iran, et si la consultation d'un médecin s'avère possible aux points de vue économique, culturel[1], géographique et religieux[2], cela n'empêche pas d'avoir recours parallèlement à la médecine populaire. En outre, la plupart des pratiques traditionnelles étant fortement insérées dans la vie quotidienne, elles ne sont pas considérées comme étant des "actes médicaux"; d'autre part, comme elles sont reconnues pour des pratiques "non-néfastes" (*bi zarar*), les utilisateurs pensent que si elles ne sont pas efficaces, elles ne pourraient pas non plus présenter un danger.

D'un autre point de vue, la part de symbolisme lié à chacune des maladies se dégage le plus "naturellement" possible à travers des pratiques anciennes qui, même modifiées ou transformées, gardent leur pouvoir symbolique sur le corps dans sa totalité. Dans ce contexte, une maladie n'est pas seulement contenue dans les symptômes qu'elle présente car elle est aussi une façon de ficher ou de figer le malade dans une série de formules, de pensées et de manières d'être. La nature spectaculaire, "extérieure" et perceptible des maladies cutanées doit être soulignée de ce point de vue car elles ont l'avantage, ou l'inconvénient, d'être perçues par les moyens les plus simples que sont les cinq sens. Toute personne peut les détecter et le malade n'échappera ni aux bons soins, ni aux jugements, ni aux remarques de son entourage. Les jeux de mots, l'emploi des proverbes appropriés à son cas, les plaisanteries, les regards coquins, désobligeants ou même dégoûtés font partie intégrante de l'univers créé autour de la maladie. Le regard de l'autre n'est donc pas moins redouté que la maladie elle-même et ses malaises. Une autre spécificité des maladies de la peau étant la lenteur de la guérison, il est donc difficile voire impossible de cacher sa maladie, avec les implications sociales qui en résultent.

1. Le refus de consulter un médecin peut être d'origine culturelle, indépendamment des problèmes géographiques ou économiques. En effet dès lors que le médecin ne peut être considéré comme un membre normalement intégré au sein de la société, il ne peut être digne de confiance et par conséquent la santé du corps ne peut lui être confiée. Un médecin non intégré au sein du système en place sur son lieu d'exercice pratique difficilement son métier.

2. Le rejet peut aussi être d'ordre religieux. On n'a toujours pas fini de débattre sur la légitimité d'être examiné par un médecin appartenant à un autre sexe que celui du patient. Toucher ou même voir le corps de l'autre a été confronté à des méthodes différentes parfois bien compliquées comme celle qui consiste pour le médecin à regarder la partie du corps à examiner à travers un miroir afin d'éviter un regard direct.

En fait, il faut essayer de porter un autre regard sur le “jugement” populaire à l’égard de la maladie et du malade : ironique certes, cynique parfois, il ne dénote pas toujours une intention profonde de maltraiter le malade. Ces mêmes attitudes sévères étaient et sont souvent un moyen de “prévention” puisqu’elles incitent les gens à ne pas tomber dans le “piège” de la maladie, pour éviter d’être objet de plaisanteries ou de mauvais jugements. Cette méthode de prévention a sa propre logique : elle permet une prise en charge rapide du malade en tant que problème familial, par exemple s’il doit se marier, mais aussi communautaire, de peur de voir la maladie se propager et contaminer les autres membres de la petite société. Ces maladies peuvent en effet entraîner un handicap dans le travail, avec des conséquences économiques plus ou moins importantes selon la gravité du mal, ou générer des problèmes par le contact direct avec le malade ou par le biais des objets manipulés par lui. Le mot de “contagion” est donc souvent rappelé par nos interlocuteurs qui soulignent également la nécessité de la mise à l’écart partielle ou totale du malade. Ce type de maladie pose également le problème des interdits et de leur transgression comme source de certaines affections, du moins dans la pensée populaire. Il ne s’agit pas de porter de jugement sur les attitudes de l’entourage à l’égard du malade mais d’essayer de dégager les différents aspects de la représentation d’une maladie pour les présenter non pas en tant que manifestations extérieures de l’introduction d’un corps étranger (virus, microbes, etc.) mais surtout comme baromètre de la pensée et des croyances populaires. On peut ainsi mesurer le degré d’importance accordé à certaines manifestations de maladies : la verrue par exemple n’est pas seulement une disgrâce corporelle mais aussi l’expression visible d’une certaine saleté et de la transgression d’une interdiction. La malpropreté et la désobéissance sont à réprouver et figent le malade dans une image inconfortable qui n’est pas toujours explicite car on ne manifeste pas franchement sa pensée à propos du malade; la réprobation est par contre implicite et n’en est pas moins forte car elle implique une répugnance à l’égard du malade.

Évidemment les maladies ne sont pas toutes considérées de la même façon. Nous verrons quelles sont les attitudes adoptées par rapport aux différentes catégories de maladies.

LES SOURCES : LA FORCE DES PAROLES

Les informations rassemblées pour cette étude sont bien sûr écrites et iconographiques, mais les sources orales apportées par les témoignages directs des personnes rencontrées sont de loin les plus fortes car elles ont apporté à la fois l’information factuelle, l’expérience, et la rencontre avec l’intimité de la société iranienne. Les proverbes, les maximes, les dictons populaires parfois vulgaires ou grossiers comme les poèmes subtils de Hâfez ou Sa’di constituent, ainsi qu’on l’a indiqué précédemment, une source inestimable pour prendre la mesure d’une “sagesse populaire” dont les jugements sans détours sont souvent fort lucides et parfois cruels.

Les sources orales et la diversité des informateurs

Lors de ces nombreux entretiens, ou plus tard par correspondance pour compléter l'information, j'ai pu recueillir des "recettes-ordonnances" transmises oralement mais qui, dans un souci de bonne conservation, avaient été notées par les informateurs eux-mêmes ou par une autre personne de leur famille. Ces connaissances provenaient de personnes plus âgées ou étaient communiquées entre amis ou parents au sein d'une même génération et circulaient comme un échange de "recettes". Ces documents sont à classer parmi les sources "orales" car, même écrites, ces "ordonnances" faisaient l'objet de multiples remarques personnelles. J'étais donc en présence d'un savoir noté mais non fixé, ni rigide car les commentaires lui donnaient un autre corps.

Dans un grand nombre de cas, notamment en 1986 avec des interlocuteurs surtout féminins, les informations ont été recueillies au cours de longues heures d'entretiens souvent réparties sur plusieurs séances. La multiplicité des rencontres nécessaires pour compléter chacun des entretiens a eu pour résultat l'enrichissement des propos recueillis et l'amélioration de la qualité des entrevues. Le premier contact permettait de mettre en confiance et à l'aise l'interlocuteur qui était dès lors disposé à fournir des informations plus complètes au cours des rencontres suivantes. À ces informations directes s'est ajoutée la littérature narrative orale recueillie aux cours des entretiens, mais aussi en dehors de ceux-ci lors d'enquêtes occasionnelles ou par le hasard d'informations spontanées.

Ces sources orales ont été réunies lors d'entretiens et d'enquêtes conduits au cours de plusieurs séjours en Iran en 1978, 1980, 1983 et 1986. 53 entretiens préliminaires avaient été effectués en 1983 à Téhéran et dans quelques autres villes, mais ce sont les 82 entretiens plus systématiques réalisés en 1986 à Téhéran qui ont été retenus pour constituer la base principale de l'étude. Pour compléter ces données, 36 entretiens ont été effectués en 1985 auprès des résidents iraniens en France.

Comme le montrent les détails présentés dans l'annexe concernant l'identité des informateurs, les personnes qui ont accepté de contribuer à cette étude sont très différentes les unes des autres du point de vue de l'origine géographique, de la classe sociale, ou du niveau d'instruction. Dans la mesure où toute information m'était précieuse, je n'ai refusé aucun informateur, mais à l'évidence les personnes âgées et surtout d'âge moyen ont en matière de médecine populaire des connaissances et une expérience que n'ont pas encore les plus jeunes. Il s'agit principalement de femmes (45-65 ans) ayant non seulement des grands enfants mais aussi des petits-enfants et qui ont acquis une expérience qui continue à être sollicitée. Les jeunes parents leur demandent conseil pour eux-mêmes et pour leurs enfants, et de ce fait tout leur savoir reste en état d'éveil. Cette réalité a donc imposé de rechercher un plus grand nombre d'informateurs dans ces catégories d'âge. La faible proportion des 15-24 ans s'explique par le fait que le savoir médical populaire de cette classe d'âge est encore fragmentaire et non confirmé par une large expérience personnelle; les entretiens ont ainsi attesté que la plupart de ces personnes ne pouvaient pas répondre à un bon nombre de questions. La répartition par âge des personnes interrogées diffère donc de celle de la population iranienne.

Répartition des informateurs en classes d'âge

Classe d'âge	Nb	% du total	% dans la population
15-24	4	4,5%	18,7%
25-34	11	13,4	13,5
35-44	11	13,4	9,8
45-54	20	24,4	6,8
55-64	15	18,3	4,4
65-74	12	14,6	}
75-84	5	6,1	}3,5
> 85	4	4,5	}

Répartition des informateurs par catégorie professionnelle

Catégorie professionnelle	Nombre
Classe ouvrière (*ouvriers, artisans*)	22
Classe moyenne (*fonctionnaires, petits commerçants*)	43
Classe aisée (*hauts fonctionnaires, grands commerçants, grands propriétaires terriens, médecins*)	17

Répartition des informateurs par niveau d'instruction

Niveau d'instruction	Nombre
Analphabète	11
Ecole coranique	3
Primaire (école traditionnelle)	3
Primaire	22
Secondaire	11
Baccalauréat	17
Etudes supérieures	15

– Le réseau et la hiérarchie des informateurs : la flaur généalogique (Fig. 1)

J'ai appelé *fleur généalogique* le tableau de correspondance ou plutôt la toile tissée au fur et à mesure des quatre-vingt-deux entretiens. Au lieu de figurer ce champ de relations dans un tableau doté de nombreuses flèches de correspondances, j'ai préféré illustrer sous une forme comparable à un arbre généalogique la manière dont, à partir d'une personne donnée, j'ai pu en rencontrer plusieurs autres. Partant de plusieurs informateurs dont chacun a donné naissance à une branche distincte, j'ai choisi la forme d'une *fleur* dont chaque pétale correspond à un premier informateur. Chaque pétale donne ainsi naissance à des branches plus ou moins garnies de fleurs selon le nombre de personnes contactées grâce au premier informateur. Chaque fleur donne naissance à d'autres à chaque nouveau contact établi. Les numéros indiqués dans chaque fleur correspondent au numéro attribué à chacun des 82 informateurs cités et présentés dans l'annexe concernant l'identité des informateurs.

Ce choix de la présentation s'inscrit dans la philosophie même qui anime la pensée iranienne et dont ce travail est nourri.

Les sources écrites et iconographiques

Comme je l'ai déjà dit, les ouvrages populaires traitant de médecine constituent également une source irremplaçable. Certains ouvrages sont de type religieux et se réfèrent au Prophète, aux Imams du Chi'isme, ou aux grands *mojtahed* et *marja'* [1] dont les conseils font autorité. D'autres sont des livres ou recueils de "recettes-ordonnances" traitant des maladies et de leur traitement, parmi lesquels on trouve des ouvrages de vulgarisation des notions médicales empruntées à la médecine occidentale ou orientale auxquelles ont été ajoutées des recettes personnelles à l'auteur ou empruntées au savoir populaire.

D'autres ouvrages imprimés concernent les coutumes et les traditions des différentes régions iraniennes. Leur consultation a été nécessaire notamment pour trouver les appellations régionales des maladies, ou découvrir des contes très instructifs sur la pensée populaire liée à certaines maladies. Ces documents traitant du savoir populaire sur les maladies sont très dispersés, ce qui m'a conduite à consulter un très grand nombre d'ouvrages dont seuls quelques uns ont été utiles. Ceux qui traitent des maladies de la peau sont encore plus rares.

Les dessins, peintures, photos et d'une façon générale les images ont été particulièrement utiles pour appuyer ou préciser les propos avancés sur certains aspects médicaux ou ayant trait à certaines exigences esthétiques. Ces documents ont, en outre, montré qu'il existe une imagerie populaire correspondant à une maladie donnée ou à une partie du corps.

1. Un *mojtahed* est un dignitaire religieux chi'ite ayant la capacité religieuse d'interpréter le Coran; certains sont des *marja'* c'est à dire des guides spirituels. Tout musulman chi'ite se doit d'avoir un *marja'* et d'en suivre les conseils.

LE TERRAIN D'ENQUÊTE : LA VILLE-CREUSET

Les entretiens et enquêtes effectués avant 1986 ont été réalisés dans diverses villes d'Iran. Ces informations, trop hétérogènes, ont conduit à privilégier Téhéran pour le travail de base en 1986.

L'unité de lieu représentait un avantage remarquable pour constituer le réseau des informateurs et le recoupement des données. Le caractère parfois intime des sujets abordés imposait une cohésion et une confiance que seule pouvait donner une *fleur généalogique* dont la création implique la proximité géographique et la familiarité avec le milieu d'enquête, ce qui est le cas pour une ethnologue née à Téhéran.

La sociologie de Téhéran, déterminée par sa fonction de capitale d'un État multiethnique, présente en outre des avantages méthodologiques évidents pour notre propos. On trouve en effet dans cette immense métropole de huit millions d'habitants une très grande diversité de types culturels, sociaux et ethniques. Cette hétérogénéité fait de Téhéran et de ses immenses banlieues un microcosme de l'Iran tout entier et le réceptacle de toutes les cultures, traditions et savoirs des provinces du pays.

La capitale iranienne n'est pas un musée; elle transforme les cultures héritées et les fait vivre sous l'effet des multiples influences qui s'y croisent. Peu de gens peuvent prétendre être originaires de Téhéran depuis plusieurs générations car la plupart sont immigrants de plus ou moins longue date. Une telle situation favorise, on le sait, l'ouverture aux savoirs et idées apportées par les autres. Ainsi les traditions de la médecine populaire venues des diverses provinces sont confrontées à la médecine scientifique et, au lieu d'être oubliées, elles sont régénérées.

Depuis 1979, la majorité de la population iranienne vit dans des villes (54,4% en 1986, contre 19% en 1921[1]), et c'est donc dans cet environnement socio-géographique qu'il était logique et intéressant d'étudier l'état et l'évolution de savoirs profondément ancrés dans la culture populaire.

Des considérations pratiques ont bien sûr plaidé également en faveur de Téhéran. La qualité de la relation et la confiance entre l'ethnologue et les personnes interrogées étaient indispensables à la qualité et à la crédibilité des informations recueillies, ce qui rendait les enquêtes plus aléatoires dans des villes ou villages où l'on est totalement étranger, et plus encore quand cet intrus est une femme. La nature même de la recherche ethnologique exige en outre du temps, de la durée, et il était utopique d'envisager de résider durablement dans de multiples régions d'Iran. Le contexte politique, de guerre et de rationnement qui était celui de l'Iran au moment des entretiens ajoutait encore aux difficultés d'un travail en province, et en outre, la grande vigilance des autorités sur le travail de tout chercheur de terrain pouvait être plus facilement satisfaite à Téhéran où je pouvais assez rapidement obtenir les papiers, documents et autorisations souvent exigés.

---

1. "Population, Sources et développement en Iran", Ministère du Plan et du Budget, Téhéran, 1985, p. 21 (Seyed Mo'men Kâshi p. 125).

Avec ses huit millions d'habitants, ses immenses banlieues nouvelles, son caractère affirmé de capitale d'un Iran divers, et sa fonction de creuset de la vie politique et culturelle de l'ensemble du pays, Téhéran a donc offert un terrain de recherche idéal sur le plan scientifique et pratique. Ce livre est, à ma connaissance, le premier publié sur le sujet; il ne prétend donc être ni une encyclopédie ni un traité systématique mais, au delà des informations et des données techniques qu'il apporte, un rappel sur la permanence et la dynamique des faits culturels, et la démonstration qu'il ne faut pas toujours se fier aux apparences.

CHAPITRE I

LA MALADIE ET LE REMÈDE

Une étude de médecine populaire qui s'intéresserait seulement aux symptômes et à l'énoncé des procédures de traitements constaterait sans doute de grandes similitudes entre les savoirs populaires de différents pays, mais si l'on dépasse ce stade factuel pour envisager la conception que chaque peuple a des maladies, on constatera vite que cette vision globale de la maladie est vraiment un élément du patrimoine culturel spécifique de telle ou telle population. La valeur symbolique donnée par chaque culture à telle maladie, matière, animal, plante ou geste est ainsi le résultat d'un héritage complexe où notamment la religion tient une place centrale. La maladie est en effet associée à la mort, donc à l'au-delà, donnant à la douleur et à la souffrance du malade une signification qui les transcende.

La connaissance de la valeur morale et sociale de la maladie telle qu'elle est vécue dans la culture populaire iranienne imprégnée de morale islamique, constitue donc un préalable à toute approche de la médecine populaire iranienne qui, plus qu'une thérapeutique, est un mode de relation entre l'homme et l'univers comme le montre en particulier le concept traditionnel et fondamental des quatre éléments – le feu, la terre, l'eau et l'air – des quatre natures – le chaud, le froid, l'humide et le sec – et des quatre humeurs – la bile, le sang, la bile noire et le flegme.

MALADIE, SOUFFRANCE ET DOULEUR

Le mal prédestiné

Pour définir ce que la maladie représente dans l'esprit des Iraniens, on ne peut pas dissocier la culture iranienne de la pensée islamique, car non seulement l'Islam, qui régit la pensée religieuse, exerce une influence profonde sur la culture populaire et la vie quotidienne, mais il intervient également dans l'interprétation qui est donnée des maladies. La pensée islamique consiste notamment à admettre que pour chaque mal il existe un remède, avec une seule exception : la mort due à la vieillesse.

"[...] quand je suis malade, c'est Lui qui me guérit" {Coran, XXVI, 80}.

Elgood (2, p. 123) mentionne à ce propos ces paroles attribuées à Asâma ibn Sharîk :

"I was with the Prophet when some Arabs approached him, saying : "O Prophet, give us some treatment". And he replied : "Verity the worshippers of God shall receive treatment; for He did not permit of any disease without also creating a cure of it. To this there is only one exception, senile decay".

C'est Lui, le dispensateur de la joie et de la peine, de la vie et de la mort : "que c'est Lui qui fait rire et qui fait pleurer, que c'est Lui qui fait vivre et qui fait mourir" (Coran, LIII, 44/43 et 45/44)[1].

Il existe ainsi dans la tradition islamique nombre de proverbes, récits, hadiths ou versets du Coran mettant en lumière la fréquente association des idées de douleur et de maladie :

"Pour le Coran, Dieu, seul Maître des biens et des maux, commande à la santé autant qu'à la souffrance et à la mort : "Votre Seigneur vous connaît bien. S'Il veut, Il vous fera miséricorde et, s'Il veut, Il vous tourmentera" {Sendrail, p. 184; cf. aussi Coran, XVII, 56}.

"Tout ce qui t'atteint, maladie, épuisement, douleur, chagrin, angoisse et même une simple piqûre d'épine te vaut de la part de Dieu la rémission d'un peu de tes péchés" {Hadith, XXV, 1 cité par Sendrail, p. 184}.

"Nous faisons descendre, par la Prédication, ce qui est guérison et miséricorde pour les Croyants et qui ne fait qu'accroître la perte des Injustes" {Coran, XVII, 82 et 84}.

Une expression populaire persane exprime bien cette pensée et confirme à quel point la pensée populaire est nourrie de pensée islamique :

Khodâ dard râ dâde, darmân râ ham dâde.
Dieu a donné la douleur, [mais] il a donné aussi le remède.

Ce dicton met bien en évidence l'idée selon laquelle le "mal" destiné à chacun obéit à la volonté de Dieu, mais que la volonté de Dieu a été aussi de donner un remède correspondant à chaque mal. Cette expression est souvent employée comme clin d'œil à une personne qui souffre mais qui ne fait rien pour sa guérison.

Dès que l'on parle de maladie, l'idée de guérison y est tout de suite associée : elle s'inscrit dans une série de pensées, qui tout en dénotant dans une conception fataliste des événements, défend aussi la part que chacun prend à sa destinée. Une expression telle que :

1. Voir aussi les versets XXIII, 80 - XLV, 25 - X, 57/56, LXVII, 2, etc. du Coran.

Az to harekat az khodâ barekat.
De toi le mouvement [l'effort], de Dieu les bénédictions (soit : Aide–toi et le ciel t'aidera, {Mo'alem, sv barekat}),

montre bien que chacun est responsable de ses actions, quelle que soit sa destinée et que nous prenons part à la fois à la maladie et à sa guérison. Il existe ainsi de nombreuses expressions populaires ou sentences qui mettent en avant l'idée que la fatalité absolue ne correspond qu'à la mort et qu'il reste une marge d'action pour prendre en charge les autres maux de la vie qui, quoique apportés par le "destin", ne nous enlèvent pas la part de responsabilité qui nous incombe dans le fait d'être tombé malade et dans celui de guérir.

Faghat marg-e ke châre nadâre.
Seule la mort n'a pas de solution.

Ou encore

Az marg hazar kardan do ruz ravâ nist
Ruzi ke ghazâ bâshad va ruzi ke ghazâ nist
Ruzi ke ghazâ bâshad, kushesh nakonad sud
Ruzi ke ghazâ nist dar ân marg ravâ nist.
Il n'est pas admis d'éviter la mort, [Pendant] deux jours.
Le jour où c'est le destin [de mourir], et le jour où ce n'est pas le destin [de mourir].
Le jour ou c'est le destin [de mourir], l'effort [pour changer le destin] ne sert à rien.
Le jour où ce n'est pas le destin [de mourir], la mort n'est pas admise.
{Pendâr-e Râzi[1], Dehkhodâ, Tome 3, p. 84}.

Le rapport de l'individu avec la douleur et avec la maladie se qualifie par des adjectifs puisés dans une liste d'images à valeur sociale. L'adjectif *nâzok nârenji* (délicat et douillet) qualifie celui qui pour le moindre mal se lamente beaucoup ou qui s'écoute trop. On nomme donc ainsi, avec ironie, ceux qui se plaignent trop vite ou beaucoup pour une petite blessure, mais également ceux qui boudent à l'occasion de la moindre remarque. Une telle attitude exprimerait une façon de tricher plus qu'une certaine fragilité, ce que confirme Shari'atmadâr-e Tabrizi dans *Merât el-bolhâ* (p. 97) :

"On appelle *nâzok nârenji* celui qui pour un rhume s'alite pendant une semaine et qui, s'il doit marcher du portail à la porte de la maison, se fait masser par sa

1. Pendâr-e Râzi : poète iranien.

femme. Ce caractère est composé de *taghâmoz*[1] et de paresse, c'est signe d'idiotie".

Porter trop d'attention à soi est donc chose blâmable, et dès l'enfance, ces attitudes sont stigmatisées au point qu'un jeune pourra en être marqué jusqu'à l'âge adulte. L'attitude de l'entourage à propos de la maladie façonne incontestablement l'enfant dans sa perception des choses, ce qui déterminera ses rapports avec les objets et les êtres vivants, avec la saleté, la maladie, la transgression des interdits. Françoise Loux explique ainsi cette attitude :

> "[...] l'attitude que l'on adopte à l'égard de ses petits "bobos" [de l'enfant] marque en effet profondément son attitude future à l'égard de la maladie, le mode d'utilisation de son corps, et cela d'autant plus que cette transmission est et demeure inconsciente et profondément enracinée au sein de tout son être." (Loux 3, p. 24).

Ainsi, le petit enfant qui s'est fait mal en tombant ou en se cognant contre la table se voit réconforté tout à la fois psychiquement et "physiquement" quand les adultes, en frappant à leur tour le sol ou la table qui a fait mal à l'enfant, non seulement le vengent mais encore "transmettent" la douleur à l'objet supposé responsable. Ce geste est en outre accompagné d'un discours comme: "Oh, la mauvaise table, tu as fait mal à mon fils!" Cette attitude très répandue aurait pour objet de déculpabiliser l'enfant et de mettre la responsabilité de la douleur à la charge d'un objet inerte. L'objet frappé subit la douleur qu'il aurait occasionnée! Peut-on expliquer cette attitude par le fait que l'enfant ne peut être fautif du mal qu'il subit ? On dit que l'enfant est innocent "sans péché" et de ce fait il ne peut être responsable d'aucun mal. Dans ces conditions, si l'enfant tombe malade, on peut supposer qu'il expie pour la faute des autres, qu'il souffre à la place des autres pour mieux attirer leur attention sur leur faute. La maladie paraît donc souvent comme le révélateur de quelques transgressions commises par l'individu ou par ses proches et dans ce contexte, il n'est pas envisageable qu'elle apparaisse comme affaire individuelle.

Dans une certaine mesure, la douleur est en outre considérée comme envoyée par le destin, par Dieu :

> *Khodâ dard râ andâze-ye tâghat midahad.*
> Dieu donne la douleur à la hauteur de l'endurance.

Ce proverbe signifierait que la douleur, si atroce qu'elle soit, ne dépasserait pas les limites du supportable, variant suivant chacun. On utilise parfois cette expression avec ironie : "Celui qui supporte plus, Dieu le soumet à plus de souffrance et vice-versa." On explique ceci comme une variante de la phrase déjà citée (Hadith,

---

1. *Taghâmoz* : "se faire mutuellement des signes avec les yeux" (Mo'alem), minauder (Mo'in).

XXV, 1), c'est-à-dire que cette souffrance destinée par Dieu est une occasion pour la rémission des péchés.

Le mal choisi

Morale et maladie vont souvent de pair dans les traditions et la conscience populaire, et parmi les nombreuses croyances liées à la maladie, une des plus répandues est que la transgression d'une interdiction aurait pour résultat la maladie du fautif. Nafisi rapporte {1, p. 70} :

> "D'après Hippocrate, toutes les maladies sont causées par six choses : trop manger, trop boire, dormir trop le jour et peu la nuit, se retenir d'uriner et enfin avoir trop de rapports sexuels".

Même si elles ne sont pas considérées par la majorité des gens comme venant d'Hippocrate, ces paroles font néanmoins partie intégrante d'une sagesse populaire très répandue qui affirme que la modération en toutes choses est la clé de la santé. Cette vision des choses a été confirmée, par une déclaration spontanée de quelques unes des interrogées {7; 40; 42; 47; 50; 51; 64; 79} qui ont cité à ce propos le dicton "Si tu gardes la modération dans toutes choses tu ne souffriras d'aucun mal". On peut aussi noter ce propos attribué à l'Imam Sâdegh :

> "Il y a trois choses qui abîment le corps jusqu'à pouvoir tuer l'homme : manger de la viande coupée en lamelles séchées et ayant une mauvaise odeur *ghadid-e bad bu*, aller au hammam avec l'estomac plein, et avoir des rapports sexuels avec des vieilles femmes[...] et il y a deux choses qui causent des torts à tout : la viande séchée et le fromage." {Majlesi, p. 45}.

Cette responsabilité du malade irait même plus loin, puisque l'on rapporte que la transgression de certaines interdictions précises entraîne des maladie bien définies :

> "Boire de l'eau, tout en étant debout, entraîne la maladie sans remède *dard-e bi darmân*." {Shakurzâdeh p. 308; Majlesi, p. 60; 5; 66}[1] .

> "Pour le petit garçon qui fume de l'opium *taryâk*, ou qui mange du riz cru, la barbe ne lui poussera pas quand il sera grand" {Hedâyat, p. 42; 56; 62; 68}.

On dit aussi que :

---

1. Selon certains ces paroles seraient attribuées à l'Imam 'Ali. Quant à cette maladie sans remède, il s'agirait selon certains des maladies sexuellement transmissibles, réputées inguérissables dans le passé {7; 40; 71; 79; 82}.

"Éclabousser un chat entraîne l'apparition de verrues sur le corps." {Hedâyat, p. 141; 2; 37; Shakurzâdeh, p. 322; 79; Homâyuni 2, p. 129; 35; 38; 40; 43; 44; 48; 50; 52; 58; 63; 65; 70; 74; 82}.

En tant que "mal choisi", la maladie est donc doublement blâmée, d'une part pour elle-même et ses inconvénients directs, et ensuite pour sa cause qui est la transgression d'un interdit ou d'un acte déconseillé. Ainsi, toute personne qui commet une faute, tout en sachant qu'elle court le risque de devenir malade, est en situation de transgression et ne respecte pas les règles édictées par la société dans laquelle elle vit. En fin de compte, ce malade est un perturbateur de l'ordre social. Dans ce contexte, un tel "malade-fautif" ne peut être traité comme un autre malade, et le discours le concernant est imprégné de réprobation, comme on le verra notamment à propos des maladies sexuellement transmissibles ou réputées infamantes.

Le mal subi

Le cas est bien différent quand le malade est un petit enfant, considéré sans péché, et qui paye donc par sa souffrance pour les fautes des autres. À part quelques transgressions d'interdictions qui entraînent des affections bénignes, la responsabilité des maladies n'incombe pas aux enfants dans le cas des maladies graves, mais elle retombera souvent sur son entourage et en particulier sur ses parents. Une tradition rapporte que si un enfant est atteint de la lèpre, ce serait le résultat d'une transgression d'interdits commise par ses parents qui auraient eu des rapports sexuels pendant la période menstruelle {Majlesi, p. 66}.

Les malades ne sont pas reconnus responsables des maladies héréditaires *ersi* ou considérées comme telles, mais c'est encore la faute commise par les parents et proches qui est avancée. On rapporte ainsi que la syphilis perpétuerait ses effets jusqu'à sept générations {5; 7; 45; 47; 49; 60; 82}. Pour identifier le responsable de la maladie on utilise une procédure s'appuyant sur la mémoire collective, qui enregistre les cas survenus dans la famille, les classe puis les ressort quand le besoin s'en fait sentir; le malade n'est alors pas considéré comme fautif mais comme celui qui porte le fardeau des fautes de ses parents. Sa maladie est en quelque sorte légitimée aux yeux de ses proches, sans qu'il échappe toutefois au jugement des autres. Ce jugement est moins sévère que pour un malade directement responsable de sa maladie mais il demeure quand même pris en considération, par exemple en cas de mariage.

ACTES QUI GUÉRISSENT, ACTES QUI PRÉSERVENT

Les remèdes ressortissent aux mêmes conceptions que celles utilisées pour les maladies et leurs causes physiques ou morales. Ainsi certains actes guériraient toute maladie comme le rapportent de nombreux auteurs et informateurs. À titre d'exemple nous pouvons en citer quelques uns :

• Recevoir la pluie de *neysân*[1] guérit la personne malade {Hedâyat, p. 113; Mo'in; 44; 46; 60; 79}.

• Manger l'équivalent d'un *nokhod*[2] de terre de la tombe de l'Imam Hoseyn assure la guérison de tous les maux et prévient toutes les peurs {Majlesi, p. 55}.

• L'huile d'olive guérit toutes les maladies sauf celles qui atteignent une personne destinée à mourir {Donaldson, p. 144[3]; 3; 53; 66}.

• Faire boire au malade un verre d'eau dans lequel aurait craché un *seyed*[4] qui serait : soit anormal *gheyr-e tabi'i* soit un moyen de bénéficier des pouvoirs qui lui sont reconnus {Pâyande, p. 243}.

L'approche sexuelle modérée de la femme surtout quand elle est belle et jeune est souvent considérée comme une façon de se préserver ou de se guérir de ses maladies : "Avoir, avec mesure, des rapports sexuels avec une belle femme, préserve le corps de toute maladie." {Saghâbâshi p. 317; 35; 40; 49; 50; 57; 60; 63; 67; 72; 77}. Cet élément de la pensée populaire s'inscrit parfaitement dans les règles religieuses qui incitent au mariage. Le célibat et les célibataires sont en effet jugés très sévèrement et même accusés de perturber l'ordre social et moral. À ce propos on rapporte du Prophète : "Les pires de vos hommes sont les célibataires [...] quiconque veut obéir à ma tradition [sache que] ma tradition est de prendre femme." {Majlesi, p. 62}. Les vertus du mariage sont ainsi confirmées par nombre d'imams ou d'écrivains : d'après une parole attribuée à l'Imam Sâdegh, la prière du célibataire vaut moins que celle d'une personne mariée : "La prière d'un maître de maison *kadkhodâ* vaut soixante-dix prières de célibataire." {Majlesi, p. 63}, alors que de son coté Ghazâli déclarait : "Sache que se marier fait partie des coutumes sur le chemin de la religion [au même titre] que manger." {Ghazâli, tome 1, p. 301}.

D'autres sources[5], traitent de la beauté des femmes et de ses vertus thérapeutiques, mais toutes s'accordent sur le fait que garder l'équilibre en toute chose est l'acte par excellence qui préserve des maladies :

Kam bokhor, hamishe bokhor!
Mange avec modération, mange toujours!

Par cette phrase qui s'adresse à quelqu'un qui dépasserait la mesure dans la consommation d'un aliment on invite à la modération en lui suggérant l'idée de la maladie qui pourra survenir s'il continuait dans la voie de l'excès. Dans le même ordre de pensée on dit :

---

1. Pluie qui tombe le soixante-dixième jour après le nouvel an iranien *Noruz*, premier jour du printemps.
2. Environ 0,20 grammes.
3. "...the oil of the olive cure every illeness except that one by which a person is destined to die." {Donaldson, p.144}
4. Personne reconnue comme descendant du Prophète.
5. Voir le chapitre Les canons de la beauté.

Har chizi ziyâdash bad ast.
Toute chose en excès est nocive.

Certains gestes doivent être accomplis sous certaines réserves ou selon certaines conditions afin de ne pas porter préjudice au malade ou à soi-même. Par exemple, le médecin ou quelqu'un qui rend visite à un malade doit avoir le pas léger *sabok ghadam* ou être porte-bonheur, de bon augure *khosh ghadam* pour que le malade guérisse vite, et dans le cas contraire son état empire {Hedâyat, p. 94; 5; 7; 37; 49; 52; 55}. On mesure ici la part de responsabilité que peut avoir un visiteur dont la visite serait précédée d'une aggravation de l'état du malade. Ainsi, si une personne est jugée *bad ghadam* (l'opposé de *khosh ghadam*), on craint sa présence ou son intervention pour toutes les affaires.

Une autre coutume comparable s'applique quand quelqu'un parle de maladies graves, contagieuses, ou incurables : l'interlocuteur se doit de lui couper la parole et de faire un petit crachat *tof* sur la peau qui relie l'index et le pouce, puis il ramène la main derrière la tête et dit : "qu'elle soit au loin!" *dur bâshad!*. Ce geste se veut comme l'acte protecteur devant une maladie tellement redoutée que, par le seul fait d'en parler, l'interlocuteur se sente menacé et contraint de couper la parole, arrêtant ainsi la progression de la maladie. Le geste et la formule protègeraient ensuite la personne et son entourage de la contamination et traduisent bien un code de pensée à propos des maladies. Quand elles suscitent une peur d'autant plus grande que les moyens de lutter contre elle sont peu fiables, il n'existe aucune autre protection que surnaturelle. L'expression *dur bâshad* jouerait ainsi un double rôle, en combattant la peur qui s'était emparée de l'interlocuteur, lequel se sent apaisé en ayant utilisé une formule qui a coupé l'élan de la maladie, et en dressant un rempart pour se défendre de la terrible maladie considérée comme une agression venue de l'extérieur. Françoise Loux écrit à ce propos :

> "La conception traditionnelle de la maladie se rapportait moins au corps en lui-même qu'à ses relations avec le monde extérieur [...] elle était considérée plus comme une intrusion venue de l'extérieur que comme un mal se développant lentement dans le corps, ce qui conduisait à une attitude particulière à l'égard de la prévention." (Loux 4, p. 244).

L'HOMME, L'UNIVERS ET LA MALADIE

Dans la culture iranienne, l'homme est considéré comme faisant partie intégrante d'un univers qui interfère directement dans la vie, en provoquant tantôt des temps d'arrêts, tantôt des temps d'activités accrues. Ainsi, les saisons ou les périodes de chaque mois lunaire jouent-elles un rôle essentiel dans la prise de tel remède ou la rechute de telle maladie. La pensée populaire réglemente ainsi la date choisie pour une visite, une consultation chez le médecin ou la consommation des médicaments :

"Le premier jour des mois [lunaires] il ne faut ni prendre un médicament, ni aller voir un médecin, ni aller voir un malade." {Hedâyat, p. 87; 56; 61; 71; 74; 76}.

De même :

"Il ne faut pas rendre visite à des malades les dimanches, les mardis et les mercredis car ces jours là, les fées et djinns *az mâ behtarâ(u)n* (Mo'in : *pariy-ân, jen-hâ*) se déguisent en êtres humains et peuvent faire du tort au malade en se faisant passer pour un ami ou un proche. Si le malade meurt quarante jours après une telle visite le visiteur sera le responsable de sa mort" (*khun-ash be gardan-e ust*; litt. son sang est à son cou) {Shakurzâdeh, p. 326}.

Le changement de saison, les différentes étapes de la vie influencent la recrudescence de telle ou telle maladie car les "quatre humeurs"[1] gouvernant le corps varient selon ces changements. Ainsi, le début du printemps est considéré comme la période où les maladies récidivent (*'ôd kardan*) {Nafisi 1, p. 60; 24; 31; 63; 66; 67}.

Ces quelques indications préalables sur la notion de maladie et les référents culturels qui l'entourent dans la culture populaire iranienne montrent à quel point sont complexes les relations entre la maladie et la société, comme l'a écrit Andras Zempléni (1, p. 15) :

"[...] la "maladie" n'est ni pensée, ni analysable sans être intégrée à son support et à son contexte, soit d'une part à un individu inconcevable hors des catégories et groupes sociaux qui le consultent et, d'autre part, aux conjonctures au sein desquelles l'événement-maladie fait irruption. Partant, ces mêmes matériaux montrent que "la" médecine n'est pas seulement un art de traitement des états pathologiques de l'individu, mais aussi un art des usages sociaux de la maladie."

TRAITEMENTS ET REMÈDES

Les spécificités culturelles et religieuses marquent fortement les traitements et les remèdes utilisés dans la médecine populaire iranienne. Les interdits, l'impureté ou la pudeur sont des réalités que nul ne peut ignorer, et devoir les enfreindre parce qu'un traitement médical l'exigerait ne peut que traduire un grand sentiment d'impuissance devant la maladie. Ainsi la manipulation des déchets corporels, acte répugnant dans la plupart des cultures[2], relève d'un exploit ou d'un surdépassement de soi dans le

1. Voir un peu plus loin dans ce chapitre Les quatre humeurs...
2. E. B. Harper parle ainsi des Havick de Malnad, région de l'Etat de Mysore en Inde : "On enlève les pollutions mineures à l'eau; les pollutions plus graves s'enlèvent avec l'eau et de la bouse de vache. [...] La bouse de vache, comme les excréments de tout autre animal, est intrinsèquement impure et peut être la cause d'une souillure. Elle peut en fait souiller un dieu; mais par rapport à un homme, elle est pure. [...] la partie la plus impure de la vache est suffisamment pure par rapport à un brahmane pour délivrer celui-ci de ses impuretés. E. B. HARPER. *Journal of Asian Studies*, XXIII, 1964, pp.181-183, cité par Douglas 2, p.31.

monde iranien et islamique. Il en va de même pour l'utilisation dans la pharmacopée de certaines substances telles que les organes d'un animal comme le porc, défendu par l'Islam *harâm* mais licite pour un chrétien. Les valeurs culturelles jouent également un rôle majeur lorsque le traitement vise une partie du corps dotée d'une signification particulière, notamment érotique ou fécondatrice, et qui ne saurait être mise sur le même plan que le reste du corps. Ces règles générales n'excluent pas des contradictions ou des accommodements, par exemple avec les interdits religieux, que la médecine populaire contourne parfois pour permettre une pratique médicale.

Ces entorses à la règle se retrouvent notamment dans les interprétations qui sont faites de l'application de traitements associant un acte de portée symbolique à l'emploi de substances, à un remède. Certaines personnes en effet concèdent qu'elles utilisent le traitement en faisant abstraction de la partie symbolique qu'elles connaissent pourtant bien, ce qui serait une manière de mieux associer le savoir populaire à la logique plus actuelle des choses. En cherchant à donner une explication sinon scientifique du moins plus “moderne” du traitement, on cherche à donner une dimension rationnelle à son efficacité. Pour d'autres personnes, le rituel fait toujours partie intégrante et représente même la clé de l'efficacité du traitement; dans leur discours, les parties rituelle et empirique du traitement se relaient sans que la première s'efface jamais devant la deuxième.

À travers de nombreux exemples, on constatera que ce sont les points soulignés par le discours et l'accent plus ou moins porté sur la symbolique ou l'empirique qui modifient la nature, l'aura de traitements par ailleurs identiques d'une personne à une autre. En fait c'est le traitement lui-même qui est transformé. Pour les uns, dénué de sa partie rituelle, il perd toute sa force et son efficacité, pour les autres, seule la partie empirique est considérée comme efficace, surtout quand on lui trouve une explication logique, et omettre le rituel ne pose pas de problème. Des formules courantes et de nature religieuse comme le *salavât*[1] sont utilisées assez souvent comme un simple “plus”. Ainsi une informatrice {1} parlant du traitement des verrues proclame-t-elle ce salut, mais concède qu'elle n'est pas totalement convaincue de l'efficacité d'une formule religieuse. Il s'agit pourtant d'une personne croyante et pratiquante qui a souvent recours aux cérémonies religieuses en rapport avec un vœu pour l'obtention d'une guérison.

La notion de rituel[2] telle qu'elle est conçue ici correspond à un ensemble d'actes qui peuvent être très différents les uns des autres : citation de formules religieuses, mais aussi de paroles sans aucune origine islamique ou de chansons, gestes particuliers, présence exigée d'une personne particulière, ou nécessité d'accomplir certains actes à une date précise – qu'il s'agisse d'un jour de la semaine, d'un mois lunaire ou solaire, ou lors d'une configuration astrale particulière.

---

1. Salut au Prophète Mohammad et à sa descendance.
2. Cette définition réductrice de la notion du rituel n'est valable que dans le contexte où elle est utilisée et ceci afin de permettre une distinction entre la dimension pratique et la dimension symbolique de chaque traitement.

Les traitements

Un traitement est un ensemble d'actes à portée et à connotation sociales; sa nature et les éléments qui le composent apportent en outre d'importantes informations concernant la maladie elle-même et l'image que la société en a. Dans la médecine populaire, le malade n'est pas isolé et, dès que la maladie survient, il est pris en charge par ses proches qui lui préparent le remède. Plusieurs personnes contribuent souvent à l'approvisionnement pour les éléments composant le remède et observent ou participent à sa préparation souvent très longue, tout en échangeant leurs avis, en évoquant des cas similaires ou différents, faisant l'éloge de leur recette ou de celle d'une autre personne. Autant d'événements qui marquent la vie quotidienne du patient et de son entourage.

Pour les affections cutanées, la part de l'entourage est d'autant plus grande qu'il s'agit, souvent, d'un traitement en applications locales, ce qui nécessite l'aide d'une autre personne. Une fois le remède préparé, même les traitements les plus dépourvus de rituel et pour lesquels l'administration de la préparation par voie orale ou en application locale est suffisante, sont souvent accompagnés d'une mise en scène rituelle marquant le respect dû au patient ou la reconnaissance de la hiérarchie sociale. Il s'agit par exemple de la présentation du remède, différente selon qu'il s'agit d'un enfant, d'un adulte ou d'une personne à qui l'on doit beaucoup de respect, ou de l'invitation à assister à l'utilisation d'un remède.

Le seul discours des acteurs – le malade, la ou les personnes qui procèdent à l'application du remède et l'entourage y assistant – constitue donc une “ambiance” appropriée au traitement. Il ne s'agit plus ici d'un face-à-face entre le malade et un comprimé ou une cuillère de sirop, mais d'une personne malade réconfortée par sa prise en charge collective, qui participe au traitement et ne le subit pas en restant inactive. D'autre part, une fois que le remède est appliqué, le regard des autres demeure, car la maladie devient une affaire collective à laquelle chacun a pris une part, fût-elle minime. Chacun suit désormais l'évolution des lésions et l'état du patient avec une minutie qui est certes parfois bien agaçante pour le malade, mais moins inconfortable que le rejet total et l'indifférence à son égard. Ce dernier point est d'une grande importance dans le cas d'un individu atteint par une affection cutanée, car il subit souvent, avant tout, son auto-rejet. Dans une telle situation, il convient de souligner que son état a toutes les chances de s'aggraver si, non seulement il est rejeté par les autres, par les “étrangers", mais s'il se sent aussi mis à l'écart par les siens.

Les remèdes

– Les lieux d'approvisionnement

• Chez l'*'Atâr*

L'*'Atâr* est un personnage populaire et important dans la vie quotidienne traditionnelle des Iraniens. C'est un droguiste-herboriste-épicier dont la boutique *'Atâri* est loin d'être seulement un commerce, car il est souvent tout à la fois le vendeur des substances et le dépositaire de bien des savoirs. L'origine du mot est *'atr* signifiant "parfum", et *'Atâr* signifie donc aussi "parfumeur" (Mo'in; Mo'alem; Lazard), mais sa fonction actuelle ne fait plus ou fait très peu référence à la cosmétique, pour s'intégrer sans conteste à la culture médicale populaire.

Dans les grandes villes comme Téhéran où la densification de l'habitat a fait se raréfier ou disparaître les jardins, potagers et vergers, la production domestique de plantes même les plus simples et familières est de moins en moins pratiquée, ce qui impose d'acheter ici et là les éléments nécessaires à la fabrication des remèdes. Certains ingrédients communs à la vie domestique (légumes, aromates, produits laitiers, viande) sont simplement achetés chez le marchand de primeurs, l'épicier, ou le boucher, mais tous les autres produits plus rares doivent être acquis chez l'*'Atâr*.

La plupart des boutiques (Fig. 2) sont organisées de façon identique, le décor général étant structuré par les produits d'origines végétales déposés dans de grands sacs en fibres végétales ou synthétiques, des tonneaux ou des bidons métalliques *pit* dont une partie est exposée sur le devant de la boutique quand celle-ci se trouve dans un bazar. À l'intérieur, des bocaux contenant des produits de toutes origines sont rangés sur les étagères ou les présentoirs (Fig. 3). Les produits d'origine végétale conservés dans les bocaux sont ceux dont l'utilisation se fait en plus petite quantité et qui sont les plus onéreux, mais on trouve aussi bien sûr dans ces bocaux des produits d'origine minérale ou animale. La richesse des variétés de produits et substances disponibles dépend, évidemment, de la taille de la boutique mais aussi de son emplacement. Il est fréquent d'y trouver des produits composés tels que des shampooings sous forme de poudres obtenues en broyant différentes parties de plantes, des savons fabriqués à partir de produits naturels, ou encore des produits comestibles traditionnels comme des *lavâshak* (galette faite avec la pulpe hachée et séchée de certains fruits tels que les prunes), du *ghareghorut* (caillebotte séchée), ou des extraits de produits divers *'aragh-hâ*. On y trouve également des produits industriels très communs comme des insecticides, du shampooing et du savon, et même parfois des gants de ménage ou de la vaisselle, mais ces marchandises ne constituent que des éléments secondaires ou d'appoint.

Les drogueries sont en général très bien fournies et très fréquentées car il ne s'agit pas d'une survivance curieuse mais d'un commerce bien vivant. On a dénombré plus d'une centaine de clients par jour dans une boutique isolée et plus encore dans celles situées dans les bazars ou les endroits de grand passage. Les enquêtes directes chez les *'Atâr* et leurs témoignages confirment que leurs boutiques sont fréquentées de manière identique aussi bien par les femmes que par les hommes qui, en plus de leurs besoins propres, se chargent souvent des courses de leur femme. Les clients sont également de tous les âges, les jeunes enfants faisant souvent les courses de leurs parents ou leurs achats personnels par exemple en *ghareghorut* et *lavâshak*. De même, à en juger par l'observation des vêtements (femmes en *châdor*, ou simplement en foulard, vêtements plus ou moins à la mode), par la nature et le prix des produits achetés, et par le langage des clients, il se confirme que ces derniers sont de niveau social ou d'instruction très variés et sont loin d'appartenir tous à des milieux traditionnels.

Une enquête a été faite pendant deux matinées et un après–midi en été dans une boutique située dans un quartier moyen (Shemirân), afin de relever les produits achetés et le type de clientèle. Le droguiste a confirmé que la liste relevée était assez représentative, mais celle-ci était toutefois affectée par la saison et surtout les circonstances du moment puisque qu'à cette époque (1986) les bombardements des missiles irakiens vidaient massivement Téhéran vers des villes plus sûres. Le droguiste âgé de 75 ans avait débuté à 15 ans comme apprenti dans cette même boutique qui appartenait alors à son père. Elle mesurait environ cinq mètres sur cinq et comportait une arrière-boutique où étaient rangés sur des étagères fixées contre les deux murs latéraux, les bocaux de réserve des produits se trouvant sur la surface marchande et les produits dont la conservation exigeait des conditions particulières, par exemple à l'abri de la lumière.

Les achats suivants ont été relevés:

• Colorant naturel pour les cheveux (jeune femme, 30-35 ans en manteau réglementaire[1] *rupush* à la mode et foulard.
• Harmel *espand*, grains de *OCIMUM CANUM SIMS. tokhm-e sharbati* (femme âgée, 60–70 ans, en voile de couleur).
• Caillebotte séchée *ghareghorut*, (petit garçon, 8–11 ans, en pantalon et chemise).
• Colorant naturel pour le cuir (pour un sac d'homme décoloré par endroit) (jeune homme, 30–40 ans, en costume deux-pièces, propre et soigné).
• Fortifiant naturel pour les cheveux (jeune femme 25–30 ans, en manteau réglementaire et foulard).
• Insecticide pour insectes floricoles, sumac des tanneurs *somâgh* (homme 45–55 ans, en costume deux-pièces).
• Sel ammoniac *noshâdor*, soufre *gugerd* (deux garçons, 14-18 ans, en pantalons et tee-shirt).
• Composition de plusieurs plantes contre la stérilité (femme, 45–55 ans, en manteau réglementaire et foulard).

1. Le manteau "réglementaire" en Iran est un manteau large à col fermé et à manches longues et de couleur réglementée (couleur sombre ou beige; blanche pour les professionnelles de la santé).

• Composition de plusieurs plantes contre la toux sèche, pour un enfant, (jeune femme 25–35 ans, en voile noir).
• Jujube *'anâb*, berce de Perse *golpar*, graines de *OCIMUM CANUM SIMS. tokhme sharbati*, compotes de fruits (conserve) (femme 30–40 ans, en manteau réglementaire et foulard).
• Couperose blanche *kât-e kabud*, nigelle des jardins *siyâhtokhme*, *lavâshak*, (homme 30–40 ans, en costume deux-pièces).
• Chanvre (graines) *shâhdâne*, oliban (résine-gomme) *kondor-e khorâki*, cardamome *hel*, distillat de menthe poivrée *'aragh-e na'nâ'* (homme 45–55 ans, en costume deux-pièces).
• Jujube *'anâb*, graines de *OCIMUM CANUM SIMS.*, *tokhme sharbati*, savon de fabrication artisanale, mèche de lampe à pétrole *fetile*, (fille 18–20 ans, en voile noir).
• Pétales de roses séchés et pilés *gol-e sorkh*, *moghl-e azragh* (sorte de gomme-résine utilisée contre les hémorroïdes) (homme, 60–70 ans, chemise et pantalon).
• Sifflet, guimauve officinale *gol-e khatmi* (garçon 12–14 ans, en jean et tee-shirt).
• Semences de fleurs, chanvre (graines) *shâhdâne*, éponge à laver la vaisselle, (femme, 20–30 ans, en manteau réglementaire et foulard).
• Jujube *'anâb*, *chahâr gol* (composition de quatre fleurs : mauve sauvage *gol-e panirak*, violette odorante *gol-e banafshe*, hysope officinale *zufâ*, capillaire *par-e siyâvash* , de jujube *'anâb* et de manne d'Alhagi *taranjebin*), épingles à cheveux (femme, 45–55 ans, en voile noir).

Les quelques droguistes qui ont bien voulu me répondre ont précisé que depuis une dizaine d'année les gens les consultent de plus en plus, et attribuent cela au fait qu'ils sont davantage victimes de la pollution (*âludegi*). Par ce terme ils entendent non seulement la pollution atmosphérique mais aussi celle des médicaments et des mauvais aliments :

> "Rien n'est comme avant, les viandes, le beurre ni les autres choses ne sont plus comme avant. Elles n'ont pas de force *ghovat nadârand* – de pouvoir nourrissant; rien n'a la saveur d'autrefois."

Ce genre de discours était certes valable bien avant la période actuelle, mais le plus intéressant est ici le discours populaire et le fait que, d'une manière générale, on trouve que les aliments perdent de plus en plus de goût et de leur qualité.

• *Les autres sources d'approvisionnement*

En dehors de l'*'Atâri*, On trouve les éléments de base des remèdes chez l'épicier, le boucher, le marchand de primeurs, mais aussi bien sûr à la pharmacie. En effet, la médecine populaire ne se limite pas à la fabrication et l'usage de remèdes confectionnés ou non à la maison dont la composition est plus ou moins connue, mais intègre également certains produits comme l'eau oxygénée, l'acide borique ou le mercurochrome. Ces produits dont l'utilisation est désormais très populaire sont souvent désignés par des surnoms basés sur l'apparence du médicament ou de la substance. Ainsi le mercurochrome est-il devenu le *davâgoli* le “médicament rouge”.

Les dosages et les mesures

La notion de *dose* reste très vague dans la médecine populaire. À part quelques remèdes pour lesquels on a des valeurs précises, variant quelque peu, mais tout de même chiffrables, dans un grand nombre de cas les mesures sont très approximatives car très personnelles. Les mesures les plus employées sont en général du type : une poignée, deux doigts, deux phalanges, un peu, quelques, et quand on se veut un peu plus précis, on parle d'une cuillère à thé, d'une cuillère, d'une cuillère à soupe, d'un verre à thé. Il n'existe pas de système ou d'instrument de mesure traditionnel pour ces usages hormis des verres gradués ou des mesurettes ménagères que possédaient seulement quelques unes des personnes interrogées. Un moyen de connaître avec plus de précision les quantités utilisées consiste à savoir quelle quantité de la substance composant le remède a été achetée, en s'informant directement sur les lieux d'approvisionnement, à condition de les connaître. Il faut souligner cependant que l'on connaît avec plus de précision l'emploi des substances non domestiques car leur manipulation et leur utilisation sortent du domaine de l'ordinaire.

Les mesures précises traditionnelles comme le *sir* (75 gr.), le *mesghâl* (1/16 ème de *sir*), ou le *nokhod* (0,20gr.) sont évoquées moins souvent dans la tradition orale que dans les livres où ces mesures sont citées assez souvent. Ce souci de précision formelle est bien compréhensible puisque ces livres sont destinés à un public qui est supposé ne se servir que de ces “ordonnances” et ne bénéficierait pas de la méthode “audio-visuelle” propre à l'enseignement oral transmis directement par une personne d'expérience. Ce fait est en tout point analogue à l'apprentissage de la cuisine familiale transmise *de visu* où l'appréciation des quantités est personnelle et celui fondé sur un livre de cuisine qui, sans les proportions exactes, serait d'une grande inutilité.

D'une manière générale, les doses sont donc l'affaire d'une appréciation visuelle ou personnelle. Ainsi dans les remèdes pour lesquels le dépassement d'une certaine quantité présenterait des inconvénients réels, on précise : “il ne faut pas en mettre trop!”. On dit par exemple sans plus de précision qu'une “trop grande” quantité d'huile de scorpion (voir *roghan-e 'aghrab*) en contact avec la plaie, fait non seulement apparaître la chair mais laisserait pousser une excroissance à l'endroit de la lésion... La quantité de produit utilisée est aussi variable qu'approximative d'une personne à l'autre. Il est fréquent que l'un dise qu'il faut appliquer un *gholonbe* (grand morceau - Mo'alem) de telle pommade, avec la référence très personnelle que suppose cette mesure, alors que l'autre dira “gros comme une noix” de taille aussi variable qu'on peut imaginer.

La durée des applications et celle du traitement

La fréquence d'utilisation du remède est cependant mieux précisée que les doses, même si cela varie considérablement d'une personne à l'autre. Il est ainsi très souvent indiqué avec exactitude le nombre d'applications quotidiennes d'un remède. De même la notion de durée de l'application est la plus facilement évoquée, bien que les variations individuelles demeurent, mais on précise d'une manière générale la durée du traitement. Toutefois, celle-ci devient plus vague quand on se réfère aux problèmes dont la guérison varie selon le sujet atteint et l'ampleur de la maladie. Dans ce cas, on conseille l'utilisation du remède tant que les symptômes persistent.

La durée peut aussi être précisée pour la mise en contact du remède à chacune de ses utilisations, par exemple pour la pose des masques capillaires et faciaux ou les fumigations. Dans ce cas la durée est mesurée en fractions d'heure, de jour, de semaine. Tel masque devra être appliqué pendant un quart d'heure, tandis que tel *zeft* (cataplasme) demeurera vingt jours.

Parfois la durée du traitement peut évoquer également la durée supposée de la maladie que l'on appelle *dore* (période). Dans ce même esprit on insiste aussi sur le fait que la maladie a son propre durée, et doit partir d'elle-même : *khodash be khodash ast* (elle dépend d'elle-même). Trois cas sont possibles :

• On reconnaît une “période” à la maladie mais sa durée n'est pas connue. Ainsi, la durée du traitement correspondant à la durée de la maladie est prédéfinie, en dehors de la volonté du traitant. Cela induit que l'on ne puisse pas agir pour écourter cette période : “Il faut attendre que cela passe.” {cas de l'aphte 79}.

• La “période reconnue de la maladie” est en rapport direct avec le malade. On est donc en face d'une durée individuelle de la maladie, variable selon chaque maladie et chaque malade. Une informatrice {23} a ainsi affirmé que pour elle l'orgelet durait sept jours. Dans les cas où l'on reconnaît une durée fixe pour une maladie donnée chez une personne donnée, les remèdes employés ne servent donc plus qu'à arrêter l'expansion du mal, à en soulager la douleur, à éviter les cicatrices ou les réduire au minimum. Dans tous les cas on attend la fin de la maladie.

• La “période” reconnue de la maladie est déterminée, et sa durée définie le plus souvent par la croyance générale sur le sujet. La durée du traitement des affections concernées est alors en rapport direct avec cette notion. Ainsi pour certaines maladies comme le bouton d'Orient *sâlak*, une période *dore* de un an est reconnu par la croyance populaire.

La durée du traitement et celle de la guérison s'appuient également sur la corrélation qui existe entre la disparition ou la transformation physique des remèdes et celle de la maladie. On observe en effet dans plusieurs cas que la disparition, la chute, le pourrissement, etc., des éléments du remède placés sur la partie à traiter ou laissés dans un endroit à cet effet, correspondent à la disparition du mal. La durée nécessaire à ces transformations indiquerait la disparition, le pourrissement du mal -- d'où la guérison de la maladie. Ainsi le pourrissement des grains de riz ou de blé, pour les verrues *zegil*, et le décollement du cataplasme pour la teigne *kachali*, correspondent respectivement à la chute des verrues et à la guérison des plaies de la teigne.

Une autre façon de marquer la durée est d'annoncer d'une part la grande efficacité du remède et d'autre part la quasi instantanéité de ses effets, d'où sa durée d'application très courte. On dit ainsi d'un remède qu'"il guérit à l'instant même où il est placé sur l'endroit malade".

Les "quatre humeurs" et la nature des remèdes

La médecine traditionnelle repose sur le principe des "quatre humeurs" *akhlât-e arba'e* liées étroitement[1] aux "quatre éléments" *arkân-e arba'e* (feu, terre, air et eau) dont sont composés tous les êtres. Ces éléments simples ne sont pas décomposables. Deux d'entre eux, le feu et l'air sont légers tandis que les deux autres, l'eau et la terre, sont lourds, et chacun d'eux a une nature *tabi'at* bien définie. Le feu d'une légèreté absolue est chaud et sec, alors que l'air d'une grande légèreté est chaud et humide. L'eau étant très lourde est froide et humide, tandis que la terre d'une lourdeur absolue est froide et sèche. Le chaud, le froid, le sec, et l'humide correspondent à la force initiale des éléments.

Les "quatre humeurs" sont la bile, la bile noire (atrabile), le sang, et le flegme et correspondent chacune à l'un des quatre éléments, elles gouvernent le corps et l'esprit, et un équilibre entre elles est nécessaire pour qu'une personne soit en bonne santé. La maladie est donc définie comme un déséquilibre entre ces humeurs, quand l'une ou plusieurs sont en excès ou en manque. Alors on dit que telle personne est malade puisque elle est sous l'emprise d'une humeur particulière.

La théorie des humeurs consiste à admettre la transformation, dans le corps, de chaque aliment en humeur *khelt*. Tout aliment consommé, arrivant au foie après le passage par l'estomac est divisé en quatre substances liquides dont la première est un liquide jaune et plus léger que les trois autres qui se place au-dessus de tous : c'est la bile *safrâ*. La deuxième se trouvant au-dessous de la première, est un liquide rouge, le sang *khun*. La troisième est un liquide de couleur blanche, le flegme *balgham* et enfin la quatrième humeur, la plus lourde, ressemble à de la boue et reste au fond, c'est la bile noire (ou l'atrabile) *sodâ*.

Dès que l'équilibre entre ces éléments se trouve affecté, le sujet est averti de la nature de sa maladie grâce à quelques signes relativement faciles à détecter :

• L'excès de bile se manifeste par la couleur jaunâtre de la peau, la langue épaisse, sèche, couverte d'une pellicule jaune accompagnée d'une sensation d'amertume

1. Les "quatre humeurs" sont appelées les "filles des éléments" "banât el-arkân" (Ullmann, p.57).

dans la bouche et de sécheresse dans le nez. Le malade ressent une grande soif et des brûlures d'estomac. Il trouve difficilement le sommeil, et il rêve d'objets jaunes.

• La bile noire donne une couleur sombre au visage; le sujet maigrit malgré son envie constante de manger, devient peureux, hésitant, et il rêve d'objets noirs.

• L'excès de flegme décolore la peau et la rend pâle, douce, et relâchée. Le malade grossit et la capacité de ses sens diminue. Il rêve d'objets blancs.

• Quand le sang est en trop, la tête s'alourdit, les baillements sont excessifs, et les boutons deviennent abondants. Les sens sont ralentis, la salive est sucrée, les gencives saignent, et la peau rougit.

Pour combattre chacun de ces excès il faut agir contre sa nature en absorbant des aliments dont la nature opposée pourra équilibrer l'humeur en excès. Ainsi contre un excès de sang (chaud et humide) il faut consommer des aliments de nature froide et sèche, comme du vinaigre, de la poire, de l'épine vinette, du verjus, du sumac ou de la coriandre. On peut aussi pratiquer une saignée, en utilisant par exemple des sangsues pour extraire le sang en trop.

À chacune des quatre humeurs correspond un tempérament (*mezâj*) qui sont respectivement : sanguin, colérique (bilieux), mélancolique (nerveux ou atrabilaire), flegmatique (lymphatique). D'après Avicenne (Ebn-e Sinâ, tome 1, p. 200) les saisons et les âges de la vie sont, eux aussi, dotés d'un tempérament, et certains problèmes surviennent davantage à certaines saisons : les inflammations et les furoncles sont par exemple considérés comme des maladies du printemps, mais cette saison qui est d'une “nature” équilibrée convient par ailleurs parfaitement aux enfants et aux adolescents[1]; les jeunes sont plus “chauds” que les vieux et quant aux femmes, elles ont, selon Avicenne (Ebn-e Sinâ tome 1, p. 30) un “tempérament” plus “froid” et plus “humide” que les hommes.

Ces quelques indications sur cette vision globale de la vie qu'offre la médecine traditionnelle savante[2], ne donnent qu'un bref aperçu de tout un savoir et de techniques complexes utilisées pour diagnostiquer les maladies, composer des remèdes ou mettre en œuvre des traitements. La médecine populaire qui est fortement influencée par la médecine traditionnelle mais qui n'en utilise qu'une partie, reconnaît les quatre principes “chaud”, “froid”, “humide” et “sec” que rapportent les sources écrites, mais dans les faits, elle ne prend surtout en considération que le dualisme chaud et froid. Les tempéraments, les maladies, les remèdes sont donc le plus souvent répartis en deux natures chaude et froide dont les excès ou la déficience entraînent des maladies spécifiques à chacunes et qui seront traitées par des remèdes à base de substances reconnues pour leur nature opposée. D'une manière générale, on

1. Avicenne (Ebn-e Sinâ, tome 1, p.26) distingue cinq âges de croissance :
   - la petite enfance : le nouveau-né tant qu'il n'est pas capable de se mettre debout et de se mouvoir.
   - l'enfance : l'enfant marche mais n'est pas encore tout à fait stable et ses dents de lait ne sont pas tombées.
   - l'âge de croissance : entre l'apparition des dents définitives et la puberté.
   - l'adolescence : tant que les boutons apparaissent sur le visage.
   - la jeunesse : de l'adolescence jusqu'à l'arrêt de la croissance.
2. Les principes de la médecine traditionnelle évoqués ici sont en grande partie tirés du *Canon de la médecine* d'Avicenne (Ebn-e Sinâ).

précise spontanément la nature *tabi'at* du remède, en faisant référence à la notion des quatre humeurs. Chaque ingrédient ou aliment entrant dans la composition d'un remède ou dans un traitement est ainsi défini selon sa nature chaude ou froide – éventuellement humide ou sèche – ou la combinaison de deux d'entre elles.

CHAPITRE II

MALADIES ET PROBLÈMES CUTANÉS

La peau, l'enveloppe cutanée du corps, doit d'abord être considérée comme l'objet du regard. Elle a de ce fait toujours tenu une fonction à part parmi les organes du corps et été l'objet de mille soins; mais plus qu'une simple façade, elle est le reflet de l'état intérieur de chacun et joue de ce fait un grand rôle dans les rapports de l'individu avec la société. N'est-elle pas notre "enveloppe" au sens large du mot ? J'insiste sur l'enveloppe car nous verrons plus loin que le champ sémantique de ce qui est défini comme maladie de peau s'étend davantage vers l'enveloppe. Elle cache et protège les différents organes des agressions tout en révélant l'aspect et l'état de nos humeurs, par sa consistance, son tonus ou son apparence. Elle est le vecteur de contacts multiformes avec le monde extérieur en mettant en œuvre le toucher, la vue et l'odorat. La peau est un media, et les maladies ou menus problèmes qui peuvent l'affecter sont souvent bien plus graves par leur dimension psychologique ou sociale que par leurs aspects strictement médicaux.

LES MALADIES DE LA PEAU DANS LA PENSÉE POPULAIRE

La maladie n'a de sens que par rapport à l'altération de la santé dont elle est la cause. Le cas des maladies cutanées est bien spécifique car les altérations sont perçues de l'extérieur, et la maladie perd de ce fait une grande partie de son sens personnel et individuel pour devenir, en quelque sorte, une affaire sociale et collective. Un ulcère à l'estomac peut être parfaitement ignoré par l'entourage, tandis qu'un ulcère cutané, même s'il ne présente pas de danger, affecte les relations du malade avec son entourage par la seule vue des lésions. On craint toujours d'attraper la maladie par contact avec le malade ou par l'usage d'objets qu'il aurait manipulés, une telle attitude étant beaucoup moins systématique quand la maladie ne se voit point, même si elle est réellement contagieuse. La crainte de la contagion entraîne ainsi des attitudes parfaitement équivoques : en usant des bonnes manières (*ta'ârof* : "Ne vous dérangez pas pour cela!"), on écarte avec un remerciement la personne souffrant d'une maladie cutanée qui propose son aide – par exemple pour préparer le repas ou pour garder un nourrisson. Il faut noter que ce genre d'attitude fait partie du grand répertoire des *ta'ârof* [1] que les Iraniens ont l'art de manier avec une infinité de nuances et de significations, le sens profond étant parfois contraire à la signification frontale des mots.

Pureté et propreté

Ces attitudes s'expliquent par l'appréhension que l'on éprouve par rapport aux souillures que le malade est supposé occasionner. On imagine a priori que par le contact des parties malades, le malade souille tout objet qu'il touche. La conception que les Iraniens, et d'une façon plus générale les musulmans, ont de la "souillure" et de la "saleté" joue dans ce contexte un rôle bien spécifique, bien plus moral que physique, sur lequel on reviendra souvent. Mary Douglas (p. 27) précise à ce propos :

> "La réflexion sur la saleté implique la réflexion sur le rapport de l'ordre au désordre, de l'être au non-être, de la forme au manque de forme, de la vie à la mort. Partout où les notions de saleté sont hautement structurées, on découvre, en les analysant, qu'elles mettent en jeu ces thèmes profonds."

Dans la tradition musulmane et iranienne, la notion d'impur *najes* est distincte de celle de sale *kasif*, même si la recherche de la pureté implique souvent une forme de propreté. Il en va ainsi de l'habitude de se déchausser pour entrer dans une pièce ou de se laver à chaque évacuation (surtout intestinale), de rincer abondamment le corps, la vaisselle ou et le linge. De nombreuses expressions populaires comme *gorbe shuri kardan* (faire une toilette de chat), ou *goh mâli kardan* (littéralement : enduire de merde), stigmatisent ceux qui se lavent juste pour faire semblant d'être propre au lieu de procéder à un bon décapage et un rinçage abondant qui seuls permettent une parfaite propreté. Ce souci permanent de pureté/propreté a des implications nombreuses dans l'architecture et la conception des maisons, pour faciliter notamment les ablu-

---

1. L'usage des "bonnes manières" est une des clés sinon de la réussite sociale en sa totalité, du moins de l'acceptation de l'individu dans la société iranienne. La liste des formules de *ta'ârof* serait très longue, mais quelques exemples permettent d'en apprécier le style et le contenu. Noter que chaque formule exige une réponse qui renvoie la balle dans le camp de l'interlocuteur.
A : *Il ["C"] vous envoie ses salutations.*
B : *Qu'il soit en bonne santé!*
Quand "C" est haut placé en rang ou en âge la réponse est différente : *C'est à nous de le saluer en premier!*
A : *Comment va votre mari ?*
B : *Merci, il va bien et vous salue.*
A : *Comment vont vos enfants ? "*
B : *Ils vous baisent les mains.*
[Les enfants sont trop petits ou trop peu importants pour que leurs salutations soient prises en considération. Le répondant ne peut rendre la politesse que de cette manière].
Parfois les réponses consistent en un jeu de mots habile, par exemple entre *mozâhem* (celui qui dérange) et *morâhem* (celui qui amène la bénédiction):
A : *Je ne vous dérangerai pas*
B : *Non, vous n'êtes pas "celui qui dérange" mais "celui qui amène la bénédiction"*!
Ou encore cette formule analysée dans la chapitre consacré à l'anatomie:
A : *Vous êtes belle!*
B : *Vos yeux [me] voient belle*! (Le compliment vous revient - à vos yeux - et non pas à mon physique).

tions et les lavages à grande eau avec l'existence d'une bouche d'évacuation au milieu de la cuisine, dans la salle de bains et dans le cabinet d'aisance. L'aménagement des toilettes "à la turque" à même le sol est entre autres justifié par ce besoin de rincer.

Des purifications par lavage complet *ghosl* marquent un grand nombre d'actes, et d'étapes de la vie de chacun. Ce type d'ablution est obligatoire dans six cas pour permettre à la personne concernée de retrouver l'état de pureté : après les menstruations, après les rapports sexuels donnant lieu à une éjaculation, après toutes les hémorragies vaginales, après la mort et après avoir touché un cadavre[1]. Quant aux ablutions pour la prière, elles sont moins amples mais pluriquotidiennes. La propreté s'inscrit ainsi dans un code social qui lui réserve une place bien particulière, et l'eau, comme base nettoyante, joue un rôle capital dans la culture et les coutumes populaires. Partout en Iran il existe des bains publics, des hammams, même dans les villages les plus pauvres, car le bain est souvent associé aux différentes étapes de la vie : à la naissance, au mariage (statut d'adulte), à l'accouchement (statut de mère).

La propreté est recherchée pour les parties visibles, non couvertes de vêtements, et invisibles, surtout celles cachées mêmes aux membres de la famille comme les parties génitales. Ainsi, la toilette intime du sexe et de l'anus est dans la culture populaire un acte quotidien si ce n'est pluriquotidien, et des insultes violentes et très vexantes comme : *kun goyi!* (cul merdeux!) s'adressent à celui qui s'en abstient. Cette aversion pour les déchets corporels comme les urines et les excréments est à souligner car elle explique les difficultés qu'implique l'usage de ces déchets particulièrement impurs en tant que remèdes, car le malade sera considéré par lui-même et par son entourage comme impur. La personne doit se surpasser et réaliser un véritable exploit sur elle-même pour permettre l'usage thérapeutique de ces déchets sur son propre corps.

L'exclusion sociale

Du point de vue social, l'effet de chaque maladie de la peau est accentué quand elle entraîne la mise à l'écart de l'individu et, surtout, l'arrêt du travail. Dans ce cas le rapport de force au sein de la famille se trouve modifié : l'homme se retrouve démuni de son autorité, la femme de sa séduction et l'enfant se sent mal-aimé puisqu'il ne valorise pas ses parents par les qualités physiques que l'on vante chez les autres enfants. Cette dévalorisation peut être morale, dans le cas des maladies vénériennes, ou sociale quand l'entourage juge qu'il y a eu manquement à la propreté ou aux conventions sociales en la matière, et amener une dévalorisation de la famille entière aux yeux des autres, ce qui instaure un rapport difficile entre le malade et sa famille. L'arrêt de travail ajoute à tout cela une charge financière qui pèse sur tous les membres de la famille. L'une des informatrices {57} raconte les problèmes d'un ouvrier journalier du bâtiment atteint d'eczéma à répétition entraînant de fréquents arrêts de travail qui affectent gravement le budget familial : "Depuis sa maladie, sa

---

1. Selon Majlesi {p.117}, les autres purifications par lavage complet sont au nombre de six cent deux.

femme ne l'écoute plus et le ridiculise souvent". Une autre ajoute {7} : "Après avoir passé sa syphilis à sa première femme, qui est devenue stérile à cause de cela, il en a épousé une deuxième puisqu'il désirait d'autres enfants". Dans cet exemple extrême qui montre combien les maladies cutanées affectent des domaines de registre très varié, cette femme ne remplit pas pleinement son rôle de femme tel qu'il est compris dans le milieu social concerné, c'est à dire d'être apte à faire des enfants, et les moyens déployés pour le retour à l'intégrité sociale du mari malade sont donc adaptés au degré de gravité de la maladie.

Le rôle des conditions écologiques et sociales de Téhéran

Les descriptions qui sont faites dans les pages qui suivent correspondent certes aux notions et pratiques communes à la culture iranienne dans son ensemble, mais elles ne sauraient être étendues à l'ensemble de l'Iran sans discernement. Les différences de niveau de vie, de sanitaire et d'épidémiologie sont très variables d'une région à l'autre, et certaines provinces restent encore affectées, même si c'est de façon très marginale, par la lèpre[1]. Le cas de Téhéran qui est plus particulièrement étudié ici, s'il n'est pas à part comme on l'a souligné plus haut, n'en est pas moins spécifique, ce qui impose d'en préciser l'environnement naturel mais aussi social actuel, car cela a une influence évidente et très directe sur la peau.

Le climat de Téhéran est un climat à la fois sec, très chaud en été et rigoureux en hiver[2]. Si la température moyenne de janvier est de +4°, les minima descendent largement en dessous de zéro (-1° en moyenne, -16° de minimum absolu); la moyenne du mois de juillet atteint 29° avec un maximum absolu de 43° et une moyenne des maxima de 36°, ce qui montre bien combien le climat est excessif. Ces valeurs valables pour le centre ville (1190 m. d'altitude), ne sont pas valables pour les quartiers sud de la ville (Rey) plus chauds et poussiéreux, ni pour le nord de l'agglomération (Shemirân) au pied de l'Alborz où les températures sont nettement plus fraîches en été comme en hiver. Les printemps et automnes sont toujours de courte durée. Malgré des nuances, la sécheresse du climat marque toute la ville (223 mm. de précipitations par an en moyenne).

Pendant les très longues saisons de forte chaleur, il faut donc adopter un mode de vie qui permette une moindre exposition au soleil, ce qui devient de moins en moins possible depuis quelques années car la majorité des gens a des contraintes plus grandes au niveau du rythme de travail, les distances s'allongent entre le lieu de travail et l'habitation, ou entre celle-ci et les points d'approvisionnement. Les temps d'activité à l'extérieur du domicile sont de plus en plus longs et nombreux au détri-

1. Selon quelques médecins une certaine recrudescence de maladies quasiment disparues en Iran a été visible pendant quelques années du fait de l'afflux de réfugiés, notamment afghans, venant de pays ou de régions n'ayant pas bénéficié depuis longtemps d'une surveillance médicale minimale. Selon les statistiques 269, personnes étaient nouvellement atteintes de la lèpre pour l'année 1985, 0 pour l'année 1986 mais 270, 187 et 170 pour les années qui suivent (*Sâlnâme-ye âmâri-ye keshvar: 1369*, p. 104).

2. Cf. GANJI,

ment des moments de repos qui étaient jadis permis. Ainsi dans le passé, les sorties des femmes étaient rares et de courte durée alors qu'elles représentent aujourd'hui la quasi totalité de leur journée car elles occupent des rôles de moins en moins traditionnels. L'élévation du niveau de vie, la structure de la ville et l'architecture nouvelle des habitations – plus petites et sans sous-sol – ont fait disparaître le système de stockage des produits alimentaires pratiqué dans le passé. Si jadis on pouvait se faire livrer en quantité tout ce dont on avait besoin, actuellement, on doit se le procurer quotidiennement, ce qui oblige les femmes à sortir beaucoup plus souvent dans des conditions parfois peu confortables. Il faut ajouter que pendant les années de guerre, le rationnement contraignait à faire des queues interminables souvent dans le froid, sous la pluie ou un soleil torride. Les traditions évoluent également. Ainsi, dans les milieux traditionnels, les courses pour le ménage incombaient à l'homme, mais cette tâche domestique échoit aujourd'hui de plus en plus à la femme.

Ce nouveau rôle social des femmes est d'autant plus important pour notre sujet qu'il s'accompagne d'un changement dans les conditions de port du voile ou des vêtements réglementaires. Dans le passé, sauf de 1935 à 1982 (1314 à 1361[1]), toutes les Téhéranaises portaient le voile, mais dans des conditions différentes d'aujourd'hui. Dans les villes, les femmes sortaient traditionnellement peu. L'espace intérieur permettait une exposition au soleil et à l'air tout à fait acceptable grâce à l'existence de maisons comprenant une cour, maisons que sont venus remplacer les appartements depuis une vingtaine d'années. Les heures où les femmes étaient confinées dans leur habit de sortie étaient infimes par rapport aux moments de liberté corporelle à l'intérieur de leur maison. Dans les conditions de vie actuelles le port du voile ou du foulard n'est donc comparable en rien à la situation passée, et pose des problèmes nouveaux notamment pour les femmes actives qui doivent être couvertes de vêtements non adaptés à une aussi forte chaleur et à une période de port si longue, de dix à quatorze heures par jour[2]. La poussière de l'extérieur, la chaleur provoquant la macération par un excès de transpiration, et la non–exposition à l'air libre et au soleil des parties couvertes par des tissus épais constituent autant de facteurs favorisant des problèmes cutanés divers et nouveaux.

MALADIES DE LA PEAU, MALADIES DE L'APPARENCE

Les ouvrages populaires et les enquêtes directes ont montré que certaines maladies, manifestement autres que les maladies cutanées, étaient données comme telles, ce qui impose de préciser la définition et les caractères des maladies de la peau telles que les reconnaissent la culture et la médecine populaires iraniennes.

---

1. Cette période va de l'interdiction du port du voile par Rezâ Shâh à l'obligation d'avoir une tenue comprenant entre autres un foulard ou un voile couvrant les cheveux décrétée, par les autorités du gouvernement islamique.
2. Outre la forme des vêtements, la nature des textiles utilisés, souvent synthétiques, ajoute à l'inconfort et aux inconvénients en matière d'hygiène.

L'apparence et son sens

À la question : “Quelle sont les maladies cutanées que vous connaissez?” les réponses incluent des problèmes tels que la maigreur ou les hémorroïdes, alors que la plupart des ouvrages consultés n'observent pas de classification spécifique, et ne distinguent pas les problèmes cutanés de toutes les autres maladies. Dans quelques rares cas cependant, une classification plus ou moins ordonnée est faite, notamment par Dâvud Tarâh qui classe la maigreur et l'obésité parmi les "maladies de peau", les plaies sous-mammaires et les crevasses des seins dans les “maladies féminines”, le muguet et l'oxyurose parmi les “maladies infantiles”, les hémorroïdes étant classées dans une autre liste. Hâyedeh Purzand qui donne pour titre à son ouvrage : *Hygiène individuelle de la peau et des cheveux par les plantes (beauté traditionnelle)*, parle aussi bien des problèmes d'yeux, de bouche et de gorge que des problèmes purement cutanés. Il convient, bien sûr, de consigner ces interprétations et d'essayer d'approfondir la question en cherchant en quoi ces maladies sont considérées comme cutanées. Une interprétation peut être mise en avant, qui ferait considérer comme maladies de la peau par la médecine populaire iranienne toutes les affections qui touchent l'apparence, quelle que soit l'origine de la maladie, à la seule exception des maladies concernant les yeux (sauf les orgelets et les pellicules autour des yeux). Ainsi, la maigreur est considérée comme un problème d'apparence comme les hémorroïdes qui modifient le comportement de l'individu.

On désigne donc sous l'appellation de “maladies de la peau” *bimari-hâ-ye pusti* toutes maladies ou manifestations extériorisées qui peuvent être détectées par les cinq sens : le toucher, l'odorat, la vue, le goût et l'ouïe. Ainsi le bruit que produisent les cheveux au frottement décèle leur sécheresse, le geste de se gratter révèle les oxyures ou les démangeaisons vaginales, la gêne dans les attitudes quotidiennes comme la position accroupie peut être le signe d'affections de l'anus, la gêne à la déglutition ou à parler le signe d'aphte, ou de muguet.

En fin de compte, un grand nombre de maladies de la peau paraissent être des problèmes esthétiques plus que médicaux, mais leur importance n'en est pas moindre, car il s'agit de déviances par rapport au système de valeurs dans la pensée iranienne, d'entorses à la normalité qui fait qu'un individu est plus ou moins accepté et intégré au sein de la société. L'effort de chacun, avec l'aide au besoin de la médecine populaire, va vers l'atteinte ou la conservation de cette normalité sociale et culturelle. Bien entendu, le goût personnel joue un rôle, mais il reste variable dans la limite d'une marge acceptable à l'intérieur des frontières pré-établies. Ainsi les valeurs concernant la maigreur ou les problèmes relatifs aux canons de la beauté sont-ils sujets à des critères de jugement exigeant ou non un traitement. Claudine Herzlich (p. 13) dit à ce propos :

> “Les spécialistes de sciences sociales qui ont commencé, il y a quelques années, à explorer ce domaine nouveau pour eux, le corps et ses maladies, ont en effet montré que dans toutes les sociétés, ordre biologique et ordre social se répondent.

Partout et à chaque époque, c'est l'individu qui est malade, mais il est malade aux yeux de la société, en fonction d'elle, et selon les modalités qu'elle se fixe."

Parmi les maladies touchant à la peau il en est cependant de graves, qui font partie des grandes maladies infectieuses de la peau et ne trouvent pas de remèdes efficaces en médecine populaire qui en fait les néglige. C'est le cas de la lèpre qui est supposée pouvoir être évitée à l'aide d'interdits, comme le montre le discours employé à son sujet qui a pour base des formules d'"éloignement de malheur". En fait, on craint tellement ces maladies que l'on n'en parle pas sans avoir pris la précaution de se protéger à l'aide de quelques formules, telles que : *nasib nashe* (que cela n'arrive pas!) ou *khodâ nasib nakone* (que Dieu nous en protège! litt. Que Dieu ne nous en fasse pas part!), mais c'est guère tout ce que la médecine populaire est en mesure de faire en ce qui les concerne. Il n'en sera donc question dans cette étude que de façon marginale.

La médecine populaire par contre donne un sens et prend en charge un grand nombre d'autres affections soit pour les guérir, soit pour en atténuer les malaises ou les conséquences. Le "sens" d'une maladie est la signification qu'on lui donne dans la pensée populaire. Cette signification en tant qu'agression visant le corps physique ou l'image sociale de l'individu, sera donc étudiée ici en exposant de façon systématique les signes, les causes, les traitements et enfin les croyances concernant chaque maladie ou le malade qui en est atteint. Suivant la nature de chaque maladie l'accent sera mis davantage sur un ou plusieurs de ces quatre points. Ainsi donc, sera consacrée une place importante à celui qui éclaircira davantage le "sens" de chacune des maladies.

En fait, nombre de ces "maladies cutanées" ne sont que des "problèmes de peau", mais le sens qui leur est attaché n'en est pas moins révélateur. Toutefois pour ne pas répéter les deux termes "maladie" et "problème" je m'en tiendrai, plus souvent, au mot "maladie" tout en ayant à l'esprit cette distinction.

Cette analyse des aspects "populaires" de la médecine n'exclut pas que certaines maladies soient également présentées de façon "scientifique", telle que le fait la biomédecine, ne serait-ce que pour situer la représentation populaire par rapport à celle admise par le corps scientifique actuel[1].

La maladie des autres

Toutes les affections cutanées reconnues par la médecine populaire iranienne ont – plus ou moins – en commun trois caractères : la perceptibilité, la guérison lente

1. Les termes et descriptions scientifiques ne sont pas utilisés ici pour justifier ou condamner la nosologie, l'étiologie ou les traitements et croyances relatifs à chaque maladie, mais pour permettre une connaissance plus rigoureuse des problèmes posés et mieux saisir la place que les "connaissances populaires" occupent, sans vouloir pour autant leur imposer quelque valeur que soit. Par exemple, en rappelant que les scientifiques reconnaissent plusieurs formes au bouton d'Orient *sâlak* on peut mieux éclaircir des propos de différents informateurs paraissant contradictoires mais qui correspondent seulement à une forme différente de la maladie.

et la contagion, qui semblent montrer que ces maladies sont définies non pas tant en elles mêmes qu'à travers les autres, les rapports entre le malade et son entourage. La maladie de l'un devient l'affaire de tous.

– La perceptibilité

La perceptibilité de ces maladies par la société au moyen d'un instrument de détection aussi simple que la vue, présente la première difficulté pour le malade. L'aspect négatif de cette identification est le rejet et le dégoût qu'il inspire, mais cela s'accompagne cependant de l'avantage d'être “pris en charge” par l'entourage immédiat. Cette prise en charge a deux buts : celui de protéger un membre de famille par une sollicitude affective ou une aide économique dans le cas d'une mise à l'écart de l'individu malade de son activité habituelle, professionnelle ou ménagère, et d'autoprotection des membres du cercle des proches par souci de prévention de leur corps et de leur image sociale.

– La guérison lente

La lenteur de la guérison caractérise la plupart des maladies cutanées. La médecine populaire permet souvent la guérison ou une amélioration. Cette durée du statut de malade entraîne sa mise en mémoire individuelle et collective pour le malade et son entourage. La maladie, une fois guérie, laisse son empreinte comme événement ponctuel ou chronique dont le rappel s'effectue sous différentes formes, par exemple de calendrier :

> “Je me rappelle que nous nous sommes revus à l'époque où mon fils était couvert d'impétigo *zardezakhm*, donc c'était au printemps” {60}.

L'impétigo du fils est l'élément permettant la reconstitution d'une scène qui a marqué ledit printemps et a été retenu comme l'événement différenciant la dernière rencontre des précédentes. Ou :

> “Non, ce n'est pas possible. Sur cette photo elle ne peut pas avoir plus de quatorze ans, car c'est à cet âge et pendant quatre ans qu'elle a été couverte d'acné juvénile” {77}.

En parlant d'une tante et de son époux :

> “Pendant les deux années où ils étaient frappés de cette maudite maladie [syphilis] rien ne leur réussissait. C'était pendant cette période également, où il a fait de plus en plus de mauvaises affaires qui ont ruiné toute sa fortune” {57}.

Cette période est inscrite dans les mémoires des proches du malade sous le signe de la maladie. Tout événement survenu pendant cette période est daté par rapport à elle. On a même tendance à utiliser ces périodes en tant que repères. Les termes comme “avant”, “après” ne manquent pas pour se rappeler une date. Cette mise en mémoire a pour effet d'éviter le retour à cet état, et pour cela sont déployés tous les moyens de prévention au nombre desquels se compte l'observation des règles quelle que soit leur origine, hygiénique, humorale ou relative aux interdits.

– La contagion

La contagion que redoute l'entourage d'une personne affectée d'une maladie de la peau est plus que la transmission de la maladie, c'est aussi un sentiment de répulsion. Même la non-transmissibilité reconnue de la maladie n'enlève pas l'idée de la souillure et la communicabilité de celle-ci. Le seul dégoût ressenti à la vision des lésions, des boutons, du pus entraîne une mise à l'écart physique du malade, plus ou moins importante selon la gravité de la maladie.

LES TYPES DE MALADIES

La diversité et l'hétérogénéité des maladies cutanées telles que les voient la médecine populaire iranienne ne s'accomodait ni d'une présentation alphabétique qui, bien que très utile pour faciliter l'accès à l'information, ne permettait pas de mettre en valeur le “sens” de chaque affection, ni d'une présentation en fonction des critères biomédicaux mal adaptés aux dimensions sociales et culturelles du sujet. Dans le souci de dégager la représentation populaire des maladies cutanées, on a donc retenu une classification des maladies par groupe correspondant à une série de manifestations ou à des significations de manifestations. Dans ce contexte, la maladie n'est pas intéressante en tant qu'introduction de tel agent pathogène ou propagation de tel autre mais par rapport à un ensemble d'attitudes à son égard, à la philosophie de vie au sein de laquelle elle trouve sa cohérence.

Le critère de différenciation des maladies et de leur classification en divers types, dépend principalement de leur “perception”, c'est-à-dire du degré de gravité de chaque groupe de maladie, par sa forme, ses conséquences, ainsi que les croyances qui lui sont rattachées dans la pensée populaire. Dans chaque type sont regroupées les maladies qui ont en commun ces mêmes perceptions, dont il faut noter que les frontières ne sont pas complètement rigides, au point qu'une maladie peut, suivant le point de vue où l'on se place, être classée dans des groupes différents. Il existe par ailleurs des groupes ne comprenant qu'une seule maladie car la perception qu'en a la culture populaire la distingue des autres. Compte tenu de ces faits, la typologie a été réalisée en fonction de trois critères : les pensées communes ou particulières relatives à certaines maladies, l'attention portée à certaines parties du corps et les sensations ou symptômes distinctifs caractérisant les maladies.

Pour chaque affection, est précisée sa nosologie et son étiologie populaires, les croyances et pensées qui lui sont liées, et les traitements appropriés. A l'intérieur de chaque groupe, les maladies sont présentées en partant de l'état du corps sain pour glisser petit à petit dans celui de plus en plus atteint par la maladie. Les affections les plus traumatisantes, par leurs causes, leurs symptômes, et leurs traitements font suite aux maladies les plus bénignes. Ce glissement du corps "normal" au corps malade ne saurait être compris comme obéissant à des règles strictes, mais permet au moins de servir de fil conducteur dans cet ensemble fort hétérogène. Cinq types de maladies ont été ainsi distingués. Quant aux pratiques qui s'adressent à toutes les maladies et les concernent, comme les conjurations contre le "mauvais œil", les pèlerinages et prières dont le but est d'éloigner ou de guérir, elles forment une toile de fond bien présente, mais dont il ne sera pas question.

Les maladies bénignes

Ce premier type concerne les "maladies de peau plus ou moins bénignes", telles qu'elles peuvent survenir à tout un chacun. Il s'agit donc de simples "problèmes de peau" qui relèvent pour la plupart des soins courants :

• Problèmes mineurs de la peau *moshkelât-e marbut be pust* liés par exemple à la pigmentation : il s'agit principalement de questions d'esthétique.

• Problèmes de la "peau-apparence" : maigreur *lâghari*, anémie *kamkhuni*, teint bilieux *zardi* qui n'entrent dans les problèmes cutanés que par leur atteinte à l'apparence.

• Problèmes liés aux enfants et aux nourrissons *moshkelât-e marbut be bache-hâ va nozâd-ân* comme les plaies ou la cicatrisation du nombril *zakhm-e nâf*, la plaie ou la cicatrisation de la circoncision *zakhm-e khatne*, la croûte de lait *dâghme-ye bache*, l'érythème fessier *sukhtegi az edrâr*, les boutons du nourrisson *jush-e nozâd*, le muguet *barfak* et l'eczéma du nourrisson *reshgak*. Ces maux sont liés à la perception des premiers contacts avec le monde, à une catégorie d'âge à part.

• Mauvaises odeurs du corps comme la transpiration *'aragh* ou l'haleine fétide *bu-ye dahân* qui provoquent un "malaise social".

Les problèmes liés aux cheveux, aux poils et aux ongles

Le deuxième groupe de maladies se rapporte aux parties détachables du corps telles que les cheveux, les poils et les ongles *moshkelât-e marbut be mu va nâkhon*. Il s'agit encore, très souvent, moins de maladies que de questions de beauté et d'hygiène.

Les maladies bénignes provoquant des douleurs

Ce troisième groupe concerne les affections provoquant malaise, gêne ou douleur au niveau local, mais sans grande gravité :

• Problèmes isolés provoquant douleur et malaise comme les grands furoncles *domal*, les furoncles *kurak*, le bouton de fièvre ou la bulle d'herpès *tabkhâl*, l'orgelet *golmozhe*, les aphtes *âft* ou les cors *mikhche*.

• Affections douloureuses liées à la notion “d'ouvertures” non naturelles mais non accidentelles de la peau comme les fissures *tarak khordegi-hâ*.

• Problèmes provoquant démangeaisons et sensations de brûlures *khâresh-hâ va suzesh-hâ* et liés à un état de malaise intense

• Verrues *zegil*, attribuées à la saleté et à l'accomplissement d'un acte déconseillé.

• Brûlures, coupures et piqûres *sukhtegi, boridegi, gazidegi* liées à la douleur occasionnée accidentellement.

Les maladies graves ou contagieuses

Ce type de maladies rassemble les maladies graves et/ou contagieuses dont les répercussions sont importantes sur la normalité corporelle et sociale :

• Bouton d'Orient *sâlak*, redouté à cause de la cicatrice qu'il laisse à tout jamais.

• Teigne *kachali,* qui est associée à un état de saleté et de laideur.

• Ecrouelles, bubon et anthrax *khanâzir, khiyârak, kafgirak* qui sont réputés être des manifestations apparentes de quelques graves maladies internes.

Les maladies à signification sociale particulière

Ce cinquième et dernier type regroupe les maladies qui sont moins caractérisées par leur nature propre que par la partie du corps qu'elles affectent et dont la signification sociale et culturelle est particulière :

• Problèmes liés aux parties anales et génitales *moshkelât-e marbut be magh'ad va dastgâh-e tanâsoli* comme les oxyures *kermak* et les hémorroïdes *bavâsir*, les démangeaisons *khâreshak* ou les pertes *tarashoh* qui sont perçus par la médecine populaire comme des “maladies de la peau” car ils sont liés à une gêne au niveau des gestes et du comportement en rapport avec une région du corps à signification particulière.

• Maladies sexuellement transmissibles *bimâri-hâ-ye jensi* que l'on met en relation avec de mauvaises pratiques sexuelles, mais aussi avec des malaises divers, l'anormalité des enfants et à l'atteinte de l'hérédité à laquelle on nuit.

Dans les chapitres IV à VIII, les maladies et problèmes liés à la peau ou à l'apparence seront présentés de façon systématique en examinant le diagnostic de l'affection, les causes que la culture populaire invoque pour expliquer la maladie, les traitements que la médecine populaire propose pour la guérison et les croyances liées à chaque maladie.

CHAPITRE III

LES CANONS DE LA BEAUTÉ

Il est maintenant indispensable de nous tourner vers ce qui constitue le substrat de toute la pensée iranienne à propos des maladies cutanées, c'est-à-dire vers la conception de la beauté : c'est elle qui définit la notion de normalité, qui régit l'idéal à atteindre et qui informe toute l'attitude de la société, de la famille et du malade lui-même vis-à-vis de l'affection dont il est atteint.

LE CULTE DE LA BEAUTÉ

Cheshm-e shomâ khoshgel mibine!
Vos yeux voient beau!

J'aborde ce chapitre par cette expression si familière aux Iraniens, qui vient en réponse à un compliment concernant la beauté d'un objet ou d'une personne. Par exemple, quand on dit à une personne que ses yeux sont beaux, elle réplique par un autre compliment qui est également une marque de modestie : "[Ce sont] vos yeux qui [les] voient beau!". Cette formule en dit long sur la notion de "beauté". La beauté en soi ne peut être complète que si le regard de l'autre l'admet : c'est lui qui conditionne cet état de "beauté". Cette formule pourrait être dite de cette manière : "Votre regard dévoile ma beauté!"

Pour souligner l'importance du regard de l'autre on pourrait dire qu'il faut "paraître beau pour l'être!". Cette "beauté" évoque une certaine idée de "normalité" et de "l'acceptabilité" de la personne. Cela recoupe parfaitement la définition que Marcel Mauss donne de la beauté : "Les phénomènes esthétiques forment une des plus grandes parties de l'activité humaine sociale et non simplement individuelle : une chose est belle, un acte est beau, un vers est beau, lorsqu'il est reconnu beau par la masse des gens de goût. C'est ce qu'on appelle la grammaire de l'art. Tous les phénomènes esthétiques sont à quelque degré des phénomènes sociaux." (Mauss, p. 85).

Une expression persane illustre bien cette importance du regard de l'autre: "Mange à ton goût mais habille-toi selon le goût d'autrui" {Rezvanian, p. 129}. C'est dire aussi que, dans une culture telle qu'elle est de mise dans l'Iran actuel, la question des parties différentes du corps se pose en deux étapes. D'abord, chaque partie est considérée en tant que telle, disons dans sa "nudité". Mais dans un deuxième temps nous devons tenir compte de cette même partie du corps dans la place qu'elle occupe dans la conception "vêtue" de celle-ci. En effet, le corps se pliant aux exigences vestimentaires de l'aire culturelle dans laquelle il se meut, lui doit, également, ses zones privilégiées et la transformation de ces dernières selon les critères de celle-ci. Les parties du corps laissées à la vue de la société (extérieure) sont pour une femme : les mains et l'ovale du visage (Fig. 4), ou quelquefois juste un œil pour permettre de voir à travers un tchador porté d'une façon particulière, sans oublier que certaines femmes se voilent même complètement et voient à travers un litham *rubande* (Fig. 5 et 6).

Nous lisons dans le Coran : "Dis aux Croyantes de baisser leurs regards, d'être chastes, de ne montrer de leurs atours que ce qui en paraît. Qu'elles rabattent leurs voiles sur leurs gorges! Qu'elles montrent seulement leurs atours à leurs époux, ou à leurs pères, ou aux pères de leurs époux, ou à leurs fils, ou aux fils de leurs époux, ou à leurs frères, ou aux fils de leurs frères, ou aux fils de leurs sœurs, ou à leurs femmes, ou à leurs esclaves, ou aux garçons qui ne sont pas [encore] au fait de la conformation des femmes. Que [les Croyantes] ne frappent point [le sol] de leurs pieds pour montrer les atours qu'elles cachent! Revenez tous à Allah, ô Croyants! Peut-être serez-vous bienheureux." {Coran, XXIV, 31, traduit par Blachère, p. 379}. Les hommes de cette liste sont appelés *mahram.*

Et encore "Ô Prophète!, dis à tes épouses, à tes filles et aux femmes des Croyants de serrer sur elles leurs voiles! Cela sera le plus simple moyen qu'elles soient reconnues et qu'elles ne soient point offensées." {Coran, XXXIII, 59, traduit par Blachère, p. 453}.

Et pour les femmes ménopausées : "Nul grief aux femmes atteintes par la ménopause et n'espérant plus mariage si elles déposent leurs voiles, [sauf à] se montrer sans atours. S'abstenir est toutefois un bien pour elles [...]" {Coran, XXIV, 59/60, traduit par Blachère, p. 384}.

Le reste du corps de la femme est caché au monde masculin appelé *nâ mahram* (c'est-à-dire des hommes n'appartenant pas à la liste citée ci–dessus). Quant aux hommes, le cou et la tête, les mains et les pieds sont découverts.

Un corps enveloppé est un corps qui a ses propres critères de séduction. La silhouette vue ou imaginée à travers des vêtements plus ou moins amples ou à travers le voile offre un autre imaginaire. A travers l'effort de cacher et de couvrir, nous découvrons une autre mise en valeur du corps par rapport aux fantasmes ainsi mis en jeu. Les mouvements même du corps changent en fonction des possibilités que le vêtement lui offre. Ces parties cachées ne le sont cependant pas aux yeux des proches. Donc, on peut parler de deux aspects différents du corps selon qu'il s'offre aux regards des hommes *nâ mahram* ou à ceux des hommes *mahram*, en différenciant cependant le mari des autres hommes de ce dernier groupe. Mais le regard est également différent entre femmes du monde extérieur par rapport au monde intérieur.

Chez l'homme cette différence a une moindre importance puisque le changement reste minime.

Nous n'insisterons jamais assez sur l'importance de la notion de dualité[1] dans la pensée iranienne. La dualité entre "ordre" et "désordre", entre "équilibre" et "déséquilibre", entre "extérieur" (apparence) *zâher* et "intérieur" *bâten*, etc. L'expression populaire ci-après exprime le sens donné à l'apparence, le *zâher* de chacun qui est l'image que les "autres", les "étrangers" *gharibe* reçoivent de lui. Il faut soigner au maximum cette image qui est elle-même garante de non-révélation des secrets liés à l'état "intérieur". Ainsi, quand on dit *bâyad hefz-e zâher kard* (il faut garder l'apparence) signifie qu'il faut bien paraître même si cela n'est qu'apparence. Dire *gune be sili sorkh kardan* (se gifler pour avoir des joues rouges) met l'accent sur les réserves que chacun doit respecter devant l'"autre". Se montrer gai, en bonne santé et donner une impression d'opulence même si cela est loin d'être vrai relève de ce sens de l'honneur *âberu* si cher aux Iraniens. D'ailleurs, on utilise les deux formules "sauvegarder l'honneur" *hefz-e âberu* et "sauvegarder l'apparence" *hefz-e zâher* dans un même cas.

Comme le souligne William Beeman (p. 14), "Les dimensions de base de la société iranienne ne sont pas terriblement complexes dans leur sens structural, mais elles fournissent un riche jeu d'expression linguistique [...] Le contraste entre "dedans" et "dehors" est répandu dans la pensée iranienne, et gouverne beaucoup d'autres aspects de la vie nationale."[2]

Les exemples sont très nombreux. Dans l'architecture traditionnelle nous notons cette même division *andarun* et *birun*. *Andarun* est l'espace domestique, privé, celui où les femmes se trouvent en sécurité par rapport au monde extérieur. Par opposition, *birun* est l'espace sur lequel le monde peut avoir le regard. C'est là où il faut "paraître". Ce contraste, nous le remarquons dans tous les détails de la vie quotidienne. Les vêtements que l'on porte sont différents selon qu'ils sont destinés à être portés à la maison ou en dehors de celle-ci. Le fait de quitter ses chaussures, certaines limites (seuil de la porte, seuil du tapis) marquent les espaces différents du dehors et du dedans. Même à la maison, une pièce est souvent réservée au seul accueil des invités. Cette pièce, fermée en dehors de cet usage, est meublée de façon à sauvegarder, comme la formule employée le veut, l'honneur de la famille. J'insiste sur le rapport de l'individu avec l'étranger, le rapport de l'être au paraître et du dedans au dehors afin de mettre en évidence l'importance du regard de l'autre. Ainsi, soigner son apparence ne relève pas de simples règles esthétiques mais d'une recherche permanente de "bien paraître", d'avoir toute sa dignité.

---

1. La notion de dualité, base fondamentale du Zoroastrisme, consiste en l'existence de deux forces : le "bien" et le "mal" et à leur lutte perpétuelle. Levi Makarius rapporte de Chamberlain, A. F. dans "Heroes and Hero-Gods" (in *Hasting's Encyclopdia of Religion and Ethics*, 1913) : "[...] la séparation tranchée du bien et du mal. A Ormazd [Ahurâmazdâ, représentant du bien] la pureté, la justice, la beauté, la santé, le jour, la lumière, la vie; à Ahriman [représentant du mal] l'impureté, le vice, l'injustice, la laideur, la maladie, la nuit, les ténèbres, la mort..." {Levi Makarius, p. 98}.
2. "The basic dimensions of Iranian society are not terribly complex in a structural sense, but they provide for a rich play of linguistic expression [...]. The contrast between "inside" and "outside" is pervasive in Iranian thinking, and governs many other aspects of national life.".

C'est en considérant le corps dans ses deux aspects (image extérieure et intérieure) que j'aborderai son “anatomie” qui, dans le cadre de ce travail, sera évidemment une étude des formes extérieures du corps, traitant à la fois des zones privilégiées de la beauté et du culte de la beauté. Ces deux composantes sont essentielles à la compréhension du sens que je donne à l'anatomie. Décrire l'anatomie, c'est parler du beau et du laid. C'est aussi parler d'une certaine “normalité” qui comme nous l'avons vu auparavant, peut faire basculer un individu de l'état de bonne santé à un état maladif.

C'est par rapport à cette anatomie esquissée que se dégagera l'importance des efforts entrepris pour sauvegarder les parties importantes et le “drame” qui résulte d'une atteinte d'un de ses membres.

Quant au “culte de la beauté” il faut voir ce que la beauté signifie et quelle est sa place. Le *Petit Robert* définit ainsi le beau : “Ce qui fait éprouver une émotion esthétique (sentiment d'admiration; plaisir désintéressé, spécialement du sens de la vue)”.

Dans l'*Art et l'Amour Perse* (Robert Surieu, pp. 88, 89) nous lisons :

> “Les sages, toujours, tiennent un beau visage comme signe de bonheur et sa contemplation pour faste. Ils disent que l'apparition d'un beau visage a sur les affaires humaines la même influence qu'un astre heureux à son ascendant. Par manière de comparaison, ils citent le vêtement rangé dans un coffre parfumé et qui, s'étant imprégné d'odeur, embaume sans qu'il soit besoin de parfum, ou encore le rayon du soleil sur l'eau qui se reflète en un lieu sans soleil. En effet, la beauté du visage résulte de l'influence des astres heureux qui, par la volonté du Très-Haut, s'attache aux hommes [...]. Il est au monde beaucoup de belles choses pour réjouir le regard, mais aucune ne surpasse un beau visage, car un beau visage apporte le bonheur [...]. Il rend une journée fortunée, il embellit la vie, il inspire générosité et courage, il appelle richesse et honneurs, car sa compagnie suscite l'admiration des gens, et il s'agit là d'une admiration que l'on s'efforce de mériter par plus d'effort. À le voir, le vieillard se rend rajeuni.”.

Hâfez souligne ainsi cette idée :

خیز و بالا بنما ای بت شیرین حرکات
کز سر جان و جهان دست فشان برخیزم
گر چه پیرم تو شبی تنگ در آغوشم کش
تا سحرگه ز کنار تو جوان برخیزم،

Lève-toi, étire-toi, idole aux lignes gracieuses,
Et, d'un geste, je renonce à la vie et je me lève.
Je suis vieux, mais qu'une nuit tu me serres dans tes bras
Et, de ta couche, au matin, c'est jeune que je me lève.
{Hâfez, Traduit par V. Monteil pp. 134, 135}.

On peut encore entendre ces proverbes :

"Un beau visage est la clef des portes closes" {Rezvanian, p. 187}.
"Trois choses effacent le chagrin du cœur : l'eau, la verdure et le beau visage" {Rezvanian, p. 188}.

La beauté apparaît chez les Zoroastriens comme représentation des "propres actions" de "l'âme des justes" dans *Le livre d'Ardâ Vîrâz*. En fait Virâz, le personnage central, est "appelé à visiter le paradis et l'enfer après avoir bu un narcotique..." (Gignoux, p. 7); il vit que "l'âme des justes se promenait parmi les plantes au parfum délicat... et ses propres actions [étaient] une forme de jeune fille, belle à voir, bien faite, c'est-à-dire qui a grandi dans la vertu, les seins en avant, c'est-à-dire que les seins se tiennent, aimable au cœur et à l'âme, c'est-à-dire dont la forme est si lumineuse qu'elle [est] très attirante à voir [c'est-à-dire] très désirable à contempler..." (Gignoux, p. 171).

La beauté est aussi abordée par l'Islam. Non seulement la rencontre est promise, au paradis, avec les êtres les plus beaux, mais la beauté dans la vie terrestre est aussi souvent évoquée. Prendre soin de son corps et chercher à l'embellir s'inscrit parmi les traditions pratiquées et enseignées par le Prophète. D'après Majlesi, on relate que le Prophète aimait à prendre soin de lui quand il désirait se rendre auprès de ses proches, ses disciples ou ses femmes. Et il conseillait ceci aux autres musulmans : "Dieu aime celui qui s'embellit pour se rendre auprès de ses frères musulmans." {p. 26}. D'après un document attribué à l'Imam Sâdegh, le Prophète dit : "Dieu donne nécessairement le paradis aux jeunes qui se regardent souvent dans le miroir et louent leur créateur pour la beauté qu'il leur a procurée." {Majlesi, p. 24}.

Prendre soin de son corps non seulement n'est pas considéré comme superflu mais au contraire est même conseillé : Ghazâli rapporte que d'après 'Ayeshe (une des femmes de Prophète), le Prophète, pour le voyage, emportait avec lui un peigne, un miroir, un récipient contenant du kohl *sorme dân* et un coupe-ongles {Ghazâli, tome 1, p. 465}.

On va même plus loin en considérant que la femme qui accomplit sa prière tout en étant maquillée fait une bonne œuvre *savâb* {Shakurzâde, p. 319; 35; 40; 42; 44; 50; 53; 57; 59; 66; 70; 71; 77; 79; 82}. Donc, "s'embellir est un acte de vertu, voire même le devoir de chaque musulman. Embellir le corps que Allah a créé est considéré comme une vénération et un remerciement auprès de Lui [...]. Être beau est un devoir dans ce monde-ci qui procure à celui qui le possède une récompense dans l'autre monde." {Jozani, p. 21}.

Le culte de la beauté est aussi présent dans le langage populaire que dans le langage littéraire. La beauté comme élément nécessaire paraît dans l'expression :

Gorbe-ye khâne ham bâyad maghbul bâshad!
Même le chat de la maison doit être joli!

Et la beauté est souvent comparée aux éléments nobles de l'univers. Par exemple, pour vanter la beauté d'une personne on dit :

Khoshgel mesl-e mâh
Belle comme la lune

Khoshgel mesl-e panje-ye âftâb, be mâh mige dar nayâ ke man dar miyâm! Belle comme les griffes [rayons] du soleil [très belle], elle dit à la lune : ne sors pas je sors! C'est-à-dire devant ma beauté tu n'auras pas d'éclat!

Dans la littérature, les exemples sont très nombreux. Quelle que soit sa forme, la beauté, constamment recherchée, tient une grande place. Les grands penseurs ne l'ont pas omise :

"Sais-tu combien ma belle à la chevelure d'ébène
Quelle allure autrefois avait ton serviteur ?
De tes mèches bouclées tu fais la fière devant lui :
Tu ne l'as point connu quand il en avait plus que toi,
Quand il avait, ce temps a fui, ce temps a fui,
Une peau pareille au satin et le poil noir comme la poix. [...]
Il dépensait l'or sans compter, se portant acheteur
Si s'offrait dans la ville quelque belle Turque au sein rond."
{Roudaki [*Rudaki*] traduit par Lazard, cité par Surieu, p. 121}.

"Avec les belles à l'œil noir vivons joyeux!
Le monde n'est qu'un conte, un souffle qui passe."
{Roudaki *[Rudaki]* Traduit par Massé, cité par Surieu, pp. 122-123}.

Hâfez, le plus grand poète lyrique persan fait hommage à la beauté tout au long de son recueil de poèmes (*Divân*). Cependant, les avis sont partagés quant à l'identification de l'être aimé : certains avancent que ces poèmes sont adressés à Dieu. Quels qu'ils soient, ces hommages sont formulés sous l'aspect d'une beauté corporelle terrestre, l'exaltation ou la sublimation trouvant son élément d'inspiration dans un être charnellement saisissable. Nous verrons de nombreux exemples de ces vers où la beauté féminine est décrite. J'ai privilégié ses poèmes, car comme le fait remarquer Vincent Monteil : "Hâfez demeure le plus populaire des poètes persans. En Iran, tout le monde sait par cœur des fragments de ses poèmes. Nombreux sont ceux qui portent sur eux un exemplaire de poche du *Divân*. Hâfez serait choisi par neuf sur dix des Persans qui ne pourraient prendre avec eux qu'un seul volume dans une île déserte." (Monteil, p. 22).

خمی که ابروی شوخ تو در کمان انداخت
به قصد جان من زار ناتوان انداخت

La courbe que ton sourcil audacieux fit sur son arc
Elle la fit à l'attention de ma vie, moi pitoyable et impuissant.
{Hâfez, p. 24}.

خیال روی توام دیده می کند پر خون
هوای زلف توام عمر می دهد بر باد

La pensée de ton visage remplit mes yeux de sang
Le désir de ta chevelure me fait perdre la vie.
{Hâfez, p. 132}.

مدام مست می دارد نسیم جعد گیسویت
خرابم می کند هر دم فریب چشم جادویت

La brise des boucles de ta chevelure m'enivre sans cesse
Tes yeux envoûtants me détruisent chaque instant.
{Hâfez, p. 128}.

LES ZONES PRIVILÉGIÉES : BEAUTÉ ET LAIDEUR D'HIER ET D'AUJOURD'HUI

En évoquant les “zones privilégiées”, mon but est de mettre l'accent sur l'importance des différentes parties du corps. Relever les zones privilégiées permet de prendre en considération l'effort entrepris pour les sauvegarder. C'est ainsi que nous aurons l'occasion de noter, à propos du *sâlak* (bouton d'Orient), le sacrifice de l'esthétique d'un genou au profit de celle du visage. Le genou est volontairement contaminé, donc par l'immunité ainsi acquise le visage est préservé d'une éventuelle contamination qui donnerait lieu inévitablement à une cicatrice indélébile. Ce choix fait partie de tant d'autres qui privilégient certaines parties du corps par rapport aux autres.

Pour saisir la place de chacune des parties du corps dans cette imagerie, j'ai choisi de donner quelques exemples d'adjectifs employés pour chacune. Ainsi, à partir d'un langage assez couramment employé je fais l'inventaire de ce qui est considéré comme beau ou laid et en même temps nous pouvons prendre connaissance de la richesse du vocabulaire connotant le corps. Je me suis servie à cet effet de sources différentes : littéraires (poèmes, contes...), iconographiques et orales (chansons, expressions, proverbes...).

Mon but étant de connaître l'état d'un corps “normal” j'ai été amenée à étudier une série d'adjectifs concernant l'état du corps. C'est pourquoi je me suis servie des références employées pour désigner la beauté ou la grâce de quelques membres ou au contraire pour dénoncer leur disgrâce. Ainsi, si on dit : “Elle est comme une biche”, cela signifie que l'on se réfère aux yeux de biche pour passer le message suivant : “Ces yeux sont comme les yeux de biche, grands et gracieux”. Ou au contraire, dire d'une personne qu'elle est comme un “coing cuit” *beh-e pokhte*, cela renvoie l'interlocuteur averti, tout de suite, à une image négative de la personne dont on parle. C'est-à-dire qu'il l'imagine telle que l'expression l'indique : quelqu'un au visage jauni, sombre, et enflé. Ainsi, nous sommes en présence d'une série de codes qui sont inscrits dans les profondeurs de la pensée de chaque Iranien. C'est grâce à ces codes qu'un peuple communique d'une façon ingénieuse qui dépasse un simple apprentissage de la langue ou de ses règles de grammaire. Ici, plus que l'enrichissement quantitatif du vocabulaire, c'est son enrichissement qualitatif qui est pris en compte. Chaque code renvoie à une série de pensées, de croyances, de faits historiques, d'appartenances géographiques, etc. D'autre part, ces codes évoquent une certaine constance dans les considérations concernant la beauté et la laideur et, d'une manière générale, tout ce qui touche l'apparence. Expliquons nous davantage : si les yeux de biche, la chevelure noire comme la nuit, etc. étaient les critères de beauté avancés et acceptés dans le passé, ils ne sont pas pour autant, dépassés par de nouveaux canons issus d'une certaine "occidentalisation". En effet, l'exigence des Iraniens actuels reste assez proche, au moins dans leur ensemble, de celles de leurs aînés. Mais la mode occidentale est aussi adaptée aux exigences propres du peuple. Ainsi, sauf dans certaines couches de la société où elle reste plus ou moins fidèle à ses origines européennes, dans les autres elle n'est pas prise au pied de la lettre. D'ailleurs, parfois l'adaptation est très difficile à cause des problèmes techniques tels que l'adaptation de la couleur des cheveux ou sourcils à un teint dont les nuances ne sont pas conformes à celles des occidentaux, ou encore le problème d'une pilosité plus prononcée (qui par exemple posait des problèmes, il y a quelques années quand la mode occidentale voulait que les sourcils soient très filiformes sinon absents).

La beauté

Le vocabulaire désignant ce qui est beau est très riche et les termes en sont très divers. De quelqu'un qui est très beau, on le comparera à une idole de Kandahar *bot-e Ghandehâr*, à un paon *tâvus-e nar* ou à Joseph *yusef*. Plus couramment, on dira d'une jolie petite fille qu'elle est un morceau de sucre candi *hab-e nabât*, la pêche épluchée *holu-ye pust kande* évoquera quelqu'un de très beau et ravissant, la lune *mâh* un visage très joli et la fleur *gol* quelqu'un de joli et charmant.

Dans *'Aghâyed el-nesâ'* nous lisons ce modèle de lettre adressée à la bien-aimée pour lui demander remède :

> "Que je sois sacrifié pour toi. Je suis malade et je suis piégé par la maladie d'amour. Ce matin je suis allé chez le médecin qui vérifia mon pouls et me prescrivit le remède que voici : *sabr-e del* (patience de cœur), *shekar-e zabân* (sucre de langue), *morvârid-e dandân* (perle de dent), *taranjebin-e buse* (Manne extraite de *ALHAGI CAMELORUM FISCH.* (goût sucré) d'un baiser), *zonâr-e gisu* (ceinture de moine : longueur de la chevelure), *mardomak-e cheshm* (iris de l'œil), *sib-e zanakh* (pomme de menton), *kamân-e abru* (arc de sourcil), *nâvak-e ghamze* (flèche d'une œillade), *nâr-e pestân* (grenade de sein), *'âj-e andâm* (ivoire de silhouette), *golbarg-e rokh* (pétale de visage), *châh-e zanakhdân* (puits de menton), *'aragh-e 'ârez* (sueur de face), *khorfe-ye khâl* (*PORTULACA OLERACEA L.* (grains de pourpier) de grain de beauté).

“Je dois les consommer après les avoir pilés dans le mortier du nombril et les avoir tamisés dans le rideau de la conversation. Je les ai cherchés chez tous les droguistes, personne n'en avait. Mon remède est chez vous. Ma chérie, faites moi grâce de me les donner. Ne laissez pas mourir un jeune à la fleur de l'âge...”. {Khânsâri, pp. 45-46}.

Dans cette lettre qu'un amant écrit à sa bien–aimée, malgré l'ironie apparente de l'auteur[1], les propos de cette lettre évoquent les parties du corps féminin qui sont les plus valorisées ainsi que leur idéalisation métaphorique. Ainsi, les “perles des dents”, l'“arc du sourcil”, les “grenades des seins”, l'“ivoire de la silhouette”, etc. illustrent le penchant des Iraniens pour les allégories. Ces allégories sont souvent utilisées comme synonymes des différentes parties du corps. Ainsi, dans un contexte donné, “grenade” veut dire sein, alors que ‘puits de menton’ veut dire fossette au menton, etc.

Différents ouvrages rapportent les préférences du Prophète et des Imams en ce qui concerne les femmes. Ainsi, on dit que le Prophète pour demander la main d'une femme exigeait que l'on vérifie la bonne odeur de son cou et le fait que ses chevilles soient charnues. L'Imam 'Ali conseillait de demander en mariage une “femme au teint mat *gandom gun*, aux grands yeux noirs, [ayant] une grande tête et une stature moyenne”. L'Imam Rezâ considérait comme un bonheur d'avoir une femme à la peau blanche. L'Imam Sâdegh insiste sur la chevelure dont la beauté selon lui est deux fois plus importante que celle du visage {Majlesi, p. 63}.

Les grands penseurs persans ont aussi abordé ce thème. Ghazâli avance que la beauté est le troisième caractère (après la chasteté et la bonne humeur) que l'on doit exiger pour la femme que l'on demande en mariage. “Elle [la beauté] procure de l'amitié; et c'est pourquoi la rencontre avant le mariage [entre les deux partis] est une tradition [...]”. Par ailleurs, il interprète cette phrase de Mahomet : “Il faut vouloir la foi de la femme non sa beauté”, non pas, ainsi que l'ont fait certains, comme indifférence à la beauté dans le choix de sa femme, mais comme témoignage qu'il ne faut pas la choisir seulement selon les critères de beauté, sans en considérer la probité religieuse *diyânat* {Ghazâli, tome 1, pp. 311-312}.

En parcourant de nombreux vers du *Shâh-nâme,* la beauté féminine selon Ferdowsi serait : les sourcils arqués, les cils plus noirs qu'une plume de corbeau, la chevelure noire, bouclée et longue comme un lasso *kamand*, la taille élevée et gracieuse comme un grand cyprès *sarv-e boland*, deux joues rouges de la couleur d'un rubis du Yemen *'aghigh-e yamâni*, la bouche serrée [petite] comme le cœur des amoureux, etc. {Râvandi, Tome 6, pp. 265, 266}.

On trouve dans Râvandi (Tome 6, p. 270) la description d'une beauté selon les *Mille et Une Nuits* : joues rouges, yeux noirs et sourcils joints *peyvaste* (Fig. 7), et, selon *Samak-e 'ayâr* (Tome 1, p. 13) (sixième Hégire) : “...une tête ronde, un large front, une chevelure comme un lasso et les sourcils comme l'arc de *Châch* appelé

1. "Aghâ Jamâl-e Khânsâri, théologien et juge très connu de la période safavide (1502-1722) est l'auteur de ce petit livre satirique [...]" {Javâdi, pp. 48, 49}.

kamân-e Châchi (*Châch* est le nom ancien de Tachkent, la capitale de l'Ouzbekistan; les arcs fabriqués dans cette ville étaient très connus pour leur qualité), les deux yeux comme deux narcisses. Je ne donne pas toutes les allégories, bref un nez fin, une petite bouche, un visage blanc (Fig. 9), une fossette au menton, un cou court avec des doubles mentons, la poitrine blanche avec des seins ronds, des avant-bras courts et les mains petites avec des fossettes sur le dos des mains, des cuisses fortes, des jambes blanches" {Râvandi, Tome 6, p. 271}.

L'étude du vocabulaire dans la littérature et celle des images dans les documents picturaux tels que les miniatures nous permettent de constater un modèle de beauté féminine à la stature moyenne et à la taille fine (ce qui est décrit comme silhouette de gazelle). Une chevelure abondante, noire et douce (comme de la soie) encadre un visage au teint harmonieux et uni (qu'il soit clair ou mat) mais orné de petits grains de beauté bien placés. Sous un large front s'ouvrent de grands yeux noirs aux longs cils et aux sourcils bien arqués et noirs comme du jais (Fig. 8). Des joues rouges, une petite bouche aux lèvres charnues et rouges s'entrouvrant sur des dents blanches complètent le visage. Le corps, dont la peau doit être fine, a pour caractéristiques un cou long, des seins ronds et menus, doux et blancs comme de la nacre, des cuisses et des chevilles charnues et se termine par de petits pieds.

Le modèle de la beauté masculine, quant à lui, est défini par une haute taille, de larges épaules et une pilosité abondante (quoique sans excès) surtout sur la poitrine. Le visage a pour traits essentiels de grands yeux, un nez fin et droit et de grandes moustaches noires et luisantes.

Cependant, et en opposition à ce modèle très viril, un grand nombre de documents picturaux nous mettent en présence de jeunes hommes aux traits fins et même un peu efféminés par rapport à leurs aînés (Fig. 10).

D'après les entretiens, les traits les plus souvent soulignés pour les femmes, et dans l'ordre, sont de grands yeux, des cheveux abondants, un petit nez, une petite bouche, ce qui compose un ensemble jugé attirant.

Les hommes devront être virils, poilus sans excès, attirants, grands (sans excès) et avoir une bonne silhouette. En ce qui concerne les enfants, on les aime mignons (ce qui est vague), souvent potelés, aux grands yeux et au teint clair, avec un petit nez et une petite bouche.

Selon une recherche universitaire datant d'une quinzaine d'années, 20% des personnes, ayant un niveau d'étude secondaire ou supérieure, avancent la beauté comme caractéristique de l'épouse idéale (cf. Zarghâm, p. 109). Cependant, il ne faut pas se contenter de ce chiffre, car l'attitude devant de telles questions n'est pas toujours très franche. En effet, on préfère souvent mettre en avant d'autres qualités, telles que : bon caractère, gentillesse, probité, appartenance à une bonne famille, etc. Mais, souvent cela ne relève que d'une certaine "honte" ou dans les meilleurs des cas de la timidité d'avouer la beauté comme élément très souhaité, bien sûr, accompagnée d'autres bonnes caractéristiques.

La laideur

Face aux descriptions de la beauté, celles de la laideur mettent encore plus l'accent sur les normes de la beauté : "[...] il vit devant lui un ogre à la taille grande comme un platane, la tête comme le ciel, l'œil comme l'anus d'un coq, et treize poils funestes poussaient sur le visage et le menton de cet immonde." {Hoseyn-e kord-e Shabestari, p. 12}.

Voici encore cette description d'une personne laide : "[...] la taille grande comme un minaret [au sommet duquel on] voit le monde *menâr-e giti namâ*, la tête comme le ciel, la bouche comme une caverne, les yeux comme un gobelet plein de sang, le nez comme la cheminée d'un hammam, les dents comme les dents d'un sanglier, les lèvres comme celles d'un chameau [...]" {Khâje Bahâ' el-din, *Majmu'e-ye dâstân-hâ-ye irâni (*recueil de contes iraniens), p. 202) cité par Râvandi, Tome 6, p. 272}. Ou, dans une dimension plus banale, la peau du visage présentant un aspect variolique (sans que la variole en soit effectivement la cause) est considérée comme particulièrement laide. On appelle la personne ayant un tel visage : *âbele ru* (visage variolé).

Une dimension morale est par ailleurs donnée par la fréquente association de beauté et de la tendresse alors qu'on associe la laideur et la méchanceté, comme par exemple dans le recueil de contes de Anjavi Shirâzi : "[...] avait deux filles, l'une belle et gentille et l'autre laide et méchante [...]". Un peu plus loin celle qui est belle fait aussi preuve d'intelligence puisqu'elle répond aux énigmes posées par le prince à son père. Mais cependant la reine, ne jugeant pas l'intelligence de la fille comme un point suffisant pour qu'elle puisse épouser son fils, exige qu'elle soit également belle. Ainsi, seulement après être rassurée, elle consent au mariage {Anjavi 2, p. 296}.

On associe souvent également laideur et anormalité. L'anormalité physique, surtout lorsqu'elle est congénitale est considérée comme le résultat d'une faute commise par les parents : on dit ainsi que les enfants conçus la veille des grandes fêtes musulmanes risquent une anormalité. Un enfant à six doigts aurait été conçu pendant la nuit précédant le Baïram *'eyd-e fetr* (c'est la nuit où l'on observe le croissant de la nouvelle lune qui est le signe de la fin du mois de Ramadan et donc la rupture du jeûne), alors que celui qui a un bec-de-lièvre *lab shekari* est le résultat de rapports sexuels la veille de *'eyd-e Ghadir* (fête célébrée par les chi'ites le 18 du *Zi-haj*, douzième mois de l'année lunaire, à l'occasion du choix de 'Ali par le Prophète comme son successeur) {Shakurzâde, p. 314; Katira'i, p. 216 et p. 217; 7; 55; 63; 66; 74}. De même, la mère d'un enfant laid est accusée d'avoir insulté les djinns pendant sa grossesse {Massé, p. 30; 47; 57; 66}. Relevons par la même occasion la croyance selon laquelle un nourrisson très malade, handicapé ou laid est considéré comme l'enfant des djinns. Il est appellé *bache-ye 'avazi* ("enfant échangé"). En effet, on prétend que, pendant les dix premiers jours après sa naissance, cet enfant a été échangé par les djinns avec leur propre enfant.

En fait, une personne laide est jugée comme quelqu'un à qui manque naturellement quelque chose qui l'empêcherait de réussir à moins que n'intervienne un pouvoir "surnaturel"! Ainsi, on prétend que Fâteme (fille du Prophète) a fait une prière en faveur des laids. Ainsi, dès qu'on trouve une personne laide particulièrement chanceuse et qui surtout s'est mariée avec une personne belle, on rappelle cette pensée afin de justifier la réussite de cette personne. On va même jusqu'à dire que la beauté et la laideur ne peuvent pas s'entendre et qu'il est conseillé de les séparer :

Shu-ye zan-e zesht nâ zibâ beh.
Il est préférable que le mari d'une femme laide ne soit pas beau.
(Sa'di)

Safar 'eyd bâshad barâ-ye kadkhodây
Kadbânu-ye zeshtash bovad dar sarây.
Le voyage est une fête pour le maître de la maison
[car] sa laide maîtresse reste à la maison .
(Sa'di; Dehkhodâ 1, tome II, p. 1035)

Il n'est guère que l'impossibilité de voir la laideur qui puisse faire admettre sa compagnie :

Zesht bâ kur beh farâ sâzad.
Le laid s'entend bien avec l'aveugle.
(Sanâ'i; Dehkhodâ, tome II, p. 1035).

Ne pas être conscient de sa propre laideur et critiquer celle d'un autre vaut à celui qui l'ignore l'expression très vexante que voici :

Magar âineat râ gom kardi
As-tu perdu ton miroir ?
(Amini, p. 34).

On opère souvent un rapprochement entre la laideur et le singe : d'une personne très laide, on dit qu'elle est comme le singe, ce qui s'emploie bien entendu en tant qu'insulte.

Enfin, certaines caractéristiques sont jugées comme négatives, surtout quand elles sont associées. Par exemple, on croit qu'une femme répondant à la description suivante est particulièrement rusée : petite de taille, blanche de peau, ayant des yeux bleus. On dit qu'"elle se montre amie alors qu'elle n'est qu'ennemie". Ce jugement dépasse l'image du beau et du laid en faisant intervenir une appréciation sur le caractère, qui amènerait une certaine méfiance. De même, d'après Nafisi (p. 69) "les sages disent qu'il ne faut pas se marier avec une femme dont les caractéristiques sont : la petite ou la grande taille, la chevelure peu abondante, la stérilité..." .

Ainsi, quand on parle de la beauté, ce qu'il importe de mettre en valeur est cette notion de “normalité” soulignée tout au long de ce travail. Si l'on considère que le *Petit-Robert* définit ainsi le “normal” : “[...] Qui sert de règle, de modèle, de point de comparaison. [...] Ordinaire [...]”, on n'entend donc pas par “normalité” le “caractère de ce qui est ordinaire” mais celui qui sert de règle, de modèle, de point de comparaison. Elle est ce qui permet la perfection de chaque être et celui qui s'en approche est une personne enviée et jalousée qui se sent obligée de se défendre contre le mauvais œil et d'autres actions malfaisantes. La beauté est donc bien considérée comme un plus et celui qui est beau inspire la jalousie aux autres comme s'il possèdait un élément important pouvant lui procurer beaucoup d'avantages sociaux.

Dès que l'on parle d'avantages, on emploie des termes comme *mâshâ' Allâh* (comme Dieu veut! que la volonté de Dieu soit faite!), terme qui s'utilise pour marquer l'admiration, et l'étonnement (Mo'in). Quand on parle de la situation financière florissante, de la santé éclatante, etc. de quelqu'un, on se prémunit le plus possible pour éloigner le malheur de ces faits “prononcés”. En effet, c'est prononcer qui est important et on préfère qu'un étranger ne profère rien à propos des avantages divers que l'on possède. La beauté, surtout quand il s'agit des enfants, est source de valorisation mais également de crainte pour la personne et pour son entourage. En témoigne le geste inquiet de la mère dont la beauté de l'enfant attire les regards, qui cherche à le “cacher” de ces derniers (en couvrant d'une main ou à l'aide de son voile les trop beaux yeux de son enfant...), et qui va jusqu'à lui gratter l'anus (en récitant intérieurement : “Que tes yeux [les yeux de celui dont elle craint le regard] soient sur l'anus de mon enfant (ce qui signifie : “que ta “jalousie” , “ton mauvais regard” ne puisse toucher mon enfant!”).

Cette attitude prend une justification d'autant plus grande quand il s'agit d'une personne connue comme *shur cheshm* (salé-œil [œil salé]), terme désignant une personne que l'on reconnaît dotée d'un pouvoir destructeur. Ce pouvoir peut être reconnu de la personne elle-même, car certains en souffrent au point de détourner les yeux dès qu'ils aperçoivent un bel objet ou un être vivant. Je ne m'attarderai pas davantage sur le problème du mauvais œil[1] qui ne nous sert ici qu'à mettre l'accent sur l'importance de la beauté comme élément attirant la jalousie, donc considérée comme un avantage certain.

La beauté procure du bonheur non seulement à celui qui la possède mais aussi à ceux qui la contemplent. Par exemple, après avoir aperçu la nouvelle lune, il faut regarder un joli visage, ou la verdure, ou l'eau courante, ou le Coran, ou le *Mafâtih el-jânân*[2] “Celui qui ne verra pas une de ces choses, cela lui portera malheur.” {Pâyande, p. 169; 35; 42; 45; 79}. Selon une autre version, c'est à la pleine lune qu'il faut regarder toutes ces choses, à la liste desquelles on ajoute la turquoise. Cela porte bonheur. C'est ainsi qu'il arrive qu'une personne, en guise de plaisanterie, se

1. Martine Bertrand définit ainsi la croyance concernant le mauvais œil : "[...] Elle a trait à un aspect particulier du regard, dont le rôle maléfique engendre de vives craintes et de multiples tentations de protection [...]" {Bertrand, p. 3}.
2. *Mafâtih el-jânân* : littéralement veut dire "les clés du cœur" est un ouvrage de référence sur les prières et les pélerinages à différentes occasions.

précipite devant celui qui regarde la pleine lune pour que son regard tombe en premier sur elle. Elle lui dit alors: "je t'ai porté chance!" (je suis le beau visage que tu espérais!).

Enfin, la beauté peut aussi guérir : selon Imam Rezâ (p. 278) "Pour éteindre le feu de la bile, manger quotidiennement des aliments "froids" et des aliments "humides". Se reposer et bouger peu, et regarder beaucoup de choses dont la vue rend heureux.".

Les signes de la beauté

La beauté, ou plutôt les signes qui la rappellent sont partout présents. Comme nous l'avons remarqué, elle est surtout associée à la femme. Ainsi, en ce qui concerne les prénoms féminins, nous constatons qu'un très grand nombre d'entre eux évoque la beauté : *Golchehre*, visage de fleur (comme la fleur : joli et charmant); *Mahdokht*, fille de la lune (comme la lune: visage très joli); *Ziba*, belle; *Bahâr*, printemps; *Shahlâ*, femme aux beaux yeux noirs virant vers bleu marine... d'autres encore. Ce peuvent être aussi des prénoms de fleur tels que : *Banafshe*, violette; *Minâ*, pâquerette; *Narges*, narcisse; *Nilufar*, nénuphar blanc; *Susan*, lis blanc ou *Yâsaman*, jasmin blanc. D'autres prénoms évoquent la douceur : *Navâ*, musique; *Nushin* et *Shirin*, sucrée; *Tarâne*, mélodie. Enfin des prénoms peuvent suggérer la séduction, l'attirance, le charme ou la beauté : *Delârâ*, ravissante, (qui orne le cœur); *Delrobâ*, ravissante, attirante, charmante (qui ravit le cœur); *Faribâ*, attrayante; *Nâzanin*, gracieuse, charmante, délicate; *Zibâ*, belle ou *Zivar*, parure.

Les éléments de la beauté

– *La peau et le teint*

La blancheur de la peau est souvent appréciée surtout quand elle vient en contraste avec un noir soutenu au niveau des cheveux et des sourcils. Quand une peau blanche est rehaussée de rose sur les joues, elle devient ce qu'on appelle *mard pasand* "plaisante aux hommes" ou *hâji pasand* "plaisante aux *hâji*", ce que les hommes ou plutôt une catégorie d'hommes *hâji* [1] préfèrent.

1. *Hâji* littéralement signifie celui qui a fait un pélerinage à la Mecque. Mais ici, quand nous parlons de *hâji* cela désigne une catégorie de personnes qui partagent certaines caractéristiques, le pélerinage n'étant pas la condition obligatoire pour y accéder. Cela fait appel à un certain âge, à une condition économique, à un milieu, etc. qui contribuent pour beaucoup à la réalisation du pélerinage. Populairement on admet donc un comportement et des goûts particuliers chez les personnes qui remplissent ces conditions.

Mais, une belle[1] peau mate soulève de vives admirations. La peau mate est appelée *sabze* (littéralement : verdure) ou *gandom gun* (couleur de blé). Une chanson populaire s'exprime ainsi sur les teints :

Sefid, sefid, sad toman,
Sorkh o sefid sisad toman,
Hâlâ ke resid be sabze har chi begi miarze!
Blanc, blanc, cent Tumân,
Rouge et blanc, trois cents tumâns,
Maintenant c'est le tour de sabze,
Offre autant que tu veux!
En résumé, une belle peau mate n'a pas de prix.

Katirâ'i (p. 121) dans ce sens écrit : "on aimait le teint blanc et les joues rouges mais on lui préférait le teint mat gracieux (et non un mat sombre et jaunâtre)".

Voici quelques adjectifs concernant la beauté ou la laideur de la peau et sa couleur. La plupart de ces adjectifs et leur signification sont puisés dans *Amsâl va hekam* de Dehkhodâ {cf. Dehkhodâ 2, tome III, pp. 1400–1500} et expriment des métaphores. Un visage éclatant et lumineux sera qualifié de *âftâb* (soleil) , et cela généralement parce que la peau en sera d'un plaisant teint rosé : *arghavân* (pourpre), visage couleur de fleur; *gol-e anâr* (fleur de grenadier), visage rose; *gol-e sorkh* (fleur de rose), joues couleur de fleur, rose; si les joues sont rouges, on parle de *lâle* (tulipe), *nâr* (grenade), *marjân* (corail) ou *sib-e sorkh* (pomme rouge); un visage ou un corps rouge et blanc, et frais, est comparé à *holu-ye pust kande* (pêche épluchée), ou *khun va barf* (sang et neige), ou encore à *mey va shir* (vin et lait).

La blancheur est une qualité , et le corps ou le visage blanc et doux est qualifié de *bârfatan* (sorte de porcelaine), et s'il est très blanc de *barf* (neige), *bolur* (cristal), *mahtâb* (clair de lune), *nastaran* (rosier des chiens), *noghre* (argent) ou *noghre-ye khâm* (argent pur).

Par contre, trop de blancheur confinant à la pâleur et à l'anémie nuit, et l'on parle alors de *gach* (plâtre), de *mâst* (yaourt) si le visage est décoloré de peur [ou d'autre chose], de *shir berenj-e bi namak* (riz au lait sans sel) pour la personne dont la peau est blanche mais sans charme et enfin de *meyet* (mort) pour une peau livide.

Le comble de la laideur n'est pourtant atteint que lorsque la peau est jaune, voire sombre ou noire, et de nombreux termes évocateurs y font référence : *beh-e pokhte* (coing cuit) si le visage est jaune, sombre et enflé; *dinâr* (dinar), *kâh* (paille), *kahrobâ* (ambre jaune), *zardchube* (curcuma) si la personne est très jaune ou *zardambu* (jaune de visage), s'il s'agit de quelqu'un de faible et d'anémique dont la couleur de peau est jaunâtre {Jamâlzâdeh, p. 181}. Trop rouge, on parlera de *kun-e 'antar* (anus de guenon) et, si la peau du visage est de teinte sombre, de *morakab* (encre) ou même de *zoghâl* (charbon) quand la couleur du visage vire au noir sous l'effet d'un afflux de

1. Une peau mate trop sombre et terne n'est pas appréciée et elle est appellée *cherktâb*. Cela signifie qu'elle a un aspect malpropre, sombre et brouillé.

sang. Si le corps est noir, on est traité de *nim suz* (tison); quant aux enfants à la peau sombre , on se moque d'eux en les appelant *susk-e siyâh* (cafard noir, blatte de cuisine) {Mo'in}.

Enfin, divers adjectifs relevés ici évoquent des qualités ou défauts variés : la douceur d'un visage, d'un corps, ou d'une tempe est suggérée par le terme *barg-e gol* (pétales) ou *donbe* (queue de mouton). Quelqu'un dont le visage rougit de timidité ou de honte est comparé au *makhmal* (velure), celui qui est couvert de blessures sur les mains ou sur le ventre est un *khar-e zakhmi[u]* (âne blessé) et, si on a la peau très épaisse, on ressemble à *pust-e kargadan* (peau de rhinocéros).

– La tête, le visage et le front

La partie la plus visible du corps, c'est-à-dire la tête et le visage, fait l'objet de multiples références, dont j'ai noté les plus connues. Il s'agit en fait de savoir que, outre l'appréciation esthétique, la forme de la tête est également signe du caractère de la personne. C'est ainsi que la grande tête signifie sagesse et intelligence *'aghl* ainsi que clairvoyance *kiyâsat*. Un front haut est signe de fortune *dolat*; alors que s'il est moyen il indique la compréhension *fahm*, le savoir *'elm*, l'intelligence *hushiyâri*, et l'ingéniosité *tadbir*; s'il est bas, c'est le signe de la pauvreté et de la faiblesse – dans le sens de soumission *zabuni*.

Parmi les adjectifs concernant cette partie du corps nous pouvons noter ceux qui connotent l'esthétique et d'où il ressort qu'un visage rond est le critère de référence : un visage ravissant est comme *panje-ye âftab* (griffes [rayons] de soleil), ce qui suppose, paradoxalement, qu'on pourra parler à son sujet de *mâh* (lune) ou *ghors-e mâh* (*ghamar*) (disque de la lune); rond et plein, il évoque la pleine lune; on l'appelera aussi *tabagh* (éventaire) s'il est beau tout en étant bien charnu. Un visage plat aux joues charnues est semblable à celui des *torkaman-hâ* (turkmènes).

La disproportion est par contre signe de laideur : *khorshid-e darb-e hamâm* (soleil de la porte du hammam – celui qui est peint au-dessus de la porte) se dit d'un visage rond malproportionné et mâmâ (*khâle*) *khamire* (maman (tante) pâteuse) d'un visage charnu et enflé. Si la tête est petite avec un sommet étroit on parle de *mâzu* (galles du chêne), une femme au visage varioleux est appelée *khâtun panjere* (femme, dame-fenêtre) et *naghsh-e eyvân* (peinture de véranda) si son visage est sans expression. Enfin, et d'une manière générale, le singe est le parangon de la laideur, et celui dont les manières sont ridicules et le visage laid est traité de *meymun* (singe) ou de *nasnâs* (espèce de singe : {Mo'alem}).

– Les yeux

Les yeux plus qu'aucune partie du corps sont objet d'admiration. Ils sont non seulement un élément esthétique majeur dans les canons de beauté iranienne mais ils expriment également les états intérieurs de l'individu : d'après l'état des yeux on peut diagnostiquer les déséquilibres dans le corps. Ils en sont les révélateurs et sont considérés également comme le miroir de l'âme. Par exemple, on dit que l'élargissement des coins internes des yeux marque le passage d'une jeune fille à l'état d'une femme mariée.

Les yeux de couleur bleu ciel, bleu sombre, bleu indigo *cheshm-e zâgh* (*cheshm-e kabud ou cheshm-e azragh*) étaient autrefois une couleur redoutée (c'est ainsi que l'on entend : “Si on ne donne pas à goûter à la femme enceinte un aliment dont l'odeur l'aurait flattée, son enfant sera *cheshm zâgh* et on en sera moralement responsable”). Pour beaucoup, appeler quelqu'un *cheshm zâgh* ou *zâghul* est considéré comme une insulte. Malgré cela, j'ai préféré noter “était la couleur redoutée” car en matière de couleur nous devons rester prudent. En effet, et depuis ce dernier quart de siècle, l'influence occidentale a joué un rôle important dans la diversité des couleurs. L'image des Occidentaux, surtout avant la révolution, était devenue de plus en plus familière, les contacts par les média (magazines féminins, de mode ou de couture, films occidentaux, etc.) contribuant à cette approche. À part ces contacts indirects, des facilités de séjours touristiques dans les deux sens permettaient un contact direct et ainsi, de nouvelles formes de beauté ont pu trouver une place dans la pensée iranienne. J'ai choisi d'écrire ces lignes au passé car depuis ces quinze dernières années, en raison des contacts plus difficiles entre l'Iran et les pays occidentaux, les faits énumérés ci-dessus ne sont plus aussi facilement réalisables.

Cela ne veut cependant pas dire que la beauté occidentale ait été acceptée telle quelle. En ce qui concerne les couleurs, si on parle toujours de la beauté d'un regard noir, les autres couleurs ne sont cependant pas unanimement décriées. Cela est aussi vrai pour les cheveux et les sourcils. Actuellement, une diversité de couleurs est admise même s'il y a des préférences. Ainsi, nombreuses sont les femmes, surtout de la classe moyenne et aisée, qui ont essayé, au moins une fois, d'éclaircir la couleur de leur cheveux et de leur sourcils. Dans un magazine féminin à très grand tirage *Zan-e ruz* paru en Juillet 1979, quelques mois après la révolution, sur 12 images de femmes anonymes servant à illustrer des légendes, des publicités ou des articles, seule une femme est brune et une autre dont les cheveux sont cachés et les yeux baissés a néanmoins des sourcils très clairs. Toutes les autres sont blondes ou/et ont des yeux clairs. Il faut noter que l'expression *'arusak-e farangi* (poupée européenne, française) est un adjectif employé pour une belle personne. Cependant, il n'est tout à fait positivement employé que lorsqu'il s'agit d'un enfant, surtout d'une petite fille, sinon cela fait référence à une beauté sans personnalité ni charme. Si les couleurs claires sont, sous certaines réserves, acceptées pour les femmes et aimées chez les enfants, cela n'est souvent pas le cas pour les hommes. La phrase suivante dite par une mère dont le fils étant petit était blond aux yeux verts : “Je priais pour qu'en grandissant ses cheveux s'assombrissent pour qu'il n'ait pas l'air d'une tarentule *roteyl*” témoigne de ces cas de rejet. Cette mère ajoute : “Heureusement qu'il a maintenant des cheveux et des poils noirs.” D'ailleurs, on dit aussi que les personnes de couleur claire ont une beauté froide, ou encore on les appelle “sans sel” *bi namak* sans charme, fade[1].

Sur la forme et la taille des yeux, les sourcils et les cils, la liste des adjectifs est très longue, et nous n'en donnerons que quelques uns. D'une manière générale, nous avons vu que la beauté des yeux est fonction de leur taille. Sans être disproportionnés, ils doivent être grands; on parlera ainsi des yeux de biche *cheshm-e âhu* ou *âhu* (biche), de *bâdâm* (amande) si les yeux sont en forme d'amande, plus vaguement de *narges* (narcisse), *narges-e shahlâ* (narcisse ravissant) pour exprimer l'idée de leur beauté. *Shahlâ* se dira d'une femme aux beaux yeux noirs virant au bleu marine. Par contre, si les yeux sont trop vastes, on court le risque de les voir comparés à une coupe *piyâle* .

Les petits yeux sont très décriés, et les termes ne manquent pas pour s'en moquer :*'adas* (lentille), *anchuchak* (pépins de poires sauvages), *cheshm-e khorus* (yeux de coq), *nokhodchi* (pois chiche fumé), *shâhdâne* (graines de chanvre) ou *tokhme-ye kharboze* (pépins de melon). Si en plus les paupières en sont rouges, on a affaire à *kun-e morgh* (cul de poule) ou *kun-e khorus* (cul de coq). Enfin, les yeux étroits sont comparés à ceux des Turcs *cheshm-e torkân* ou à une aiguille *suzan*. S'ils sont arqués, on parlera de *kamân* (arc).

– *Le nez*

À propos du nez on dit “Il ne faut pas dire du mal du nez de quelqu'un, car le nez est la plume de Dieu et en dire du mal est un péché”.

Mais cela n'empêche pas de vouloir l'arranger selon des canons de beauté bien précis. Ainsi, certains massent le nez du nourrisson pendant les trois premiers jours afin de le rendre droit et mince. Un petit nez fin est apprécié. On parle à son sujet de *ghalam* (plume), ce qui se dit aussi pour les doigts. S'il est gros, c'est alors un *kufte* (boulette = patate), ou *sornâ* (sorte d'instrument à vent en bois proche du hautbois) s'il est grand et long.

– *Les oreilles*

Avoir de grandes oreilles est signe d'une longue vie pleine d'opulence. Mais si elles sont trop grandes, elles appartiendraient à une personne bête, alors que le fait d'avoir de petites oreilles signifie intelligence et espièglerie.

---

1. L'importance du sel dans la pensée des Iraniens est incontestable. Respecté, on jure et on maudit par lui *be in namak ghasam* (je jure sur ce sel) ou *namakam begiradat* (que tu sois attrapé (affligé) par mon sel [le sel que tu as mangé à ma table ou dont tu as bénéficié par ma générosité]). Puis, le sel est la dot de Fâteme, la fille du Prophète, et il présente la même valeur numérique, dans l'alphabet *abjad* que 'Ali, le prénom du premier Imam des chi'ites.
L'alphabet par ordre *abjad* est un alphabet dont chaque lettre a une valeur numérique. *namak* composé de "n", "m" et "k" = 50 + 40 + 20 = 110; et 'Ali composé de "'a", "l" et "i" = 70 + 30 + 10 = 110.

– Les lèvres et la bouche

Selon une parole attribuée au Prophète, la bouche des vierges sent meilleur que celle des autres {Majlesi, p. 63}.

Ceci dit, les lèvres ne doivent être ni trop épaisses, ni trop minces. Les lèvres épaisses sont appelées lèvres de nègre *zangi-hâ* et les lèvres minces seraient signes d'infidélité et de méchanceté. Quant à leur forme, nous la trouvons exprimée métaphoriquement dans nombre d'adjectifs. L'idéal est d'avoir la bouche comme une pistache *peste* : petite, souriante, et rouge. Les lèvres rouges sont très appréciées : *'anâb* (jujube), *'aghigh (-e Yaman)*, (rubis du Yémen), *khun-e kabutar* (sang de pigeon) ou *yâghut* (rubis), elles doivent former une petite bouche, semblable à un bourgeon ou une fleur en bouton *ghonche*.

Les lèvres minces comme de la soie *abrisham* ou un cordonnet *gheytân* ne sont guère appréciées, pas plus que les lèvres épaisses : *dade siyâh* (bonne noire), *lab-e kâkâ-hâ* (lèvres des nègres) : cf. *kâkâ siyâh-hâ* (nègre) : aux cheveux en désordre et aux lèvres épaisses et enfin, *lab-e shotor* (lèvres de chameau) qualifient ceux qui en sont affligés. Il n'est pas bien vu non plus d'avoir une trop grande bouche, comme un grand sac *gâle* ou une terrine *taghâr*, pas plus que de l'avoir d'une vilaine couleur rouge virant au noir semblable à du foie *jegar-e siyâh* .

– Les dents

“Les dents et les pieds de la femme doivent être petits”. Les dents doivent être également blanches et bien proportionnées. *Dokhtar-e dandân morvârid* (la fille aux dents de perle) s'utilise comme un qualificatif désignant la beauté d'une fille. Dans le passé, pour demander une fille en mariage on lui envoyait une paire de babouches *give* et une pomme. D'après les marques des pieds sur les babouches et des dents sur la pomme, on jugeait la fille {Voir par exemple Anjavi 2, pp. 67, 118, 297 et 298}.

On attribue à des dents blanches des adjectifs tels que : *'âj* (ivoire) – ce qui s'emploie aussi pour désigner la blancheur du cou, des mains, ou de la poitrine –, *dor* (perle), *dor-e shâhvâr* (perle pleine d'éclat : Mo'alem) ou *morvârid* (perle). Par contre, on parlera de *dandân-e fil* (dents d'éléphant) et de *dandân-e gorâz* (dents de sanglier) si les dents sont trop grandes. Enfin, on présage chance et opulence à un enfant dont les deux incisives médianes de la mâchoire supérieure sont espacées.

– Les cheveux, la barbe et les moustaches

• Les cheveux

Les cheveux longs sont très appréciés chez les femmes, dont la chevelure doit être aussi abondante, de préférence ondulée et noire comme du jais. Une belle chevelure est considérée comme un signe de gaieté et de joie puisque l'expression que voici *gis âb-e del râ mikhorad* ("la chevelure boit l'eau du cœur") témoigne de la croyance selon laquelle la chevelure est nourrie par le cœur. Ainsi, c'est la gaieté du cœur qui permet à la chevelure d'être belle.

Les adjectifs concernant les cheveux sont nombreux : *âbnus* (ébène) concerne particulièrement les cheveux de la bien-aimée, *zolf-e yâr*, sombres comme la nuit ou *'anbar* (ambre); *dokhtar-e gis 'anbari* (fille à la chevelure d'ambre) se dit d'une fille avec une très belle chevelure et *dokhtar-e gisu morvârid* (fille à la chevelure de perles) d'une fille avec une très belle chevelure, longue comme un lasso *kamand* .

Les cheveux abondants sont qualifiés de *ghasil* (foin) ou de *kharman* (meule de blé) quand ils sont également longs. *Zolf-e khubân* (chevelure des bons, des jolis) se dit d'une longue chevelure échevelée et *golâbatun* ("fleur en toile qu'on attachait aux vêtements des femmes avec des fils d'or ou d'argent" : Mo'alem) quand les cheveux sont doux et dénoués. La douceur est souvent évoquée à propos des cheveux blancs : *panbe* – qui se dit aussi pour les mains douces –, cheveux ou barbe blancs et doux, tout comme *pashmak* (barbe-à-papa).

Si les cheveux sont très noirs, on parlera de *par kalâgh* (plume de corbeau) : cheveux très noirs, sourcils teints au pastel *vasme* trop sombre, ou de *shabah* (fantôme). Par contre, s'ils sont blonds et que la personne a les yeux bleu ciel, on la traitera de *azragh-e shâmi* (bleu de Damas), ce qui évoque une personne cruelle.

Les cheveux mal peignés font songer au *daste jâru* (manche à balai) – ce qui se dit aussi des moustaches épaisses et pendantes –, au passe-lacet *ju(av)âl-duz* pour peu qu'ils soient épais et dressés en épis, au *namad* (feutre) quand ils sont dans tous les sens et mal peignés, aux *kâkâ siyâh-hâ* (nègres) si en plus les lèvres sont épaisses.

Une tête aux cheveux rares est semblable au *shebet-e âsh-e 'azâ,* l'aneth du potage préparé à l'occasion d'un deuil : on évoque ainsi des cheveux peu abondants sur une vilaine tête en faisant référence aux feuilles d'aneth éparpillées à la surface d'un potage. On parle aussi à leur sujet de *kadu* (courgette) quand la tête est chauve.

Enfin, un qualificatif est réservé au garçon bien-aimé : *pesar-e kâkol zari*, garçon à la huppe d'or {Anjavi 2, p. 67}.

• La barbe et les moustaches

Une longue barbe est signe de sagesse et de savoir *hekmat* mais elle ne doit pas être excessivement longue. Afin d'apprécier cette longueur il faut prendre les poils dépassant le menton dans sa main et couper les extrémités qui dépassent la poignée {Majlesi, p. 95}.

Une barbe longue sur une petite tête est signe de sottise[1]. Être imberbe, avoir une barbe clairsemée *rish-e kuse* et avoir des yeux bleus *zâgh* sont des signes de

1. Arthur Christensen rapporte cette petite histoire : "Un maître d'école, dont la tête était petite et la barbe longue, lut un soir dans un livre que d'avoir la tête petite et la barbe longue et de donner des leçons aux enfants étaient des signes caractéristiques de la sottise. Le maître d'école réfléchit et comprit que ces trois signes étaient réunis chez lui : il était instituteur d'enfants, et il avait en même temps la tête petite et la barbe longue. Il se dit à lui-même : "Bien! si je ne puis pas rendre ma tête

méchanceté. On appelle *rish-e boz* (barbe de chèvre) une barbe courte et pointue et *tubre* (musette) une barbe abondante et longue.

– Les ongles et doigts

Les doigts longs et fins sont appréciés, encore que les doigts trop longs soient qualifiés de *khiyâr* (concombre). Les ongles doivent être soignés, sinon on parlera de *bil* (bêche) pour des ongles non coupés et longs ou de *kaj bil* (bêche tordue) si les ongles sont longs et tordus.

– Le cou, la poitrine et les seins

"De la blancheur du cou des [jeunes] vierges on sent l'odeur du paradis" {Katirâ'i, p. 118}. Cette phrase vient à l'appui de la thèse selon laquelle il est conseillé de prendre une jeune épouse vierge, thèse toujours en vigueur de nos jours. Le cou, pour être beau, ne doit pas être *gardan-e ghâz* (cou d'oie), c'est à dire trop long et mince.

Toutefois, certains goûts peuvent varier, et alors que Katirâ'i (p. 122) avance que l'on aimait surtout les gros seins pendants comme deux outres (actuellement, du moins, l'adjectif "comme une outre" a un sens négatif) d'après un grand nombre de sources orales, écrites et picturales ce sont les seins ronds et menus qui étaient appréciés. D'ailleurs, on croit qu'enduire les seins du sang de son dépucelage les empêche de grossir. Par ailleurs, les épaules pleines sont appréciées.

Les adjectifs qualifient les seins en fonction de leur taille ou de leur forme. De filles et femmes aux seins comme des grenades *nâr pestân* {Mo'in}, on parlera de *kavâ'eb* : femme ou fille mamelue {Mo'alem}. Si les seins sont doux, gros et fermes, on les compare à un pain *komâj* (sorte de pain rond à base de farine de blé et de sucre), à des outres *mashk* s'ils sont gros et à des citrons *limu* s'ils sont menus et dressés. Leur blancheur est évoquée par *lâ-ye panbe* (milieu de coton). La blancheur du cou et des tempes, par contre, rappelle les fleurs *yâs* (sorte de seringa dont les fleurs sont blanches).

D'un homme fort, on le qualifiera de *barzangi*, homme avec un cou [trop] épais et de [trop] grandes moustaches abondantes, ou de *Rakhsh* (coursier de *Rostam* héros épique iranien) : homme de grande taille avec une large poitrine.

---

grande, au moins je puis raccourcir ma barbe". Mais, il avait beau chercher des ciseaux, il n'en trouvait pas. Enfin il prit la barbe dans sa main dans l'idée que la partie de la barbe qui sortait de sa main serait consumée par le feu, et que la partie qu'il avait dans la main resterait. Quand sa barbe prit feu, il se brûla la main. Il lâche prise, toute sa barbe et sa moustache et ses sourcils furent consumés, et il eut la figure brûlée. Il écrivit dans [la marge de] ce livre-là : <cette assertion est vraie et prouvée>" {Christensen, p. 93}.

Enfin, une poitrine d'homme velue est considérée comme l'amour de *'Ali mehr-e 'Ali*. Cela veut dire que la personne ayant une telle poitrine porte l'amour de 'Ali dans son cœur {Hedâyat, p. 74; 67}.

– Le corps : gros, maigre et chétif

“Si les pieds de la femme sont charnus, son enfant sera beau, s'ils sont maigres son enfant sera laid.” {Homâyuni, p. 29}. Les chevilles charnues, les jambes, les fesses et les épaules charnues et pleines sont appréciées. En témoignent la quantité d'adjectifs dépréciatifs qui stigmatisent la maigreur : on parlera de *chub-e khoshk* (bois sec), de *duk* (quenouille) et même de *duk-e siyâh* (quenouille noire) si le corps est noirci par l'excès de maigreur. *mâsure* (bobine), *miyân-e mur* (taille de fourmi), *mu(y)* (cheveu), *ney* (roseau), *târ-e rismân* (fil de corde), *târ-e 'ankabut* (toile d'araignée), *tâzi* (chien de chasse en arabe): autant de termes de mépris pour un corps menu, chétif, qui, pire encore, peut évoquer un ver d'estomac *kerm-e me'de* s'il est blanc à donner la nausée. Même si la mesure n'a pas été dépassée, le corps menu n'est guère apprécié : *ney-e ghalyân* (tube de narguilé) s'il est fin et chétif, *righu* ou *righmâsi* pour une personne maigre, jaune, menue, sans résistance et faible ou simplement *rize* (menu) : silhouette menue {Jamâlzâdeh, p. 173}... il ne fait pas bon être maigre!

Toutefois, trop d'embonpoint nuit, et il est tout aussi désagréable de se faire traiter de *div* (ogre), *div-e sefid* (ogre blanc) ou *ghul* (ogre, géant), ce qui sous-entend que l'on a le corps d'un géant. Il n'est pas mieux d'être qualifié de *khers* (ours), *khomre* (tonneau), ou pour une femme, de *fil kuchake* (petit éléphant) si elle est de petite taille et très grosse, de *khâle kherse* (tante-ours) si elle est obèse avec un gros ventre. Le corps bien charnu est baptisé *kalam* (chou) et le gros ventre supporte toute sorte de qualificatifs, tels que *khik* (outre) qui se dit d'une personne obèse et paresseuse {Jamâlzâdeh, p. 120}, *khiki* (comme une outre), terme méprisant pour une personne obèse ou terme tendre envers un enfant potelé {Jamâlzâdeh, p. 120}, *khik-e naft* (outre de pétrole) si le ventre est gros et noir, *tabl* (tambour) ou *tâpu* (jarre en terre cuite servant à garder le blé, la farine: Mo'alem). On parlera encore de *mashk-e saghâ* (outre de porteur d'eau) si le corps est tantôt gros, tantôt maigre [selon que l'outre est remplie d'eau ou non] ou de *tanbure* (sorte d'instrument à cordes) pour un corps enflé et de *kun kamânche* (fesses comme un *kamânche*, instrument à cordes à caisse renflée (Fig. 11) si les fesses sont trop proéminentes {Jamâlzâdeh, p. 340}.

Par contre, les belles proportions seront évoquées par *khalkhâl* (anneau en or ou en argent que portent les femmes aux chevilles) qui décrit la finesse du corps, *tong-e bolur* (carafe en cristal) qui évoque la blancheur et l'équilibre, *tong-e talâ* (carafe en or) si le corps est vraiment bien proportionné.

Enfin, si le corps est froid et fané, on le comparera à un glaçon *yakh* .

– La stature et la silhouette

Une trop grande ou trop petite taille n'est pas appréciée. Les trop grands sont considérés comme stupides et niais alors que les trop petits sont considérés comme méchants et rusés. On dit que "la moitié de la taille des petits se trouve sous la terre". Cette formule concerne leur ruse, puisqu'une part d'eux-mêmes serait cachée. Toutefois, on les considère comme dégourdis et très habiles. On dit à leur propos : *felfel nabin che rize beshkan bebin che tize!* "Ne regarde pas la petitesse du poivre, casse le pour voir comme il est piquant!" (Ne sous-estime pas la petite taille du poivre. Mords-y tu verras comme il est piquant {Rezvanian, p. 48}).

Mais, comme nous l'avons déjà noté plus haut, les sages déconseillent le mariage avec une petite femme aux cheveux peu abondants et stérile! Il faut préciser, s'il est besoin, que la stérilité est considérée comme un défaut majeur pour une femme et peut être un cas de divorce. D'autre part, avoir les cheveux peu abondants pour une femme est un facteur non négligeable en ce qui concerne les canons de beauté. Ainsi, la petite taille ne fait que rajouter la ruse à la liste des défauts comportant déjà la non-fécondité et l'absence d'un élément majeur de la beauté.

Cela dit, on apprécie une grande taille, sans qu'elle soit excessive, et surtout quand elle va avec une belle silhouette.

Parmi les croyances concernant la taille nous pouvons noter celle-ci : "Si on passe par dessus un nourrisson, il aura une petite taille." Il faut noter que les Iraniens vivent très souvent par terre. L'usage des chaises ou des fauteuils, même quand il en existe dans une maison, reste secondaires. Chez beaucoup, ils sont placés dans un salon réservé à l'usage des invités. Ainsi, on est assis sur un tapis et l'enfant ou le nourrisson est posé, par exemple, sur un drap à même le tapis. De cette manière, on est amené à passer par-dessus l'enfant pour traverser la pièce. De même, on déconseille de placer l'enfant sur une niche *tâghche* afin de le préserver d'une petite taille.

Pour mieux illustrer les réflexions concernant la taille, voici quelques métaphores dont les plus significatives ont trait à des arbres dont la hauteur est évoquée pour qualifier la grande taille élancée et gracieuse, *ghad-e ra'nâ* : *chenâr* (platane d'Orient), *sarv* (cyprès) ou *sarv-e nâz*, *sarv-e Keshmer* (Keshmir) (cyprès du Cachemire), *sarv-e sahi* (cyprès élancé et droit), *shâkh-e shemshâd* (branche de buis), *senobar* (pin sylvestre).

Mais si la taille dépasse la mesure, on parle alors de *'alam-e Yazid* (étendard de Yazid[1] personnage détesté par les Iraniens), terme qui évoque aussi la laideur, de *'ar'ar* (ailante granuleux), de *fil* (éléphant) si la silhouette est grande et carrée, de *ghul biyâbâni* (géant du désert), de *nardebân* (échelle) ou *nardebân-e dozd-hâ* (échelle des voleurs) si la personne ressemble à un échalas.

---

1. Yazid : *Yazid ebn-e Mo'âviye* fut le troisième calife selon l'ordre de qui le troisième Imam des chi'ites et le petit-fils du Prophète Hoseyn et un grand nombre de ses compagnons souffrirent le martyr (61 de l'année hégire, soit l'an 683 J.C.).

Inversement, quelqu'un de très petite taille sera appelé *mikh tavile-ye pâ-ye khorus* (piquet de patte de coq).

Enfin, on dira d'un homme fort, de grande taille et robuste qu'il ressemble à *Rostam* (héros épique iranien, vaillant et brave), comparaison extrèmement laudative.

En conclusion, le visage dans son ensemble ou dans ses détails (front, sourcils, cils, yeux, nez, bouche, dents, barbe et moustache et peau) est un élément essentiel dans les canons de beauté iranienne. L'expression “Un beau visage est la clef des portes closes” ne résume-t-elle pas à elle seule l'importance de la beauté de cette partie du corps ? Cela est d'autant plus important que le visage reste l'élément visible, même quand le corps doit se plier aux exigences d'un voile. Ainsi, on peut saisir l'importance des efforts entrepris afin de préserver sa santé, sa “normalité”, d'améliorer son état, son apparence, ou d'essayer de traiter les problèmes le touchant. Les yeux occupent une place prépondérante.

La chevelure, en ce qui concerne les femmes, est la partie qui, à l'opposé du visage, doit se dérober à la vue des *nâ mahram*. Elle susciterait une attirance irrésistible qui à son tour justifierait la raison pour laquelle elle doit demeurer cachée.

Pour un homme la chevelure est également importante. Mais, un crâne d'homme dégarni par la “teigne”, par d'autres maladies ou par la calvitie a plus de chance de passer inaperçu que chez une femme.

Outre l'abondance de la chevelure, sa forme, sa couleur, sa brillance et sa douceur sont aussi prises en considération. Ainsi, même si la beauté de chacune des parties du corps est à considérer, celle du visage et de la chevelure l'emporte. De même les traitements et précautions visant ces parties occupent une grande place. Les maladies et problèmes les touchant sont plus redoutés et leur prise en charge devient prioritaire.

CHAPITRE IV

LES MALADIES BÉNIGNES

Les affections bénignes de la peau sont très nombreuses car la plupart ne sont pas vraiment des maladies mais de "petits ennuis" et plus généralement des problèmes d'esthétique ou d'hygiène qui ne nécessitent que des soins courants. Le caractère bénin des maux ne retire rien aux enseignements qu'apportent les significations que la culture populaire leur donne, et cela d'autant plus que dans la plupart des cas c'est la peau de l'ensemble du corps qui est concernée, donc l'ensemble de la personne avec ses déséquilibres internes entre les "quatre humeurs". Même dans ces problèmes mineurs on se trouve face à l'éternelle recherche de l'équilibre qui caractérise la pensée iranienne : c'est par cet élément transparent par excellence qu'est la peau, par sa couleur, que l'on détecte en premier tout déséquilibre des humeurs.

LA PEAU SAINE

Une belle peau, une jolie peau, quelle que soit sa nuance, n'est pas terne, ne brille par un excès de gras, a un aspect frais et jeune et surtout laisse paraître un teint uniforme, témoignant d'un bel équilibre intérieur. Un teint qui trahirait l'excès d'une ou plusieurs humeurs ne saurait être considéré comme esthétique.

On distingue ainsi plusieurs aspects de la peau selon l'humeur dominant l'organisme. Une peau pâle, douce et relâchée annonce un excès de flegme alors qu'une peau rouge encline aux boutons couvre un excès de sang dans l'organisme. La peau jaunâtre ou la peau sombre correspond respectivement aux tendances bilieuse et bilieuse noire. Quand plusieurs humeurs sont à la fois en excès dans le corps, le teint n'est pas uniforme et présente un aspect brouillé {Saghâbâshi, p. 156; 33; 36; 42; 52; 61; 66; 76}. On distingue également différentes natures de peau : grasse *charb*, sèche *khoshk*, normale *ma'muli*.

Les traitements préventifs et cosmétiques

Préserver la jeunesse et la beauté de sa peau et résoudre les effets des déséquilibres mineurs des humeurs constitue le premier degré du traitement des affections de la peau. Il s'agit à la limite de cosmétique.

Il est clair qu'en l'absence même de tout problème, la considération qui dicte l'acte traitant est de garder à la peau sa jeunesse. On atteint à ce but par de nombreux moyens, dont le plus simple et le moins onéreux paraît être l'utilisation de l'eau de pluie du printemps *bârân-e neysân*, qui tombe le soixante-dixième jour après le nouvel an iranien *Noruz* : elle est réputée pour être très bénéfique à la jeunesse de la peau {17; 54; 70; 75}. Si on ne dispose pas de cette eau de pluie, on peut étaler sur le visage une grande quantité de vaseline *vâzelin*, la laisser pendant une heure, puis nettoyer la peau à l'aide d'un mouchoir et pulvériser ensuite le jus d'une pomme dilué dans une cuillerée d'eau {20; 77}. Une autre solution consiste à appliquer un masque composé d'une cuillère d'huile d'olive, d'une cuillère de concombre râpé *khiyâr*, d'une cuillère de jus de citron fraîchement pressé (le jus de citron vieilli attaquerait la peau), et d'un jaune d'œuf {5; 7; 20; 55; 70; 71; 79; 80}.

- Le teint

Le teint est un facteur important pour son rôle esthétique mais aussi pour la place qu'il tient dans le diagnostic des problèmes internes. Ses altérations sont donc l'objet d'une attention particulière.

CAUSES

Le soleil en général est justement signalé comme la principale cause de l'altération du teint, et le soleil du mois d'esfand (21 février – 21 mars) particulièrement réputé pour noircir le teint {Nafisi, p. 60; 53; 57; 60; 66; 82}. Un excès de consommation de vinaigre *serke* entraîne le jaunissement du teint, tout comme la consommation d'aubergines *bâdemjân* est d'une façon générale très nocive {Saghâbâshi, p. 269 et p. 279; 42}. Enfin, le teint étant en rapport direct avec la dominance d'une ou de plusieurs humeurs, un tel déséquilibre nuit évidemment à sa qualité.

TRAITEMENTS

La sève des feuilles de choux *kalam* éclaircit le teint {Tarâh, p. 323; 54}, de même que le mélange d'un jaune d'œuf et de bicarbonate de soude *jush-e shirin* {17; 59; 62}. Le jus de raisin appliqué a un effet éclaircissant et fortifiant {'Atâr-e Yazdi, p. 116; 52; 64; 68; 79}. Boire du lait d'ânesse est enfin reconnu comme favorable d'une façon générale à la qualité du teint {Katirâ'i, p. 416; 42; 50; 53; 77; 78; 79}, alors que d'autres traitements ont des fonctions plus précises. C'est ainsi que l'on essaie d' embellir le teint en consommant du riz au lait *shirberenj*, du *fereni* (mets à base d'amidon ou de farine de riz cuits dans du lait), des grenades *anâr*, un mélange de lait, de noix et de dattes, du pain de riz ou des clous de girofle *mikhak* macérés dans du jus de concombre avec du miel {Saghâbâshi, p. 79, p. 88, p. 122, p. 404; 55; 56; 65; 82}. Il est recommandé également, en traitement externe, de se laver la peau avec un jus de pastèque nature ou enrichi de farine de fève des champs *bâghlâ* {57; 63; 73; 75; 79}; s'enduire du mucilage des pépins de trois sortes de *CUCUMIS MELO L.*

tâlebi, garmak, ou *kharboze* est également réputé pour donner de bons résultats {Tarâh, p. 297; 70; 71; 80}. À défaut, on peut appliquer en cataplasme un oignon *piyâz* pilé, un radis noir *torob* {Saghâbâshi, p. 79, p. 358, p. 404; 72}, du *shirkhesht* (sorte de manne), ou un mélange de lentilles et de sucre candi *nabât* broyés qui donne de l'éclat à la peau {Mo'atar, p. 79 et p. 95; Saghâbâshi , p. 282; 56; 77}.

Le teint, par ailleurs, peut être brouillé, auquel cas il convient de l'unifier. Pour ce faire, on consommera des pommes, des coings, de l'huile de pois chiche *nokhod* {solution rapportée de l'Imam Sâdegh d'après Majlesi, p. 51}, un jus de citron, du verjus *âbghure* ou de la laitue cultivée *kâhu* en jus ou en décoction {Saghâbâshi, p. 157; Tarâh, p. 300; Majlesi, p. 51; 7; 82}. Des émollients *molayen* comme la gomme arabique *samgh-e 'arabi* seront également bénéfiques {Tarâh, p. 300}. Parallèlement, on fera bien de se laver la peau avec une infusion de carvi officinal *zire-ye siyâh* (dont on boira, mais sans excès) {79} ou de la fumeterre *shâhtare* {Tarâh, p. 292}. On peut aussi appliquer un masque composé de farine d'orge *jo* avec du lait, ou avec de la gomme tragacanthe *ketirâ* et des pépins de melon *kharboze* (*CUCUMIS MELO L.*) {Tarâh, p. 300; 79}.

Il est toujours nécessaire d'adoucir la peau, et dans ce cas il faut consommer une décoction de grains d'orge chaque matin à jeun, bénéfique pour son action fortifiante sur le corps, en général, et sur la peau en particulier {17; 80}. En traitement externe, il est bon d'appliquer du jus de raisin mélangé à de l'huile d'amandes douces et de la cire d'abeilles {'Atâr-e Yazdi, p. 116}, de l'amidon *neshâste*, un masque de farine de blé ou d'orge {17; 62; 65; 82}, le cœur ou la peau de concombre ou une infusion de graines de fenouil *râziyâne* {Tarâh, p. 216; 57; 60; 79; 80; 82}. Pour adoucir la peau des mains, on utilisera de la glycérine *geliserin* et un jus de citron {7; 8; 52; 54; 63; 72; 77; 79}.

Certains actes sont réservés à un moment particulier du jour ou de l'année. Par exemple, boire le jus de cuisson d'un coquelet (recommandé aux personnes dominées par le “chaud”) ou du lait, juste quelques instants avant *Noruz,* c'est-à-dire au moment où la terre achève sa révolution complète autour du soleil, rend respectivement la peau douce et brillante, ou douce et blanche. Ce traitement accompli avant le début de la nouvelle année a l'avantage de garder son pouvoir pendant toute la durée de celle-ci {Shakurzâde, p. 100; 56; 63; 79}.

Enfin, la peau gardera sa fermeté, surtout au niveau des seins si on boit et on applique une décoction de la plante entière de l'achémille *jol el-asad* {Tarâh, p. 226; 51; 57}; une autre recette, très connue, affirme que le fait d'enduire les mamelons du sang de sa première menstruation empêchera les seins de vieillir {Nafisi, p. 63; 44; 57; 71}.

Les natures de la peau (*tabi'at-e pust*)

– La peau grasse (pust-e charb)

On reconnaît une peau grasse à son aspect brillant, luisant et à ses pores dilatés. Par ailleurs, certaines manifestations, telles que l'apparition de boutons, laissent penser que la peau est à tendance grasse. La technique de pose d'une feuille de papier[1] est une technique connue de tous les informateurs qui ont abordé ce sujet.

Deux causes sont invoquées : l'hérédité {9; 33; 36; 64} et la surconsommation d'aliments gras {36; 52; 58; 79}. Pour pallier un excès de gras de la peau il faut donc avant tout éviter une surconsommation de matières grasses. On peut aussi appliquer une poudre de farine de riz pour absorber l'excédent de gras {9; 52; 58; 65; 82}, ou un masque de farine de pois chiche *ârd-e nokhod* et d'eau de rose *golâb* {9; 64; 79; 81}, ou encore frotter la peau avec un jus de citron {33; 64; 79}.

– La peau sèche (pust-e khoshk)

C'est une peau fine et cassante qui tire, surtout après avoir été lavée. Parmi les causes, on dit que si une enfant n'est pas allaitée pendant deux ans, elle aura la peau sèche à l'âge adulte {42; 54; 70}.

Une peau fine craignant toutes les agressions, les traitements visent à la fortifier pour l'aider à mieux résister, avec des masques à base de cèdre *sedr* et de henné *hanâ*, ce dernier étant utilisé également pour les nouveau-nés {17; 42; 53; 54; 58; 66; 70}. On rapporte de l'Imam Sâdegh {Majlesi, p. 52} : "La chair de l'olive de Bohême *senjed* fait croître la chair, sa peau fait croître la peau".

Pour hydrater la peau, on utilise un mélange de graisse de baleine *charbi-ye bâlen* ou *belân do bâlen* et de vitamine B4 avec un peu d'huile d'olive. Les personnes {20; 52} qui ont donné cette recette achètent les deux premiers éléments chez le pharmacien et les mélangent elles-mêmes pour fabriquer une crème qu'elles conservent dans le réfrigérateur. Certaines recettes, comme cette dernière, peuvent paraître trop sophistiquées pour faire partie de celles que l'on peut qualifier de "populaires"; pourtant elles sont souvent signalées par des gens ordinaires comme c'est le cas ici où elle provient de deux informatrices appartenant à la classe moyenne, d'un niveau d'instruction ne dépassant pas le secondaire et âgées de 32 ou de 60 ans.

– Les rougeurs de la peau (ghermezi-ye pust)

On attribue ces rougeurs locales à un excès de "chaud "{45; 52; 64}, et on peut les soigner en appliquant un cataplasme de farine de riz {Safizâde, p. 48; 45; 52}, ou en mangeant à jeun du persil frais {51; 64}.

---

1. Mettre une feuille de papier sur le visage. Si des taches de gras apparaissent sur celle-ci, c'est signe que la peau est grasse. Cette technique apprise par la lecture des revues féminines a été véhiculée de bouche à oreille. Cependant, les personnes connaissant cette technique se trouvent dans les tranches d'âges inférieures à VI.

– Les rides (chin o choruk)

Il s'agit, bien sûr, principalement des rides et ridules du visage dont le vieillissement est bien logiquement donné comme la première cause de leur apparition {34; 36; 47; 54; 56; 68; 77; 79}. On souligne aussi le rôle de l'exposition excessive au soleil {55; 56; 79; 82}, la sécheresse excessive de la peau {44; 65; 71; 77; 78}, et aussi le fait de faire souvent certaines mimiques en riant ou en faisant des grimaces. Certaines situations reviennent souvent dans la bouche des informatrices :

> "En riant elle plissait son nez. Elle le faisait déjà quand elle était petite. Je lui disais de ne pas le faire. Et voilà aujourd'hui des rides profondes sur son nez!"{42}.

TRAITEMENTS

Il faut d'abord corriger certains gestes comme celui de plisser le front. C'est d'ailleurs un geste courant que celui d'une proche parente qui passe la main sur le front de la personne en appuyant légèrement, pour lui rappeler qu'il faut qu'elle se détende.

On peut aussi avoir recours à divers masques : l'un est composé d'une cuillère de farine de blé, d'un blanc d'œuf (pour les peaux grasses) ou d'un jaune (pour les peaux sèches), et d'une cuillère de fleurs de camomille *bâbune* réduites en poudre; trois applications par semaine pendant une demi-heure sont suffisantes, la patiente étant étendue {20; 41; 45; 46; 79}. Un autre masque appliqué pendant une demi-heure deux fois par semaine est composé d'une cuillère à café de miel avec un jaune d'œuf {20; 38; 40}.

Pour procéder à une aqualisation, les femmes, la tête recouverte d'un linge, se placent le visage au dessus d'un récipient dans lequel on a versé de l'eau bouillante sur des graines finement broyées de fenouil *râziyâne*. Cette technique défatigue et ralentit l'apparition des rides. Le jus de carottes consommé et appliqué sur la peau a le même effet {'Atâr-e Yazdi, p. 114; 7; 60; 64; 79}. L'application d'un masque composé de deux cuillères de miel et d'une cuillère d'huile d'olive {'Atâr-e Yazdi, p. 114; 7; 35; 39; 43; 62} est également réputée pour préserver la jeunesse, la pureté et la propreté de la peau.

QUELQUES IMPERFECTIONS MINEURES

Il s'agit principalement des petites imperfections comme les boutons ou les points noirs qui sont déjà une forme d'affection cutanée et non plus une question de pure esthétique.

Les boutons (*jush*)

Jush est le nom générique donné à toutes sortes d'élevures sur la peau, comme les boutons d'herpès, les verrues, les boutons de la variole (*âbele*) et de la rougeole; Avicenne (Ebne-e Sinâ, tome 1, p. 179) utilise d'ailleurs le terme dans ce sens, mais il sera employé ici pour désigner un simple bouton, c'est-à-dire une petite élevure de la peau ou vésicule *dâne* de couleur rouge contenant ou non du pus et qui peuvent être placées sur tout le corps bien que son terrain de prédilection soit le visage (surtout sur sa partie médiane), le dos, le cou, et le crâne. S'il est purulent, après sa disparition, une tache plus ou moins brune restera à la place de la cicatrice {6; 10; 34}.

L'acné juvénile est un cas particulier. Le "bouton d'orgueil juvénile" *jush-e ghorur-e javâni* apparaît sur le visage et le dos à la période pubertaire. On l'appelle aussi *akne* [1] {2; 34; 45; 59}. Cette affection a une période *dore* qui est d'évidence liée à la période de puberté.

CAUSES

On accuse principalement un excès de "chaud" {35; 42; 57} et le sang "sale"{57; 71} d'être à l'origine des éruptions de boutons. Ainsi l'acné juvénile serait une manifestation du foie surchargé par l'excès de "chaud" qui caractérise cette période de la jeunesse {35; 55; 57; 79; 82}. On prétend également que si on mange la base d'une datte *kune-ye khormâ*, on aura des boutons sur le visage {Hedâyat, p. 119; 40; 43}. Certains boutons minuscules sont attribués aux conséquences du rasage ou de l'épilation {54; 66}.

TRAITEMENTS

En tant que traitement préventif on peut noter un conseil attribué à l'Imam Rezâ {Majlesi, p. 69} :

> "Celui qui ne veut pas voir apparaître des boutons et des cloques sur son corps, doit enduire son corps d'huile de violette odorante *banafshe* avant d'aller au bain."

Pour compenser l'excés de chaud que l'on tient pour responsable de l'apparition des boutons, le traitement de base consiste à bannir la consommation des aliments de cette nature et à consommer en contrepartie des aliments "froids", pour essayer d'alléger la charge du foie. Pour les boutons sur le corps ou sous les cheveux dûs à un excès de "chaud" il est conseillé de les couvrir de cèdre et de yaourt {18; 53; 62; 79}, on peut aussi consommer de la manne d'Alhagi *taranjebin* de la manne de *SALIX FRAGILIS L. bidkhesht*, de la casse *folus*, des prunes *âlu* {7; 35; 40; 42; 60}, de la camomille *bâbune* {18; 44; 59; 71; 75}, ou tous les matins, laisser ramollir un jujube *'anâb* dans la bouche, puis le manger {31; 55}.

---

1. Le terme est emprunté au vocabulaire biomédical.

Si l'acné juvénile persiste après la période de puberté on conseille au jeune de se marier pour voir son mal disparaître, ou d'appliquer pendant une demi-heure un masque composé de henné, de jus d'orange, et de yaourt, ce dernier ingrédient ayant pour propriété d'empêcher le henné de teindre la peau en orangé {2; 35; 45; 79}. On peut également appliquer des feuilles écrasées de souci commun *hamishe bahâr* {Tarâh, p. 212; 7; 42; 45}. Un massage quotidien avec du miel jusqu'à absorption complète fait disparaître les boutons juvéniles et leur cicatrices {'Atâr-e Yazdi, p. 98; 50; 65; 77}.

Les traitements pour soigner les boutons sont très nombreux, à la mesure de la fréquence et de la banalité de ce type d'affection : on recommande de boire à jeun une décoction de violette odorante entière *banafshe* après l'avoir fait tremper une demi journée {Mo'atar 1, p. 189; Tarâh, p. 219}, un jus de citron nature ou accompagné de jus d'oignon, d'ail, de carottes, ou de navets crus {'Atâr-e Yazdi, p. 99; 7; 49; 62; 79}, de yaourt, ou du jus obtenu par le pilage de la tige d'une vigne à raisins noirs {7}, ou de manger la partie blanche de la chair d'une pastèque *hendevâne* collée à la peau. Un cataplasme de feuilles cuites d'oxalis corniculée *torshak* {74} est également bénéfique.

Pour les boutons d'origine bilieuse, il est conseillé de manger des framboises *tameshk* {Safizâde, p. 25; 52; 68; 70; 74} et pour ceux d'origine atrabilieuse, d'appliquer de la sève de vieux arbres, ou de faire un cataplasme de raisins verts, séchés et réduits en poudre *gard-e ghure*, et de masser avec des feuilles d'épinards cuites mélangées à une poudre utilisée en maquillage *sefidâb* {Saghâbâshi, p. 39, p. 70 et p. 362; 47}.

Diverses applications sont également recommandées en fonction des types de personnes concernées ou du cas particulier : un cataplasme de graines de fenouil *râziyâne* pour les jeunes femmes ou de testicules de mouton *donbalân* pour les jeunes hommes {Jazâyeri 2, p. 173; 'Atâr-e Yazdi, p. 98; 33; 57; 75}, un cataplasme d'oranges amères *nârenj* cuites entières avec du vinaigre pour des boutons sur le crâne {Saghâbâshi, p. 140; Nafisi p. 68; 40; 47}, des graines d'herbe aux puces *esfarze* trempées dans un peu de vinaigre et d'essence de rose, ou de l'huile de lin usuel *katân* {Mo'atar 2, p. 84 et p. 126}, un masque d'un mélange de yaourt et de cèdre {7; 18; 38; 40; 46; 79}, du henné seul {42; 52; 65} ou mélangé à de la fumeterre {Homâyuni 2, p. 137}.

Pour nettoyer une peau boutonneuse, certains conseillent de laver le visage et le corps avec du savon à base d'huile d'amandes douces ou du *sefidâb* vendus chez les droguistes {32; 34; 59; 62; 79}. Pour les boutons purulents il faut appliquer un mélange d'oignon râpé et de jus de citron frais {7 41; 49; 82} et pour les désinfecter on les lave avec de la cendre et de l'urine {19; 44; 54; 56; 61}.

Pour empêcher l'apparition des boutons après le rasage ou l'épilation il faut masser avec le côté plat du vitriol blanc *zâj-e sefid* trempé dans un peu d'eau froide. Certains conseillent l'utilisation d'alcool {33; 65; 67; 78}, mais cela peut soulever le problème de l'interdiction de celui-ci par l'Islam {'Atârnezhâd, p. 188; 35; 48; 49; 50; 51; 57; 70}.

Le Canon d'Avicenne (Ebn-e Sinâ, tome 1, p. 183) précise que certaines maladies en font disparaître d'autres, et que par exemple la fièvre paludéenne (fièvre quarte, *tab-e nobe-ye chahâr ruze*) fait disparaître plusieurs problèmes parmi lesquels les boutons.

Les points noirs (*dâne-ye siyâh*)

Ces minuscules points noirs qui apparaissent à l'intérieur des pores de la peau, essentiellement sur le visage et surtout sur les ailes du nez, et sur le dos sont jugés très inesthétiques et ils évoquent une idée de saleté. Leur origine est attribuée à une peau grasse {55; 65} et surtout à un nettoyage insuffisant de la peau {64; 65; 79; 82}.

Les traitements consistent à faire sortir ces points noirs. Pour cela on étale sur le visage, au choix, du blanc d'œuf *sefede-ye tokhm-e morgh* {17; 40; 41; 46; 55}, des pommes de terre cuites ou crues râpées {20; 77; 79; 82}, seules ou accompagnées de jus de citron et d'huile d'olive {43; 45; 64}, de l'huile de l'iris de Florence *zanbagh-e sefid* {Jazâyeri 1, p. 72; 47; 56; 65}. On peut aussi placer son visage au dessus d'une casserole d'eau en ébullition pour faciliter leur extirpation en pressant chaque point {53; 60; 74; 79}.

Le bouton de chaleur / miliaire sudorale, (*'aragh suz / jush-e garmâzadegi*)

Ces très petits boutons rouges qui apparaissent surtout sur la peau des enfants sont dûs à la chaleur ou plutôt au contact de la sueur avec la peau. D'ailleurs leur nom est assez significatif (*'aragh* = sueur, et *suz* = radical présent du verbe brûler), tout comme leur autre nom qui signifie le bouton du coup de chaleur. Avicenne les classe parmi les “boutons bilieux” et les décrit comme de minuscules proéminences bilieuses (Ebn-e Sinâ, tome 1, p. 179). Les causes invoquées par la culture populaire sont une hypersudation due à une forte chaleur {18; 43; 44; 50; 52; 56; 64; 79; 80}, ou une origine bilieuse {40; 42; 78}.

Cette affection se traite en prenant chaque matin un verre de graines d'herbe de sainte Sophie *khâkeshir* et de graines d'herbe aux puces avec des glaçons {18; 43; 44; 50; 56; 79; 80; 82}. Dès l'apparition de ce type de boutons, il faut laver l'endroit atteint à l'eau claire ou mieux encore avec une décoction de fleurs de guimauve officinale *khatmi* {52; 64; 79; 82}.

Une peau desséchée qui pèle *(khoshki zadan va puste shodan)*

Cette affection spécifique caractérisée par une peau sèche qui desquame cause une sécheresse excessive de la peau {18; 63; 66; 79}. On la soigne en gardant pendant un quart d'heure un masque composé de myrte (*murd*), de cèdre, de pois chiches non fumés *nokhod-e khâm*, le tout finement moulu et mélangé au yaourt {18; 63; 66; 79}, ou en utilisant un cataplasme de nigelle des jardins *siyâhdâne* {Tarâh, p. 207; 42; 43}, ou en appliquant sur le visage, trois matins de suite à jeun, le tartre recueilli sur les dents en les grattant avec les ongles {Shakurzâde, p. 224; 78}. Pour combattre la sécheresse de la peau du visage il est recommandé d'appliquer de sa salive *âb-e dahân* à jeun sur la peau {Homâyuni 2, p. 133}.

La sensation de brûlure cutanée (*suzesh-e pust*)

Cette affection spécifique est caractérisée par une sensation de brûlure cutanée. On attribue cette sensation de brûlures au niveau de la peau à un excès de "chaud" {18; 55; 62} que l'on peut résoudre en mangeant des feuilles de betteraves *choghondar* cuites et broyées, mélangées au yaourt {18; 62}.

Les cernes (*kabudi-ye zir-e cheshm*)

Cette couleur violacée virant au noir autour des yeux est attribuée à un mauvais fonctionnement du foie et des reins {53; 63; 71} ou à un manque de sommeil {44; 54; 60}. Chez les petits enfants, ce serait le signe que l'enfant se masturbe, "joue avec lui–même [son sexe]" {14; 65; 77}.

Cette affection se traite en consommant beaucoup de jus de citron {Tarâh, p. 300; 58; 77}, en mangeant du persil *ja'fari* frais à jeun {39}. On peut également faire des compresses avec des pommes de terre coupées en lamelles ou utiliser les fleurs de camomille deux fois par semaine {Purzand, p. 36; 65; 79}, ou appliquer une gousse d'ail bien frite et pilée, en prenant soin de bien essuyer tout corps gras {20; 36}.

L'apparition de ganglions sous–cutanés de graisse *(ghode-ye charbi)*

Cette affection spécifique se traduit par l'apparition de minuscules tumeurs graisseuses sous-cutanées autour des yeux. Au début, elles ont la taille de graines de pavot *khashkhâsh* et sont si dures que l'on ne peut les écraser en les pressant entre deux doigts. La chaleur et le soleil de l'été aggravent leur état. Ces ganglions peuvent grandir pour atteindre la taille d'une vesce commune *mâsh* au point de gêner la vision.

On attribue l'apparition de ce problème au soleil, à la chaleur, et aux nerfs. Plusieurs femmes ont mis cette affection en rapport avec le port du foulard pendant les périodes chaudes, provoquant un échauffement excessif de la tête et une hypersudation du visage, facteur qui peut ne pas être négligeable {3; 60}. Un médecin ne pouvant fournir d'autre explication à ces ganglions a prescrit à une des femmes interrogées {3} une pommade qui par ailleurs, n'a eu aucun effet.

Pour soigner cette affection, on recommande d'éviter la chaleur et les expositions au soleil {3} ou de faire des compresses d'acide borique *asid burik* {3; 80}.

LES PROBLÈMES DE PIGMENTATION

Les grains de beauté (*khâl*)

Il s'agit d'une forme particulière de lentigo. Ce sont des taches légèrement en relief, plus ou moins rondes qui peuvent se trouver sur toute la surface du corps. Elles peuvent exister dès la naissance et se multiplier ensuite, ou apparaître au cours de la vie. Ces taches sont de couleur et de tailles différentes, variant du marron foncé au plus clair et quelquefois bleues. Dans la culture iranienne, il s'agit, dans certaines conditions, d'un élément de la beauté ou du charme {7; 55; 79; 82}, et dans nombre de poèmes, les grains de beauté sont l'objet d'éloges pour l'être aimé. Au coin des lèvres, les grains de beauté attisent l'ardeur des passions les plus folles.

چشم بد دور ز خال تو که در عرصهٔ حسن　　بیدقی راند که برد از ماه و خورشید گرو

Et, du grain de ta beauté, que le mauvais œil s'éloigne!
Car elle tient en échec et la lune et le soleil
{Hâfez, traduit par V. Monteil, p. 142 et p. 143}.

La culture populaire conserve encore bien vivants de très nombreux dictons, poèmes, et croyances liés à l'emplacement des grains de beauté, dont nous ne rapporterons que quelques uns:

Har ke dârd khâl-e dast, ân neshân-ash Mashhad ast.
Celui qui a un grain de beauté sur la main a le signe de Meshed [il partira à Meshed][1].

Har ke dârd khâl-e pâ, ân neshân-ash Karbalâ.
Celui qui a un grain de beauté sur le pied a le signe de Kerbalâ [il partira à Kerbalâ][2].

---

1. Meshed est une ville sainte du nord-est de l'Iran où se trouve le tombeau du huitième Imam des chi'ites. C'est un haut lieu de pélerinage pour les Chi'ites surtout iraniens.
2. Kerbalâ est une autre ville sainte des Chi'ites, située en Irak.

Har ke dârd khâl-e sine, ân neshân-ash vasle-pine.
Celui qui a un grain de beauté sur la poitrine a le signe des haillons [a le signe de la pauvreté]
Har ke dârd khâl-e ru, ân neshân-ash âberu.
Celui qui a un grain de beauté au visage a le signe de la dignité.

Har ke dârd khâl-e gardan, ân neshân-ash sar boridan.
Celui qui a un grain de beauté sur le cou, a le signe de la tête tranchée [il mourra d'une mort non naturelle].

Har ke dârd khâl-e del, ân neshân-ash âb o gel.
Celui qui a un grain de beauté sur le ventre porte le signe de l'eau et de la boue [il mourra dans peu de temps] {Shakurzâde, p. 316}.

Il est bien difficile de discerner dans ces vers ce qui de la croyance ou de la rime, a dominé dans leur composition. Sâdegh Hedâyat {p. 93} écrit dans le *Neyrangestân* :

> "Si le jour de la fête de *Ghadir-e khom*[1] on se dessine un grain de beauté, le jour du jugement dernier il se transformera en lune".

Les grains de beauté ne sont considérés comme des atouts qui ajouteraient au charme de la personne que lorsqu'ils sont bien placés et d'une taille, d'une couleur et d'une forme jugées esthétiques. Ils suscitent la passion s'ils sont de petite taille et dépourvus du moindre poil. Les grains de beauté en relief (nævus tubéreux, *khâl-e gushti*) sont en général jugés inesthétiques, et on tente de les supprimer. Ils apparaissent après la puberté et après les grossesses, et sont de couleur variant de l'orange plus ou moins clair au marron plus ou moins foncé, et portent souvent de nombreux poils qui accentuent leur aspect inesthétique. Outre leur forme, ils posent des problèmes au niveau de la vie pratique, car placés en certains endroits du corps ils peuvent être coupés, notamment au moment du rasage chez un homme, ou chez les femmes être blessés sous l'effet du frottement (nævus placés au niveau du pli sous mammaire). Plusieurs femmes ont même confié que leur grain de beauté avait saigné et était en partie arraché parce que l'enfant qu'elles allaitaient l'avait brusquement tiré en jouant. On cite l'impureté du sang ou l'hérédité pour expliquer l'apparition des nævi tubéreux et de tout grain de beauté en général {'Atâr-e Yazdi, p. 101; 38; 42; 48; 59; 82}.

TRAITEMENTS

Puisqu'ils contribuent en général à la beauté des personnes, on signale peu de moyens pour faire disparaître les grains de beauté plats, que l'on peut néanmoins

1. *Ghadir-e khom* est le nom d'un lieu situé entre la Mecque et Médine où le Prophète a tenu un discours au cours duquel, selon les Chiites, il désigna son gendre 'Ali comme son successeur.

supprimer en les massant plusieurs fois par jour avec de l'ail {'Atâr-e Yazdi, p. 101; 44}. Il en va autrement des grains de beauté plus protubérants : les graines de nigelle des jardins en cataplasme ou consommées avec du miel feraient disparaître ces affections {Saghâbâshi p. 292; Tarâh, p. 300; 37; 45; 55; 71; 73}, mais ce remède est toutefois déconseillé aux femmes enceintes {Tarâh, p. 300; 45}. On peut également appliquer sur le grain de beauté la sève obtenue par pilage des feuilles de persil {Jazâyeri 1, p. 73; 46}, ou le brûler à l'aide d'acide nitrique *tizâb* que l'on applique plusieurs jours de suite : le grain de beauté tombe alors définitivement {8; 42; 49; 74}. On peut également le piquer avec une aiguille imprégnée d'acide sulfurique *johar-e gugerd* acheté chez les droguistes {20; 70}.

La méthode la plus fréquente reste cependant l'ablation des grains de beauté. Pour cela, on noue un fil au grain de beauté en plaçant une allumette au milieu du nœud, et on tourne l'allumette sur elle même deux ou trois fois par jour afin de serrer le nœud de plus en plus, pendant plusieurs jours, jusqu'à ce que la petite protubérence se détache et tombe. Un grain de beauté arraché de la sorte n'apparaît plus {5; 57; 63; 81} (Fig. 12). Des accidents peuvent cependant survenir avec cette méthode comme en témoigne une informatrice {81} qui signale que le *khâl-e gushti* qu'elle avait noué pour s'en débarrasser gonflait de plus en plus au bout de quelques jours et qu'a dû consulter un médecin qui lui a beaucoup reproché son acte[1].

Les taches (*lak*)

De façon générique, le mot *lak* désigne en persan les taches, dont on distingue trois types : les taches de rousseur *lak, kak o mak*, les taches brunes *lak-e ghahvei* et les taches blanches *lak-e sefid*.

– *Les éphélides / les taches de rousseur (lak)*

Appelées aussi *kak o mak* ou *kalaf* {Imam Rezâ, p. 234} ce sont de petites taches brunes sur la peau. Elles s'assombrissent lors d'une exposition prolongée aux rayons du soleil et sont planes.

CAUSES

On avance quatre raisons à leur apparition : une sensibilité aux rayons de soleil {19; 43; 45; 75; 79}, la paresse du foie, surtout si elles demeurent sur les mains {40; 46; 47; 73}, pour les filles un allaitement maternel inférieur à deux ans {57; 71; 74; 82} enfin la consommation simultanée ou consécutive de certains aliments tels que : le yaourt et le vinaigre {8; 45; 49; 70; 76; 79; 81}, le miel et le poulet {Pâyande, p. 245}, le lait et les noix, du lait avec un coing et du fromage, du fro-

1. Probablement à cause du risque de cancer qu'une telle manipulation pourrait faire encourir à la personne. Les nævi pileux (avec un ou plusieurs poils) ne dégénèrent pas.

mage et du poulet ou du citron vulgaire *nârenj* {Pâyande, p. 265}, ou encore par une surconsommation d'œufs {40; 43; 75}.

TRAITEMENTS

Contrairement aux grains de beauté, ces taches n'ont aucun charme aux yeux des Iraniens. On essaye donc de les prévenir ou d'en atténuer l'expansion et la couleur par voie orale ou à l'aide d'applications locales. Pour cela, on conseille tout d'abord d'éviter l'exposition au soleil.

Pour éclaircir leur couleur il faut les laver avec un jus frais de citron nature ou légèrement salé {'Atâr-e Yazdi, p. 97, 116; 'Atârnezhâd, p. 181; Tarâh, p. 300; 19}, avec une décoction de racines de lis blanc *susan*, du jus d'oignon ou du jus de griottes *âlbâlu* {'Atâr-e Yazdi, p. 97, 116; 'Atârnezhâd, p. 181; 19; 43}. On peut ensuite avoir recours simultanément à une série de traitements par voie interne et externe qui doivent être poursuivis avec beaucoup de persévérance, car un résultat ne s'obtient parfois qu'au bout d'une année. Il est nécessaire de respecter une hygiène alimentaire en parallèle avec les applications locales quand le mauvais fonctionnement du foie est en cause. Il faut alors éviter la consommation d'aliments gras, de viandes, d'œufs, de fruits secs {'Atârnezhâd p. 183; 40; 43; 75} et consommer beaucoup de jus de citron {43; 45; 47; 79}.

On peut également tenter de les "guérir" en se lavant trois fois par jour avec un jus de basilic commun *reyhân* ou de concombre, un mélange de jaune d'œuf et d'huile d'olive, de la poudre finement pilée d'acide citrique *johar-e limu* diluée dans de l'eau chaude, ou de l'acide borique à 10% cinq fois par jour, du petit-lait *âb-e mâst*, de la sève de figue *anjir*, des fleurs de guimauve officinale et du yaourt acide {'Atârnezhâd, pp. 181, 182 et 183; 73; 82}.

On peut d'autre part utiliser des applications d'une huile obtenue à partir des feuilles d'iris de Florence *zanbagh* à laquelle on ajoute de l'huile d'olive que l'on a versée sur les pétales des fleurs en question disposés au fond d'une bouteille que l'on expose au soleil pendant une dizaine de jours {Jazâyeri 1, p. 70}. Les fleurs de guimauve officinale pilées et mélangées au yaourt acide donnent de très bons résultats après de nombreuses applications {82}. On peut également faire plusieurs fois par jour jusqu'à disparition des taches des massages avec une peau d'agrume comme les oranges *porteghâl*, ou les citrons vulgaires {'Atâr-e Yazdi, p. 97; 'Atârnezhâd, pp. 181, 182 et 183}, du petit-lait ou du curcuma *zardchube* {'Atâr-e Yazdi, p. 97; 82}, du riz cuit {'Atârnezhâd, pp. 181, 182 et 183; 43; 79}. Les massages avec l'intérieur d'une peau de concombre ou de pastèque, avec des feuilles pilées de basilic commun ou un os de seiche *kaf-e daryâ* finement pilé avec des fleurs de grenadier sauvage *golnâr-e fârsi* et mélangé au jus de citron donnent aussi de bons résultats.

On utilise aussi l'eau dans laquelle, pendant trois jours, on aurait laisser macérer les testicules *khâye* d'un coq, qui ainsi trempés communiqueraient leur propriétés à l'eau. Si au bout d'une semaine les taches ne disparaissent pas on applique un mélange de vinaigre et de *ALLIUM SCORODOPRASUM L. piyâz-e biyâbâni* pilé sur une pierre {Shakurzâde, p. 269}.

D'autres traitements préconisent l'usage de masques de composition diverses : une tomate *gojefarangi* coupée en fines lamelles, du jaune d'œuf, des feuilles d'épinards *esfenâj* et de l'huile d'olive *zeytun* {43; 45; 46}; ou encore des fleurs de curcuma *zardchube*, de la banane et des concombres {Tarâh, p. 300}; des pépins de *CUCUMIS MELO L. kharboze*, des graines de radis noir, des amandes amères, des fèves des champs réduits chacun en poudre et mélangés selon la nature de la peau à un jaune d'œuf et à de l'huile d'olive, pour les peaux sèches, à de la terre à foulon *gel-e sarshuy* pour les peaux grasses, et à du miel pour les peaux normales {Jazâyeri 1, p. 88; 40}. Une autre version de la recette ci-dessus utilise de la farine de fèves des champs avec du jaune d'œuf pour la peau sèche et un blanc d'œuf pour la peau grasse {20; 58; 73; 76; 79; 82}. Enfin, on peut utiliser du sumac des tanneurs *somâgh* bouilli jusqu'à épaississement, une fois par jour {Tarâh, p. 215; 48}.

En plus des plantes, certains produits semblent être intégrés aujourd'hui à la pharmacie dite familiale. Il s'agit en général, de produits qui ont été conseillés au départ, par un médecin ou un pharmacien et à qui le bouche-à-oreille a permis de devenir des produits tout à fait courants et même indispensables. Leur utilisation semble remonter à une trentaine d'années environ. Ainsi on se sert d'un mélange de lanoline, d'acide borique et de poudre de camphre *kâfur* pour faire disparaître composé les taches de rousseur à condition qu'elles ne soient pas dues à un mauvais fonctionnement des ovaires {20; 36; 46}. Enfin, on utilise des savons mis en vente dans les drogueries sous le nom de savons aux amandes décortiquées *sâbun-e maghz-e bâdâm*.

– *Les taches blanches (lak-e sefid)*

On distingue deux formes de taches blanches : celles qui sont dues à une maladie appellée *baras* que nous verrons plus loin, et une deuxième forme appellée aussi *lak o pis* ou *bahagh(k)* qui désigne des taches blanches, hypopigmentées, et noires, hyperpigmentées, qui apparaissent sur le corps et augmentent au moment de la puberté {54; 60; 63; 82}.

CAUSES

On accuse une déficience du foie {3; 45; 66} ou encore une carence en vitamines {23; 65}. Les *lak o pis* apparaissent aussi en consommant ensemble du yaourt et du vinaigre pendant la période menstruelle {9; 57; 64} ou à cause d'une surconsommation de viande de bœuf {Saghâbâshi, p. 82; 76}.

TRAITEMENTS

Comme traitements pour ces taches blanches on utilise différents remèdes aux pouvoirs désinfectants tels que la décoction de fleurs de guimauve officinale ou la dilution d'acide borique {Jazâyeri 1, p. 95; 47; 82}. Il est aussi recommandé de consommer en grande quantité de la cardamome *hel*, du jus de citron et de la nigelle des jardins avec du miel {55; 68}. Dans tous les cas, il faut beaucoup de persévérance pour vaincre ces taches, et les durées d'application atteignent jusqu'à une année. Un massage avec de l'huile de bardane *bâbâ âdam* semble cependant très efficace car cette huile est réputée agir en l'espace de quelques jours {Tarâh, p. 214}.

Pour obtenir un effet durable, plusieurs traitements sont proposés : un cataplasme de décoction de feuilles de myrte *murd* avec des graines de nigelle des jardins {Tarâh, p. 210; 73}, une application de lentilles pilées avec du sucre candi {Saghâbâshi p. 282; 41; 79}, un cataplasme de radis noir {55} ou encore l'application d'un mélange composé d'un cœur de concombre, d'une banane ou de fleurs de curcuma, et d'un jus d'oignon {Tarâh, p. 300 et p. 301; 68; 71}.

– Les taches brunes (lak-e ghahvei)

On distingue deux sortes de taches brunes : celles qui apparaissent sur le cou, le torse et les cuisses des jeunes gens, et celles situées sur le dos des mains. On attribue certaines taches à un dysfonctionnement du foie {2; 7} alors que d'autres apparaîtraient avec l'âge {4; 38; 79}, une première fois après la puberté, et une deuxième fois après la cinquantaine. Les taches brunes sur les mains seraient pour la plupart héréditaires et apparaîtraient dès la jeunesse en augmentant toutefois avec le temps. Elles affectent les deux sexes tout en étant plus fréquentes chez les femmes.

Le seul traitement proposé pour venir à bout de ces taches n'est valable que pour les sujets les plus jeunes : le mariage {Jazâyeri 1, p. 85; 34; 36; 79; 82}.

– Le masque de grossesse (lak-e bârdâri)

Ces taches brunes plus ou moins foncées apparaissent pendant la grossesse sur le visage, surtout au niveau du front et des joues. Une tradition très répandue veut qu'une femme qui présente le masque de grossesse attende une fille {Homâyuni 2, p. 29; 53; 54; 57; 58; 60; 62; 66; 70; 77; 79; 80; 82}. Ces taches apparaissent ou deviennent plus foncées lors d'une exposition aux rayons du soleil {3; 23; 37; 41; 42; 62; 82}.

TRAITEMENTS

Un traitement préventif consiste à appliquer un masque composé de graines pilées de fenouil, de miel et de jaune d'œuf une fois par semaine {Jazâyeri 1, p. 87; 47}, ou à appliquer de l'oxyde de zinc *johar-e ruy* {Jazâyeri 1, p. 88}.

Pour faire disparaître les taches, il existe une technique consistant à utiliser la sueur de la femme au moment où elle accouche. Il suffit d'essuyer la sueur de la femme en travail d'accouchement, avec les pointes de ses cheveux et d'en toucher les taches {3; 23; 35; 40; 48; 50; 53}. La sueur joue ici le rôle d'antidote car elle apparaît au cours du travail de délivrance et marque donc la fin de la période de grossesse qui a vu se développer les taches.

– Le vitiligo (baras, pisi)

On connaît, également, cette maladie sous le nom de *pisi* ou encore *pis*, synonyme de *ablagh* (bicolore). Ce sont des taches minuscules de couleur blanche qui apparaissent sur le visage, puis grandissent peu à peu et deviennent des plaques blanches entourées d'une zone plus pigmentée couvrant le visage, le cou, et les mains. Non traitées, ces taches finissent par couvrir tout le corps {'Atâr-e Yazdi, p. 107; 82}. Saghâbâshi (p. 419) parle également de *baras-e sefid* (vitiligo blanc) qui n'est guérissable que si les taches saignent après avoir été piquées, sinon cette partie du corps est morte et ne peut être ressuscitée.

CAUSES

Certains soupçonnent une carence en vitamines associée ou non à une consommation simultanée de yaourt et de vinaigre {23; 38; 42}, d'autres parlent de la paresse du foie et des reins {35; 76} ou d'une surconsommation de lait {Saghâbâshi p. 122}. Cette maladie est également réputée comme héréditaire {74; 79}, ce que souligne aussi Avicenne (Ebn-e Sinâ, Tome 1, p. 184). On rapporte que, d'après le Prophète, il y aurait cinq causes au vitiligo : s'épiler le vendredi et le mercredi au *nure* (pâte épilatoire à base de chaux vive et de sulfure jaune d'arsenic), faire ses ablutions avec de l'eau chauffée au soleil, manger pendant le rapport sexuel, faire l'amour à une femme pendant sa période menstruelle et manger en état de satiété {Majlesi, p. 31; 35; 40; 57; 66; 74; 76}.

TRAITEMENTS

Plusieurs remèdes remontent au Prophète et aux Imams; on rapporte ainsi un conseil du Prophète à l'Imam 'Ali :

> “Quand ton épousée rentre chez toi, enlève ses chaussures, lave ses pieds et jette l'eau utilisée de la porte jusqu'au bout de ta maison. Ainsi, [...] tant qu'elle demeurera chez toi, elle sera préservée de la folie, de la lèpre et du vitiligo” {Majlesi, p. 68}.

Le céleri sauvage *karafs* fait également partie des légumes choisis par le Prophète qui lui reconnaît le pouvoir de prévenir le vitiligo {Sâne'i, p. 288}. Majlesi (p. 46 et p. 165) signale d'autre part que l'Imam Sâdegh a dit que la viande de bœuf seule ou cuite avec des betteraves guérit le vitiligo. On peut aussi appliquer un mélange composé de *nure* et de henné pour le faire disparaître, ou encore appliquer et consommer de la terre du sépulcre de l'Imam Hoseyn mélangée à de l'eau de pluie.

D'autres traitements n'ont pas des origines aussi prestigieuses : une décoction de feuilles et de graines de persil en application locale ferait également disparaître les taches blanches {Jazâyeri 1, p. 72; 39}, et comme dans le cas des taches blanches dues aux champignons, on utilise des désinfectants comme la teinture d'iode ou la guimauve officinale. On conseille aussi le lavage à l'eau froide {'Atârnezhâd p. 183;

'Atâr-e Yazdi, p. 107; 77; 82}. Les fleurs de guimauve officinale macérées dans l'eau et mélangées à du bicarbonate de soude *jush-e shirin* peuvent être appliquées sous forme de masque {'Atâr-e Yazdi, p. 107; 40}. La poudre obtenue par séchage des pelures de courgettes mélangées à du vinaigre {Saghâbâshi p. 281; 36}, ou le cataplasme de nigelle des jardins seule ou mélangée à la décoction de myrte sont bénéfiques {Saghâbâshi p. 292; Tarâh, p. 207, 210; 48; 55}. On peut aussi consommer ou appliquer du jus de *ghâziyâghi* (corne de cerf, sorte de plantain commun) {32}. Avicenne (Ebn-e Sinâ, tome 2, p. 217) signale que les eaux soufrées sont bénéfiques à cette maladie {43; 78; 79}, et on recommande en particulier les bains aux eaux soufrées de Râmsar.

MALADIES DE LA "PEAU-APPARENCE"

La culture populaire associant les maladies de la peau aux caractères négatifs de l'apparence des personnes comme la maigreur, l'anémie ou le teint bilieux, il convient de traiter ces questions qui ne sont pas des maladies cutanées mais en ont parfois la signification.

La maigreur (*lâghari*)

Be tabib-e lâghar va salmâni-ye kachal e'temâd nakon!
Ne te fie ni au médecin maigre ni au coiffeur teigneux!

Ce proverbe traduit bien combien on considère la maigreur de façon négative, celle du médecin traduisant ici son incapacité. L'image du maigre, qui varie d'une culture à une autre, est en rapport direct avec l'époque et la classe sociale. Contrairement aux critères occidentaux, les canons de la beauté iranienne préfèrent des formes plutôt rondes, et cela même à l'époque actuelle; toutefois dans les classes sociales les plus occidentalisées on apprécie une silhouette fine alors que dans les autres couches de la société c'est la femme plutôt enrobée qui renvoie à l'image idéale de la Femme. Cette valorisation des formes rondes semble également valable chez les hommes pour qui la minceur n'est pas souvent un souci essentiel. Ainsi d'une façon générale, une personne normale selon les canons occidentaux est considérée comme maigre selon les critères iraniens.

Le maigre fait, en général, référence à la faiblesse, à une personne dotée d'une petite nature, et on tient d'ailleurs la maigreur pour responsable de beaucoup de problèmes tant psychiques que physiques tels que le peu de résistance aux maladies, la mauvaise humeur, l'insociabilité et même la stérilité, ce qui montre à quel point la chose est grave quand on sait combien la fécondité est, dans la culture iranienne, un des piliers de la normalité d'une personne. Mises à part quelques personnes averties pour qui les silhouettes sveltes sont en vogue, parler de maigrir, faire usage de régimes amaigrissants provoque une association d'idée avec l'image négative et inquiétante d'une personne maladive, chétive.

Malgré la fréquence de ce système de valeurs, la perfection du corps selon un certain canon de beauté ne correspond pas toujours à celle à laquelle se réfère la culture populaire, car l'Iran et, à plus forte raison Téhéran, ne sont pas restés imperméables à la mode occidentale. Ainsi constate-t-on quelques changements dans le comportement des générations les plus jeunes, mais sans que cela s'intègre dans un mode de pensée généralisé, et par exemple chaque tentative de régime amaigrissant est accompagnée de mille contre-indications qui témoignent de cette mutation encore incertaine des valeurs. De nombreuses expressions populaires incitent donc à l'embonpoint :

> "Quand on ne mange pas bien, on ne trouve pas la force de s'occuper de ses enfants, on est une mauvaise mère."
> "Pour avoir un enfant, il faut que tu grossisses."
> "Maigre comme tu l'es, tu ne peux pas avoir d'enfant!"
> "Tu ne t'entends pas avec ton mari, car tu es si maigre que tes nerfs sont faibles!"

Ces raisonnements ont une portée d'autant plus grande qu'ils sont prononcés dans des contextes bien définis et connus des interlocuteurs et jouent un rôle important en faveur des valeurs traditionnelles. Grossir pour une personne maigre ou après un amaigrissement est jugé comme positif. D'ailleurs, le verbe *châgh kardan* (grossir) a souvent la signification de "guérir", "rendre sain et sauf". Le mot *châgh* signifie à la fois sain, gros, bien portant et devenir gros *châgh shodan* est synonyme d'être guéri (Mo'alem; Jamâlzâde, p. 79}[1].

Si la maigreur est critiquée, l'obésité est aussi bannie, selon le principe permanent de recherche de l'équilbre en toutes choses. Les limites admises pour une silhouette parfaite sont également différentes des canons occidentaux en la matière. L'adjectif *châgh* (gros, gras) ou *farbeh* (gras, bien en chair) (Lazard) sont souvent utilisés dans le langage populaire de façon redoublée avec un sens positif : *châgh o chele*, synonyme de *châgh o farbeh* signifie boulot(te), dodu(e), potelé(e) (Mo'in; Mo'allem). Ainsi, une couche de chair *yek parde gusht* couvrant le corps est souvent évoquée comme la juste mesure, et le contraire de *pust va ostokhan* (la peau et les os), équivalent de "il n'a que la peau sur les os".

Quand on dépasse la juste mesure, on tombe dans l'obésité qui est déconseillée car signe de démesure :

> "Arrêtez-vous de manger juste avant la satiété complète [...] toutes les maladies sauf les fièvres sont le résultat de trop manger." Parole attribuée à l'Imam Sâdegh, rapportée par Majlesi {p. 31}.

---

1. Cette équivalence entre les notions de "grosseur" et de "santé" est encore confirmée par les deux versions de guérison adoptées pour l'orgelet (cf. orgelet).

Dans *Tamsil va masal,* Anjavi Shirâzi écrit :

Agar gâvet khosh khorâk shod	Si ta vache a bon appétit
Sarat râ begozâr bekhosb	Laisse reposer ta tête et dors!
Agar zanet khosh khorâk shod	Si ta femme a bon appétit
Jolat râ bardâr dar boro	Prends tes affaires et sauve–toi!

(Anjavi 3, tome 1, p. 29)

Quand quelqu'un grossit on s'exclame avec admiration et étonnement (Mo'in) : *mâshâ' Allâh* [1]! afin d'éloigner l'influence du mauvais œil sur lui. On dit : *mâshâ' Allâh che châgh shode!* (Dieu merci, qu'est-ce qu'il a grossi!), même quand cela est considéré comme un excès de poids. Quand quelqu'un a maigri, selon que l'on considère cela comme un regret ou comme un avantage on dit : *teflak che lâghar shode!* (Le pauvre, qu'est-ce qu'il a maigri!) ou *che khub lâghar shode!* (Qu'est–ce qu'il a bien maigri!) en omettant le plus souvent le terme *mâshâ' Allâh* pour le deuxième cas où maigrir est pourtant considéré comme un mieux.

CAUSES

Selon une opinion très répandue, les personnes dotées d'un tempérament atrabilieux (sec et froid) sont réputées enclines à la maigreur {Jazâyeri 3, p. 217; 40; 42; 46; 49; 57; 60; 76}. On associe souvent la "sécheresse" avec la maigreur.

Mesl-e chub-e khoshk! : Il est [maigre] comme un rameau sec.
Dahân khoshke : Il a la bouche sèche (il ne mange pas beaucoup).
Rudehâsh khoshk shodan : Ses intestins sont devenus secs !
(Il n'a pas d'appétit!).

Avicenne (Ebn-e Sinâ, tome 1, p. 420 - 421) décrit d'ailleurs les trois causes essentielles de la maigreur en relation avec la "sécheresse" : *khoshki-ye mezâj* (sécheresse de tempérament), *khoshk shodan-e rude band* (sécheresse de mésentère, Mo'in), *khoshki-ye havâ* (sécheresse du climat, de l'air). D'une façon générale, le maigre s'associe au sec alors que le gros s'associe à l'humide. Quand on veut évoquer un léger grossissement d'une personne maigre on dit : "L'eau est allée sous sa peau!" *âb zir-e pustesh rafte.* Un flegmatique (froid et humide) aura ainsi tendance à être potelé.

TRAITEMENTS

"Trois choses non comestibles font grossir : se vêtir de vêtements en coton, se parfumer et s'épiler avec du *nure*[2]."

---

1. Ce sens que les Iraniens donnent couramment à la formule *mâshâ' Allâh* est un peu différent du sens arabe littéral, qui est : "Comme Dieu veut!, que la volonté de Dieu soit faite! (Dictionnaire Arabe-Français, Larousse).
2. Pâte épilatoire à base de chaux vive et de sulfure jaune d'arsenic.

"Trois choses sont mangeables mais font maigrir : la viande séchée, le fromage, et les dattes" {Imam Sâdegh, rapporté par Majlesi, p. 45}.

On rapporte de l'Imam Rezâ et de l'Imam Musâ que fréquenter le bain un jour sur deux fait grossir alors que s'y rendre tous les jours fait maigrir {Majlesi, p. 109}. L'Imam Sâdegh dit à ce propos que d'aller au bain à jeun fait maigrir alors que s'y rendre après avoir déjeuné fait grossir {Majlesi, p. 110}.

Les recettes ou solutions pour prendre un embonpoint salutaire et flatteur sont bien sûr très nombreuses : prendre de la farine de graines de trigonelle *shanbalile*, qui contient phosphore et fer aiguise l'appétit {Safizâde, p. 119; Tarâh, p. 321}, de même que boire à jeun un verre de graines trempées d'herbe de sainte Sophie qui est réputée pour faciliter la secrétion de la salive et régulariser la secrétion de la pomme d'Adam *sib-e âdam* {'Atâr-e Yazdi, p. 301; Tarâh, p. 211; 45; 53; 58}. Prendre une infusion de fenouil {15; 63}, boire une infusion de graines de céleri sauvage *karafs* {'Atâr-e Yazdi, p. 302}, manger le réceptacle des fleurs *tah-e gol* qui contient du calcium {15} ou des grains de sésame *konjed* {'Atâr-e Yazdi, p. 302; 33; 47}, tout cela fait grossir. On peut aussi avec profit remplacer l'eau par le lait {Tarâh, p. 211; 'Atâr-e Yazdi, p. 302; 36; 46; 55}.

Pour le petit déjeuner, il est recommandé de manger du riz – liment dont il faut manger de toutes façons en abondance – avec du yaourt, comme cela est de mise chez les habitants du Gilân et du Mâzandarân, mais aussi du chou (surtout du chou rouge) et des carottes {Tarâh, p. 322 et p. 328; 'Atâr-e Yazdi, p. 300; 52; 56; 72; 78}, du miel avec du beurre {'Atâr-e Yazdi, p. 302; 38; 41; 43; 62), du fromage avec des cerneaux de noix, raisins, dattes, figues, et des fruits secs (pistaches, amandes, noix, noisettes) broyés et sucrés, des pois chiches cuits etc. {Tarâh, p. 211; 35; 37; 46; 49; 82}. Boire chaque matin un verre de décoction de grains d'orge décortiqués fortifie, aide la croissance et fait grossir tout en ayant un effet "froid "{18; 54; 70; 77; 79}.

Outre la consommation régulière de riz, celle du très populaire *âbgusht*[1] est réputée pour donner des forces {Saghâbâshi, p. 83; 33; 48; 71; 78}, tout comme le lait d'ânesse {Katirâ'i, p. 416; 35; 37; 40; 42; 45; 47; 50; 53; 66; 75; 76; 77; 79; 82}. Par contre il faut s'abstenir de tout aliment acide, surtout le vinaigre dont la surconsommation entraîne la maigreur et un teint jaunâtre {Saghâbâshi, p. 90; 40; 42; 58; 65}.

La maigreur chez un enfant, même s'il ne présente aucun problème de santé, est considérée comme un manque. On craint pour sa santé s'il est jugé maigre, donc chétif. Plus l'enfant est jeune, plus la peur est grande, et un nouveau-né très maigre et pâle suscite de vives inquiétudes. Signe de la non-intégrité de la personne, la maigreur de l'enfant est combattue par des moyens aussi variés que nombreux, notamment psychiques pour l'inciter à manger plus. Plusieurs expressions ou recettes

---

1. Ce plat très populaire en Iran est composé de viande grasse, de pommes de terre, de tomates et de pois chiches cuits longtemps à feu doux dans de petites soupières jadis en terre, aujourd'hui en aluminium – *dizi* –. Le bouillon est consommé avec du pain trempé aprés avoir retiré les autres ingrédients qui sont pilés et mangés à part.

sont très populaires pour l'encourager à manger ou le faire grossir : lui conseiller de manger avec cette formule : "Finis ton repas pour devenir le roi de France"[1], lui donner le reste du repas d'un ours {Pâyande, p. 230; 37; 49}, lui faire manger du calcul biliaire de bœuf *gâvdâru* surtout s'il s'agit d'un bœuf qui meugle fortement {Pâyande, p. 244; 41; 42; 45; 46; 57; 66; 75; 79}[2].

Quand l'état de maigreur est très prononcé et que l'enfant ne présente pas de signes de vitalité, on l'appelle "l'enfant échangé "*bache-ye 'avazi*[3], car on croit qu'il a été échangé par des djinns avec son *hamzâd* pendant les dix premiers jours après la naissance. Le *hâmzâd*, littéralement "celui qui naît avec soi "est un être surnaturel qui naît avec chaque personne et l'accompagne sa vie durant. Les traitements visent alors à reprendre le vrai enfant, sinon il mourra. Ces traitements sont complexes et nombreux comme en témoigne un exemple : on fait une pâte à partir de cendres, d'un peu de graines d'harmel *esfand* mélangées à une poignée de terre prise sur une bifurcation et à un peu de terre de la rue. On marque avec cette pâte le milieu du front, les veines du cou et des épaules de l'enfant, puis on met l'enfant dans une grande marmite disposée dans les toilettes et remplie d'eau tiédie sur le feu de paille d'un balai servant à nettoyer les toilettes. Après avoir baigné l'enfant une ou deux fois dans cette eau, on le transporte très rapidement dans la cour où on le passera par dessous les jambes de sept filles impubères et au milieu d'une bandoulière de fusil. En même temps on doit égorger un chevreau dont on enlève la peau qui couvrira l'enfant. L'enfant ainsi couvert est remis dans une autre marmite pleine de riz mi-cuit. Après un quart d'heure, on sort l'enfant qui après être lavé et habillé sera placé sur le sein de sa mère. Si l'enfant tète aussitôt, il sera bientôt gros et sain, sinon on lui arrache quelques cheveux et on lui fait quelques saignées, par exemple, sur le front et le dos. S'il saigne et reprend connaissance, il sera guéri sinon il ne tardera pas à mourir {Shakurzâde, p. 235}. Selon une autre version simplifiée, il suffit de placer l'enfant devant un balai ou dans un cabinet d'aisances pour qu'il soit de nouveau échangé {Nafisi 1, p. 61; 40; 42; 50; 66; 76}.

L'anémie (*kamkhuni*)

Parce qu'elle modifie le teint, l'anémie est souvent considérée comme faisant partie des maladies de la peau. Dans la médecine populaire, on parle d'anémie quand une personne a "mauvaise mine", présente d'une manière chronique ou ponctuelle une grande pâleur qui s'accompagne souvent d'un état de fatigue; on parle à ce propos de *rang o ru* (couleur et visage) dans le sens de "pâleur du visage".

---

1. Le terme utilisé est *farang* qui veut dire France, le pays des Francs, l'Europe.
2. Après cette dernière administration, l'enfant ne doit voir personne pendant une nuit ou la durée d'une sieste {Pâyande, p.244 et p.278}.
3. Un enfant handicapé, malade ou laid est aussi appellé *bache-ye 'avazi*. Cette notion en rapport avec la laideur est développée dans le chapitre consacré aux canons de la beauté.

CAUSES

L'insuffisance de sang dans le corps est logiquement donnée comme la cause de l'anémie; certains parlent d'un manque en globules rouges {52; 60; 75; 80} mais d'une manière générale on ne parle que du sang. Cette insuffisance peut être le résultat de plusieurs facteurs associés ou non comme les saignements d'origines diverses (accouchement, menstruations, hémorragies diverses) {34; 54; 66}, la paresse du foie {57; 78}, ou la malnutrition {54; 82}.

TRAITEMENTS

Pour combattre l'anémie on conseille de prendre chaque matin un mélange composé d'une pomme non pelée râpée avec de la cannelle *dârchin* et du distillat de *bidmeshk* (de la famille de *SALIX AEGYPTIACA L.*), le tout sucré au miel {32; 40; 45; 48; 54}. On peut aussi manger des graines de trigonelle {Tarâh, p. 321; 57} ou du lait de vache, et des bananes qui ont la réputation d'aider à la fabrication du sang {'Atâr-e Yazdi, p. 302; 45; 65; 71}.

Le teint bilieux (*zardi*)

Avoir un teint bilieux, blême, jaunâtre n'est pas du tout flatteur ni bien perçu, et la personne ayant un tel teint est qualifiée de *zardanbu* c'est à dire, d'aprés Jamâlzâde {p. 181}, d'une personne faible et anémique dont la couleur de peau est jaunâtre, ou de *zard chehre*, celui dont le visage est jaune et a un aspect fané et triste, ou encore de *zardchube*, curcuma.

CAUSES

L'origine de ce mal est attribuée à un excès de bile (chaud et sec) dans le corps {39; 44; 47; 63; 80}, à un excès de "chaud" {26; 37; 42; 46; 48; 64}[1], à une surconsommation de vinaigre {Saghâbâshi, p. 90; 43; 79; 80; 82}, ou de carvi officinal *zire-ye siyâh*, mais aussi à des actes comme embrasser le dos de la main d'un enfant {Shakurzâde, p. 312; 44; 54; 60; 64}, se regarder la nuit dans un miroir {Shakurzâde, p. 308; 39; 43; 66}, boire de l'eau tout en étant debout {Shakurzâde, p. 308; 41; 80} ou souffler sur le feu d'un narguilé que l'on vient d'allumer et de bourrer de tabac {Shakurzâde, p. 322; 35; 41; 42; 71}.

TRAITEMENTS

On combat l'anémie en s'abstenant de consommer les aliments ou de commettre les actes qui causent le jaunissement du teint. Certains accommodements sont cependant possibles, en particulier pour se voir dans un miroir le soir :

1. Avicenne note également cette cause (Ebn-e Sinâ, tome 1, p.180).

"Si toutefois tu veux le faire, il faut que tu gardes le miroir au-dessus d'un verre de lampe et que tu le tournes trois fois, pour que la flamme jaunisse et assombrisse le miroir "{Shakurzâde, p. 308}.

LES PROBLÈMES DES NOURRISSONS

Les problèmes relatifs aux enfants et nourrissons sont spécifiques et importants car ils sont liés à la perception des premiers contacts avec le monde qui s'élaborent avant tout, par le toucher – par la peau – et l'odorat. Éviter les problèmes cutanés ou y remédier influence donc la perception de l'enfant, et tout particulièrement celle d'un nourrisson, du monde dans lequel il vit. Cet apprentissage des odeurs et sensations spécifiques à chaque culture débute dès le plus jeune âge et s'ancre alors profondément dans les mémoires individuelles et collectives. Robert Debré (p. 70) exprime clairement cette relation étroite entre la perception et les manifestations cutanées :

"On sait que peau et système nerveux sont issus d'une même membrane : l'octoderme [...]; aussi n'est–il pas surprenant que ce soit par sa peau que l'enfant exprime certains conflits. Il n'est que de rappeler, pour s'en convaincre, certaines urticaires géantes survenant après un traumatisme. Les verrues, les pelades, si communes chez le petit enfant, peuvent être l'expression d'un malaise. À l'opposé, un enfant heureux a des cheveux brillants, une peau lisse... Ainsi toutes les sensations, transmises par cette enveloppe vivante qu'est la peau, vont comme dessiner les contours du corps du petit enfant et lui permettre de prendre possession de sa personne [...] l'enfant par sa peau perçoit le monde bon ou mauvais, douillet ou hostile."

De même, l'attitude de l'entourage à propos de la maladie et, en l'occurence, des maladies cutanées, façonne les tout petits enfants qui vivent la maladie de façon d'autant plus intense qu'elle est visible, ce qui va déterminer leurs rapports avec les objets et les êtres vivants, avec la saleté, la maladie, la transgression des interdits. Dans chaque culture, certains gestes ou paroles sont ainsi spécifiques des relations entre adultes et petits enfants à propos de la douleur, des blessures ou de la maladie : faire un simple bisou *bus* sur un bobo tout en disant : *uf shode* ("c'est devenu un bobo"), lécher le bobo, geste automatique, renvoie à la croyance des effets curatifs de la salive. D'autres attitudes consistent à soulager psychologiquement l'enfant en frappant la table ou le sol que l'enfant a heurtés, gestes qui renvoient au réconfort d'être vengé, et servent à détourner de la douleur l'attention de l'enfant.

Le peau de l'enfant (*pust-e bache*)

Pour embellir, rendre résistante et adoucir la peau des nourrissons et des petits ou éviter divers problèmes, la médecine populaire iranienne connaît de nombreuses pratiques dont certaines concernent la grossesse de la mère. Celle-ci doit s'abstenir de toucher son corps lors d'une éclipse de soleil ou de lune, car l'enfant à naître porterait alors le signe de cette transgression, une tache rouge ou bleuâtre, à l'endroit touché suivant qu'il s'agit d'une éclipse solaire ou lunaire. Cette tache serait d'autant plus disgracieuse qu'elle est souvent le siège de nombreux poils {Batesti, p. 60; 7; 35; 41; 43; 46; 48; 50; 53; 58; 66; 79}. Si la femme enceinte s'assied sur une grosse pierre, les fesses de l'enfant seront bleuâtres {Pâyande, p. 293; 50; 66; 77}. Si on passe par dessus les jambes allongées d'une femme enceinte, une partie du corps de l'enfant sera anormale {Pâyande, p. 294; 35; 39; 47; 50}. Si la femme enceinte, de trois à sept mois, fixe des yeux une rose, l'enfant aura un grain de beauté difforme sur le front {Pâyande, p. 295; 37}, et si elle sent du basilic ou toute autre plante à forte odeur, son enfant portera sur le front le dessin d'une feuille de cette plante {Pâyande, p. 295; 42}.

De même, après la naissance certains gestes sont à éviter : si une femme enduit de colostrum *shir-e mâk* le visage de son fils, il deviendra imberbe {Pâyande, p. 297; 7; 60; 66; 79}. L'apparition de taches blanches sur le visage des enfants *golghahre* est due au fait que la mère a allaité son enfant en étant en colère, qu'elle lui a donné du ‘lait de colère’ *shir-e ghahre* {Nafisi, p. 53; 50; 77}. Pour augmenter la résistance et la tonicité de la peau, il faut étaler sur la peau du bébé, une fois le cordon ombilical tombé, une pâte composée de yaourt et de henné {7; 35; 40; 42; 48; 50; 54; 60; 66; 70; 77; 76}.

Contre les rougeurs et les inflammations de la peau, on utilise de l'huile d'amande douce {41; 46; 53; 57; 60; 68; 71; 73; 79; 82}, et pour toutes sortes de problèmes de peau des nourrissons on peut appliquer au doigt de l'huile de maïs, ou le liquide qui sort des grains de blé saisis sur le feu {Safizâde, p. 91, 152}.

La plaie du nombril (*zakhm-e nâf*)

La description rapportée par Norden {p. 98–100 cité par Massé} est quelque peu imprécise : “Après l'accouchement, on coupe le cordon ombilical à deux longueurs de pouce – sur la plaie on met un remède composé de beurre et d'épices et on l'enroule d'un pansement”. D'après plusieurs informateurs les épices utilisées dans cette pâte permettant une cicatrisation rapide, seraient en fait du curcuma {40; 41; 44; 60; 63; 66; 71; 74; 82}. Certaines personnes remplacent le beurre par de la graisse de Kermânshâh *roghan-e kermânshâhi*[1] {7; 42; 57}. Un autre traitement est également réputé pour être très efficace : après avoir noué le cordon, il faut mettre tout autour une pâte composée de cendres *khâkestar* chaudes et de graisse d'origine animale de

1. Graisse obtenue à partir de lait de vache ou de brebis de la région de Kermânshâh.

bonne qualité. Enrouler cette pâte en forme de tuyau. Une seule application de cette pâte suffit pour faire tomber le cordon. Les cendres font pourrir le cordon {5; 35; 36; 42; 48; 76; 77}.

La plaie de circoncision (*zakhm-e khatne*)

La circoncision étant une règle religieuse chez les Musulmans, la majorité des Iraniens est concernée et cela revêt une grande importance, d'autant plus que cette pratique est chargée de croyances. En fait, quiconque n'est pas circoncis est appellé *kâfar* (athée), "Il est considéré comme quelqu'un sans pitié et cupide." {Pâyande, p. 229}, c'est pour cela que l'on dit à propos des personnes que l'on juge affligées de ces défauts :

Engâr khatne nashode ast!
C'est comme s'il n'est pas circoncis!

La circoncision étant la marque même de l'adhésion de l'enfant mâle à l'Islam, on conseille sa pratique sitôt que possible. Retarder la circoncision d'un enfant musulman est considéré comme un péché, celui-ci ne mourant dans la dignité totale d'un Musulman que s'il a été circoncis. Cette précocité est en outre justifiée par des raisons d'hygiène, par la cicatrisation plus rapide et le fait que la gêne physique ou psychique occasionnée sont plus facilement supportées par un tout petit. Cependant, si l'enfant est jugé trop faible et maigre à sa naissance et n'est pas circoncis au dixième jour, on retarde alors l'opération jusqu'à l'âge de quatre ou cinq ans.

"Si un enfant naît circoncis, il apportera chance et opulence (*ne'mat*) "{Pâyande, p. 229; 44; 50; 57; 63; 66}.

TRAITEMENTS

Aujourd'hui, au moins dans les grandes villes, beaucoup d'enfants sont circoncis par un médecin, mais cette opération est encore très souvent pratiquée selon la tradition par l'employé du hammam *dalâk* qui s'occupe également des pansements. Tout de suite après la circoncision, afin d'arrêter l'hémorragie et éviter l'infection de la plaie, il graisse la plaie avec le gras d'un œuf brûlé puis la saupoudre avec les cendres d'un morceau de coton ou à défaut, d'un morceau de tissu brûlé {7; 42; 50; 57; 66}. Pour que la plaie ne soit pas en contact avec les vêtements et les draps, on place sur le sexe un bol en porcelaine {Shakurzâde, p. 161; 66; 68}. Pendant les quinze jours qui suivent, le *dalâk* qui a procédé à l'opération vient une fois par jour rendre visite à l'enfant pour changer le coton et appliquer sur la plaie un peu de poudre d'écorce de saule blanc s'il constate la présence de sanie autour de celle–ci {Shakurzâde, p. 167; 40; 44}. L'enfant circoncis reste au lit trois ou sept jours. Il est ensuite vêtu d'un pagne long dont les deux bouts sont noués à la nuque ou enroulés autour de la taille. Après deux semaines, le *dalâk* emmène l'enfant au hammam, puis couvre le sexe de l'enfant avec un petit sac de tissu très fin dans lequel il a disposé une poudre fine composée de l'écorce de saule blanc et conseille à la famille de changer le sac deux ou trois fois par jour tant que la plaie n'est pas complètement cicatrisée {Shakurzâde, p. 167; 66}.

On dit que la plaie s'infectera si pendant les trois jours qui suivent la circoncision on donne de l'eau à l'enfant {Shakurzâde, p. 167; 52; 63}, et qu'il faut éviter aussi les aliments gras, frits ou de forte odeur {Shakurzâde, p. 167; 40; 42; 50} et nourrir seulement l'enfant de jaunes d'œuf et de sirops de cédrat *bâlang* {Shakurzâde, p. 167). Si toutefois la plaie s'infecte, on l'enduit "d'huile des cimetières" *roghan-e gurkhane* que la tradition populaire croit extraite des os des morts {Shakurzâde, p. 167}. Dans d'autres versions on couche l'enfant circoncis sur un lit de cendres {7; 79; 82}. Pour cicatriser on peut également utiliser des feuilles séchées de *CYNARA SCOLYMUS L. kangar-e biyâbâni*, ou une décoction de fleurs de guimauve officinale {Safizâde, p. 142; 7; 80}.

Les croûtes de lait (*dâghme-ye bache*)

C'est une sorte de graisse jaunâtre qui couvre la tête et le visage du nourrisson, surtout au niveau des sourcils et des narines. Très rebelle, elle enlaidit l'enfant et persiste durant les premiers mois. On attribue cette affection au manque de bain fréquent {7; 54; 58; 65; 79} ou à la lourdeur du lait de la mère {44; 50; 66; 70; 76}. Pour la soigner il convient de graisser avec du lait de la mère, de l'huile d'amandes douces ou de la vaseline, puis de peigner les cheveux, ou de masser soigneusement le visage à l'aide d'un gant de toilette en coton pour que les croûtes se décollent avant de laver le nourrisson {7; 50; 63; 68; 70; 76; 79; 80}.

Les boutons du nourrisson (*jush-e nozâd*)

Ces petits boutons rouges qui apparaissent surtout sur le visage sont attribués à un excès de "chaud" notamment au niveau du lait maternel {7; 40; 46; 80}, ou à une prise de poids importante – donc bénéfique – du nourrisson, on dit en effet que si les boutons sont placés sur le visage, c'est également le signe que l'enfant grossit bien {43; 70; 79; 82}. Ce problème bénin est traité par l'application d'un mélange de cèdre et de yaourt {82} ou en lotionnant avec une décoction de fleurs de guimauve {43; 79}. Il faut également que la mère ou la nourrice consomme des aliments "froids" {7; 40; 46; 82}.

L'érythème fessier (*sukhtegi az edrâr va madfu'*)

La “brûlure des jambes de l'enfant” *sukhtegi-e pâ-ye bache* est un problème très répandu : la peau devient rouge et des petits boutons apparaissent provoquant de fortes douleurs, et pouvant parfois se transformer en plaies. Ces lésions sont clairement attribuées aux urines et aux selles du bébé qui brûlent sa peau {7; 18; 45; 46; 57; 60; 68; 70; 72; 76; 77; 80; 82}. On recommande pour guérir et adoucir la peau de laver sans rincer les endroits atteints avec une décoction très soigneusement filtrée de fleurs de guimauve officinale – les petites épines doivent en avoir disparu, pour ne pas irriter ou blesser la peau du bébé {7; 54; 57; 69; 79; 82}. On peut aussi appliquer une pâte faite de terre à foulon *gel-e sarshuy* {18; 42; 58; 77}.

Le muguet (*barfak*)

On appelle *barfak* (petite neige) ou *sefidak* (petit blanc) les petites plaques blanches situées dans la bouche et sur la langue des nourrissons, accompagnées d'une forte douleur qui empêche l'enfant de boire. Certains accusent le colostrum *shir-e mâk* d'en être la cause du fait de sa lourdeur et de son épaisseur {Tarâh, p. 290; 42; 66; 70; 82}, d'autres mettent en avant le fait de faire boire trop souvent de l'eau sucrée au nourrisson {'Atâr-e Yazdi, p. 79; 50; 52; 54; 57; 68; 79; 80}.

Ce mal disparaîtrait en appliquant à l'aide d'une plume de poule ou de l'index enveloppé d'un morceau de tissu en soie, ou d'un mouchoir noir en *kojin*[1] {Shakurzâde, p. 155} un peu du mucilage obtenu en trempant dans l'eau de la casse officinale *folus*. Il faut bien imprégner la bouche et la gorge du nourrisson de ce mucilage, et répèter l'opération jusqu'à guérison {Shakurzâde, p. 155; Tarâh, p. 290; 7; 66; 80; 82}. Un autre traitement consiste à appliquer sur le muguet du jus de coriandre pilé seul ou mélangé à des feuilles de *ERYNGIUM CŒRULEUM M.B. chuchâgh* et à de la caillebotte séchée *ghareghorut* à l'aide de fils de cocon cuit de ver à soie ou des cheveux de la mère enroulés autour de son doigt. Elle peut aussi introduire dans la bouche de son nourrisson le bout de son sein enduit de ce mélange {Pâyande, p. 262; Tarâh, p. 290; 3; 39; 50}. Certains utilisent une poudre connue sous le nom de *barfak* vendue dans les drogueries {38; 55; 74}, appliquent avec du coton propre du bicarbonate de soude dilué {8; 48; 54; 60; 77} ou lavent la bouche du nourrisson avec une solution d'acide borique ou de la teinture d'iode {7; 53; 62; 68}.

L'eczéma du nourrisson (*khâreshak-e bache*)

L'eczéma du visage du nourrisson est appelé *khâreshak* (litt.: petite démangeaison) et se manifeste sous la forme de minuscules vésicules sous-cutanées qui pro-

1. Etoffe de soie tissée à la main.

voquent de violentes démangeaisons qu'il est courant de voir se transformer en plaies; elles sont contagieuses et apparaissent surtout sur les joues.

CAUSES

Un grand nombre de personnes attribuent cette affection à l'allaitement maternel et à un accès de colère de la mère pendant la période d'allaitement {Shakurzâdeh, p. 233; 5; 7; 40; 47; 54; 66; 70; 75; 79; 82 }; on dit d'ailleurs que la mère qui allaite ne doit pas se fâcher au risque d'abîmer son lait. On prétend également que cet eczéma est dû à la mauvaise alimentation de la mère pendant la gestation (excès d'épices et de plantes à forte essence telle que la menthe) {Jazâyeri 2, p. 265; 44; 50}. Une des personnes interrogées {80} signale qu'il ne faut pas trop donner de sucreries aux enfants, laissant sous-entendre qu'un excès en consommation de sucreries pourrait être la cause de cet eczéma, sans toutefois l'affirmer. Ce type d'approche est très fréquent, et en approfondissant la pensée de l'interlocuteur il apparaît que l'excès de sucreries n'est pas pour lui une cause en soi, mais un facteur qui prépare le terrain {40; 46; 66; 80}. On dit aussi que tant que le nourrisson n'a pas été emmené au hammam, il aura des boutons sur le visage si on apporte des œufs dans sa chambre, et sur tout le corps si on apporte de la viande {57; 73}.

TRAITEMENTS

Mettre de son propre lait sur le visage du nourrisson {23; 54; 57}, mettre du “lait de fille”, c'est à dire du lait venant d'une mère dont l'enfant est une fille, seul {40; 50; 66} ou mélangé à du camphre {'Atârnezhâd, p. 497; 42; 54}, appliquer la mousse obtenue en battant fortement un peu d'indigo *nil* dilué dans de l'eau {'Atârnezhâd, p. 495; 'Atâr-e Yazdi, p. 97; 53; 57}, ou un mélange composé de bicarbonate de soude *jush* et de yaourt {'Atârnezhâd, p. 496; 40; 57}. D'autres traitements sont plus complexes comme ceux-ci : faire une fumigation de crottes d'ânesse *'anbar-nesârâ* et renverser dessus un bol en terre cuite afin de récupérer sur les parois la vapeur jaunâtre que l'on applique avec un coton sur le visage de l'enfant {Shakurzâde, p. 234}, ou appliquer la poudre obtenue de la litharge *morde sang-e noghre* brûlée, c'est-à-dire la pierre rougie au feu que l'on place dans un distillat de saule blanc *'aragh-e bid* et que l'on pile et tamise à travers un tissu fin {Shakurzâde, p. 233 et p. 234}.

LES MAUVAISES ODEURS DU CORPS

صبا اگر گذری افتدت به کشور دوست بیار نکهتی از گیسوی معنبر دوست

“Ô zéphir du matin, si ta course te mène au pays de l'Ami,
Que ton souffle rapporte le parfum d'ambre de sa chevelure.”
{Hâfez, p. 84, traduit par Surieu, p. 118}.

De même que les affections de la "peau apparence" concernent la vue, de même on considère comme une affection de la peau, ce qui touche à l'odorat. Ce sujet est ambivalent car d'une part la sudation est jugée sinon nécessaire du moins bénéfique au bon fonctionnement du corps entier puisque dans beaucoup de traitements médicaux, on essaye de provoquer la transpiration à l'aide de divers procédés ou aliments, et que d'autre part une transpiration excessive et malodorante est fort mal jugée. Sentir mauvais, par la transpiration ou l'haleine, est considéré comme un signe de malpropreté et donc un manque de respect à l'égard d'autrui.

Les parfums d'Orient

La tradition islamique fait une place notable à la question des odeurs à propos desquelles il existe de nombreuses règles, coutumes, dictons ou même consignes religieuses. L'usage des parfums est très répandu, ancien et traditionnel dans tout l'Orient, comme le rapportent de nombreux témoignages historiques[1], et si se parfumer n'est pas une obligation dans l'Islam, c'est une chose conseillée, en particulier le vendredi. Les traditions populaires attribuent au Prophète de nombreuses sentences à propos des parfums :

> "Elles sont au nombre de trois les choses que j'ai adoptées dans votre monde : les femmes, les parfums, et la prière" {Majlesi, p. 61}.
> "La santé du corps dépend de trois choses : la bonne odeur, l'habit dans lequel on est bien et le miel" {Sâne'i, p. 243}.
> "Le parfum et les bonnes odeurs font partie de la bonne conduite des prophètes" {Majlesi, p. 102}.
> "L'ange Gabriel me dit : un jour sur deux parfume-toi et obligatoirement le vendredi bien entendu! Ne faites jamais abstinence de bonnes odeurs, les anges sentent la bonne odeur des croyants [...]. Tout ce que tu dépenses en bonne odeur n'est pas gaspillage." {Majlesi, p. 102}.

---

1. PINSET (p.37 et p.48) écrit à ce propos : "Les musulmans avaient hérité de la chimie très développée de l'Empire sassanide; dans le domaine des parfums, c'est là qu'on avait inventé au début du Ve siècle les essences de fleurs liquides, et l'eau de rose de Goa était réputée et expédiée dans le monde entier. On fabriquait aussi d'excellents savons en Egypte, en Tunisie, en Perse, qui se vendaient très cher. Le commerce des cosmétiques est alors indissolublement lié à celui des épices et à celui des remèdes, et bénéficie du développement de la pharmacie arabe qui accompagne celui de la médecine. Dès le Xe siècle, les traités de pharmacie arabe circulent dans le monde musulman. [...] La vogue des parfums est une vogue arabe."
MAZÂHERI complète ces informations (Mazâheri 1, p.266) : "L'industrie des parfums était très développée, car les Orientaux du Moyen Age en faisaient une grande consommation. L'antiquité n'a pas connu les parfums aux essences de fleur, mais seulement l'encens, le musc, le nard, la myrrhe et autres aromates provenant de l'Orient, et dont on faisait des fumigations. L'art subtil d'extraire l'essence des différentes fleurs et de l'enfermer dans des flacons est né chez les Zoroastriens, à l'époque sassanide; car les parfums jouaient un grand rôle dans le culte d'Ahura Mazda. Cette tradition se continua à l'époque islamique et, devant les principales mosquées, il y avait toujours des magasins de parfumeurs qui, de la même façon que les mages sassanides d'autrefois, devant les temples du feu, approvisionnaient les fidèles en parfums."

Majlesi {p. 63} rapporte qu'une des conditions que le Prophète exigeait d'une femme pour l'épouser était que les personnes envoyées à cet effet vérifient que le cou de la femme en question dégage une bonne odeur .Selon les traditions, ce souci de la propreté et d'avoir une bonne odeur est également partagé par les Imams, notamment de l'Imam Sâdegh dont on rapporte de nombreux propos à ce sujet :

“La bonne odeur fortifie le cœur et augmente le pouvoir sexuel.”
“Si quelqu'un se parfume tous les jours, sa sagesse *'aghl* l'accompagnera jusqu'au soir.”
“La prière dite en étant parfumé vaut plus que soixante-dix prières sans l'être.”
"Dieu a donné trois choses aux prophètes : la bonne odeur, les femmes et la brosse à dents.”
“C'est un devoir pour chaque adulte que de couper sa moustache et ses ongles et de se parfumer tous les vendredis.”
“Il ne faut jamais refuser une bonne odeur offerte par quelqu'un. ”

On attribue à l'Imam Reza :

“Il n'est pas convenable pour un homme de se priver de senteurs. Toutefois, s'il ne lui est pas possible [de se parfumer] tous les jours, un jour sur deux est recommandé, à défaut tous les vendredis. Il ne faut bien sûr pas s'en abstenir”;

et à l'Imam 'Ali :

“La Musulmane doit toujours se parfumer pour son mari”;

ce à quoi le Prophète ajoute :

“mais elle ne doit pas se parfumer pour sortir de chez elle, car elle serait alors maudite par Dieu jusqu'à ce qu'elle soit de retour chez elle.”

La culture populaire iranienne s'inscrit tout à fait dans cette tradition qui valorise ceux qui sentent bon et dénigre les autres, ce que rappellent ces vers rapportés par un informateur {78} :

Bu-ye khosh ghalb-e to shâd konad,	Les bonnes odeurs égaient ton cœur
Az gham o ghose-at âzâd konad.	Elles te libèrent de la tristesse.
Mikonad taghviyat-e ghove-ye bâh,	Elles fortifient ton pouvoir sexuel
Hichkas az to nakonad ekrâh.	Personne ne te fuira .

Les coutumes et expressions sont nombreuses à propos des odeurs. On qualifie de *gande baghal* celui dont la transpiration au niveau des aisselles sent mauvais, *gande pâ* celui dont les pieds sentent mauvais, et *gande dahân* celui dont l'haleine est fétide. On considère que par nature certaines personnes ont une sudation dont l'odeur est forte, et cela faisait autrefois partie des critères de choix du conjoint. Ainsi, les femmes qui venaient demander une fille en mariage n'hésitaient pas à la flairer de près pour savoir si son corps sentait fort. Cette pratique courante dans le passé persiste encore dans certains milieux. Éviter les odeurs corporelles relève donc d'un code social. C'est une question de respect des bienséances, mais également la base de techniques et de traditions à fin hygiénique; c'est le cas de l'épilation si usitée chez les musulmans et notamment chez les Iraniens, qui est un facteur essentiel pour empêcher les mauvaises odeurs.

On distingue plusieurs types de transpiration excessive : la sueur froide (*'aragh-e sard*) est due à un excès de “froid” ou bien à une baisse de tension. On l'appelle “froide", car en touchant les gouttelettes et le front, on ressent leur froideur. On dit alors :

'Aragh-e marg [/sard] behesh neshaste
La sueur de mort [/froide] a siègé sur lui

Par contre, on associe la faiblesse (*bi ghovati*) à celui qui transpire excessivement en dehors des temps chauds. La transpiration des mains et des pieds est souvent jugée comme héréditaire. “Il y a des familles à cela!”. La transpiration excessive de nuit est jugée par Avicenne (Ebn-e Sinâ, tome 1, p. 217) comme étant le résultat d'une gloutonnerie. La peur ou la honte peuvent également occasionner une hypersudation[1] :

Az tars (khejâlat) khis-e 'arghq shodam!
Az tars (sharm) az haft jâm 'aragh sarâzir shod!
Az tars 'aragh-e marg behem neshast!
De peur (/de honte) je fus mouillé de sueur!
De peur (/de honte) la sueur descendait de sept endroits de mon corps!
De peur la sueur de mort siègea sur moi!

Par contre, on dit que la sueur pendant une maladie, appelée *'aragh-e sehat* (“sueur de santé”) présage la guérison. C'est également au hammam qu'on se couvre bien pour bien transpirer et être ainsi en bonne santé. Le problème de transpiration varie en fonction du climat et des saisons, mais aussi des individus; aussi les personnes prédisposées prennent-elles des mesures plus importantes pendant les périodes plus favorables à la transpiration : épilations, lavages et usage de cataplasmes sont pratiqués à intervalles plus courts.

1. "La chaleur n'est pas le seul stimuli à mettre en action les glandes endocrines, toutes les émotions transmises par le système nerveux para-sympathique agissent sur elles et provoquent une transpiration." (*Santé Magazine*, n° 100, p.63).

La transpiration des mains et des pieds

Les parties du corps démunies de poils, comme les paumes de mains ou les plantes de pieds, posent un problème d'une nature différente car il s'agit de parties du corps découvertes : en permanence pour les mains qui sont des outils de travail, et de temps à autre pour les pieds, quand on se déchausse pour entrer dans une maison ou à la mosquée.

– Les mains moites ('aragh-e dast)

Les mains moites sont une gêne pour la personne qui en est affectée, par la sensation qu'elle éprouve dans l'accomplissement des tâches journalières, mais surtout cela provoque chez les autres une réaction de répulsion à l'occasion des contacts directs ou indirects, par les objets manipulés. La médecine populaire fait souvent un lien entre la moiteur des mains et l'anémie générale *(kamkhuni)* {7; 33; 77; 79}. On soigne donc cette affection comme l'anémie, mais on conseille plus simplement de se laver les mains avec une tisane de feuilles de noyer, ou de faire des bains dans de l'eau additionnée de vinaigre {39; 51; 55; 78; 79}.

– La transpiration des pieds ('aragh-e pâ)

Dans une culture où on est amené à se déchausser[1] souvent, la transpiration excessive ou insuffisante des pieds est une question dont chacun doit se soucier, car l'odeur aigre que cela provoque après un stationnement plus ou moins long dans les souliers est pour le moins discourtoise. On attribue ces mauvaises odeurs au port trop prolongé des chaussures {39; 51; 55; 78; 79; 80} ou à un excès de lavage des pieds avec du savon {44; 80} : “Plus on les lave au savon, plus ils sentiront mauvais.” {80}.

TRAITEMENTS

Il existe deux types de traitements selon que l'on attribue les mauvaises odeurs à une transpiration insuffisante ou excessive. Dans ce derniers cas, pour rendre agréable l'odeur de la transpiration, on utilise un cataplasme de raisins verts, séchés et réduits en poudre *gard-e ghure* {Saghâbâshi, p. 70; 48; 64}. Pour arrêter la sueur ou en empêcher la mauvaise odeur on utilise respectivement le mélange de pétales de roses et de feuilles de myrte séchées et réduites en poudre, ou on masse le corps avec des pétales de roses {Saghâbâshi, p. 284, p. 222}. La pâte de henné est connue d'une façon générale pour faire disparaître les mauvaises odeurs du corps et notamment celle des pieds {Donaldson, p. 188; 23; 41; 42; 57; 60; 63; 71; 78; 80}.

---

1. Acte puisant sa signification dans une symbolique ayant trait à la distinction entre le "dehors" et le "dedans", le pur et l'impur, le respect et l'irrespect.

Plusieurs types de bains de pieds sont également recommandés : avec du vinaigre de vin ou de l'acide citrique *johar-e limu* {'Atâr-e Yazdi, p. 102} dilué dans l'eau tiède; avec une décoction de peau de grenade acide *anâr-e torsh* avant de couvrir la plante des pieds avec une pâte de henné {Pâyande, p. 253}; les laver trois fois par jours à l'eau froide ou les laver et masser avec une solution de permanganate. On peut également appliquer une pâte de henné mélangée à des galles de chêne *mâzu* ou une pâte faite de tanin *jaft* et d'une peau de grenade douce, le tout pilé et mélangé à une huile animale {'Atârnezhâd, p. 473 et p. 474}. On conseille également de se talquer les pieds avant de se chausser, ou de mélanger le talc à de l'acide borique ou du carthame laineux *ghartam-e bari* {7; 48; 56; 64; 79}. Un cataplasme de feuilles fraîches de réglisse *shirinbayân* élimine la mauvaise odeur sous les aisselles et entre les orteils {Saghâbâshi, p. 324}.

Une autre série de remèdes visent à pallier le manque de transpiration qui est considéré d'une façon générale comme le signe d'un dysfonctionnement, et une source de mauvaises odeurs et particulièrement celles des pieds. Celui qui ne transpire pas bien est considéré comme intoxiqué car la transpiration est un moyen de décharger l'organisme de ses déchets ou toxines. Pour lutter contre ce problème, on conseille la consommation de tisanes sudorifiques : gingembre *zanjebil*, bourrache *golgâvzabân*, cannelle *dârchin*, coqueliquot *shaghâyegh*, morelle noire *tâjrizi* , romarin *eklil-e kuhi*, feuilles de bardane *bâbââdam*, achillée *bumâdarân*, fagone *bâdâvard*, mauve sauvage *khobâzi*, capillaire *par-e siyâvoshân* ou encore du sirop de citron sucré au miel. La consommation de pois chiches ou de framboises augmente aussi la sudation {'Atâr-e Yazdi, p. 102; 56}.

L'haleine fétide (*buy-e dahân*)

Une mauvaise haleine est blâmée pour la gêne qu'elle occasionne pour l'entourage. Bien que le choix de la consommation d'aliments procurant une mauvaise haleine soit laissé à la personne qui ne se rendra pas à la mosquée, il est néanmoins recommandé d'avoir une bouche exempte de mauvaises odeurs pour effectuer sa prière du soir. En effet, on rapporte de l'Imam Sâdegh qu'il conseille de se brosser les dents juste avant cette prière pendant laquelle les anges reposent leur bouche sur celle de celui qui prie et emportent ainsi toutes les prières vers le ciel, aussi faut-il que la bouche sente bon {Majlesi, p. 92}.

CAUSES

Plusieurs facteurs sont évoqués comme responsables de la mauvaise haleine : la consommation de certains aliments à odeur forte tels que l'ail ou l'oignon {33; 58; 57; 62; 77} ou de *SALSOLA SODA L. oshnân* donne une mauvaise haleine {Majlesi, p. 182}, une infection au niveau de la bouche {58; 65; 70; 77}, certaines maladies infectieuses {52; 71}, une mauvaise digestion {53; 62; 67; 77; 79; 82}, la constipation {57; 62; 65; 78; 79}.

TRAITEMENTS

La consommation d'*âbsham* [?], de thym *âvishan* avec du sel {Majlesi, p. 182} supprime la mauvaise haleine, de même que la consommation de figues {Imam Rezâ dans Majlesi, p. 51; 53; 62}. D'autres solutions sont indirectes puisque, selon l'Imam Bâgher, le henné débarrasse le corps et la bouche de leurs mauvaises odeurs {Majlesi, p. 28}, et selon le dernier et l'Imam Sâdegh, souligner les yeux avec du kohl *sormeh* donne une bonne odeur à la bouche {Majlesi, p. 24; 71; 77}; on rapporte enfin du Prophète qu'il reconnaissait quatorze bienfaits au fait de teindre les cheveux ou la peau parmi lesquels figure le fait d'avoir la bouche parfumée {Majlesi, p. 26}.

CHAPITRE V

LES PROBLÈMES LIÉS AUX CHEVEUX, AUX POILS ET AUX ONGLES

Il paraît logique d'associer à la peau et à son apparence tout ce qui ressortit au système pileux (cheveux, barbe, cils et sourcils) et aux ongles. Les problèmes qui y sont liés sont donc bien du domaine des "maladies de la peau", encore qu'ils aient plus souvent trait à l'hygiène et à la beauté qu'aux maladies réelles. Par leur nature très visible, voire même spectaculaire, les cheveux et la barbe tiennent une place éminente dans la culture, et donc dans la société, ce que confirment les préceptes de l'Islam dans ce domaine, quand ils conseillent aux hommes de porter la barbe et exigent des femmes qu'elles se couvrent les cheveux.

LES CHEVEUX

Comme les dents, les ongles et le sang, les cheveux continuent à représenter la personne à qui ils appartiennent, qu'ils soient partie intégrante du corps (vivant ou mort), ou qu'ils en soient détachés; Majlesi {p. 99} rapporte ce propos de l'Imam 'Ali selon lequel le Prophète ordonna d'enterrer quatre choses : cheveux, ongles, dents et sang.

De nombreux proverbes et expressions ont une terminologie empruntée aux cheveux ou aux poils, ces derniers étant appelés cheveux *mu-hâ* et non pas poils *pashm* quand il s'agit d'être humains, l'autre terme s'employant surtout pour les animaux et paraissant vulgaire quand il concerne des personnes.

Mu az tan-e kasi dâshtan
Avoir un poil de quelqu'un sur son corps
(Être doté des qualités morales ou physiques de quelqu'un).
Cette expression est souvent employée sous la forme réprobatrice : Ce garçon n'a pas un poil du corps de son père sur le corps! (Ce garçon ne ressemble en rien à son père, n'a aucune des qualités de son père) {Hedâyat, p. 108; 62; 65; 79; 80; 82}.

Pashm o pilash rikhte!
Ses poils et son flacon de parfum sont tombés!

(Il est devenu incapable – sur le plan moral ou physique, ou les deux à la fois); se dit d'une personne connue pour son audace qui aurait tendance à baisser.

Engâr mu-yash râ âtash zadeand!
C'est comme si on avait mis le feu à ses cheveux!
Cette phrase est employée pour quelqu'un qui se présente soudainement; elle fait référence à la légende de Simorgh[1], oiseau fabuleux dont les plumes protègent celui qui les possède : il suffit d'en brûler une en cas de besoin, et le Simorgh apparaît aussitôt.

Dans la culture populaire iranienne, il existe en outre de nombreux gestes ayant trait aux cheveux qui ont la réputation de porter malheur ou d'entraîner des déboires, et sont donc déconseillés : c'est ainsi qu'il ne faut pas jeter les cheveux peignés ni les brûler; si les cheveux jetés sont emportés par un moineau *gonjeshk* ou un corbeau *kalâgh* pour la construction de son nid ou piétinés par quelqu'un, leur propriétaire aura des vertiges (allusion à la hauteur du nid) {Hedâyat, p. 74; Shakurzâde, p. 627; Donaldson, p. 186}, ou des maux de tête, verra ses cheveux tomber ou sera atteint de teigne (*kachali*) {Hedâyat, p. 74; Shakurzâde, p. 627; 66; 70}. La femme qui tresse ses cheveux dans la baignoire du hammam *khazine-ye hamâm*, aura une co-épouse *havu* {Hedâyat, p. 79; 35; 56; 57; 60; 70; 74}. La jeune fille dont le père est encore vivant, attirera le malheur si elle ouvre ses tresses dans la maison {Hedâyat, p. 79; 35; 62}. Si on sort de sa maison pour un voyage, la vue d'une vieille femme aux cheveux rouges *mu sorkh*, porte malheur {Hedâyat, p. 80; 74}. Quelqu'un se coiffant avec le peigne d'une autre personne ne sera plus aimé de celle-ci : leur amitié en sera profondément affectée {Hedâyat, p. 82; 70; 76}. Quand on compte les tresses d'une femme, il faut dire : "une datte, deux dattes,... sinon on lui portera le mauvais œil et ses cheveux tomberont." {Hedâyat, p. 102; 53; 70}. Cela fait allusion à l'abondance des cheveux permettant un très grand nombre de tresses... jusqu'à quarante! Seuls les cheveux très abondants autorisent une telle coiffure. "La femme aux quarante tresses" (*zan-e chehel gisu*) des contes en est un exemple.

La forme et la beauté des cheveux

Les cheveux des femmes sont considérés comme un signe de féminité dont les ravages dûs à l'attirance qu'ils exercent sont chantés dans de nombreux poèmes, en particulier dans ceux de Hâfez.

---

1. Simorgh est l'oiseau fabuleux qui prit soin de Zâl, un des héros du Livre des rois de Ferdowsi. Zâl, né avec les cheveux blancs fut abandonné au pied de l'Alborz et élevé par Simorgh qui y avait son nid. Quand Zâl devint un jeune homme, son père apprenant qu'il était toujours en vie vint le chercher. Au moment de la séparation, Simorgh dit à Zâl : *Prends avec toi une de mes plumes, et tu resteras toujours sous ma protection. En cas de difficulté, mets dans le feu ma plume, aussitôt j'apparaîtrai* {Moïnfar 3, p.110}.

اگر به زلف دراز تو دست ما نرسد
گناه بخت پریشان و دست کوتاه ماست

Si nous n'arrivons pas à mettre la main sur ta longue chevelure
C'est la faute à notre mauvais destin et à nos bras trop courts
{Hâfez, p. 32}.

به غلامی تو مشهور جهان شد حافظ
حلقهٔ بندگی تو در گوشش باد

Hâfez est connu comme ton esclave
Que l'anneau d'esclave de ta chevelure soit à son oreille!
{Hâfez, p. 136}.

صبا وقت سحر بویی ز زلف یار می آورد
دل شوریدهٔ ما را به بو در کار می آورد

Au petit matin, Zéphyr nous ramène le parfum de la chevelure de la bien-aimée
Il travaille notre cœur troublé avec ce parfum.
{Hâfez, p. 198}.

La chevelure des femmes est le signe de leur probité *pâkdâmani*, ce que marquent les conseils religieux qui prescrivent que les femmes doivent couvrir leurs cheveux du regard des hommes non autorisés *nâ mahram*, c'est-à-dire à tout homme autre que leur époux, père, père de leur époux, fils, fils de leur époux, frères, ou fils de leurs frères ou de leurs sœurs, leurs esclaves et les garçons “qui ne sont pas [encore] au fait de la conformation des femmes” {Coran, XXIV, 31). Si un homme *nâ mahram* voit la chevelure d'une femme parce qu'elle ne s'est pas bien voilée, celle-ci sera en enfer suspendue par ses cheveux {Shakurzâde, p. 633; 55; 74}. Autrefois, on coupait les cheveux des femmes de mauvaise vie pour signaler ainsi leur punition. Autour de la chevelure se tient donc un discours très riche, tantôt affirmation des qualités ou des défauts des cheveux, tantôt formulation des actes déconseillés dont la transgression peut avoir des conséquences néfastes sur celui qui les enfreint ou sur ses proches. L'interdiction de tel ou tel acte n'est d'ailleurs pas toujours suivie de la nature précise des conséquences qui en découlent.

Les cheveux abondants sont très appréciés surtout pour les femmes chez qui leur longueur est également un atout supplémentaire. La couleur idéale est le noir et quelques boucles sont les bienvenues. Les soins des cheveux sont très importants, et on cite même quelques paroles que l'on prête au Prophète et aux Imams et qui en soulignent la valeur : “Se peigner souvent éloigne la fièvre, augmente la vivacité et le pouvoir sexuel” {parole attribuée au Prophète, Majlesi, p. 99}. Ou encore : “Se peigner fait disparaître la pauvreté et les douleurs, augmente la vivacité et les cheveux, fortifie la taille [le pouvoir sexuel], arrête le flegme et permet une multitude d'enfants”; “Se peigner les poils de la poitrine après s'être coiffé et peigné la barbe éloigne la tristesse et la maladie” {Imam Sâdegh, d'après Majlesi, pp. 99 et.100}.

Enfin, il est conseillé de se peigner avec la main droite et en position assise {Imam Musâ, d'après Majlesi, p. 100 }.

La santé des cheveux dépend d'abord de l'équilibre entre les quatre humeurs qui, lorsqu'il est parfait, assure des cheveux brillants, résistants et de belle couleur naturelle. En cas de problème on cherche d'abord à rétablir cet équilibre de base, et ensuite, on lave les cheveux avec une décoction de trigonelle *shanbalile* ou de guimauve officinale (*khatmi*){33; 40; 42; 53; 79}.

La pousse des cheveux

Pour accélérer la pousse des cheveux, il est conseillé aux femmes de caresser leurs cheveux quand un arc en ciel apparaît, et de lui dire :

Rangin kamân bekon muye man be derâzi-ye khodat!
Arc–en–ciel, fais mes cheveux aussi longs que toi–même!
{Pâyande, p. 315; 37; 42}.

On préconise également de faire un cataplasme de kermès *gnermezdâne* avec du miel {Saghâbâshi, p. 97}, de les laver avec des feuilles de cèdre {'Atâr-e Yazdi, p. 324; 44; 50; 77} ou de manger des bourgeons d'olivier de Bohême *senjed* cuits dans l'huile d'olive {Saghâbâshi, p. 262}. D'autres applications sont également efficaces, avec du pastel *vasme* (Fig. 8) qui, croit-on, donne de la force {48; 50; 75; 77; 80}, de la sève des arbres au printemps, qui est également bonne pour la barbe et les moustaches {35; 42; 71}, ou de la terre à foulon *gel-e sarshuy* {44; 53; 60; 66}.

L'abondance

Pour avoir une chevelure épaisse, il est conseillé de consommer beaucoup d'herbes, surtout fraîches, qu'il s'agisse de cresson d'eau *bulâghuti*, de menthe poivrée *na'nâ'*, de cresson des jardins *taretizak* ou de trigonelle cuite, mais aussi des légumes comme le radis rose (*torobche*) ou noir *torob*, le chou potager *kalam*, et le concombre *khiyâr* qui sont les plus efficaces {Jazâyeri 1, p. 166; 33; 42; 71; 79}. On dit également que les cheveux situés sur l'arrière du crâne qui recevraient la pluie de *neysân*, celle qui tombe le soixante-dixième jour après *Noruz*, deviendront abondants {Hedâyat, p. 113; 49; 57}. On peut aussi mettre des masques capillaires de henné {Tarâh, p. 293; 40; 41; 42; 57; 66; 70; 71; 77; 79; 82}, laver les cheveux avec des feuilles macérées de bardane *bâbââdam* {Tarâh, p. 294} ou masser le cuir chevelu avec une décoction de sauge *maryam-e goli* pour fortifier les racines {Tarâh, p. 296; 60; 79}.

L'éclat et la douceur

Pour donner auc cheveux un bel éclat il est recommandé de les masser avec un jus de feuilles de noyer *gerdu*, ce qui les adoucit également {Tarâh, p. 301; 82}, ou d'appliquer en masque une infusion de fleurs de camomille *bâbune-ye shirâzi* {40; 55; 75}, ou encore de les laver avec de la terre à foulon disposée dans un sac en coton et trempée dans l'eau {18; 57; 63; 68; 74}.

Pour les rendre doux, il faut appliquer en masque, pendant une heure, un mélange de parfum de musc, de cèdre, de henné et de myrte {17; 49}, ou laver les cheveux avec des fleurs de guimauve officinale{45; 57; 68; 70; 79}. On dit également que les fleurs de rhubarbe *rivâs* embellissent et adoucissent les cheveux {'Atârnezhâd, p. 127; 38; 43}.

La nature des cheveux

– Les cheveux secs (mu-ye khoshk)

Les cheveux n'ont pas de brillance et ont un aspect hérissé *sikh sikh*, leur forme se modifie, ils sont séparés les uns des autres, deviennent cassants et fourchus, on les trouve sur l'oreiller. On les qualifie de l'expression peu flatteuse de *jâru veze* (balai hérissé). On en rend responsable un lavage excessif des cheveux avec des savons ou des shampooings trop décapants {43; 54; 55}, une exposition prolongée au soleil et au vent {55} et une mauvaise alimentation {37; 43; 64; 82}.

Les remèdes sont d'abord internes, passant par la consommation d'aliments qui rendent au corps son équilibre. Ensuite on peut les laver avec de la gomme tragacanthe (*katirâ*), des pois chiches, et un œuf {37; 43; 55; 64} ou faire des masques d'huile d'amandes douces {Tarâh, p. 295; 82}.

– Les cheveux gras (mu-ye charb)

Ils brillent tout en étant ternes, se salissent vite, sentent mauvais, et parfois tombent. On en accuse l'hérédité {8; 33; 45; 46; 53; 60; 64}, ou encore une trop grande consommation d'aliments gras {8; 38; 45; 55; 56; 73} dont il convient de limiter l'absorption pour enrayer le mal. On peut également se laver avec de la gomme tragacanthe seule ou mélangée à du cèdre et à un blanc d'œuf {8; 33; 46; 49; 55; 65; 73}, et se rincer avec une eau additionnée de vinaigre ou de jus de citron {33; 53; 56; 79}.

Les pellicules (*shure-ye sar*)

La desquamation du cuir chevelu provoque la chute d'écailles de peau *puste* sous forme de très petites lamelles blanches, ce qui entraîne un ternissement des cheveux et leur chute. La cause serait la mousse de savon restant sur les cheveux mal rincés {18; 45; 50; 53; 79} ou encore l'excès de l'une des quatre humeurs que la médecine traditionnelle reconnaissait, y associant quatre sortes de pellicules *shure* (Jazâyeri 1, p. 30). Leur apparition dépendrait d'une période *dore* qu'il faudrait laisser passer.

On peut se débarrasser des pellicules en se lavant une fois par semaine avec de la caillebotte séchée *ghareghorut* ou en se faisant des shampooings comprenant du bicarbonate de soude, du cèdre, des fleurs de rhubarbe et de la fumeterre {'Atâr-e Yazdi, p. 323}, ou du jus de betteraves macérées dans l'eau {'Atârnezhâd, p. 127} ou préparées en décoction {'Atâr-e Yazdi, p. 327; 66}, de la fumeterre trempée {'Atârnezhâd, p. 127; 52}, de la terre à foulon {Tarâh, p. 295; 53; 54; 56; 63}, une décoction de guimauve ou de trigonelle, ou encore avec du vinaigre dans lequel on aurait fait tremper une feuille de cuivre ou de zinc {Jazâyeri 1, p. 30; 56; 62; 65; 73; 82}.

Des applications sont également recommandées : un masque de raisin vert *ghure*, de citron ou de vinaigre avant le lavage {33; 41; 45}, ou encore d'huile de ricin *karchak* {Mo'atar, p. 192; Tarâh, p. 323; 'Atâr-e Yazdi, p. 323; 41; 58; 64; 66; 77}. Les massages sont aussi efficaces avec de la sève de feuilles de sésame {44; 48}, une infusion de romarin *eklil-e kuhi* {'Atâr-e Yazdi, p. 324} ou de *CITRULLUS COLOCYNTHIS L. hendevâne-ye abujahl* {Jazâyeri 1, p. 30}, des feuilles de noyer et de berce de Perse *golpar* macérées pendant 15 jours dans une bouteille d'alcool exposée au soleil {Tarâh, p. 301; 57}; on peut remplacer les feuilles de noyer par des orties blanches *gazane* {'Atâr-e Yazdi, p. 325}. On dit également que l'application d'une composition de fleurs de camomille *bâbune*, de feuilles de myrte, de cacao, de peaux de pommes rouges, et de peaux de grenades colore les cheveux et fait disparaître les pellicules {6; 49; 50; 57}.

Mis à part ces traitements qui visent à enrayer les pellicules, nombreux sont les gens qui procèdent à une opération nommée *juridan* qui consiste en un massage, pratiqué soi-même ou par un autre, avec les deux index afin de séparer les écailles du cuir chevelu. Le mot *juridan* est aussi employé pour l'action de faire partir les poux *shepesh* ou leurs lentes *reshk*. Sa signification populaire est vraisemblablement “chercher”, “dépouiller”.

Les fourches (*mukhore*)

Les cheveux fourchus *mukhore* se fendillent en deux ou plus, ont un aspect rongé, perdent de leur longeur et paraissent desséchés et plus clairs au niveau des pointes. Certains considèrent que ce phénomène obéit à un cycle *dore*, qu'il apparaît et disparaît donc sans cause ni traitement {23; 54; 60; 77}. On dit aussi que cela proviendrait du contact avec du plâtre {23; 52; 63; 70}, de la trop grande sécheresse des pointes {52; 56; 52; 62; 79}, du lavage des cheveux avec du savon {56; 65; 73} ou du dessèchement par le vent, le soleil, le séchoir, les colorations chimiques ou les permanentes {47; 55; 59; 62; 71}.

TRAITEMENTS

Un grand nombre de solutions sont proposées pour résoudre ce type de problème, à commencer par une alimentation à base de céréales complètes tels que le riz et le blé complet, ou comprenant beaucoup de yaourts {Jazâyeri 3, p. 165; 73; 79}. Il est bon de rincer ou de frotter les cheveux avec ses propres urines, de l'eau vinaigrée, ou avec du jus de tomate {8; 9; 23; 40; 75; 77; 79}, de frotter les pointes les unes contre les autres, entre les deux mains, avec une pâte composée de garance tinctoriale *runâs* seule ou accompagnée de feuilles de cèdre, de feuilles de myrte, de fleurs de camomille et d'un jaune d'œuf {18; 54; 62}, soit avec avec un peu de pâte à épilation *nure* (pâte épilatoire à base de chaux vive et de sulfure jaune d'arsenic), puis de rincer peu après {Pâyande, p. 256; 8; 9; 57; 60; 73}. Le massage avec des racines de réglisse officinale *shirinbayân* mélangées à l'eau est également efficace {Saghâbâshi, p. 324; 42}.

On peut aussi appliquer un masque de henné qui a la propriété reconnue de faire tomber les fourches {Pâyande, p. 256; 42; 43; 44; 45; 49; 54; 55; 57; 60; 62; 66; 73}, ou un masque capillaire à base de garance tinctoriale, de henné et de deux jaunes d'œuf que l'on garde de dix à quinze minutes {18; 36; 42; 48}, ou encore du torchis dilué dans de l'eau {3; 8; 42; 57; 66; 77; 72}.

On conseille aussi de mouiller les cheveux avec une infusion de fleurs de guimauve, du jus de trigonelle, ou avec une infusion très légère de feuilles de tabac à narguilé *tanbâku* {Jazâyeri 3, p. 165; Pâyande, p. 256; 18; 63}, ou de les laver avec du *tizâb-e sâbun*, solution de soude utilisée dans la fabrication du savon (lessive des savonniers) {2; 40; 71}, de baigner les pointes dans une bassine d'eau additionnée de quelques gouttes d'ammoniac {Safizâde, p. 29; 36; 47} ou encore de bicarbonate de soude, de cèdre, de fleurs de rhubarbe et de fumeterre, le tout macéré dans l'eau {'Atâr-e Yazdi, p. 323}.

Certains recommandent enfin d'huiler les cheveux à l'huile d'olive {60; 63; 66; 73; 79} dont l'odeur ferait disparaître les fourches {'Atârnezhâd, p. 129; 'Atâr-e Yazdi, p. 324} ou avec de l'huile d'amandes douces {Safizâde, p. 29; 38; 47; 60}, de les mouiller et masser avec une décoction de graines d'oignon {Jazâyeri 1, p. 29; 40}, ou de couper ou brûler les pointes abîmées {36; 37; 42; 43; 70; 75; 79} que l'on peut ensuite enduire de gomme tragacanthe {21; 43; 57; 58; 60; 82}. Une ultime solution consiste, pour une femme, à donner un verre d'eau à un homme en lui disant : “Que ta barbe attrape les fourches de mes cheveux!” {Pâyande, p. 310}.

Le blanchissement des cheveux *(sefid shodan-e mu)*

Teindre ses cheveux pour cacher un blanchissement *sefid shodan-e mu* précoce ou non ne se fait pas seulement dans un but esthétique car, selon Majlesi (p. 26), le Prophète aurait dit :

"Teignez vos cheveux blancs pour ne pas ressembler aux juifs."

CAUSES

On dit que les cheveux noirs blanchissent plus vite mais tombent moins, et que d'une façon générale les cheveux blancs seraient le résultat de l'hérédité {33; 35; 44; 45; 46; 57; 70; 71; 76; 77; 79} ou d'un excès de "froid", car en vieillissant la nature du corps tend vers la froideur {39; 42; 50; 57}. On désigne aussi le *bâd-e nazle*[1] pour responsable d'un blanchissement précoce des cheveux :

Bâd-e nazle tu saram oftâd ke muhâyam zud sefid shod
Ma tête attrapa le bâd-e nazle, ce qui a entraîné le blanchissement précoce de mes cheveux. {5; 7; 43; 46; 47; 74; 78}.

TRAITEMENTS

Pour prévenir le blanchissement des cheveux il faut boire tous les matins à jeun de la sève de betterave {40; 66}, seule ou mélangée à du yaourt {'Atârnezhâd, p. 128}. Pour rendre les cheveux bien noirs il est recommandé de manger beaucoup de yaourt et d'enveloppes de grains de riz *chaltuk* {Jazâyeri 1, p. 164; 33; 37; 57}, ou de l'huile d'olive dont on peut aussi enduire ses cheveux {41; 43; 45; 50}.

La calvitie *(tâsi)*

Le terme *tâs* par lequel on désigne en persan une personne affectée d'une chute totale ou partielle (au sommet du crâne) des cheveux signifie aussi "bol", "bassine", ce qui montre combien une telle situation est dénigrée dans une culture où il est particulièrement flatteur d'avoir de beaux cheveux abondants. Les personnes frappées de calvitie *tâsi* sont même souvent appelées *kachal* (teigneux) alors qu'elles ne sont pas atteintes de teigne mais que l'aspect dégarni de leur crâne peut rappeller celui des teigneux. On qualifie même de cette façon peu aimable les personnes dont la tête est rasée ou qui portent des cheveux très courts.

La seule cause invoquée pour la calvitie est l'hérédité {36; 44; 53; 60; 78; 79}, et pour enrayer le mal et faire repousser les cheveux on conseille d'enduire le cuir chevelu d'huile d'un jaune d'œuf {Tarâh, p. 301; 36; 44; 53; 60; 78; 79} ou de le

---

1. La traduction de *bâd-e nazle* n'est pas claire : *bâd* = vent, *nazle* = catarrhe, grippe, rhume; *nazle-ye dandân* correspond à la fluxion dentaire (Mo'in, p.4710).

masser avec un mélange composé de sève de cresson d'eau *shâhi-ye âbi*, d'alcool et d'essence de géranium {Tarâh, p. 301}.

La chute des cheveux (*rizesh-e mu*)

Ce problème concerne un grand nombre de personnes qui en sont d'autant plus affectées que la culture populaire donne, comme on l'a signalé, une grande importance à la chevelure; cela explique le nombre élevé de remèdes et traitements proposés pour arrêter la chute des cheveux *rizesh-e mu* ou la prévenir en les fortifiant.

CAUSES

Presque toutes les opinions s'accordent pour dire que les cheveux tombent parce qu'ils perdent leur “force” *ghove* {18; 38; 42; 45; 47; 52; 54; 58; 64; 65; 70; 74; 77; 79; 80; 82}, à cause d'une maladie qui aurait fatigué le corps tout entier {33; 35; 53; 57; 60; 82}, d'une forte fièvre {55; 65; 79} ou d'une mauvaise nutrition, notamment durant certaines périodes précises de la vie comme la puberté, après l'accouchement et pendant l'allaitement {35; 62; 66; 68; 70; 76}. La chute des cheveux est également expliquée par un excès de sébum au niveau du cuir chevelu {2; 4; 33; 55; 59; 61; 64; 70; 75; 78}, par des pellicules {2; 4; 6; 65}, ou à cause d'un changement de climat à l'occasion d'un voyage {55; 60; 65; 71; 79}.

TRAITEMENTS

On recommande à la fois des traitements locaux et des remèdes à absorber, pour redonner vigueur à la chevelure et enrayer la chute. Il est ainsi conseillé de consommer beaucoup d'herbes et de légumes comme la trigonelle, le poireau *tare*, le cresson des jardins *shâhi* ou les feuilles de l'ortie blanche *gazane* {52; 59; 61; 72; 75; 79}, mais aussi des figues {Imam Reza cité par Majlesi; p. 51; 54; 64; 70; 76. Il est également bon de manger et d'appliquer le son de blé et d'orge {42; 43; 45; 82}, de boire du jus de concombre, de pêche ou de raisin {38; 42; 45; 47; 52; 54; 58; 64; 65; 70; 74; 77; 79; 80; 82} ou d'appliquer localement la sève des feuilles ou des fruits de figuier {Jazâyeri 1, p. 21; 35}.

Si la chute des cheveux survient après une convalescence, diverses applications sont conseillées : un jaune d'œuf mélangé à de la gomme adragante pour les cheveux non gras et à des feuilles de myrte et des pois chiches pour les cheveux gras {18; 38; 47; 52; 64; 80}; un jus de *garmak* ou de *tâlebi* (deux variétés de *CUCUMIS MELO L.* {42; 52; 54} ou encore de l'huile de pépins de *tâlebi* et de *kharboze* (*CUCUMIS MELO L.*) obtenue en massant les pépins entre les paumes des mains {54; 66; 77}, ou enfin de faire un cataplasme de feuilles de noyer {38; 42; 47; 70; 82}. On recommande aussi des massages avec une décoction de thym (*âvishan-e shirâzi* – *ZATARIA MULTIFLORA BOISS.*), ou avec de l'huile des fleurs de souci commun *hamishebahâr* et de rosier des chiens *nastaran* {'Atâr-e Yazdi, p. 325}.

– Les fortifiants pour les cheveux

Qu'il y ait ou non chute des cheveux, il existe de nombreuses recettes pour fortifier la pousse ou la repousse des cheveux ou pour améliorer leur qualité, notamment leur couleur. La sève de vigne est ainsi recommandée de même que l'infusion ou la décoction d'enveloppes de grains de riz, en boisson ou en application {Jazâyeri 1, p. 17; 8; 13; 21; 25; 49; 50}.

Une première série de traitements consiste à se laver les cheveux avec diverses compositions : une infusion de feuilles et de tiges d'ortie blanche, ou de feuilles de noyer {Tarâh, p. 294; Jazâyeri 1, p. 22; 79}, une décoction filtrée de fleurs de guimauve officinale, que l'on peut aussi utiliser pour traiter les poils de la queue des chevaux {14} {7; 14; 45} ou une infusion de thym {Tarâh, p. 293}. Se laver avec du cèdre et l'utiliser en masque capillaire non seulement arrête la chute des cheveux mais les fait pousser et renforce leurs racines {Saghâbâshi, p. 265; 44; 50; 77}.

D'autres remèdes consistent en des massages du cuir chevelu avec des feuilles macérées dans l'eau de bardane *bâbââdam*, des fleurs de camomille, de souci ou de rosier des chiens en décoction dans de l'huile d'olive {Tarâh, p. 294; Jazâyeri 1, p. 23; 'Atârnezhâd, p. 129}; ou avec la mousse de cuisson d'un bouillon à base de tête et pattes de mouton *kaf-e kale pâche*, vingt jours de suite, pour fortifier la racine des cheveux {Jazâyeri 1, p. 23; 'Atârnezhâd, p. 129}; on peut aussi masser avec le jus obtenu par pilage d'un sarment de vigne donnant des raisins noirs {36; 41; 47; 82} ou avec des feuilles d'ortie blanche et d'oignon macérées dans de l'alcool à 70° {Mo'atar, p. 83; 37; 43}; enfin avec l'huile d'œuf de poule {Tarâh, p. 301; 'Atâr-e Yazdi, p. 324; 8; 40; 42; 56; 60; 79}.

Une dernière forme de traitement consiste en des applications diverses, en particulier un cataplasme composé d'acajou à pomme *ghors-e kamar* grillé et mélangé à des feuilles de myrte, à des pois chiches, à des grains de riz et à un œuf, qu'il faut apppliquer sur les reins ou le crâne pour fortifier l'un et l'autre {17; 35; 41; 44; 56; 73}, ou encore une infusion de *maryam-e nokhodi* (*TEUCRIUM CHMÆDRYS L.*) {14; 40; 47; 63}; un mélange composé de bicarbonate de soude, de feuilles de menthe poivrée (ou de fumeterre), de cèdre et de yaourt {Tarâh, p. 299}; ou encore un mélange composé de concombre et d'une décoction de fleurs de camomille {Tarâh, p. 299}; on utilise également le henné {8}, un mélange de fleurs de camomille, de guimauve, de feuilles de cèdre et de verjus *âbghure* {Tarâh, p. 299; 66}; ou encore un cataplasme de graines de laitue {Saghâbâshi, p. 110}, d'os de seiche *kaf-e daryâ* pilés {Saghâbâshi, p. 257} ou d'huile de noix de coco *nârgil* {9}. Si la chute des cheveux est due à l'état très gras des cheveux on recommande d'appliquer du yaourt {2; 38; 43; 46} ou de masser le cuir chevelu et les cheveux avec du jus de citron puis de laisser reposer une demi-heure. Ce traitement a aussi pour conséquence d'éclaircir les cheveux {2; 34; 45}.

Une recette de cataplasme capillaire, avec plusieurs variantes, est particulièrement connue et réputée pour ses effets fortifiants : il convient de l'appliquer plusieurs nuits de suite ou la veille de chaque lavage, ou encore dans le hammam si on y reste pendant quelques heures. La pâte est composée de feuilles de myrte et de cèdre, de fleurs de guimauve, de pois chiches et de grains de café non torréfiés, d'un jaune d'œuf, et d'huile d'amandes douces (ou d'huile d'olive); certaines variantes ajoutent de la garance tinctoriale *runas*, des graines de pavot *khashkhâsh* ou du yaourt {Tarâh, p. 298; Pâyande, p. 247; 'Atârnezhâd, p. 129; 9; 18; 36; 37; 46; 52; 53; 54; 57; 58; 63; 73; 77; 70}.

Toutes ces recettes sont en général fabriquées directement à la maison mais on peut également se procurer chez les droguistes *'atâr* des shampooings *shampo* ou masques capillaire à base de mélanges de plantes réduites en poudre, en particulier le mélange des “sept plantes” *haft giyâh* composé de feuilles de myrte, de fleurs de camomille, de cèdre de Shiraz, de gomme tragacanthe (adragante), d'enveloppe de grain de riz, de henné et de café {32; 36; 37; 45; 46; 58; 72; 75; 76}

La chute d'origine nerveuse des cheveux *(rizesh-e 'asabi-ye mu)*

Par suite d'un choc émotionnel, il se peut que les cheveux tombent brusquement et par poignées, laissant des trous dégarnis grands comme des pièces de monnaie. C'est une affection guérissable puisque les cheveux repoussent quelque temps après le choc nerveux qui peut être une peur forte et soudaine, un surmenage ou un deuil {4 34; 44; 45; 58; 63; 73}. Pour accélérer la repousse des cheveux on recommande de raser à répétition la partie dégarnie, puis de la masser avec le jus d'une gousse d'ail pilée {4; 34; 45; 58; 63; 73}, ou d'appliquer un extrait de radis noir {44; 58}.

Le favus *(ghârch-e sar)*

Chez les personnes qui sont victimes de cette affection dont la traduction littérale serait “les champignons de tête”, les cheveux commencent à tomber et laissent des vides de la grosseur d'une pièce de monnaie répartis sur la tête. Dans certains cas tous les cheveux tombent et le crâne devient tout lisse. L'apparition de minuscules boutons accompagnés de fortes démangeaisons et la formation de croûtes jaunâtres précède en général cette chute qui est irréversible, contrairement au cas précédent. La personne atteinte en est donc marquée pour la vie.

Les causes les plus fréquemment invoquées sont le sang “sale” {'Atârnezhâd, p. 129; 3; 4; 7}, la paresse des reins et du foie {'Atârnezhâd, p. 129}, un champignon d'eau de mer {3; 4; 46}, une surconsommation d'aliments “chauds” tels que les bananes, les dattes et les noix {'Atârnezhâd, p. 129; 57; 66; 71}, la saleté liées à de l'eau polluée *âb-e mikrob* (l'eau de microbe), ou à celle des caniveaux (*âb-e jub*) {18; 49; 66; 70}.

Les traitements visent à arrêter la progression de la maladie ou à calmer les démangeaisons sans toutefois permettre la repousse des cheveux. Contre les démangeaisons il est recommandé de boire et d'utiliser en inhalation une décoction de graines de coriandre *geshniz* {18}, d'appliquer en masque les fleurs de camomille {43; 65}. Pour traiter cette maladie il faut appliquer en masque des fleurs de guimauve et de camomille, des feuilles de cèdre et du verjus {Tarâh, p. 299; 3; 18; 66}.

Les poux (*shepesh*)

Les poux se trouvent surtout sur la région occipitale, derrière les oreilles et dans les poils du corps et plus particulièrement au niveau des poils pubiens *shepesh-e 'âne*. Avoir des poux est très mal vu et c'est un signe de mépris appuyé que de traiter quelqu'un de pouilleux *shepeshu*. Parler des poux est un sujet tabou qui, à Téhéran surtout, provoque un geste de dégoût, et qu'on ne supporte pas d'aborder quand cela concerne sa propre personne. Si jamais on en est atteint on porte la contamination comme une honte et on la cache. Rares dans les villes, les poux sont plus abondants dans les régions rurales, et depuis longtemps il est de coutume dans les familles citadines de raser les femmes de ménage, les domestiques et d'une façon générale toute personne, quel qu'en soit le sexe, venant des villages. Dans certaines écoles, le rasage ou au moins la pratique du port des cheveux courts est de règle, et cela à travers tout l'Iran.

Cette image très négative des poux va cependant de pair avec l'idée largement répandue que les poux empêchent la chute des cheveux {Jazâyeri 3, p. 165; 44; 48; 50; 66; 70}. Ce fait est expliqué par un afflux du sang vers la tête dû à la succion des poux qui provoque une meilleure irrigation du cuir chevelu, alors que d'autres pensent que les poux, à la manière des sangsues, débarrassent le corps des impuretés du sang qui sont considérées comme la cause de beaucoup de maladies {44; 70}[1].

La culture populaire attribue la présence de poux à un manque d'hygiène {34; 44; 50; 52; 53; 55; 62; 63; 65; 77; 78; 79; 82}, et à un sang "sale" qui les attirerait {21; 35; 40; 41; 43; 50; 57; 78; 77}, mais aussi à une surconsommation de radis noir, de lait, de figues sèches ou vieilles {Saghâbâshi, p. 88; Imam Rezâ, p. 68; 70}.

TRAITEMENTS

On rapporte du Prophète que manger des figues aide à se débarrasser de ses poux {Donaldson, p. 144}. Par ailleurs, on conseille également de se laver avec un jus de concombre ébouillanté {Saghâbâshi, p. 404}, une décoction de feuilles de betterave *choghondar* {'Atâr-e Yazdi, p. 326; 40; 66}, de l'eau de mer {37; 71; Avicenne tome 2, p. 17} ou du pétrole {7; 48; 66; 71; 79} ou encore une décoction de thym *âvishan* qui permet aussi de se débarrasser des lentes *reshk* {'Atâr-e Yazdi, p. 110; 36; 41; 79}. On peut aussi demander à un mollâh de faire une saignée dans le dos entre les deux épaules puis de poser des ventouses *bâd kesh* {21; 35; 40; 41; 50; 78} ce qui pousse ainsi toutes les bestioles *jânevar* qui logent dans le sang sale à sortir pour aller dans les ventouses {21}. On peut aussi procéder à l'opération nommée *juridan*

---

1. FRANÇOISE LOUX note ainsi cette notion : *Les poux lavent le sang comme pas une huile de foie de morue* (Loux 2, p. 85).

utilisée contre les pellicules et qui permet de chercher les lentes dans les cheveux et de les retirer {35; 41; 54; 78}. On peut enfin peigner les cheveux avec un peigne en bois dont les dents sont très serrées {35; 36; 49; 50}.

LES POILS, LA BARBE ET LES MOUSTACHES

Les cils

Il existe des croyances très répandues et tout à fait originales concernant les cils *mohzhe* : on dit que si le cil de quelqu'un tombe sur sa joue, c'est signe de mort "*ajal ast* : la mort est là", et qu'il faut vite le lui enlever {Hedâyat, p. 76; 35; 40; 44; 48; 55; 62; 65; 67; 73; 71; 77}. On dit aussi : "*Ajalat-râ bar dâshtam* : Je t'ai enlevé la mort"; celui qui voit le cil peut aussi le saisir sans tarder et le mettre sous son aisselle puis dire à celui qui l'a perdu : "*ajal raft!* : la mort est partie!", tout en lui tapotant doucement le visage, comme pour le rassurer {Shakurzâde, p. 324; 44; 47; 62; 68; 70; 73}. Une autre tradition dit que la personne qui remarque le cil sur la joue demande au propriétaire de faire un vœu et de lui dire sur quel côté de son visage le cil se trouve, s'il devine, son vœu se réalisera {Pâyande, p. 316; 37; 45; 49; 52; 53; 60; 64; 79}. On dit également que celui qui enfonce complètement un pieu dans la terre, ce qui peut faire trébucher quelqu'un quand il sera dégagé en partie avec le temps, devra le jour du jugement dernier, le retirer avec les cils {Pâyande, p. 320; 57; 58; 63}.

– La chute et la croissance des cils (*rizesh va nemov-e mozhe*)

Pour traiter les cils trop clairsemés ou sujets à une chute excessive, ce que l'on attribue à l'anémie {57; 53; 63; 66; 72; 76; 79} et à l'utilisation de mauvais produits de maquillage {55; 60; 65; 77}, on rapporte de l'Imam Mohammad-e Bâgher que souligner les yeux avec un kohl particulier à base de sulfure de fer ou d'argent *sorme-ye sang* fortifie les cils {Majlesi, p. 24; 60; 66; 75; 77}. On utilise également le kohl *sorme* de mœlle de bœuf ou celui fabriqué avec des fruits secs (noix, noisettes, amandes, noix de coco et pistaches). On peut également se brosser les cils chaque soir au coucher avec une petite brosse imprégnée d'huile d'amandes douces ou d'huile de ricin *karchak*, en prenant soin que l'huile ne rentre pas dans les yeux {Purzand, p. 37; 2; 8; 18; 79} ou encore d'huile d'œuf {8; 52; 55; 60}.

Les sourcils

Les sourcils *abru* ont une place importante dans le visage dont ils sont un élément ornemental évident : la poésie et la littérature leur ont souvent rendu hommage. Les canons esthétiques iraniens veulent que les sourcils soient fournis, brillants, de préférence noirs. L'arc doit avoir une forme bien dessinée et on essaye de lui donner une courbe parfaite si elle ne l'est pas naturellement. Les sourcils des femmes sont soigneusement épilés, et ceux qui ne le sont pas, ou le sont mal, sont appelés "patte de chèvre" *pâche bozi*, par référence aux pattes des chèvres dont les poils sont de longueur inégale et ont un aspect mal soigné.

Les sourcils sont en outre un moyen d'expression du caractère ou de l'humeur des gens comme en témoignent plusieurs expressions. Certaines associent des sourcils d'une couleur agréable, de forme ouverte avec un arc large et généreux, à l'endurance, l'ouverture et la générosité :

> *Abru kham nakardan.*
> Ne pas plier les sourcils (Supporter la douleur ou la difficulté sans montrer sa peine).
>
> *Abru goshâde bâsh chon dastat goshâde nist.*
> Puisque tu n'es pas généreux, sois au moins de bonne humeur (litt. : Puisque ta main n'est pas ouverte, ouvre tes sourcils).

Dans un autre registre, on dit que si une personne gratte avec son index ses sourcils qui la démangent et embrasse ensuite son doigt, ce geste aura pour effet d'empêcher son déshonneur {Pâyande, p. 317; 43; 57; 78}.

– *La chute et la croissance des sourcils* (*rizesh va nemov-e abru*)

Le fait d'avoir des sourcils clairsemés ou qui se dégarnissent est attribué à l'anémie {40; 41; 43; 45; 77} et à l'hérédité {34; 43; 55; 66; 70; 77}.

Les traitements pour faire repousser les sourcils ou enrayer leur chute consistent en un brossage avec de l'huile de ricin, ou de l'huile d'amandes douces et quelques gouttes d'essence ou d'une décoction très forte de sauge qui assombrit également leur couleur {Purzand, p. 37; 2; 35; 53; 77; 79}. On fait également des masques de garance tinctoriale *runas* pour l'aspect et la beauté des sourcils ou de pastel *vasme* {'Atârnezhâd, p. 156; 8; 40; 41; 44; 54; 57; 62; 66; 79}. Le kohl à base de fruits secs utilisé pour les cils peut être appliqué sur les sourcils {18; 45; 47; 60; 64; 73; 82}. Pour faire croître les sourcils on conseille enfin d'enduire les sourcils avec un mélange composé de noix avec leur coques et de dattes brûlées puis mélangées à de l'huile d'olive, à de l'huile de roses et à des grains de poivre noir {40; Mo'men, p. 1183}.

Les pellicules autour des paupières (*shure-ye dor-e cheshm*)

Il arrive que des pellicules semblables à celles des cheveux se forment autour de l'œil, sur la paupière inférieure et peuvent être de plus en plus abondantes au point de tomber dans l'œil qui devient à son tour rouge et enflé. Cette affection est provoquée par le fait de se toucher les yeux avec des mains sales ou avec tout objet sale {57; 72; 78; 82}, et on peut s'en débarrasser en se lavant les yeux avec de l'acide borique dilué {78; 82} ou avec une infusion tiédie de thé {42; 57; 79}.

La barbe et la moustache

Les poils du visage de l'homme sont chargés de symboles et de croyances divers et font l'objet de très nombreux dictons et proverbes, qu'il s'agisse de la barbe ou des moustaches :

Rish hejâb-e mard ast.
La barbe est le voile de l'homme.

Rish seke-ye mard ast.
La barbe est l'argent de l'homme (la barbe est la dignité de l'homme).

Rish gero gozâshtan.
Mettre sa barbe en gage (s'interposer).

Rish be dast-e kasi oftâdan.
Mettre sa barbe dans la main de quelqu'un (tomber sous la coupe de quelqu'un à qui on ne peut résister).

Sebil koloft ast.
Il a une épaisse moustache (il est fort).

Sebil-e kasirâ charb kardan.
Huiler la moustache de quelqu'un (donner un pot de vin).

L'ambiguïté dans les sexes est mal vue dans la culture islamique et iranienne, et on doute de la virilité et du bon sens d'un homme imberbe {7; 9; 10 33; 34; 53; 56; 58; 67; 70; 73; 75; 77; 78} :

> "L'homme qui n'a pas de barbe n'est pas un homme et il est semblable à une femme, il ne faut pas commercer avec lui." {Homâyuni 2, p. 17}.

Les poils sur le visage sont aussi le signe du passage vers l'âge adulte et de la considération qui l'entoure. Ainsi, quand on parle d'un jeune garçon dont la barbe n'a pas encore poussé et qui veut entreprendre une action importante, on argue : “sa barbe n'a même pas poussé!” pour contrecarrer son action.

De nombreux conseils religieux ou traditionnels concernent la barbe et les moustaches. Ainsi la barbe ne doit pas être excessivement longue, et il est conseillé de la couper à une juste longueur que l'on peut apprécier en prenant les poils du menton dans sa main pour en couper l'extrémité qui dépasse la poignée {Majlesi, p. 95}. De même il ne faut pas que les moustaches soient longues. On rapporte ainsi du Prophète :

> “Ne laissez pas s'allonger votre moustache car Satan s'y cache [...]. C'est la tradition de tailler les poils jusqu'à la limite des lèvres [...]. Celui qui coupe les poils de ses moustaches et ses ongles les samedis et les jeudis sera guéri des douleurs de dents et d'yeux.”

Et de l'Imam Sâdegh on rapporte :

> “Couper les poils de moustaches élimine la tristesse et la manie *vasvâs*” {Majlesi, p. 97}.

Se peigner beaucoup la barbe augmente l'appétit sexuel {Hedâyat, p. 93; Massé, p. 277; 33; 55; 78} et fortifie les dents {Imam Sâdegh cité par Majlesi, p. 99 ; 66; 70}. Peigner l'extrémité de sa barbe éloigne la peste {Imam Sâdegh cité par Majlesi, p. 100}. Selon les conseils religieux le rasage est déconseillé car il se situe à l'origine de nombreux problèmes parmi lesquels on peut signaler les rides, le vieillissement du visage et la détérioration des racines des dents {'Atârnezhâd, p. 188; 42; 71}.

Une barbe clairsemée est l'indice d'un mauvais naturel {Massé, p. 277; 57; 63}. Quant à celui qui est naturellement presque imberbe (*kuse*), il est l'objet de nombreuses expressions comme :

> *Kuse o rish-e pahn!*
> Etre imberbe et avoir une barbe fournie!
>
> *Har ke be fekr-e khish-e*
> *kuse be fekr-e rish-e!*
> Chacun pense à soi–même
> L'imberbe pense à sa barbe! (il prêche pour son saint) (Mo'alem).

Les personnes imberbes, notamment par hérédité, et dont par ailleurs la virilité n'est pas contestée sont réputées pour leur intelligence. C'est le cas des Turkmènes du nord de l'Iran qui ont en grande majorité une pilosité faciale peu développée.

La croissance de la barbe et des moustaches (*nemov-e rish va sebil*)

Le retard, la lenteur ou l'absence de croissance de la pilosité du visage chez les hommes ne manquent pas d'inquiéter. On dit à cet égard que mâcher de l'épeautre *k(kh)andarus* [?] *kandarun* rend imberbe {Hedâyat, p. 115} et que la barbe d'un petit garçon qui fume de l'opium {Hedâyat, p. 42; 35; 40; 44; 54; 70}, ou qui mange du riz cru ne lui poussera pas quand il sera grand {Hedâyat, p. 42; 53; 63; 70; 73}. On accuse également l'anémie *kamkhuni* d'être responsable de la mauvaise pousse de ces poils {63; 70; 73; 79; 82}, et dans ce cas il faut consommer des aliments tels que des épinards, de la trigonelle, des abricots, des grenades ou des os à mœlle *maghz-e ghalam* {63; 70; 73; 79; 82}.

Pour fortifier la pousse des moustaches et de la barbe on peut laver le visage avec du jus de fèves des champs *bâghlâ* écrasées {33; 42; 57} ou mettre un cataplasme de testicules de mouton {33; 42; 66; 77; 79}.

Les poils superflus (*mu-ye zâ'ed*)

Les poils du corps, à l'exception, chez les hommes, des sourcils, des moustaches et de la barbe, sont indésirables dans la culture traditionnelle islamique et iranienne. Éliminer ces poils, c'est non seulement respecter les règles d'hygiène recommandées par la religion, mais c'est aussi répondre à des canons de séduction, surtout quand il s'agit des femmes. Le dégoût éprouvé par les deux sexes à la vue d'une femme mal ou pas épilée est facilement visible en Iran, comme si dans ce cas une femme n'en était pas vraiment une. Les avis sont très partagés en ce qui concerne les hommes, et l'épilation masculine, du moins celle de la totalité du corps, est abandonnée par une partie d'entre eux. Certains hommes pratiquent encore l'épilation, mais sous sa forme partielle, se contentant de l'élimination des poils des aisselles et du sexe en évitant les jambes, les bras et le torse.

Majlesi {p. 61} écrit que trois choses font partie des traditions du Prophète : utiliser des parfums, s'épiler, et avoir beaucoup de femmes ou avoir beaucoup de rapports sexuels avec elles

L'épilation consiste à faire disparaître les poils de tout le corps, surtout ceux des parties génitales *mu-ye zehâr*, des aisselles et des jambes, et cette tradition est confirmée par de nombreux dictons et sentences :

> "Épiler les poils sur son corps augmente la fertilité, fortifie le corps et le fait grossir; les poils sont sales et impurs *najes*" {Imam Musâ, Majlesi, p. 113}.

> "Les poils sous les aisselles où se cache Satan {Prophète} doivent être éliminés par l'épilation au *nure* ou à défaut au rasoir mais les arracher est déconseillé au risque d'affaiblir les épaules [forces] {Imam Sâdegh}" {Majlesi, p. 114}.

"Quant aux poils pubiens il est conseillé de ne pas tarder le renouvellement de cette épilation au delà, respectivement, de quarante et de vingt jours pour tout homme et pour toute femme croyant en Dieu et au jour du jugement dernier. Celui qui ne s'est pas épilé au bout de vingt jours doit emprunter [si cela est dû à un manque d'argent] pour pouvoir le faire, celui qui dépasse les quarante jours n'est plus musulman" {Imam Sâdegh, Majlesi, p. 114}.

La meilleure épilation est celle faite avec une pâte composée d'orpiment *zarnikh*, de chaux vive *âhak-e zende* et d'eau. On appelle cette pâte *nure*, *vâjebi* (dépilatoire) ou simplement *dâru* (remède). L'épilation au *nure* est également connue pour être efficace contre un excès de bile noire, mais peut toutefois occasionner quelques problèmes comme l'apparition de taches noires sur la peau, de crevasses et même de plaies si le dosage est trop fort ou si la pâte reste longtemps en contact de la peau. Quelques précautions sont recommandées pour éviter ces inconvénients.

On rapporte de l'Imam Sâdegh que pour éviter la brûlure par le *nure* il faut en prendre un peu sur son doigt, le sentir et le mettre sur le bout de son nez. Puis, réciter ceci :

صلى الله على سليمان بن داود كما امر بالنورة

"Le salut de Dieu soit sur Soleyman, fils de Davud, que ses vœux soient promptement exaucées." {Majlesi, p. 115}.

Le volume d'orpiment ne doit pas dépasser un sixième de celui de la pâte, et on peut ajouter à la pâte un peu d'aloès *sabr-e zard*, d'acacia de Robin *aghâghiyâ*, et une sorte de lyciet *hozoz*. {Imam Rezâ, p. 70}; il ne faut pas frotter la pâte sur la peau {Imam Rezâ, p. 70; 35; 48; 66} et on doit ensuite se rincer à l'eau froide {Imam Rezâ, p. 70; 33; 40;; 50} et, après l'épilation, enduire la peau d'huile de rose, ou de vinaigre de raisin-bulbe [?] *angur-e 'onsoli* {Imam Rezâ, p. 70}. Si toutefois la peau est brûlée il faut appliquer un cataplasme composé de vinaigre, d'eau de rose et de lentilles pilées {Imam Rezâ, p. 70; 40; 43; 54; 66}, un cataplasme composé de henné et de fleurs de guimauve {35; 56; 62; 63; 71; 78; 79}, ou d'huile de fleurs de rosier {39; 41; 42; 47; 53; 55; 56; 60}.

Un autre inconvénient, et non le moindre, du *nure* est l'odeur dont le corps est imprégné et qui persiste après l'épilation. Pour pallier ce désagrément on propose deux solutions : soit ajouter à l'eau servant à la fabrication, des fleurs de camomille, des fleurs de violettes odorantes {Imam Rezâ, p. 70; 42; 60} ou de la marjolaine *marzang(j)ush* {Imam Rezâ, p. 70; 48}; soit se parfumer après l'épilation en se massant avec des pétales de roses {Imam Rezâ, p. 70; 40; 56}, des feuilles de pêcher *shaftâlu*, du henné {Imam Rezâ, p. 70; 41; 50} ou avec de la valériane officinale *sonboleltib* {Imam Rezâ, p. 70; 57}. En outre, il est recommandé d'éviter tout rapport sexuel douze à vingt-quatre heures avant l'épilation au *nure* {Imam Rezâ, p. 69}.

– *Les femmes et l'agression pileuse*

Chez les femmes, la recherche de la netteté est permanente et parfois obsessionnelle, et cela d'autant plus que le système pileux des Iraniens et Iraniennes est souvent très développé. Qu'il s'agisse de l'épilation au *nure*, au fil, au rasoir, à la cire froide ou chaude, ou à la pince, tous les moyens sont bons pour arriver à ses fins. Certaines d'entre elles vont jusqu'à empêcher la pousse ou la repousse des poils. Certains procédés visent dès la naissance de la petite fille ou au moins pendant les premières années de sa vie à la protéger contre l'agression des poils subie par les femmes. Le terme d'"agression", convient bien car la lutte est acharnée contre les poils, par des procédés plus ou moins douloureux ou inefficaces. Cette agression est d'autant plus ressentie qu'elle concerne toutes les femmes, et à plus forte raison celles dont la pilosité est abondante, et dure la majeure partie de la vie, de l'adolescence à l'après-ménopause.

"À quoi servent ces saletés!", "C'est quoi ce que Dieu a créé?" sont des propos de colère qui ne sont pas isolés. En effet, la pousse des poils, au moins aux endroits habituels, ne relève des symptômes d'aucune maladie, mais elle est liée à un problème d'apparence qui concerne la moitié sinon plus de la population adulte, et se trouve donc être le plus important des problèmes de ce type.

Ainsi, pour éviter des ennuis futurs à leur fille, certaines mères appliquent du colostrum *shir-e mâk* {35; 37; 40; 45; 60; 66; 79; 82} ou des œufs de fourmis {7; 8; 34; 39; 40; 44; 45; 55; 79} aux endroits où les poils pousseront plus tard. Si les poils sont déjà là, on utilise après s'être épilé, un cataplasme de grande ciguë *shokarân* mélangé à un peu d'eau pour en faire une pâte qui empêcherait la repousse des poils {Saghâbâshi, p. 516; 35; 42; 47}; si on applique une pâte composée de cervelle de mouton, et de chaux, cela fait disparaître les poils pour toujours {40; 43; 48; 49; 62} et (Mo'men p. 1185). La chaux *âhak* seule est aussi utilisée pour éliminer les poils {33; 36; 42; 48; 55; 78}.

Une autre méthode d'épilation très répandue est la cire froide *mumak-e sard* que l'on peut acheter ou fabriquer à la maison en mélangeant une mesure de sucre en poudre et un verre de jus de citron, ou une pincée d'acide citrique et un peu d'eau. On porte à ébullition jusqu'à épaississement, constaté en laissant refroidir une petite cuillère de cette composition : au refroidissement complet on en prélève un peu entre le pouce et l'index; la cire est à point si elle peut être tirée jusqu'à un centimètre en écartant les doigts.

– *Les poils disgracieux du visage (mu-ye zâed-e surat)*

Chez les hommes, les cils, les sourcils et bien entendu les moustaches et la barbe sont des composantes appréciées de l'esthétique, mais pour ne pas favoriser la pousse des poils à des endroits jugés inesthétiques, on évite de raser les duvets trop près du contour des yeux et sur le cou, surtout pour les jeunes garçons. Il en va autrement pour les femmes chez lesquelles les poils sur le visage ne sont acceptés qu'en tant que cils et sourcils. Les autres étant jugés fort disgracieux, il faut s'en débarrasser, d'autant plus qu'à l'instar des hommes chez qui la barbe et les moustaches sont absentes ou clairsemées, la barbe *rish-e zan* pour une femme évoque la même ambiguïté dans l'identité sexuelle. Le visage étant parfois ou souvent la seule partie visible du corps, il est compréhensible que les règles, symboles et traditions le concernant soient particulièrement importantes et que la présence de poils disgracieux soit un problème, en particulier chez les femmes.

En matière d'épilation, il convient cependant d'observer certaines règles dont le non-respect fait courir quelques risques aux femmes et à leurs proches. Ces limitations rappellent combien la notion d'équilibre est importante en toute chose : si l'épilation est recommandée, outrepasser les limites est toutefois condamné. On dit que si une femme s'épile trois mercredis de suite et se rend au bain tout de suite après, son mari mourra jeune *javânmarg* {Shakurzâde, p. 319; 44; 53; 70}, et que si elle se rend au bain trois vendredis de suite après s'être épilé le visage, des désacccords surviendront avec son mari {Shakurzâde, p. 319; 36; 43; 48}. Cette dernière recommandation concernant la journée du vendredi peut s'expliquer par le fait que ce jour férié est un jour de fête, celui où le Prophète Mohammad est né[1]. Il est donc recommandé d'accomplir, ce jour là ou la veille, un certain nombre d'actions comme se rendre au cimetière, aller en pélerinage à des sanctuaires *imamzades,* faire la prière du vendredi ou d'autres prières qui ont plus de valeur ce jour là, rendre visite aux amis et aux proches. C'est également le jour où l'époux est présent à la maison et le devoir de la femme est de s'occuper de lui. Ainsi donc, une femme qui passe sa journée de vendredi à s'occuper de son corps néglige forcément les autres activités, et sa faute est confirmée si elle répète cela trois vendredis de suite. Pour l'empêcher de tomber dans une telle erreur, on lui fait donc craindre une punition physique (poils plus abondants), et morale (mésentente avec l'époux). Cette dernière punition est particulièrement importante car la règle religieuse dit qu'une femme est bonne musulmane si son mari est satisfait d'elle.

> "La femme dont le mari n'est pas content est l'une des trois personnes dont les [bonnes] actions ne monteront pas jusqu'au ciel" {Imam Sâdegh, Majlesi, p. 73}.

Les recommandations concernant le mercredi, semblent avoir une explication comparable car ce jour, comme le vendredi, est considéré comme faste, et on conseille l'accomplissement de nombreuses cérémonies religieuses un ou plusieurs mercredis de suite. On ne doit pas se couper les ongles un mercredi.

On explique ces poils disgracieux chez la femme par un déséquilibre entre les quatre humeurs {57; 67}, par le fait qu'elle aille à l'encontre de la nature[2] {39; 55; 56; 62} ou si trois vendredis de suite, elle s'épile le visage au fil...son visage de-

---

1. Il est très bien vu d'être né un vendredi, et souvent les garçons nés ce jour sont appelés *Mohamad*.
2. FRANÇOISE LOUX le note comme un "défi aux lois de la nature" (Loux 4, p. 252).

viendra *jomjomak*, velu comme son crâne {Shakurzâde, p. 319; 43}. Pour éviter ces maux il faut, outre s'abstenir de faire les choses considérées comme causes de leur apparition, ne pas raser les duvets, car ils se transformeraient en poils {38; 43}ou appliquer des fèves vertes pilées, avec leur peau blanche, sur le visage déjà épilé {20; 38; 52; 54}.

– La chute totale des poils et cheveux (rizesh-e mu-ye badan)

Pour conclure cette revue des problèmes concernant le système pileux, il faut considérer le cas de la maladie du renard (en arabe *dâ el-sa'lab*) qui se caractérise par la chute des cheveux et des poils de toute la surface du corps . Cette maladie peut être innée, passagère ou définive, et son nom vient de ce que l'on dit que le renard peut aussi en être atteint.

CAUSES

L'origine peut être congénitale {40} ou provoquée par un excès de bile (*safrâ*) {Jazâyeri 1, p. 45; 57}. Selon Jazâyeri cette maladie peut être due à un excès de la bile noire, du sang ou du flegme suivant la couleur de peau de la partie dégarnie, respectivement sombre, rouge ou blanche {Jazâyeri 1, p. 47}. La chute surviendrait, toujours, à la suite de maladies infectieuses telles que la typhoïde *hasbe*, le typhus ptéchiale ou exanthématique, la scarlatine *makhmalak*, la variole *âbele*, la syphilis, la tuberculose *sel* ou la “teigne” *(kachali)* {Jazâyeri 1, p. 45}.

TRAITEMENTS

Quand il s'agit d'un excès de bile frotter avec un os de seiche *kaf-e daryâ* seul {57} ou faire suivre ce procédé par l'application d'un vieux suif d'ours ou de gras de canard sauvage mélangé à un peu d'os de seiche dilué dans du vinaigre {Jazâyeri 1, p. 46}. Il est bon aussi de consommer des aliments conseillés contre l'excès diagnostiqué de chacune des humeurs {Jazâyeri 1, p. 46; 57}.

LES ONGLES

Il existe de nombreuses croyances au sujet des ongles, révélatrices d'autres pensées qui à leur tour mettent en évidence diverses réalités, impératifs ou interdits faisant partie de la culture populaire en Iran. Ces interdictions fonctionnent souvent soit comme formulation dépourvue de toute causalité, soit comme menace d'un châtiment en cas d'infraction. En effet, les ongles ou leurs rognures possédent un certain pouvoir bénéfique ou maléfique sur leur propriétaire, son entourage ou le cours des événements : tout comme les cheveux ils continuent de représenter le corps alors même qu'ils en sont détachés.

Comment et quand se couper les ongles

– Coutumes, conseils et interdits

On rapporte du Prophète qu'il dit aux hommes de couper les ongles à ras et aux femmes de les laisser pousser un peu en guise d'ornement, alors que l'imam Mohammad Bâgher explique la raison de cette règle par le fait que Satan prend place sous les ongles trop longs {Majlesi, p. 97}.

Les ongles doivent être coupés et les ronger est prohibé :
"Ronger ses ongles est l'un des quatre actes qui relève des manies de Satan (*vasvâs-e sheytân*)" {Majlesi, p. 55}.
"Quiconque ronge ses ongles, attrapera la boulimie *ju'* " {Hedâyat, p. 115; 45; 66; 78}.

Jeter les rognures d'ongles dans un lieu de passage entraînerait la pauvreté; il faut les mettre sur le seuil de la porte car le jour où l'âne diabolique de la fin des temps *khar-e dajâl*[1] apparaîtra, ces rognures pousseront comme des épines et empêcheront les membres de la famille de franchir la porte de la maison {Hedâyat, p. 74; Shakurzâde, p. 326; 35; 37; 40; 48; 54; 57; 60; 66; 55; 63; 65; 70; 73; 75; 76} et ainsi de suivre cet animal diabolique. Selon d'autres interprétations, il ne faut pas les jeter dans un lieu de passage car cela entraînerait de la tristesse et de la maladie. Selon l'Imam 'Ali il faut les enterrer {Majlesi, p. 99} sous un arbre, un arbuste, ou un arbrisseau pour que le jour d'apparition du *khar-e dajâl* les rognures se transforment en une épaisse végétation faisant un barrage qui empêchera ainsi leur propriétaire de le suivre. En les enterrant il faut dire :

Gham boro shâdi biyâ!
Mehnat boro ruzi biyâ!
Tristesse va-t-en, gaieté viens!
Peine va-t-en, nourriture viens!
{Shakurzâde, p. 326}.

Ici, les deux interprétations se rejoignent en évoquant toutes les deux la pauvreté comme résultat de cet acte.

On dit aussi que consommer l'œuf d'une poule ayant mangé des rognures d'ongles entraînera l'apparition d'écrouelles *khanâzir* ou le charbon *siyâh zakhm*

---

1. Cet âne est un des animaux mythiques et diaboliques qui viendront à la fin des temps pour détourner les fidèles. Le *khar-e dajâl*, cet "âne d'Apocalypse" est décrit de façon terrifiante dans de nombreux récits et dans la tradition populaire.
Le *khar-e dajâl* est le pire des ânes [...]. Il est borgne et a un long visage portant des marques de variole {Majma' el-nureyn, p.219}" {Hedâyat, p.179}.
Dajâl a un bât qu'il coud tous les soirs et le matin il est de nouveau déchiré. Le dernier jour du monde, il sort d'un puits situé à Ispahan; chacun de ses poils jouent d'un instrument, de ses oreilles tombent des pains dits *yukhe*, et au lieu de crottin il jette des dattes; quiconque le suit ira en enfer" {Hedâyat, p.178}.

{Pâyande, p. 243; 44; 53; 60; 71; 73; 76}, tout comme la viande de coqs ou de poules qui mangeraient ces rognures apportera la maladie, sera *bimârzâ*, et plus précisément donnera la jaunisse {Hedâyat, p. 115; 55; 77}.

Si on coupe les ongles d'une seule main ou d'un seul pied on court le risque d'être mordu par un chien ou de faire une chute {Pâyande, p. 334; Hedâyat, p. 77; 42; 44; 48; 66}. Par ailleurs, pour faire respecter certaines interdictions, on évoque le préjudice que cela entraînerait pour les autres : Si on coupe ses ongles le soir, mariage et deuil se mélangeront {Hedâyat, p. 84; 48; 49}, tandis que chaque ongle coupé le soir équivaut à l'arrachement d'une dent de l'Imam 'Ali {Pâyande, p. 334; 41}.

À celui qui a l'habitude de mettre du henné sur ses ongles, ne sera posé aucune question la première nuit dans sa tombe {Hedâyat, p. 71; 50; 66}. Quand on veut couper pour la première fois les ongles d'un nouveau-né, il faut que l'on place de l'argent dans ses chaussures pour qu'il devienne riche, ou qu'on lui fasse tenir une plume (*ghalam*) pour qu'il devienne un homme de lettres, un savant *sâheb-e ghalam* {Hedâyat, p. 192; 44; 53; 78}. Celui qui coupe les ongles de la main droite avec sa main gauche arrive à gagner son pain {39; 71; 78}. C'est un mauvais présage, ou un péché, pour celui qui coupe les ongles d'une autre personne si celle-ci se plaint d'avoir mal. Dans ce cas, la première personne, avant de commencer dit à la seconde : *Âkh o ukh nakoni!* Ne dis surtout pas pas : aïe! {Pâyande, p. 334; 37; 50}. Quand on rit beaucoup, il faut regarder l'ongle du pouce, ou entre le pouce et l'index et dire : “Dieu, ne te mets pas en colère contre moi!” {Hedâyat, p. 100; 36; 42; 43; 46; 66}. Enfin, quand les enfants veulent qu'il y ait une bagarre entre deux personnes, ou s'il souhaitent l'attiser, ils frottent ou tapent les ongles de leurs pouces l'un contre l'autre {Hedâyat, p. 104; Shakurzâde, p. 640; Pâyande, p. 319; 79; 40; 45; 47; 58; 66; 77}.

– Jours favorables et jours néfastes pour se couper les ongles

En fonction des jours de la semaine, une tradition complexe et parfois contradictoire indique ceux qui sont favorables ou défavorables ainsi que les modalités conseillées ou non pour se couper les ongles. En général, on dit : “c'est mal, c'est mauvais”, puis on explique les préjudices causés si les consignes ne sont pas respectées.

• Samedi et dimanche

Si on se coupe les ongles le samedi, les dettes seront réglées. Mais il ne faut pas le faire le dimanche, sinon on attrapera un panaris. On trouve pourtant aussi des propos contradictoires, par exemple :

Matarâsh sar o magir nâkhon
shanbe o yekshanbe o seshanbe!
“Ne te rase pas la tête et ne te coupe pas les ongles, le samedi, le dimanche, et le mardi!”

Le samedi est ici un jour déconseillé alors qu'il était propice dans l'exemple précédent.

• Lundi

Les couper le lundi rendra riche :

Qui coupe ses ongles le lundi mangera du riz {Shakurzâde, p. 310; 37};

Qui coupe ses ongles le samedi mangera du riz, ou il trouvera un trésor {Shakurzâde, p. 310}.

Autrefois, le riz était un aliment réservé aux festins, c'était un signe d'abondance, alors qu'il est devenu actuellement la base de l'alimentation des Iraniens, au moins dans les grandes villes.

• Mardi

Qui coupera ses ongles le mardi, laissera échapper des flatuosités devant les adultes {Shakurzâde, p. 325; 45; 48}. Une telle attitude devant les "grands", qui entraîne un sentiment de honte, est donc la punition de l'enfant qui enfreindrait cette interdiction.

• Mercredi

Comme il a été précisé plus haut, de nombreuses interdictions concernent ce jour : il ne faut pas se couper les ongles le mercredi {Hedâyat, p. 197; 36; 40; 66; 70}; c'est un péché assimilable au meurtre {Pâyande, p. 334; 44}; et celui qui le commet deviendra fou {Shakurzâde, p. 325; 36; 37; 47; 57; 71}.

• Jeudi

Se couper les ongles un jeudi est également funeste selon certaines traditions qui présagent que l'on héritera de son propre enfant ou que l'on mangera l'héritage d'un être cher, à moins qu'un des ongles préservé ne soit coupé le vendredi {Shakurzâde, p. 326}. Toutefois la plupart des traditions considèrent le jeudi comme un jour favorable : couper les ongles le jeudi enrichit {Imam Ali, Majlesi, p. 98}; 37; 42; 57; 66; 70; 71}et si on les coupe en commençant par le petit doigt et en finissant d'abord par le pouce de la main droite puis, de la main gauche on sera à l'abri de maux d'yeux (parole attribuée à l'Imam Mohammad-e Bâgher) et de dents (parole attribuée au Prophète) {Majlesi, p. 98}. Quiconque veut préserver ses ongles de l'éclatement, du jaunissement, et conserver sains leurs contours doit choisir de les couper chaque jeudi {Imam Rezâ, Majlesi p. 71}. Ce conseil vise la santé des ongles mêmes, aucune condition pour ce jour n'étant mentionnée. Pour profiter des bienfaits de l'accomplissement de cet acte durant les journées de jeudi et de vendredi il est conseillé de les couper tous les jeudis mais de les limer le vendredi (parole attribuée à l'Imam Mohammad-e Bâgher) {Majlesi. p. 99}.

• Vendredi

Le vendredi est considéré de façon unamine comme un jour faste :

Chaque vendredi, c'est un droit et un devoir pour chaque musulman adulte de couper ses moustaches et ses ongles, de se parfumer, et de faire ses ablutions par lavage complet *ghosl* {Imam Sâdegh, Mohammad-e Sâleh, p. 90}.
Cela est confirmé par l'Imam Ali {Majlesi, p. 98 et la tradition {37; 44; 53; 66; 70} pour qui se couper les ongles le vendredi est une preuve de charité qui guérit tous les maux et met à l'abri de la lèpre {Majlesi, p. 95}.

Les affections des ongles

– *Les ongles cassants (nâkhon-e shekanande)*

On attribue le fait que les ongles soient cassants et s'effritent très facilement à un manque en calcium ou en vitamine A {22; 33; 45; 47; 64} et aux mauvais traitements dûs aux travaux manuels ou ménagers {34; 58; 67; 82}.

Pour traiter cette affection, on conseille de manger beaucoup de carottes ou de boire du jus de carottes {33}, de consommer des laitages {64}, de manger des abricots à profusion {33; 47}, de la gelée anglaise *zhele* {33; 45} et beaucoup de *kale pâche* (bouillon de tête et pattes de mouton) {58; 67}. Si la cause est le mauvais traitement, éviter l'agent responsable ou porter des gants {67; 82}.

– *Les "envies"* (*rish rish-e dor-e nâkhon*)

Les "envies", la peau lacérée autour des ongles sont attribuées à un manque de vitamines {33; 53; 60}, à l'anémie {42; 57}, aux impuretés dans le sang {18; 63; 82} et à la paresse des reins {'Atârnezhâd, p. 473}. Cela peut être soigné en mangeant beaucoup de fruits {33; 53; 60}, ou des aliments "froids" {18; 63; 82}, et en usant de tous les traitements valables pour l'"anémie" {42}. On peut aussi mouiller les "envies" avec sa salive {18; 42; 82}.

– *L'onyxis* (*rishe kardan*, appelée aussi *âmâs-e nâkhon*)

Cette inflammation au niveau des contours de l'ongle donne souvent lieu à un abcès. Elle est très douloureuse et peut affecter les doigts ou les orteils et plus particulièrement l'ongle du gros orteil.

CAUSES

On considère comme responsable le fait de se souiller les mains avec l'eau contenue dans un verre où quelqu'un aurait déjà bu *âb-e nim khorde* {Hedâyat, p. 92; 8; 9; 18; 40; 50; 54; 60; 66; 77; 75}, de se laver les mains avec une eau utilisée pour le repassage {9; 18; 35; 45; 49}, d' arracher les envies {7; 42;77; 79; 82}, mais sont également mis en cause les impuretés dans le sang {38; 82} et la paresse des reins et du foie {'Atârnezhâd, p. 473; 82}.

TRAITEMENTS

On recommande souvent de mettre à jeun de sa propre salive directement sur le doigt ou sur la targette d'une porte et placer l'endroit à traiter sur celle-ci {Hedâyat, p. 92; 'Atârnezhâd, p. 473; Homâyuni 2, p. 133; 14; 20; 40; 82}. L'application d'urine {3; 39; 42}, un cataplasme de navet cuit ou une pâte de henné calment l'inflammation {Tarâh, p. 316; 'Atâr-e Yazdi, p. 103; 'Atârnezhâd, p. 473}. On peut aussi couvrir les doigts avec des pelures d'oignon {40} ou les plonger dans une décoction de fleurs ou de feuilles de fèves des champs {'Atâr-e Yazdi, p. 103; Safizâde, p. 47; 77}. Appliquer le liquide qui sort des ganglions de la viande de mouton *doshpol-e gusfand* coupés en deux {Homâyuni, p. 133; 'Atârnezhâd, p. 473; 15; 36; 50} est également recommandé, tout comme mettre du mercurochrome {'Atârnezhâd, p. 473; 45; 63} ou de la pénicilline en solution huileuse {'Atârnezhâd, p. 473}.

– Les leuconychies (*lak-e sefid-e nâkhon / baras-e nâkhon*)

On dit que ces taches blanches sur les ongles présagent l'achat prochain de vêtements ou de chaussures neuves {Pâyande, p. 224; Shakurzâde, p. 326; 35; 39; 44; 56; 66; 75} : porter des vêtements neufs était en effet et reste encore le plus souvent en rapport avec un événement important ou un jour particulier, comme les jours de fête. Le port de vêtements neufs pendant la période des fêtes du Nouvel an est une tradition à respecter, surtout chez les enfants et les adolescents. Ces taches sont donc un bon présage. Chez les adolescents, elles annonceraient la croissance, le port de vêtements ou de chaussures neufs sous-entendant que la croissance entraîne une différence de taille d'où la nécessité d'achats de vêtements.

On accuse le manque de calcium, surtout quand ces taches surviennent chez les adolescents {Pâyande, p. 224; 36; 43; 55; 79}. On peut dire aussi "l'enfant grandit" pour sous-entendre, sans les préciser, les besoins croissants du corps de l'adolescent qui puiseraient dans les substances réservées aux ongles, et au détriment de ceux-ci, pour grandir {39; 44; 47; 48; 56; 66}. Ce problème est traité par l'application d'un cataplasme de poivre noir {Saghâbâshi, p. 263}, ou en buvant beaucoup de lait {36; 43; 46; 55; 79}.

– Les ongles mous (*nâkhon-e narm*)

En devenant mou, l'ongle perd sa couleur et vire vers un blanc qui petit à petit s'assombrit. C'est une infection qui progresse verticalement. L'ongle perd sa forme cornée et prend alors un aspect pressé, chiffonné *âblambu*. La cause en est le contact de la terre {1; 3} ou le fait de se ronger les ongles {7; 45; 55}.

Le traitement prévoit de manger beaucoup de *pâche* (patte de mouton cuite) et tous les aliments contenant de la gélatine {1; 7; 62; 71; 79; 82}; de faire des bains d'eau salée, après quoi les ongles deviendront particulièrement robustes et propres {18; 56; 57}. De bons résultats sont également obtenus en faisant des bains d'huile d'olive et en consommant du lait de vache {22; 32; 38; 45}, en appliquant des pâtes de henné et de galles du chêne *mâzu* {22; 32; 42; 54; 57; 60; 65}.

– *L'onychomycose* (*'aghab raftegi-ye nâkhon*)

L'ongle touché par cette affection s'épaissit et sa couleur jaunâtre devient progressivement rouge-violette. L'ongle s'effrite et des contours sont enflés. C'est un mal très contagieux et très long à guérir. Les causes en sont la saleté {40; 44; 52; 66} et la macération {54; 65; 82}. Pour éviter la contagion, la personne atteinte ne doit pas toucher aux affaires des autres et porter des gants. On couvre les mains et les pieds d'une pâte de henné {1; 3; 4; 40; 44; 66; 82}.

– *Le panaris* (*'aghrabak*),

Le panaris appellé aussi "abcès du bout du doigt" *âbse-ye sar-e angosht*, est une inflammation très douloureuse de l'extrémité des doigts. Dans la province du Khorâsân le panaris est appelé "oreille d'âne" *gush kharak* quand il est à son début {Shakurzâde, p. 263}.

CAUSES

On attrapera un panaris si on se coupe les ongles le dimanche {Shakurzâde, p. 310}, de même si on travaille ou coud le jour de *'Eid-e ghadir*[1] {Shakurzâde, p. 63; 7; 37; 40; 42; 57; 82}, si une écharde est entrée sous l'ongle {34; 79}, ou si on se ronge les ongles {77; 82}.

TRAITEMENTS

On conseille d'enfoncer ses doigts dans les oreilles d'un âne {Shakurzâde, p. 263} ou dans les entrailles d'une ou plusieurs grenouilles sitôt éventrées, et les y laisser jusqu'au refroidissement complet du cadavre {Shakurzâde, p. 263; 'Atârnezhâd, p. 472; 40; 42}. On peut aussi tirer la petite pointe blanche et sa racine puis s'occuper de la plaie en prenant soin de faire des fumigations de crottes d'ânesse *peshgel-e mâche olâgh* accompagnées ou remplacées, selon d'autres sources, par de l'acide borique {'Atârnezhâd, p. 472; 37; 77; 82}.

1. L''Eid-e ghadir, est la fête des Chi'ites pour célébrer la désignation par le Prophète de 'Ali comme son successeur, donc comme premier Imam des Chi'ites.

CHAPITRE VI

LES MALADIES LOCALES SANS GRANDE GRAVITÉ

Si la plupart des questions portant sur les cheveux, les ongles ou la qualité de la peau ressortissent plus à l'esthétique ou à l'apparence qu'à la maladie, et touchent surtout les personnes dans leur amour-propre ou leur image sociale, le problème se pose différemment pour les affections de la peau dont il sera question ici : la gêne ou la douleur sont bien présentes car il s'agit de vraies maladies, même si elles ne concernent qu'une partie du corps et ne présentent pas de gravité. Les boutons, fissures, verrues, brûlures et démangeaisons qui seront analysés ont donc une dimension médicale nettement prononcée et ne concernent plus seulement les coutumes, mais la médecine populaire.

LES BOUTONS ET AFFECTIONS PONCTUELLES

Les furoncles (*kurak*)

On distingue deux types de furoncles, le grand furoncle *domal* appelé aussi *girâ* ou *tashk*, et le furoncle normal *kurak* dénommé *pechukh*. On distingue le *kurak* du *domal* par leur taille, le premier est plus petit et pointu alors que le second devient plus large et s'étale pour atteindre la taille d'une pièce de cinq rials ou de dix francs.

– *Le grand furoncle (domal)*

Ce grand bouton rouge qui grandit peu à peu et dans lequel apparaît du pus peut atteindre la taille d'une noix. Il apparaît entre les jambes, sous les aisselles et sur tous les endroits où la peau est épaisse, par exemple sur les testicules. Plus la peau est dure plus le *domal* est douloureux.

Avicenne (Ebn-e Sinâ, tome 1, p. 200) reconnaît le furoncle parmi les maladies survenant surtout pendant le printemps *bimâri-ye bahâri*, et il ajoute (p. 427) qu'un grand nombre de *domal* sur le corps est le signe de la présence du même grand nombre à l'intérieur du corps.

CAUSES

La consommation de cerneaux de noix pendant l'été met en mouvement la chaleur de l'intérieur [du corps] et produit les furoncles {Imam 'Ali, Majlesi, p. 48}.

Outre cela, on estime que l'affection survient quand les impuretés dans le sang deviennent denses {20; 39; 55; 71; 82} ou en raison du fonctionnement ralenti des reins et du foie {62; 66; 76; 82}.

TRAITEMENTS

Pour prévenir l'apparition de furoncles on consomme des mets connus pour leur effet purificateur sur le sang, tels que le jujube *'anâb* {'Atârnezhâd, p. 187; 82}. Une consommation importante de rhubarbe empêche l'apparition des furoncles {Saghâbâshi, p. 145}. Manger des noyaux broyés et mélangés à du suif de tamarin *tamr-e hendi* aide à leur mûrissement {Saghâbâshi, p. 78, 142}. On peut aussi appliquer un cataplasme *zemâd*, par ailleurs d'usage très répandu, composé de trois plantes de nature “froide” : graines de plantain commun *esparze*, alysse champêtre *ghodume*, et fleurs de guimauve. Il faut pour cela soigneusement nettoyer, piler et tamiser les trois éléments puis verser une cuillère de chaque dans une casserole contenant un peu de lait que l'on porte à l'ébullition (il est possible de remplacer le lait par de l'eau, mais le premier a de meilleurs effets). On laisse épaissir ce mélange puis on l'étale sur un morceau de tissu neuf, propre n'ayant jamais été lavé *(âb nadide* : litt. “qui n'a jamais vu d'eau”). Il faut appliquer ce cataplasme trois fois par jour pour accélérer l'éruption. Si le furoncle ne s'ouvre pas il faut l'inciser {4; 5; 34; 35; 39; 44; 50; 53; 56; 60; 68; 73; 76}.

Plusieurs recettes à base de différentes farines sont également utilisées : pour sortir le pus des furoncles ou d'ailleurs des blessures de façon générale, on peut prendre un peu de farine dans la paume de la main puis mettre un morceau de sucre dans la bouche et le mâcher sans l'avaler, cracher ensuite sur la farine pour former une pâte, appelée *ghand-e khamir* (“sucre en pâte”). Cette pâte doit être étalée sur un morceau de tissu neuf, propre et jamais lavé, que l'on applique sur le furoncle, et l'éruption se produit aussitôt {Safizâde, p. 151; 7; 8; 35; 41; 42; 44; 60; 66; 77; 78}. On peut également former une boulette avec de la farine et un peu de suif de mouton *pih-e gusfand*, ou de bœuf {55; 82}. Une autre recette semblable est composée de beurre, de farine de blé, d'un jaune d'œuf et de feuilles de plantain commun *bârhang* {Pâyande, p. 260}, ou de farine de blé mais cette fois mélangée à quelques feuilles de betteraves {18; 62}. La farine de fève, ou celle de pois chiche en cataplasme, accélère l'éruption {Safizâde, p. 47; Tarâh, p. 328 et p. 217}. Toutes ces recettes à base de farines sont reconnues comme particulièrement efficaces.

Appliquer un cataplasme de graines d'herbe aux puces *esparze* cuites dans l'eau ou dans le lait {Tarâh, p. 237} ou du jus de coriandre *geshniz* aide au mûrissement du furoncle {Saghâbâshi, p. 78 et p. 142}; un cataplasme de feuilles d'épinards écrasées crues ou cuites, ou de feuilles et fleurs de mauve sauvage *panirak* en infusion {Sâne'i, p. 254}, fait sortir le pus {Saghâbâshi, p. 362; Safizâde, p. 23}.

Il est également recommandé d'appliquer un mélange composé, en proportions égales, de fleurs de guimauve officinale et de camomille, de graines de lin usuel *katân*, et de gomme tragacanthe, le tout lié avec du lait bouilli {Safizâde, p. 85; Tarâh, p. 216}. En cataplasme utiliser un navet cuit {Tarâh, p. 239; 66; 70}, des graines cuites de lin usuel {Homâyuni, p. 133; 54; 58} ou de la gomme tragacanthe *katirâ* mélangés à de l'huile d'olive {Homâyuni, p. 133; 74} ou mélangés et cuits avec du *tokhm-e sharbati* (*OCIMUM CANUM SIMS*) et du fruit vert de vigne *ghure* {Homâyuni, p. 133}. Utiliser en cataplasme la sève de fumeterre ou sa décoction, des feuilles de plantain commun macérées dans l'eau bouillante {Tarâh, p. 213} donne de bons résultats, tout comme l'huile de bardane *bâbââdam* {Tarâh, p. 215} ou un morceau de tissu grossier, de madapolam *karbâs* troué sur lequel aura été étalé un jaune d'œuf de sorte que le sommet du furoncle sorte par ce trou. On peut tout aussi bien placer une feuille percée de jalap indigène *gol-e 'abâsi* ou de souci commun {Shakurzâde, p. 239}. À l'aide d'un peu de lait on fait un cataplasme à base de graines de lin usuel *bazrak-e zard* {32; 46}. On recommande enfin l'utilisation des sangsues {40; 69; 76; 80}, surtout pour des personnes de tempérament sanguin {Saghâbâshi, p. 551; 40; 76; 80}.

– *Le petit furoncle (kurak)*

Ce gros bouton purulent et très douloureux est en général blanc à son sommet, alors que la pointe ainsi que les contours sont rouges. Il forme une croûte, et son sommet devient pointu au moment de percer.

CAUSES

D'une manière générale, on pense qu'il faut chercher l'agent responsable de cette maladie à l'intérieur même de l'organisme. Ainsi, on dit que cela est dû aux problèmes internes du corps : "cela vient de l'intérieur" *dâkheli ast* {1; 52; 57; 66; 68; 72; 74}. Si on mange une datte avec sa base dure *kune*, un *kurak* sortira sur la première partie du corps touchée par les doigts {71; 76; 78; 79; 82}. L'augmentation de la densité des impuretés dans le sang se manifeste par l'apparition de petits furoncles {52; 71; 76}.

TRAITEMENTS

En ce qui concerne les traitements, l'objectif principal consiste à faire évacuer le pus le plus vite possible. Pour cela on parle souvent du mûrissement du furoncle et on l'aide à s'ouvrir. En général, il s'ouvre de lui même, mais s'il tarde à percer il faut alors intervenir en l'incisant *nishtar zadan* pour accélérer le mûrissement ou en mettant une boulette faite avec un peu de farine et de suif {3; 44; 70; 71; 77}. Comme pour le *domal*, on peut faire un cataplasme *zemâd*. On conseille aussi d'appliquer un morceau de madapolam neuf et jamais lavé qui collera au mal grâce à son amidon et aux secrétions du *kurak*. Après deux jours, on arrache le tissu et le furoncle vient avec {15; 40; 41; 66}. On peut anesthésier en appliquant un mélange d'aloès et de latex de l'opium.

Pour enrayer l'éruption il faut appliquer des compresses d'alcool {14; 65} ou d'acide borique dilué {Tarâh, p. 238; 45; 62; 82}, ou une pâte composée de farine de blé, de sucre et de "lait de fille" *shir-e dokhtar* {Shakurzâde, p. 239}, ou encore du sulfure jaune d'arsenic en poudre {15; 56}, une pommade autrefois prescrite par les médecins, appelée *ektiyol*, ou encore la pommade noire *pomâd-e siyâh* {7; 14; 33; 44; 45; 50; 56; 60; 62; 65; 70; 73; 74; 77; 79; 82}. Cette pommade très populaire et utilisée par un grand nombre de gens "a un effet magique sur les furoncles" {7}.

Le bouton de fièvre (*tabkhâl*)

Ce bouton est une bulle d'herpès, appelé également *tukhâl*, *tabkhâle* ou *râmu*, et qui apparaît sur les lèvres; il est accompagné de sensations de brûlures et de démangeaisons.

CAUSES

Chez certains, la consommation de mets piquants entraîne l'apparition de cette bulle {4; 38; 46; 73} que l'on attribue aussi à un cauchemar {21; 26; 33; 78; 82}, à une grosse fièvre ou à une peur excessive {1; 33; 45; 71; 79}. Un dicton rapporte :

> "Si au coin des lèvres apparaît une gerçure ou un bouton de fièvre c'est signe que Satan l'a touché avec sa bouche." {Hedâyat, p. 115; 71}.

TRAITEMENTS

Il ne faut pas percer ce bouton qui doit éclater tout seul, et d'ailleurs arracher la peau séchée qui reste sur les lèvres peut laisser une cicatrice {'Atâr-e Yazdi, p. 124; 33; 45; 66}. Une consommation régulière de tige de douce-amère *tâjrizipich* aide à une action préventive {Safizâde, p. 67}. L'infusion de sauge en cataplasme {Purzand, p. 82}, la consommation de pomme, de jus de citron frais, de jus de raisin, de yaourt {'Atâr-e Yazdi, p. 124; Purzand, p. 82; 2; 66} est aussi très bénéfique. Le jus de raisin et le jus de citron sont connus aussi bien pour leur action purificatrice sur le sang, que pour la régénérescence des cellules de la peau. D'ailleurs, on conseille aux personnes qui voient ce bouton apparaître périodiquement, de remplacer le sel par le jus de citron dans leurs aliments {'Atâr-e Yazdi, p. 124; 33}. Appliquer du bicarbonate de soude ou du sel est également très efficace {8; 45; 73; 82} de même que le rouge à lèvres {22}.

Le matin au lever, on peut mouiller le bouton de fièvre avec de la salive et le masser avec la targette d'une porte {Nafisi 1, p. 54; 48; Hedâyat, p. 115; 21} à moins que, toujours à jeun, on ne le touche avec une poignée de porte, ou avec une serrure très froide {Homâyuni, p. 135; 22; 23; 24}. On répète cela pendant deux ou trois jours. Il est bon aussi de mettre sur le bouton de fièvre une cuillère en métal refroidie dans un seau de glaçons {7, 20; 73; 77}. Avant que la bulle n'éclate, on recommande d'appliquer dessus un peu de sel {Homâyuni, p. 135; 26; 70} puis de brûler des grains de harmel *esfand* et d'en appliquer les cendres sur le bouton de fièvre jusqu'à la guérison {26; 70}.

Dès la sensation de démangeaison, l'application de teinture de camphre empêche l'évolution du bouton {Purzand, p. 82}. Dans le Gilân, on dit que la personne atteinte doit se rendre, en prenant soin d'emmener un oignon, auprès d'une personne dont la salive est reconnue pour son pouvoir curatif et qui, après avoir mis de sa salive sur le bouton du malade, croquera l'oignon qu'elle gardera avec elle {Pâyande, p. 248}. Certains produits de pharmacie ont enfin une excellente réputation puisque plusieurs personnes conseillent d'utiliser de la pommade Vicks {2; 75; 77}.

L'ecthyma (*gandetâval*)

Cette affection qui peut couvrir tout le corps mais dont le lieu de prédilection est la partie basse du corps commence par une cloque qui démange beaucoup et éclate si on la gratte, libérant un liquide transparent, une sérosité infectieuse, qui contamine toute la région du corps avec laquelle il rentre en contact. Les cloques ouvertes se transforment en lésions croûteuses. On attribue cette maladie au sang “sale” {33; 42; 82}.

TRAITEMENTS

D'abord, il faut éviter le contact des vésicules avec l'eau, et il ne faut pas se baigner tout au long du traitement car les vésicules partiellement séchées reprennent alors leur activité et prolifèrent à nouveau {'Atârnezhâd, p. 511; 79; 33}. Il faut les nettoyer à l'aide d'une solution d'acide borique à 10% ou les couvrir de ce même acide en poudre {7; 77; 82}. Il est recommandé de les saupoudrer avec une poudre de *sefidâb-e ghal'* utilisée en maquillage mélangée à un peu de riz finement broyé {'Atâr-e Yazdi, p. 103}, ou avec une poudre de soufre broyé et de talc {'Atâr-e Yazdi, p. 103; 33} ou de toucher les vésicules à l'aide d'une allumette trempée dans de l'eau oxygénée {'Atâr-e Yazdi, p. 103; 82}. En plus des traitements locaux, il faut éviter les aliments trop lourds, épicés et frits {'Atârnezhâd, p. 511; 40}.

L'orgelet (*golmozhe*)

On l'appelle aussi furoncle de l'œil *kurak-e cheshm* ou bouton de l'œil *jush-e cheshm*. C'est un petit furoncle situé sur la paupière ou plus exactement au niveau d'un cil. Tant qu'il n'a pas fait éruption il est très douloureux. Il grandit, puis éclate. Dans la culture populaire iranienne, cette affection est parfois liée à une période particulière mais variable selon les individus : pour certains cela dure sept jours, pour d'autres cela apparaît surtout pendant les règles {23}).

CAUSES

Comme cause principale de son apparition on parle encore des impuretés dans le sang, dont il est en quelque sorte le révélateur et un des moyens d'évacuation. C'est la raison pour laquelle on lui reconnaît un rôle bénéfique {21; 35; 41; 43; 70; 77}. Certains accusent aussi l'eau de mer {1; 76} ou encore le fait de manger des nèfles avec leurs noyaux {Pâyande, p. 247; 37}.

TRAITEMENTS

Pour guérir l'orgelet, de nombreuses sources signalent un rituel pour le moins curieux : le salut à l'étron *sende salâm* {Hedâyat, p. 54; 3; 4; 21; 35; 36; 42; 43; 44; 46; 49; 71; 75}. Il faut aller tôt le matin au bord de l'eau ou aux toilettes et tout en se penchant pour regarder ses propres excréments dire :

Sende salâmat mikonam
Khodamro gholâmet mikonam
Agar cheshmam ro khub nakoni
Hapalo hapulet (hapul hapalet) mikonam.
Etron, je te salue
Je me fais ton esclave
Si tu ne guéris pas mon œil
Je te fais *hapalo hapul*

Cette dernière expression a un sens controversé: pour certains elle signifie "je te mange" {3; 42; 43; 49; 75}) ou “je t'écrase” et pour Henri Massé “je te maudirai” {Massé, p. 336}. Dans le texte persan certains remplacent l'expression *khub nakoni* (si tu ne me guéris pas) par *châgh nakoni* (si tu ne me rends pas gros). On a vu précédemment combien les notions de grosseur et de bien-être étaient proches.

Dans ce procédé le respect et l'agressivité se côtoient. On commence donc par saluer ses excréments et proposer d'en devenir leur esclave en récompense de la guérison qu'ils voudront bien apporter; mais immédiatement après cette marque de soumission on cherche à intimider, à faire peur pour les obliger à guérir l'orgelet. Il faut noter d'autre part que l'action se passe le matin tôt, avant le lever du soleil, ce qui peut signifier que l'on attribue le pouvoir curatif aux premiers excréments de la journée, ou bien que ce pouvoir n'agit seulement que le matin très tôt. D'autre part, on peut se demander si le fait de se pencher et de regarder ses excréments veut dire que le fait de voir renforcerait la guérison d'une partie de l'organe de la vue blessée par l'orgelet, ou si c'est uniquement pour augmenter l'effet du dialogue et de l'ordre qui est intimé.

Certains préconisent de faire le *sende salâm* à des crottes de chien si l'orgelet ne guérit pas en l'espace de trois jours, avec ou sans avoir recours à d'autres méthodes. Si l'orgelet ne guérit toujours pas, on les brûle. La guérison est ainsi assurée {Pâyande, p. 244; 44}. Il faut noter que l'orgelet est couramment appelé *sende salâm* {Mo'alem; 7; 47; 63; 70; 74; 77; 78}.

On signale également un autre procédé d'ordre symbolique : on chauffe un petit caillou et on récite ceci :

> Quand la terre sera secouée de son séisme,
> Que la terre rejette ses fardeaux.
> (Coran, XCIX/.1, 2; trad. Blachère, p. 661),

et on le jette dans de l'eau froide depuis la hauteur du visage, comme si la pierre tombait avec l'orgelet {16; 44; 48; 50; 72; 77}. Chacune des composantes de ce rituel a une valeur symbolique qui concourt au processus de guérison : le verset qui est récité fait référence à la terre qui rejettera ses fardeaux. L'orgelet est le fardeau supporté par le corps et le traitement fera office de tremblement de terre qui aidera à son extraction. La pierre qui tombe fait référence à l'orgelet qui tombe et disparaît. La pierre chauffée intervient pour simuler la douleur mais aussi l'état fiévreux de l'orgelet. Elle est jetée dans de l'eau froide et ainsi, le chaud rencontrant le froid, fièvre et douleur se calment.

Il existe également des traitements tout à fait empiriques comme les compresses d'eau bouillante {5; 36; 41; 45; 75; 79}, qui accélèrent la guérison et calment la douleur, ou les cataplasmes d'amidon {Mo'in; 50; 73}. On peut placer sur l'orgelet une gousse d'ail coupée en deux {Purzand, p. 35; 44; 73} ou faire une compresse avec un morceau de tissu propre imprégné d'eau de rose dans lequel on a placé quelques feuilles écrasées de basilic {Purzand, p. 35}.

Les aphtes (*aft*)

D'une façon générale, il s'agit de petites ulcérations survenant dans la bouche. On ressent d'abord une sensation de picotement à l'endroit où les aphtes apparaîtront quelques jours plus tard, puis des élevures rouges, des boursouflures blanches entourées d'une élevure rouge vif font place à des érosions peu profondes de taille différente. C'est très douloureux, à tel point que parfois, manger ou même parler devient un supplice. On leur reconnaît une période variable d'une personne à l'autre {3; 5; 7; 14; 55; 65; 77; 78; 79}.

Les aphtes ont pour origine la consommation d'aliments "chauds" surtout des noix et des dattes {7; 35; 55; 82}, et d'une façon générale les excès de "chaud" {46; 64; 71; 79; 80} ainsi qu'une faiblesse généralisée du corps {55}. On traite le mal avec de la teinture d'iode {7; 46; 62} et surtout par des rinçages de bouche avec un jus de coriandre {Saghâbâshi, p. 389; 3; 35; 64}, ce qu'Avicenne (tome 2, p. 196) conseille également pour les plaies dans la bouche.

En se fondant sur la similarité de la forme buccale, une informatrice {14} associe la vulvite aphteuse au niveau de l'entrée du vagin aux aphtes buccaux : "une fille avait continuellement des aphtes dans la bouche et à l'entrée du vagin *dahâne-ye rahem [farj]*; elle mettait sur les aphtes quelques jujubes *ghodume* trempés dans l'eau"; elle ajoutait : "On dit que les aphtes sont spécifiques des pays asiatiques".

Le cor (*mikhche*)

Appellé, aussi, *rish-e pâ* (plaie du pied), le cor au pied est une peau cornée sur les orteils en forme de petit clou – d'où son nom en persan – dont la pointe s'enfonce dans la chair et fonctionne comme un poinçon, provoquant une vive douleur lorsque l'on met des chaussures trop serrées dont le port est principalement en cause, mais on entend aussi dire qu'un sang impur ou le fait de manger des dattes avec leur base favorisent leur apparition {7; 35; 47; 82}.

TRAITEMENTS

De nombreuses solutions sont proposées pour soigner ou éviter ce mal très commun : placer sur le cor pendant une nuit une feuille de poireau macérée pendant 24 heures dans du vinaigre de vin {'Atâr-e Yazdi, p. 111}; on préconise des applications d'oignon cuit seul {79} ou mélangé à du suif {Saghâbâshi, p. 359}, de sève de chélidoine *mâmirân* {'Atâr-e Yazdi, p. 113}, ou d'une pâte obtenue par le sulfure jaune d'arsenic ou par la chaux dans du vinaigre {'Atâr-e Yazdi, p. 113; 48; 78}. Le jus de l'ail pilé, ou une gousse cuite fait disparaître le cor {Tarâh, p. 217; 'Atâr-e Yazdi, p. 112; 3; 40; 42; 46; 49; 53; 57; 59}. On utilise la sève obtenue de la queue d'une figue cueillie verte *shire-ye anjir*, celle obtenue des feuilles de figuier {Purzand, p. 68; 'Atâr-e Yazdi, p. 112; 42; 49; 54; 82} ou la sève qui sort des jeunes feuilles de noyer {'Atâr-e Yazdi, p. 112; 35; 42}: à chaque application la peau pèle, et petit à petit le clou sort.

On utilise aussi les effets émollients de l'eau obtenue par la macération de quelques fleurs de souci, ou de l'huile d'olive mélangée à de la sève de feuilles et de fleurs pilées de cette même plante {Tarâh, p. 217; Purzand, p. 68; 'Atâr-e Yazdi, p. 113; 42}. Certains ont également recours à des produits caustiques tels que l'acide sulfurique dilué dans un peu d'eau : après avoir raclé la partie supérieure du cor à l'aide d'une lame de rasoir, on applique de l'acide au moyen d'un coton tige. On se procure cet acide en pharmacie, ou plus simplement dans une batterie de voiture {31}!

LES FISSURES DE LA PEAU

Les crevasses et fissures plus ou moins profondes au niveau de la peau sont fréquentes et peuvent se situer sur les parties les plus diverses du corps comme la plante des pieds, surtout sur les talons, entre les orteils, sur les paumes des mains ou entre les doigts, au coin des lèvres ou sur la langue, au niveau des mamelons chez les femmes qui viennent d'accoucher. On appelle ces fissures *ghâch*, *tarak*, *châk* ou *shaghâgh*. Selon les parties du corps où elles apparaissent, les causes et traitements sont spécifiques, mais d'une façon générale on explique ces affections par l'existence des "saletés" dans le sang ou le mauvais fonctionnement du foie, et les crevasses servent d'indicateur de ces problèmes internes {36; 39; 40; 42; 44; 45; 48; 50; 82}. L'enfant qui n'est pas nourri par sa mère assez longtemps, deux ans au moins, sera prédisposé à ces fissures {41; 44; 53; 54; 62; 70; 73; 77; 82}. Certains ajoutent à cela un manque de calcium, ce qui équivaut à un allaitement insuffisamment long {53; 62; 73; 77}.

Les fissures de la commissure des lèvres (*ghâch-e lab*)

CAUSES

Ces fissures, appelées aussi *tarak-e lab* sont dues à un excès de "chaud" au niveau du foie et des reins {'Atârnezhâd, p. 187; 'Atâr-e Yazdi, p. 102; 42; 66}. On évoque parfois aussi le sang "sale" {54; 57; 64}, l'usage des fards à lèvres {55; 59; 64; 77} et assez souvent une carence en fer {63; 72; 78; 80; 82}. On entend par ailleurs fréquemment une explication qui avance que la fissure est signe que Satan a touché les lèvres avec sa bouche (ou selon Henri Massé, si le coin des lèvres est écorché ou porte un bouton de fièvre c'est le signe que Satan l'a bridé) {Hedâyat, p. 115; Massé, p. 335; 35; 40; 41; 42; 52; 54; 56; 62; 66; 70; 74}.

TRAITEMENTS

Ils consistent avant tout à combattre l'excès de "chaud" par la consommation d'aliments "froids" tels que : grenade *anâr*, laitue cultivée *kâhu*, épine-vinette commune *zereshk*, prune *âlu*, etc. {'Atârnezhâd, p. 187; 'Atâr-e Yazdi, p. 103; 40; 41; 42; 66; 78; 79; 80}.

À ce traitement interne s'associent des applications locales diverses dont la plus préconisée est celle d'un objet en fer (par exemple, une targette de porte) mis la veille à l'extérieur. Il faut faire cela à jeun en ayant pris soin de garder ledit objet au contact des lèvres pendant plusieurs minutes et de répéter l'opération plusieurs jours {'Atârnezhâd, p. 187; 55; 57; 64; 78; 79; 82}. De la même manière on peut utiliser des poteries laissées dans une eau courante (un ruisseau, une chute d'eau) {'Atârnezhâd, p. 187}. À ce sujet, il faut noter que l'usage de targettes en fer ou de récipients en terre (surtout les cruches) était, il y a encore quelques années, très répandu, même dans les villes. Actuellement, l'usage des cruches en poterie non émaillée se perd à Téhéran et dans les grandes villes. D'autre part, à l'usage des cruches en terre s'associait un rite lié à la fête du nouvel an qui consistait à casser la cruche utilisée toute l'année pour la remplacer par une nouvelle. Ceci explique le fait de trouver des morceaux de cruches brisées dans les eaux courantes.

On peut encore appliquer un mélange composé de cire d'abeille *mum-e 'asal* et d'huile de graines d'abricotier *zardâlu* {Purzand, p. 83; 56; 63}, ou, enfin, en traitement “délocalisé”, s'enduire de suif ou d'huile le nombril, trois jours de suite à jeun {Shakurzâde, p. 241; 68; 70}.

Les fissures sur la langue (*ghâch-e zabân*)

Il s'agit d'une fente verticale plus ou moins profonde au milieu de la langue .

CAUSES

La cause unanimement avancée est un excès de “chaud” {33; 35; 40; 44; 54; 57; 60; 66; 78; 79; 80; 82}.

TRAITEMENTS

On conseille des bains de bouche d'une décoction de graines d'herbe aux puces *esparze* et de sébestier *sepestân* {40; 44}. On peut aussi pratiquer des applications de décoction de grains d'orge (que l'on boira ensuite) {44; 54; 78}, ou de la mousse obtenue du frottement de deux tranches de concombre {33; 57; 78}, d'extrait des feuilles de mûrier blanc *tut*, ou de mûres encore vertes mélangées à du vinaigre {Tarâh, p. 315}.

Les crevasses des plantes des pieds, et des paumes des mains (*tarak-e kaf-e dast, tarak-e kaf-e pâ*)

On admet communément que les crevasses surtout aux pieds sont particulièrement bénéfiques. Elles seraient les issues que s'ouvrirait le corps pour se débarrasser de ses différents maux, comme par exemple les douleurs rhumatismales: “À chaque fois que j'ai beaucoup de crevasses aux pieds (aux talons) mes douleurs de jambes disparaissent totalement; elles reviennent quand mes crevasses guérissent.” {14}. “Elles sont bénéfiques pour la santé générale du corps, car le “vent” *bâd* des maladies sort à travers ces fissures.” {22}.

Ce terme *bâd* qui revient très fréquemment signifie en premier lieu le vent, mais il ne répond pas à moins de 25 autres définitions. Deux d'entre elles concernent les gaz intestinaux libérés et les flatulences. Une autre signifie l'enflure, l'inflammation, le gonflement. Le terme *bâd gereftan* (“attraper le vent”) désigne une douleur soudaine. Ensuite viennent une série de définitions construites à partir du terme *bâd* plus un déterminant, désignant tantôt une partie du corps (*bâd-e shekam* : grouillement du ventre; *bâd-e galu* : éructation; *bâd-e rahem* : “globe hystérique” formé dans le vagin après l'accouchement {Mo'in}; *bâd-e mafâsal* : rhumatismes articulaires), tantôt un nom de maladie (*bâd-e bavâsir* : “vent des hémorroïdes”, inflammation accompagnée d'une douleur soudaine située au niveau des reins, des organes génitaux et du contour de l'anus). Ainsi, le terme *bâd* peut désigner la douleur dans les articulations ou toute douleur soudaine produite par d'autres maladies. Comme définition pour les "vents" je dois également noter celle-ci :

> "[...] les "vents" sont toutes les forces mystérieuses, élues et magiques qui sont partout et dominent tous les êtres humains. Aucune personne, ni aucune force ne peut les affronter [...]" {Sâ'edi, p. 22}[1] .

CAUSES

Le fait de marcher pieds nus {Shakurzâde, p. 241; 33 34; 36; 38; 44; 47; 50; 73} est généralement avancé comme cause aux crevasses des pieds, parallèlement aux rhumatismes *româtism*, ou *dard-e mafâsel* {Shakurzâde, p. 241; 44; 62; 70; 73; 75}. La poussière est également reconnue pour néfaste {8; 43; 45; 75}, ainsi que le port de chaussures en matières synthétiques {44; 59; 68}.

TRAITEMENTS

On recommande fortement de graisser les crevasses avec divers corps gras, tels que du suif du mouton chauffé {8; 37; 45; 49}, du suif de chèvre *pih-e boz*, mélangé à du curcuma *zardchube* {5; 7; 15; 20, du suif de chameau *pih-e shotor* {18; 33; 35; 48}, des gouttes fondues de suif de bœuf chauffé (sur une broche chauffée à blanc) et mélangées à la cire d'abeille *mum-e 'asal* {Pâyande, p. 253; 15; 26}, ou encore d'effectuer un massage avec de la glycérine *gelisirin* et de l'huile d'olive. On peut aussi appliquer un cataplasme d'huile d'amandes douces et d'huile de cacao *kâkâu* {'Atâr-e Yazdi, p. 117}, ou d'huile d'amandes douces mélangée à de la lanoline *lânolin* {20; 38}.

Dans tous ces cas où les pieds ou les mains sont graissés, on conseille de porter une paire de chaussettes ou de gants pour garder le plus longtemps l'effet des graisses.

D'autres traitements sont préconisés, tels que l'application d'ail brûlé et pilé {35; 40; 41; 44; 46; 54; 64; 66; 68; 82} ou des compresses avec du suc d'oignon {Tarâh, p. 319; 'Atâr-e Yazdi, p. 116}. Une pâte de henné {Shakurzâde, p. 241; 8; 22; 39; 43; 46; 49; 50; 53; 55; 62; 70; 71; 78; 79}, ou des lentilles cuites dans du vinaigre {Shakurzâde, p. 241; Saghâbâshi, p. 282; 40; 42; 43; 50; 71; 72; 75; 77} sont également considérées comme efficaces, tout comme un massage avec du sel suivi d'un ponçage à la pierre ponce {Dâneshvar 1, p. 163; 14; 40; 47}. On peut renforcer l'action du sel en y mélangeant des peaux séchées et pilées de citrons vulgaires *nârenj* formant une pâte avec un peu d'eau {14}. Enfin, on peut enduire les gerçures avec de la gomme *angom* d'abricotier *zardâlu* {60; 79}, ou utiliser un cataplasme de mûre

1.Zempléni note ceci chez les Moundang du Tchad : "Les douleurs articulaires et toutes les variétés de rhumatisme sont appelées *zaxe* et ce terme signifie par ailleurs vent, tourbillon. Mais cette fois-ci, on accole souvent un qualificatif étiologique au terme principal. Ainsi, on parlera du "*zaxe* de la pluie" *zaxe-bame* ou du *zaxe* des arbres *zaxe-kpu*. Il peut s'agir alors de troubles bien plus graves que les simples maux d'articulation. [...] le "*zaxe-bame* est à la fois une catégorie descriptive (rhumatismes, maux d'articulations) et un concept étiologique (la pluie, la magie de pluie)" (Zempléni 2, p. 75 et p. 78).

shâhtut verte avec du vinaigre, ou un mélange de résine *râtiyânaj* et de graines de lin usuel *bazrak* {Saghâbâshi, p. 413}.

Les crevasses aux seins (*shaghâgh-e sine* (*pestân*))

Sur les mamelons de la femme qui allaite ou même qui est à la fin de sa grossesse apparaissent des crevasses, accompagnées de saignement, de pus et de douleur, qui s'aggravent à chaque fois que l'enfant tète : “On a l'impression que le bout de sein va se détacher.” {7}. La douleur est très forte d'où l'appellation de “crevasses brûlantes” *tarak-e suzeshdâr*.

CAUSES

Comme dans les autres formes de fissures on accuse le sang “sale” {'Atârnezhâd, 499; Shakurzâde, p. 253; 38; 55; 78}, l'excès de “chaud” {'Atârnezhâd, p. 499; Shakurzâde, p. 253; 53; 60; 71}, tout comme la poussée produite par le volume de lait dans les seins {Shakurzâde, p. 253; 40; 44; 57; 82}.

Certains associent la présence de muguet dans la bouche du nourrisson avec l'apparition de ces crevasses {Shakurzâde, p. 253; 54; 77}.

TRAITEMENTS

Il est conseillé, en premier lieu, de pratiquer un traitement interne qui consiste à purifier le sang à l'aide d'aliments “froids” {'Atârnezhâd, 499; Shakurzâde, p. 253; 38; 42; 55; 78} ou d'une infusion d'achillée *bumâdarân* {Tarâh, p. 225; 53; 57}.

Localement, il faut appliquer des substances dont certaines sont des corps gras d'origine humaine. C'est ainsi que l'on conseille d'enduire les crevasses d'un mélange de suif de chèvre chauffé {'Atârnezhâd, p. 498} et de “lait de fille” (lait d'une mère dont le nourrisson est une fille) {Pâyande, p. 255; 68; 77}. L'avantage de ce remède est que l'enfant peut téter sans que l'on ait besoin de nettoyer les seins. De même, on peut appliquer le colostrum *shir-e mâk* qu'on laisse refroidir et sur lequel se forme une peau {7; 42; 53; 57; 60; 71}. On peut aussi utiliser une peau de lait *ruye-ye shir* (de l'allaitement) {8; 18}. Toujours de provenance humaine, mais plus difficile à se procurer régulièrement, est le vernis *charbi-ye pust-e bache* (couche de graisse blanche qui peut couvrir le corps du nourrisson à sa naissance).

D'autres remèdes consistent à graisser avec de la vaseline *vâzelin* {8; 54; 62}, à mettre en cataplasme des lentilles cuites dans du vinaigre, et écrasées {'Atârnezhâd, p. 400; 53; 57; 63; 79}, à laver les bouts de seins avec de l'acide borique *asid burik* dilué dans de l'eau bouillie chaude; il faut ensuite bien sécher {'Atârnezhâd, p. 400; 7; 23; 52; 60; 64}. On peut aussi laver le bout des seins et la bouche du nourrisson avec du bicarbonate de soude *jush-e shirin* {22; 55}, pratiquer des massages avec une infusion de feuilles fraîches de noyer *gerdu* {Tarâh, p. 212; 42} ou une infusion de graines de fenouil *râziyâne* {Tarâh, p. 225; 63; 66; 79}.

Les vergetures (*tarak-e pust*)

En général, ces *tarak*, qui désignent les ruptures superficielles de la peau dessinant de petits arbrisseaux plus ou moins ramifiés, se voient chez la femme enceinte ou toute personne ayant subie un changement de poids brutal *châgh o lâghar shodan* (grossir et maigrir). Ces vergetures apparaissent sur le ventre, les seins, les hanches, les fesses, les genoux et les cuisses.

TRAITEMENTS

Pour les éviter, on conseille aux femmes enceintes de ne se gratter ni le ventre ni les seins et aussi d'appliquer une infusion de graines de fenouil *râziyâne* {Jazâyeri 2, p. 169; 57; 79}.

On recommande aussi d'appliquer de l'huile d'amandes douces sur la peau intacte ou atteinte {2; 3; 7; 46; 54; 60; 64; 70 73; 75; 77; 79; 80}.

LES DÉMANGEAISONS ET BRÛLURES

Ce groupe de maladies concerne celles dont la manifestation est accompagnée de démangeaisons plus ou moins importantes, avec ou sans la sensation de brûlures.

Les démangeaisons (*khâresh*)

Elles accompagnent toute une série de malaises variés, mais reçoivent un traitement particulier qui concerne la partie du corps touchée par le prurit.

Le fait de se gratter peut être sans cause et de très courte durée. Dans ce cas, la démangeaison revêt une signification qui est différente selon l'endroit où elle apparaît :

Si une personne ressent une démangeaison sur le nez on dit que quelqu'un parle derrière son dos {7; 34; 35; 44; 56; 60; 62; 63; 66; 74; 77}.

Si c'est le menton qui démange, il y aura alors des invités {40; 44; 53; 62; 77}. La démangeaison sur le côté droit du cou signifie la réception d'un présent apporté par quelqu'un venant d'un voyage *soghâti* {36; 43; 45; 49; 53; 60; 79; 80; 82}.

Mais si la main droite démange, on obtiendra une somme d'argent, à condition que l'on passe aussitôt sa main sur la tête de son premier enfant. Par contre, la main gauche veut dire qu'il sera frappé par quelqu'un. Ou même on dit qu'il a envie d'être frappé ! Certains en pensent autant à propos du pied gauche. Selon une autre version, la main gauche qui démange signifie la perte d'argent par cette même main {33; 36; 38; 43; 46; 49; 74; 80}.

Enfin, si le pied droit de quelqu'un le démange, il sera invité au mariage de quelqu'un. Le pied gauche signifie qu'il chaussera une paire de chaussures neuves

{Shakurzâde, p. 345; 35; 36; 48; 74} ou, comme nous venons de le voir, qu'il désire être tapé.

CAUSES

Elles sont, comme souvent, d'ordre éthique et diététique. Selon Majlesi (p. 55) le fait de manger de la terre ou de la boue – un des quatre actes condamnables puisqu'il fait partie des "actes de Satan" {rapporté de l'Imam Musâ} ou des "pièges tendus par Satan" {rapporté de l'Imam Bâgher} – entraînera de nombreuses maladies parmi lesquelles les démangeaisons du corps. Dans le même ordre d'idées, Nafisi 1 (p. 65) rapporte de Abu el-Hasan (l'auteur pense qu'il doit s'agir d'Imam Kâzem, septième Imam des chi'ites) que la démangeaison est l'un des quatre signes de la gloutonnerie.

Toutefois, certains pensent qu'une consommation démesurée de lait de vache peut entraîner des démangeaisons {44; 48; 74}, tout comme le sang "sale" {40; 46; 71}.

TRAITEMENTS

En rapport avec la dernière cause évoquée, certains ont recours à la saignée *hejâmat* quand ils pensent qu'un changement de sang est nécessaire {21; 41; 47; 80; 82}.

En application locale, l'huile de lavande *ostokhodus* ou l'huile de sésame *konjed* accompagnée de graines d'herbe aux puces *esfarze* est conseillée pour soulager la démangeaison {21; 40; 46}. Pour les démangeaisons d'origine atrabilieuse, c'est l'huile d'amandes amères qui est employée. Dans ce cas, il est recommandé de laver le corps avec du cèdre *sedr* et du bicarbonate de soude *jush-e shirin* {35; 59; 70}. On peut aussi laver l'endroit concerné avec une décoction de graines de trigonelle *shanbalile* {33; 45; 56}. Toujours en application locale le vinaigre, le mélange de yaourt et de cèdre, le mélange de curcuma *zardchube* et de henné, ou le henné seul sont connus pour avoir un effet calmant sur toutes sortes de démangeaisons {36; 39; 41; 49; 50; 58; 62; 66; 68; 77; 79; 82}.

En ce qui concerne l'alimentation, il faut éviter les aliments *bu dâr* (frits ou à forte odeur) tels que : l'ail, l'oignon, le poireau et le poivre {41; 44; 77} et consommer de la laitue cultivée ou un mélange de tamarin *tamr-e hendi* et de pastèque *hendevâne*, ou encore une certaine résine *râtiyânaj*, ou des grenades douces *anâr-e shirin*; une décoction (en consommation orale, et en application locale) de racines de bardane *bâbâădam* {Saghâbâshi, p. 111, p. 122 et p. 134; Tarâh, p. 209} est aussi bénéfique.

On peut renforcer l'effet des remèdes cités ci-dessus par une application locale de feuilles écrasées de laitue cultivée (pendant une demi-heure) {'Atâr-e Yazdi, p. 105}.

Pour les démangeaisons localisées sur le cuir chevelu, on recommande d'appliquer un masque capillaire à base de fleurs de camomille commune *bâbune-ye shirâzi* ou de faire une fumigation avec une décoction de graines de coriandre. On peut même fumer ces graines {'Atârnezhâd, p. 132}.

La démangeaison d'une oreille se traite en la grattant avec l'épaule {35; 46; 49} ou l'intérieur du coude {Saghâbâshi, p. 32; 44}, ou encore en mettant quelques gouttes d'huile d'amandes amères dans laquelle on aurait ajouté des amandes pilées d'abricots *zardâlu* {Tarâh, p. 54}.

Enfin, on obtient un effet durable avec les cataplasmes de feuilles écrasées de noyer ou de décoction de feuilles de myrte et de graines de nigelle des jardins *siyâhdâne* {Tarâh, p. 210; 42}.

Selon Avicenne (Ebn-e Sinâ, tome 1, p. 183), certaines maladies peuvent en faire disparaître d'autres : "par exemple, la fièvre paludéenne (fièvre quarte) *tab nobe-ye chahâr ruze* souvent fait disparaître la démangeaison, la gale, ainsi que les boutons."

L'eczéma *(eg(k)zemâ)*

Egzemâ est appelé aussi *sodâ*, nom donné à une des "quatre humeurs", l'atrabile, qui siège dans la rate.

Par endroits, apparaissent des plaques rouges sur lesquelles on note la présence de vésicules pleines de pus. Parfois, tout le corps est couvert de plaies d'eczéma *zakhm-e egzemâ*. Très désagréable et très contagieux, on le redoute pour ses fortes démangeaisons qui augmentent quand on se gratte. L'endroit devient alors fiévreux.

Selon certains, l'intensité de l'eczéma varie avec la lune, ainsi dit-on: *sodâ aval-e mâh va âkhar-e mâh dârad.* {Nafisi 1, p. 60}. Le début du mois lunaire est considéré comme la période où l'eczéma serait le plus tenace {41; 66; 74}. L'eczéma du nourrisson est traité à part dans le chapitre IV.

CAUSES

Certains tiennent la consommation d'huiles végétales *roghan-e nabâti* à la place d'huiles d'origine animale *roghan-e heyvâni* pour responsable de toutes ces maladies telles que l'eczéma, la gale et la démangeaison {55; 57; 63; 73}. Nafisi 1 (p. 51) ne précisant pas la nature de l'huile dit : "l'huile *roghan* est mauvaise pour l'eczéma et la "teigne". Mais on accuse aussi le dysfonctionnement du foie qui lui même peut être dû à l'absence d'allaitement maternel (la durée minimum conseillée étant deux ans) {'Atârnezhâd, p. 516; 56; 57}. Et bien sûr, la consommation d'aliments "chauds" provoque, sinon aggrave, la maladie {54; 56; 63; 66; 70; 78; 79; 80}.

D'autre part, on considère que l'eczéma survient en réaction aux agressions par des éléments externes et internes. Ainsi, certaines maladies peuvent le provoquer comme : *tangi-ye nafas* ou *âsm* (l'asthme) et le diabète *bimâri-ye ghand* (maladie du sucre) {70; 78}. Un frottement répété peut aussi le provoquer sur la partie de la peau qui le subit. Ainsi, on trouve des eczémas sur les mains dûs à l'exercice de certaines tâches quotidiennes telles que la lessive, le pilage, le tressage (vannerie, etc.), etc. {63; 68; 76; 82}. Parfois, c'est le produit lavant lui-même qui est mis en cause {45; 60; 63; 79; 82}.

Une peau trop grasse {'Atâr-e Yazdi, p. 106; 56} peut aussi être le facteur déterminant. Enfin, on évoque le rôle joué par l'hérédité. Ainsi, on parle de familles qui perpétuent cette maladie {54; 57; 63; 71}.

TRAITEMENTS

En principe, on commence par traiter le sang, c'est-à-dire par le purifier à l'aide d'aliments "froids", tels que le verjus *âbghure*, le jus de citron, le jujube, la coriandre, le tamarin, la laitue cultivée, la chicorée *kâsni*, les graines d'herbe de sainte Sophie *khâkeshir*, etc. Si nécessaire, on pratique la saignée.

Ensuite viennent des traitements locaux. En cataplasme, la plupart des aliments cités ci-dessus peuvent être utilisés. Certains servent de base lavante pour les parties atteintes. Voici quelques mélanges souvent utilisés:

Pour un eczéma débutant on lave avec du cèdre et du yaourt {'Atâr-e Yazdi, p. 105; 42; 79}.

D'autre part, plusieurs personnes m'ont raconté avoir vu des gens couverts de plaies d'eczéma être guéris avec une fumigation de crottes d'ânesse *peshgel-e mâche olâgh* {40; 42; 49; 53; 57; 70; 73; 80; 82}. Moins radical, le cataplasme composé d'un mélange à part égale de feuilles de jujubier, de chicorée *kâsni*, de saule blanc *bid*, de feuilles ou de fleurs de tamarinier *tamr*, de fleurs de guimauve officinale *khatmi* avec du yaourt de vache {'Atârnezhâd, p. 516; 'Atâr-e Yazdi, p. 106; 60}. On peut aussi mélanger au yaourt la peau séchée d'une pastèque, des graines de laitue cultivée et de pourpier *khorfe*, et des jujubes, tous réduits en poudre fine {'Atârnezhâd, p. 516; 'Atâr-e Yazdi, p. 106; 53; 66}.

Le jus de citron consommé et appliqué sur l'eczéma fait des merveilles {'Atâr-e Yazdi,p. 105; 41; 54; 64; 65; 78; 79}.

D'autres remèdes visant à la guérison sont plus simples, tels le fait de placer des morceaux finement coupés de testicules de mouton *donbalân* {'Atâr-e Yazdi, p. 106; 33; 78}, une amande de pêcher *holu* brûlée et broyée {36; 41; 42; 82} ou de l'huile de maïs {Safizâde, p. 91; 43; 47}. Les feuilles broyées de gaillet vrai *shirpanir* sont aussi bénéfiques {Safizâde, p. 123; 48; 50}, tout comme la salive appliquée le matin à jeun {Nafisi 1, p. 54; 40; 43; 47; 66}.

La pratique des bains est aussi recommandée, avec une infusion de feuilles ou d'écorce de bouleau *ghân* {Tarâh, p. 205; 40}, ou avec une décoction de racines de *INULA HELENIUM L. zanjebil-e shâmi* {Tarâh, p. 205; 36; 42; 66} qu'il est aussi conseillé de boire. On peut tremper les parties atteintes dans un bain adoucissant où on a ajouté une livre d'amidon *neshâste* {82}.

On utilise également des crèmes vendues chez les droguistes dont la composition m'est inconnue. Souvent elles sont préparées par les droguistes eux-mêmes {45; 52; 58; 62}.

Pour calmer les démangeaisons, alors qu'il est déconseillé de se gratter, on préconise le jus de citron, le yaourt {53; 57; 59; 79}, l'huile d'orge *jo* ou de blé *gandom* {Safizâde, p. 77, 151; 55; 80; 82}, les feuilles du noyer {Safizâde, p. 88; 52; 62; 65}, le tamaris *gaz* {Safizâde, p. 146; 35; 66}. Il est bon aussi de se laver le corps avec un mélange de cèdre, de yaourt et de fumeterre *shâhtare* {46; 47; 56; 79}, de frotter avec une décoction de salsifis des près *sheng* {Sâne'i, p. 252} ou de faire une fumigation avec de l'harmel *esfand* {Jazâyeri 1, p. 99; 57; 62; 79; 80; 82} ou avec de la gomme ammoniaque *vashâ* {Jazâyeri 1, p. 99; 72}.

Pour empêcher la contamination des autres parties du corps par l'eczéma qui suinte *âb midahad*, il faut faire une fumigation avec de la vapeur de feuilles de noyer et de chêne *balut* dans une marmite d'eau bouillante {'Atâr-e Yazdi, p. 105}.

Les allergies cutanées (*hasâsiyat-e pusti*)

Au contact d'un agent allergogène la peau réagit violemment. Elle peut devenir très fine comme une feuille de papier, transparente, cassante et rouge, présenter des gonflements et démangeaisons généralisés, dispersés ou localisés accompagnés ou non des manifestations citées ci-dessus.

CAUSES

C'est par contact alimentaire ou corporel avec une ou plusieurs substances que la personne fait une réaction allergique. Des agents très divers sont reconnus, parmi lesquels toutes sortes d'aliments, et en particulier les œufs, les fruits rouges, les viandes, etc. {7; 34; 38; 40; 66; 68; 71; 78}. Le contact avec une quantité de substances est aussi mis en cause: lessives, savons, craie, feutre, fards, teintures (pour cheveux, tissu, sac), laine, matières synthétiques, etc. {7; 55; 52; 63; 64; 73; 77}.

TRAITEMENTS

Avant tout éviter tout contact avec l'agent responsable de l'allergie, s'il est connu. S'il ne l'est pas, essayer de le détecter et en attendant éviter les agents dont on sait qu'ils provoquent ce genre de réactions. Ensuite, on se sert d'applications locales pour calmer les démangeaisons et œdèmes et adoucir la peau : des bains d'amidon *neshâste* pendant 20 à 30 minutes {7; 43; 48; 55; 59}, ou de la farine de blé ou d'orge {17; 53; 56; 57; 60; 73}. On conseille aussi d'appliquer en masque corporel un mélange de cèdre ou de henné et de yaourt {38; 70; 78; 79; 80} ou de faire un bain à l'eau additionnée de vinaigre de vin {47; 49; 75; 79}.

La gale (*jarab*)

Appelée aussi *gâl*, cette affection se caractérise par l'apparition sur la peau de minuscules vésicules rouges accompagnées d'une sensation intense de brûlure, et de démangeaison. Les petites vésicules *dâne* siègent surtout dans les plis, entre les doigts, autour des bourses, et sur le ventre. C'est pendant la nuit que les démangeaisons s'accentuent. Cette affection est très contagieuse, ainsi que le précise Avicenne qui donne plus de précisions dans son Canon : “c'est contagieux surtout si l'habitat du malade est petit et si ses voisins sont placés en dessous du sens de la circulation du vent" (Ebn-e Sinâ 1, p. 184).

CAUSES

C'est en général le chat qui transmet cette maladie car il est souvent dans les foyers alors que les autres animaux sont à l'extérieur; toutefois, quelques informateurs n'ont pas écarté le fait que l'on puisse attraper la gale par le contact avec d'autres animaux, notamment les chiens. D'après eux on cite le chat puisque le contact avec cet animal n'est pas interdit, au contraire du chien qui est considéré comme impur *najes* par l'Islam {7; 36; 57; 70; 77}.

Mais selon certains, cette maladie est le résultat de la consommation d'aliments "chauds" (dattes, raisins, figues, poivre, aubergines, gingembre, et sucreries) {39; 48; 50; 57; 54}, de mets salés (tels que les conserves de poissons) {Saghâbâshi, p. 59; 53; 70}, de viande de bœuf, de rate *tahâl*, ou d'un excès de consommation de lait {Saghâbâshi, p. 84, p. 120 et p. 236}.

TRAITEMENTS

Le traitement consiste avant tout à supprimer les aliments "chauds" et à consommer en contrepartie des aliments de nature "froide". Certains conseillent même l'utilisation de purgatifs pendant plusieurs jours.

Parmi les aliments bénéfiques, on cite le cresson de jardins *taretizak* {54; 63}, le jujube, la fumeterre, et les graines d'herbe de sainte Sophie {Saghâbâshi, p. 59; 39; 57}. On fera bien également de boire des soupes à base de vesce commune *âsh-e mâsh*, ou d'épinards *âsh-e esfenâj* {Jazâyeri 1, p. 98; 76}, ainsi qu'une boisson préparée avec du jus de grenades *anâr* acide, sucré et porté à ébullition dans un récipient en cuivre; on dit même que boire ses propres urines, le matin à jeun, est bénéfique aux vésicules blessées {Saghâbâshi, p. 136}.

En applications locales, les cataplasmes sont largement utilisés, tel celui-ci, composé de soufre *gugerd* seul ou accompagné de couperose blanche *kât-e kabud*, ou encore de poudre à canon *bârut* avec du yaourt ou du beurre non salé : il extirpe la gale ("brûle les racines de la gale"). Pour ce faire, il faut l'appliquer avant le bain, puis rincer. Seulement, il faut pouvoir supporter ce cataplasme car il est brûlant {Saghâbâshi, p. 59; Pâyande, p. 258; 48}. 'Atâr-e Yazdi (p. 109) conseille un mélange composé de couperose blanche ou de vitriol blanc *zâj-e sefid* et de graines d'herbe de sainte Sophie avec du mercure rouge *merkur-e ruzh* et du lait de vache. On obtient de bons résultats avec la pâte de henné seul {48; 50; 54} ou mélangé à de vieilles huiles de vache, de mouton, ou de buffle *gâvmish* {Saghâbâshi, p. 66}, tout comme avec l'huile tirée de la carthame des teinturiers *gol-e rang*, ou encore des graines de rhubarbe *rivâs* mélangées à de l'huile de sésame *konjed* {'Atâr-e Yazdi, p. 109}.

Dans le cas où les vésicules sont blessées, le lavage avec du carvi officinal pilé *zire-ye siyâh* est bénéfique {Saghâbâshi, p. 65}. On utilise aussi un cataplasme fait avec une grenade cuite dans sa peau {70}, à moins qu'on n'enduise la peau avec du vinaigre {Saghâbâshi, p. 267; 54}, ou du citron {'Atâr-e Yazdi, p. 109; Jazâyeri 3, p. 191; 66}.

D'autres recettes préconisent le cataplasme composé de la peau de *TERMINALIA CITRINA ROXB.*, *halile-ye zard*, de poudre à maquillage *sefidâb-e ghal'i* (cf. Annexe IV), et de l'huile de violette odorante *banafshe* {78}. On peut aussi enduire le corps des cendres tamisées d'un brasero sur lesquelles on a uriné {Pâyande, p. 258; 65; 66; 78} ou d'un mélange composé de fleurs de guimauve officinale et de yaourt {66; 70} ou composé de ces deux premiers et de fleurs de rhubarbe *gol-e rivâs*, de bicarbonate de soude et de fumeterre {'Atâr-e Yazdi, p. 109}. Le jujube seul {54; 66} ou mélangé à des feuilles de souci commun *gol-e hamishebahâr* est aussi utilisé pour remédier à la gale {Donaldson, p. 145}, tout comme la poudre de chélidoine *mâmirân* mélangée au vinaigre {Schlimmer, p. 127; 42}.

Les décoctions ou infusions sont fréquemment utilisées : *INULA HELENIUM L. zanjebil-e shâmi* (dans du vinaigre ou dans du jus de mélisse *bâdranjbuye* {Tarâh, p. 213}, en massages; infusion de *ACANTHOPHYLLUM SQUARROSUM BOISS. chubak* {'Atâr-e Yazdi, p. 109; 37; 57; 66} ou dilution d'acide borique *asid burik* {'Atâr-e Yazdi, p. 109; 43; 82}, en lavages; décoction d'ortie blanche *gazane* {'Atâr-e Yazdi, p. 109; 37}, en tamponnements; décoction de feuilles de noyer et d' écorces de chêne *balut* {'Atâr-e Yazdi, p. 109}, en fumigations.

L'urticaire (*kahir*)

Cette maladie se traduit par l'apparition de plaques rouges sur la peau, parfois grandes comme la paume d'une main. Les plaques sont plus nombreuses par endroits, peuvent apparaître sur tout le corps ou seulement une partie de celui-ci. Sous l'effet du grattage, de nombreuses vésicules *dâne* apparaissent sur ces papules (comme pour la rougeole), et elles démangent constamment. Au contraire de l'ecthyma *gand-e tâval* ces vésicules ne contiennent pas de liquide.

CAUSES

Certains pensent que la surconsommation de viandes, en général, ou la consommation de viandes avariées ou vieilles la provoque. Selon l'avis de certains ces aliments agissent “comme un poison qui infeste le foie et les reins” {'Atârnezhâd, p. 509; Tarâh, p. 219; 40; 45; 74; 78}. La consommation de poissons sans écailles, d'ailleurs interdite pour les musulmans, est aussi évoquée {Tarâh, p. 219; 71}.

TRAITEMENTS

Deux types de traitements sont proposés, parfois en concomitance : interne et externe, c'est à dire alimentaire et local.

Par la voie interne, la consommation d'aliments “froids”, surtout le jus de pastèque, de prune, etc., est recommandée {40; 55; 74}. Il faut aussi purifier le sang en évitant les œufs, les sucreries, les viandes, les poissons sans écailles et le sel et en consommant du potage de verjus *âbghure* (à base de verjus et de préférence de feuilles de betterave *choghondar* et de coriandre), de la soupe à base de jus de grenades *âsh-e anâr* ou de prunes, des lentilles cuites dans du vinaigre {Tarâh, p. 214, 219; 'Atâr-e Yazdi, p. 111; 40; 43; 48; 62}. Dans le même but, on conseille de consommer tous les jours à jeun, des radis rouges *torobche* {'Atâr-e Yazdi, p. 111} ou un verre de graines d'herbe de sainte Sophie trempées dans de l'eau sucrée {26; 36; 71; 74}. On peut boire un mélange de ces mêmes graines et de jus épaissi de raisins *shire-ye angur*, et ensuite se baigner dans une eau courante {Shakurzâde, p. 266}. Ou encore, remplacer le *khâkeshir* par de la brique neuve et jamais lavée *âb nadide* finement pulvérisée. On ajoute un peu d'eau et on laisse reposer une demi-heure. Après précipitation, on boit le liquide ainsi obtenu {Shakurzâde, p. 266; 57}. Il est aussi conseillé de boire une décoction de jujubes pilés, le matin à jeun et le soir au coucher {Tarâh, p. 214; 26; 57} ou de prendre du *shirkhesht* (sorte de manne; cf. Annexe IV) {26; 44}; ou encore de boire du distillat de *SALIX AEGYPTIACA L. 'aragh-e bidmeshk* {28; 41}. Il faut aussi faire sortir tout ce qui a pu causer l'urticaire, et on consomme alors, trois fois par jour pendant deux ou trois jours, du jus de citron, du jus de citron vulgaire *nârenj*, et du verjus, après les avoir sucrés, ou du jus de raisin {Tarâh, p. 214; 'Atâr-e Yazdi, p. 110; 82}.

Les traitements locaux recommandent de badigeonner les parties atteintes avec du jujube séché et pilé mélangé au vinaigre {Tarâh, p. 214; 44}, ou de faire une fumigation de *khâkeshir* (pour cette fumigation, on jette les graines de sainte Sophie dans le feu; la personne atteinte couverte d'un *châdor* reste debout devant le feu.) {8; 11; 40; 41; 82}. Si l'urticaire est important, on applique du yaourt nature {7; 72} ou mélangé soit à du cèdre {8} soit à du soufre {71}, ou encore de la fumeterre ou du bicarbonate de soude {32}. Il est bon aussi de prendre un bain d'eau tiède additionnée de vinaigre {7; 41}.

Un dernier traitement, d'ordre plus symbolique, consiste à se couvrir la tête avec un tissu rouge (appelé *âl pârche*), et s'approcher d'une ortie blanche *gazane*, puis éternuer et manger un peu de raisin sec. L'urticaire guérit et l'ortie l'attrape ! Par contre, si on est piqué par l'ortie, on attrape l'urticaire {Pâyande, p. 249}.

Les champignons sur les pieds ou les mains (*ghârch-e dast yâ pâ*)

On décrit ces champignons comme une excroissance sur un ou plusieurs doigts ou orteils qui peut grandir jusqu'à couvrir complètement le membre atteint. Elle a des racines, est très douloureuse, et provoque des démangeaisons.

CAUSES

On évoque souvent un manque d'hygiène {3; 7; 45}, ainsi que la macération des mains ou des pieds, par exemple dans des gants de ménage ou dans les chaussures surtout si elles sont en matières synthétiques {7; 33; 80}.

TRAITEMENTS

D'ordre local uniquement, ils consistent à se laver avec une décoction de graines de trigonelle *shanbalile* {Mo'atar, p. 190; 33}, ou à appliquer des gousses d'ail *sir* pilées {Mo'atar, p. 191; 44; 45; 80}.

L'impétigo (*zardzakhm*)

Zard zakhm, appellé aussi *zard-e rish* ou *vush*, veut dire littéralement la plaie jaune. En effet, on reconnaît cette maladie à ses bulles et à ses croûtes jaunes.

La maladie fait son apparition sous forme de petites bulles *dâne* de couleur jaune. Elles contiennent "de l'eau" [du liquide, du pus]. Au-dessus des bulles se forment des croûtes *ruye bastan* de couleur également très jaune. En général, c'est sur le visage, les commissures des lèvres et le menton que les lésions apparaissent.

Ce sont le plus souvent les enfants qui contractent cette maladie très contagieuse. Il ne faut pas gratter au risque de contaminer les autres parties du corps, car le seul contact des sécrétions est suffisant à la contamination.

CAUSES

Cette maladie est due à la saleté {7; 36; 38; 43; 79; 80; 82} ou à l'impureté du sang {42; 47; 49; 62; 66; 77}. Certains évoquent la paresse du foie, ou le mauvais fonctionnement de celui-ci {'Atârnezhâd, p. 508; 42; 49; 70; 73}. Quant à Nafisi, que nous citons souvent, il incrimine le percement des oreilles avec un fil métallique {Nafisi 1, p. 58}.

TRAITEMENTS

Le respect de la propreté est conseillé pour réussir tout traitement. Toutefois, le fait de se laver peut être néfaste, cer il aurait une action sur la contamination des autres parties du corps, par le fait d'arracher les croûtes et de libérer le liquide contenu dans les bulles {'Atârnezhâd, p. 186; 33; 78; 79}.

En traitement interne, on consommera beaucoup de pastèques {7; 46; 48; 78}. Ensuite, on essayera de nettoyer le sang par la consommation d'aliments connus pour avoir une action purificatrice sur le sang. Parfois, on complète le traitement par une saignée {'Atârnezhâd, p. 186; 42; 47; 62; 66; 77}. Par contre si le foie est en cause on essayera de l'aider en consommant des aliments "froids" tout en évitant ceux qui sont frits et très odorants *bu dâr* {'Atârnezhâd, p. 509; 42; 49; 70}.

Localement, toutes sortes de cataplasmes et d'applications diverses sont employés. Nafisi conseille de s'enduire de boue sous une gouttière {Nafisi 1, p. 54} ou de laver l'impetigo avec ses propres urines {Nafisi 1, p. 54; 42}. Plus élaborés, voici toute une série d'autres remèdes:

En cataplasme, utiliser de l'oxyde de cuivre *lâsorkh* seul {Shakurzâde, p. 255; 41; 63} ou mélangé au litharge *mordârsang*, au sulfure jaune d'arsenic *zarnikh*, au henné, aux amandes amères et aux amandes de pêche. Tous les éléments sont finement broyés {'Atârnezhâd, p. 18}. De bons résultats sont obtenus par des applications de feuilles écrasées de noyer {Tarâh, p. 210 et p. 235; 39; 72}, de cendres de peau de pastèque {Shakurzâde, p. 255; 47} ou de l'amande de la pêche {Shakurzâde, p. 255; 40; 70; 72}. On peut encore enduire les vésicules d'un mélange de curcuma *zardchube* et de yaourt ou de henné {40; 44; 77} porté à l'ébullition dans de la graisse de bœuf {Pâyande, p. 253} ou les enduire d'un mélange de henné et d'huile {Homâyuni 2, p. 37}. Enfin,'Atârnezhâd recommande d'appliquer un mélange de poudre de fruits de rottlière des teinturiers *ghanbalile*, de galles de chêne *mâzu*, de henné et de pastel *rang* avec du beurre ou de la vaseline {p. 185}.

Certaines personnes utilisent la pharmacopée “moderne” avec ces deux pommades toutes faites (achetées chez un droguiste), une rose et une blanche appellées aussi *pomâd-e sefid* (pommade blanche) et *pomâd-e surati* (pommade rose) (cf. Annexe IV) {7; 40; 47; 72}. On fait également appel à une pommade (achetée chez un pharmacien) appelée *âkromâysin*, à base de tétracycline (un antibiotique) {23}. Avant que la plaie ne commence à suinter *be âb oftâdan*, on applique dessus du mercurochrome *davâgoli* (médicament rouge) (appellé aussi *merkurkorom*) pour qu'elle durcisse. Ensuite on la saupoudre d'aloès *sabr-e zard* {26; 41; 44}. On peut composer soi-même une pommade avec de la vaseline *vâzelin* ou de la mœlle de bœuf *maghz-e ghalam-e gâv*, des galles de chêne , le fruit du chêne *balut* et une peau de grenade douce. Puis on lave avec du mercurochrome trois fois par jour pendant trois jours {'Atârnezhâd, p. 508}. Une autre composition emploie de la vaseline , de la lanoline *lânolin*, et de l'oxyde de zinc *oksid do zang(k)*. On enduit ensuite de camphre *kâfur*, de sulfate de zinc *sulfât do zank*, de sulfate de cuivre *sulfât do cuivr* et d'eau bouillie {'Atârnezhâd, p. 509}. Le même auteur conseille aussi une pommade composée de mœlle de bœuf, de mercure rouge *merkur-e ruzh* et d'oxyde salin de plomb *soronj* {'Atârnezhâd, p. 508}, ainsi que des bains d'eau oxygénée *âb-e oksizhen* pour nettoyer les plaies {'Atârnezhâd, p. 509}, ce que confirment plusieurs personnes interrogées {45; 50; 60; 79}. Nous avons réservé pour la fin un traitement radical au dire d'une personne, qui consiste à appliquer le *TERMINALIA CITRINA ROXB. halile-ye zard* mélangé au vinaigre et pilé sur le carrelage : l'urticaire disparaît sur le champ {32}.

Le zona (*zonâ*)

Il se caractérise par l'apparition de nombreuses vésicules ou boutons rouges serrés les uns contre les autres (comme la scarlatine *makhmalak*) sur le ventre, la poitrine et le dos, en général d'un seul côté du corps. Puis apparaissent des croûtes sur les vésicules. Le *zonâ* est accompagné de vives sensations de brûlures particulièrement douloureuses qui empêchent le patient de dormir et de vivre normalement. On lui reconnaît trois étapes : la première dure vingt jours pendant lesquels la douleur culmine. Puis, pendant une période de vingt-cinq jours la douleur diminue progressivement. Enfin, vient la convalescence qui dure soixante-dix jours. {67}, en étant atteint depuis quarante jours au moment de l'entretien, décrit ainsi sa douleur : "maintenant je vais mieux mais quand même lorsque la douleur recommence j'ai l'impression que de chaque trou [pore] de ma peau sort une épine. Cette nuit, je remercie Dieu, je n'en ai souffert que deux heures."

CAUSES

On reconnaît cette maladie comme une "nouvelle maladie" qui est très répandue actuellement {23}. Elle met en cause les nerfs "il vient des nerfs" {1; 2; 3; 64; 67; 79; 82} ou plus vaguement, on dit "cela vient de l'intérieur" {1; 23; 44}. L'idée du virus *virus* à l'état de sommeil de la varicelle *âbele morghân* est aussi avancée {24; 46; 59}. On explique alors que le zona apparaît, sur les endroits où il y a des nerfs, chez les personnes ayant contracté la varicelle.

Cette maladie fait figure d'un mal nouveau qui reste encore très peu cité, objet d'interprétations de conception plus récente. Ainsi, les explications seraient celles fournies par les médecins au cours des consultations, circulant ensuite de bouche à oreille, soit pour rapporter l'état de santé d'une personne, soit pour faire le diagnostic d'un parent qui en manifeste les symptômes. Ce genre d'explications se véhicule d'autant plus facilement que la maladie et ses symptômes sont peu connus sinon complètement ignorés. Comme je l'ai déjà précisé, c'est un mal qui, d'après les informateurs, est de plus en plus observé.

TRAITEMENTS

On établit tout d'abord un constat d'impuissance : "Il n'y a rien à faire [car le virus est dans le corps]" {24}. Ainsi, le zona fait partie des maladies pour lequelles on admet une "période" *dore*.

Les traitements ne visent donc qu'à calmer la douleur : on recommande de tamponner avec du bicarbonate de soude *jush-e shirin* dilué dans de l'eau {3; 79}, de laver avec une décoction de fleurs de guimauve officinale *khatmi* (trois fois par jour) {3; 64; 82}, ou de faire une fumigation avec des graines d'herbe de sainte Sophie en procédant de la sorte: on met les graines sur le feu, et on fait un grand entonnoir avec une feuille de papier dont on place le côté pointu devant la fumée, le côté large près des parties atteintes du zona {2; 3; 64}. Cette fumigation réduit l'inflammation des vésicules et soulage la douleur. Elle est aussi utilisée en cas de rougeole *sorkhak*.

On apaise aussi la douleur avec une crème à base de mercure *merkoruch*, de *TERMINALIA CITRINA ROXB. halile-ye zard*, de rottlière des teinturiers *ghanbalile* et de vaseline (utilisée aussi pour le bouton d'Orient) {32}.

LES VERRUES

La verrue (*zegil*)

On reconnaît les verrues sous ces différents noms : *zegil*, *sâlul*, *gandome*, *bâlu(k)*, *â(a)z(a)kh*, *guk*.

C'est une proéminence *barâmade-gi* qui apparaît surtout sur les mains ou les pieds mais aussi sous les aisselles ou autour du cou. Elle n'a pas de secrétions, est recouverte de petites vésicules "granules" *dâne* et a une racine. Parmi ses caractéristiques on lui reconnaît d'être insensible à l'application de l'alcool et très contagieuse.

CAUSES

La croyance populaire accuse la transgression d'un acte déconseillé qui consiste à ne pas mouiller les chats : "Quand on jette de l'eau sur le chat, sur le dos de la main [ou sur les endroits cités plus haut] sortiront des verrues" {Hedâyat, p. 141; 2; 37; Shakurzâde, p. 322; 79; Homâyuni 2, p. 129; 35; 38; 40; 43; 44; 48; 50; 52; 58; 63; 65; 70; 74; 82}.

La croyance est si largement répandue que certains avouent l'avoir enfreint pour en vérifier l'exactitude : "J'ai souvent éclaboussé des chats, mais je n'ai jamais eu de verrues!" {2}. "C'est dire n'importe quoi." {4}. Certains soutiennent cette thèse pour en avoir expérimenté le bien-fondé, tandis que d'autres l'infirment par le fait que cela ne leur est pas arrivé. Ainsi, si {2; 4; 33; 34} ne l'ont pas attrapé malgré leurs nombreuses tentatives, quelques autres croient que c'est à cause de cela qu'ils en ont été atteints {31; 35; 40; 43; 50; 52; 70; 82}. L'un des informateurs {31} raconte ceci : "malgré les recommandations de ma mère je jetai un chat dans l'eau. Le lendemain mes deux mains furent couvertes de verrues. Il y en avait tellement que quand je me lavais, j'étais couvert de sang [à cause des verrues écorchées par le gant de laine rugueux]".

Cette référence aux chats n'a rien d'exceptionnel, car il s'agit d'un animal qui jouit d'une place particulière dans la pensée populaire où il est souvent évoqué, comme en témoignent ces quelques exemples:

- La chatte qui vient de mettre bas chez quelqu'un est un porte-bonheur pour toute la famille et il ne faut pas la chasser de chez soi;
- un chat qui est en train de se nettoyer (après avoir fait ses besoins), portera bonheur à celui vers qui il se tourne;
- il ne faut jamais le tuer, cela est néfaste et amène maladie et affliction *parishâni*;
- le chat est un animal utile: par exemple, il avertit de l'imminence d'un tremblement de terre (la chatte met alors à l'abri ses chatons).

Mise à part la transgression à l'égard des chats, on pense que la saleté, l'association de la poussière et de la chaleur font apparaître les verrues. Le port de vêtements serrés peut aussi, associé aux facteurs précédents, préparer un terrain favorable à la prolifération des verrues. Un autre facteur évoqué est le manque de vitamines *vitâmin*. À leur sujet, les propos restent très vagues. On ne précise pas quelle vitamine et le nombre de personnes l'évoquant reste proportionnellement faible par rapport aux autres {22; 39}.

TRAITEMENTS

Pour traiter les verrues de nombreux remèdes sont proposés. D'ordre empirique ils sont souvent accompagnés de formules religieuses. J'en donne ici quelques unes parmi les plus connues.

On peut avoir directement recours au Coran en prenant sept grains d'orge *jo* pour chaque verrue et en récitant pour chaque grain sept fois la Sourate *Al-Wâqi'a* (Coran / LVI, 1 à 6) :

Quand l'Echéance se produira,
Ne se trouvera, touchant son échéance, nulle négatrice,
Qui abaisse [ou] exalte.
Quand la terre frémira violemment,
Que les monts seront en marche, rapides,
Et qu'ils seront poussière disséminée.
(Trad. Blachère, p. 571, 572}.[1]

et sept fois la Sourate *Ta' Hâ'* (Coran/XX, 105 à 107) :

Ils t'interrogeront sur [ce que deviendront] les montagnes. Réponds :
"Mon Seigneur les dispersera totalement
et Il laissera la terre [tel] un bas-fond uni
où tu ne verras ni ondulation ni dépression."
{Trad. Blachère, p. 344).

On frotte ensuite chaque grain sur chaque verrue et on les enferme tous dans un morceau de tissu neuf qu'on jettera dans un puits {44; 46; 56; 60; 73; 74; 77}. D'après Majlesi, c'est l'Imam Rezâ qui conseilla cette technique à 'Ali ebn-e No'mân [?] qui se plaignait auprès de lui de ses verrues. Seulement il ajoute ceci : "[...] 'Ali ebn-e No'mân raconte qu'il fit cela et qu'une semaine plus tard, tout avait disparu." {Majlesi, p. 163}.

1.Nafisi (p. 169 et p. 170) parle des 312 verrues qu'il a eues dans son enfance. En suivant les conseils d'un étudiant en théologie, ses verrues furent guéries. Ces conseils consistaient à lire la partie de la sourate LVI (un à sixième versets) indiquée ci-dessus et à mettre dans une coquille d'oeuf vide un nombre de grains d'orge égal au nombre des verrues. Il fallait ensuite enterrer la coquille dans la terre humide. L'auteur ajoute que "peu de temps après, les verrues disparurent."

Nous remarquons que dans les deux Sourates il est question de monts et montagnes et de leur disparition ou désintégration. On peut en inférer que les verrues, les proéminences sur le corps sont censées subir le même sort que les montagnes.

Un autre système est de trouver pour chaque verrue sept grains de riz rouge (parmi les grains blancs) puis de les enterrer après avoir dit un *salavât* [1] {1; 35; 50; 70} pour chacun d'eux. En même temps, à l'aide d'un fil de soie on fait un nœud autour de chaque verrue (Fig. 12). Ce fil reste noué tant que la verrue n'est pas tombée. Au lieu de *salavât* d'autres formules peuvent être prononcées et les grains peuvent aussi être jetés dans l'eau {1; 35; 40; 52; 82}.

À défaut de riz, il est tout aussi efficace d'enterrer des lentilles en nombre égal à celui des verrues dans une terre non arrosée {Homâyuni 2, p. 129; 38; 45}, ou même de les chauffer pour les appliquer sur les verrues {Homâyuni 2, p. 129}.

Tous ces procédés ont paru mériter une explication à certaines de nos informatrices, car l'une d'entre elles ajoute ceci : "Maintenant, nous comprenons pourquoi on faisait cela, puisque comme cela la verrue n'étant plus nourrie, et avec le temps (c'est-à-dire le temps nécessaire pour que les sept grains de riz se décomposent (ou pourrissent) sa racine petit à petit se décompose et la verrue disparaît. En même temps, on disait que le *salavât* avait un effet." {1}. Cette informatrice met, spontanément, l'accent sur trois points.

D'abord, elle explique que grâce à l'évolution des connaissances médicales, en général, et des siennes, en particulier, elle saisit les raisons de ces procédés et le comment de l'obtention des résultats. En même temps, elle évoque le besoin impératif pour cette petite tumeur d'être irriguée par le sang; pour l'empêcher de vivre il faut donc lui couper cette source de vie, l'étrangler à sa base.

Le deuxième point concerne la notion de temps, nécessaire pour qu'une guérison soit obtenue par ce procédé. Ce temps n'étant pas formulé d'une façon précise (nombre de jours, de semaines...), il reste relatif à la durée nécessaire au pourrissement des graines. Ainsi, tant que la verrue n'est pas tombée, on suppose que les grains sont encore intacts, ce qui laisse une marge assez étendue pour le temps de guérison. Le patient est de la sorte incité à ne pas désespérer et à ne pas perdre patience. D'un autre côté, on peut en tirer la conséquence que le temps de guérison est variable d'une verrue à une autre.

Ensuite, l'informatrice remarque que si "techniquement" la racine devait pourrir et la verrue tomber, dire le *salavât* ne faisait que renforcer la réussite de ce procédé. Tout en avançant des raisons tout à fait "techniques" pour expliquer l'efficacité de ce procédé, elle nuance ainsi son raisonnement "logique" en admettant un surcroît d'efficacité par la récitation d'une formule religieuse.

À ce point de notre discours, il m'a paru intéressant de donner quelques précisions sur cette personne, représentatrice de la manière d'être et de penser d'une partie des Iraniens en général et des Iraniennes en particulier, et ce n'est pas sortir de mon propos que de brosser son portrait. Cela m'est d'autant plus aisé que, bien que je l'aie rencontrée pour la première fois au cours de l'entretien, elle était proche de mon

1.Formule qui consiste à saluer le prophète et ses descendants.

entourage dont la plus grande partie connaissait sa famille avant même qu'elle ne naisse, ce qui m'a permis d'avoir des détails et des précisions sur sa vie (puisque en faisant la connaissance de chaque personne on ne manque pas d'être renseigné sur l'historique de toute sa famille). Cette informatrice est représentative d'une partie des Téhéranaises d'une cinquantaine d'années, appartenant à la classe moyenne qui a subi des bouleversements sociaux très importants. Ainsi, elles connaissent des bribes de vie et de coutumes qu'elles ont transmises à leur filles.

En fait, elles ont connu la vie tout à fait traditionnelle de leur mère (port du voile comme choix exclusif, puis dévoilement, vie confinée à la maison, etc.). Puis, ayant eu accès aux études, elles en ont fait quelques années (du certificat d'études primaires jusqu'au bac). Elles se sont ensuite mariées plus ou moins tôt (entre 15 et 20 ans) et ont eu des enfants aussitôt. Certaines ont même travaillé mais en tout cas elles ont une vie de femme à mi-chemin entre la vie traditionnelle et la vie moderne. De même, suivant plus ou moins la mode vestimentaire et esthétique occidentale, elles prennent également soin de leur tenue dans des situations plus traditionnelles (par exemple pour des rassemblements d'ordre religieux). Ainsi, elles se présentent en voile (souvent de dentelle) dont la couleur et la matière ont bénéficié d'une recherche constante de perfection allant de pair avec le reste de leur tenue. Elles parlent de "logique", de "sciences" tout en ayant recours aux "vœux religieux" (oblation) *nazr* pour obtenir une guérison, une réussite, etc.

Ce portrait de femme est nécessaire afin de comprendre le discours de cette informatrice. En fait, à quelques occasions, alors même qu'elle consultait un médecin, elle a fait un "vœu" auprès d'un des saints chiites (le choix de ce saint est complexe : il peut dépendre d'une croyance personnelle, de la célébrité de tel saint pour une chose bien particulière ou être le fruit d'un hasard tel que la présence à une cérémonie consacrée à ce saint). Sitôt le résultat souhaité obtenu, on s'acquitte de la promesse faite en échange de la réalisation de son vœu, promesse qui peut être une somme d'argent versée à une famille dans le besoin, à une mosquée, etc. mais aussi une cérémonie religieuse appelée *sofre* ("nappe"). Cette cérémonie purement féminine se déroule avec la participation d'amies et de parentes invitées pour l'occasion. On prépare une grande nappe (toujours étalée par terre, même si l'hôte organise ses autres réceptions autour d'une table), on y dispose différents plats et sucreries spéciaux et des assiettes et couverts au nombre des invitées. Ces dernières s'installent autour de la nappe, vêtues de leur voile (souvent transparent dans cette catégorie de femmes). Une religieuse récite des formules saintes appropriées. Pendant la récitation toute personne peut formuler un vœu qui en général, s'il est réalisé, donnera à son tour suite à une cérémonie au nom du saint de ladite cérémonie. Ensuite, les invitées mangent les mets ainsi bénis et en emportent avec elles pour leur famille et surtout pour leurs proches souffrant de quelque mal.

Cette catégorie de femmes que nous venons d'évoquer est de celles qui jugent utiles d'expliciter des traitements qui, comme nous le voyons, unissent des formules religieuses à des pratiques empiriques. Ces traitements, auxquels nous revenons maintenant, ont des versions parfois différentes, dont j'ai choisi les plus significatives. En voici quelques-uns, également très connus.

On peut prendre des grains de riz en nombre équivalant à celui des verrues et les jeter dans la rue à la nouvelle lune après les avoir enveloppés dans un joli tissu {Homâyuni 2, p. 129}.

Nouer un fil autour de la verrue est aussi très utilisé, comme pratique unique {22; 23; 25; 26; 61; 79}. De même, on peut placer une bobine de fil à coudre sur la verrue de telle sorte qu'elle rentre dans le trou de la bobine. On attache fortement la bobine, et ainsi la verrue tombe {Shakurzâde, p. 624; 45; 58; 65}.

Un traitement plus élaboré associe plusieurs des éléments appartenant aux pratiques déjà citées: "Après avoir blessé la verrue, on prend sept grains de blé, d'orge ou de riz. On met en contact le bout de chaque grain avec la verrue pour qu'il soit imprégné de sang. Ensuite, on les enveloppe dans un mouchoir que l'on jette par terre dans un carrefour. En le jetant, on dit *bâluk(a) az pisha(o)m bo(e)ro(a)!* (verrue, pars de mes côtés!). On dit que les verrues seront transférées à celui qui prendra le mouchoir" {Shakurzâde, p. 256; 8; 56; 76}. À ce sujet,{8} tient le discours suivant: "Ma fille en avait plein sur les mains, une vieille dame qui habitait chez mon beau-père m'avait expliqué cette méthode que j'ai appliquée et toutes les verrues ont disparu. Je ne sais pas si c'était à cause de ce que j'ai fait ou pour autre chose."

Ce traitement est une variante de celui cité plus haut; seulement ici il s'agit de transférer la maladie à une autre personne, ce qui sous-entend une "permanence dans la durée de vie" des verrues. Le malade ne se débarrasse de ses verrues qu'en contaminant quelqu'un d'autre, et ce serait en somme le mode de contamination qui ferait office de traitement. La part des procédés "magico-empiriques" devient alors tout à fait significative : d'une part, en imprégnant le mouchoir du sang écoulé des verrues on met en contact la personne qui le ramasserait avec les substances sorties des verrues. On essaye donc bien de contaminer une autre personne. Néanmoins c'est l'intervention de la magie qui permet l'obtention de la guérison par le biais de cette contamination. Ainsi, la formule *bâluk az pisham boro!* sert à formuler le transfert. Un autre point à noter est le fait de laisser le mouchoir dans un carrefour, c'est–à–dire un lieu où les passages sont fréquents. On augmente ainsi ses chances pour que le mouchoir soit ramassé, sans toutefois faire du tort à une personne précise.

Dans ces procédés, nous remarquons la récurrence du chiffre "sept", symbolique dans le monde musulman. "En Islam, sept est [...] un nombre faste, symbole de perfection : sept cieux, sept terres, sept mers, sept divisions de l'enfer, sept portes. Les sept versets de la <Fatiha> (sourate ouvrant le Coran), [...], les sept mots qui composent la profession de foi musulmane, la <Shahâda>, etc." (Chevalier, p. 684).

Une autre informatrice préconise de "frotter la verrue avec une oreillette ("petite chose qui ressemble à un ventilateur située au-dessus du cœur") toute chaude d'un mouton tout juste égorgé. Ensuite on l'enterre en formulant une prière. Je ne connais pas la prière, c'est une autre personne qui l'a faite pour ma fille." {61}. Dans le même ordre d'idée, certains recommandent de masser les verrues avec un morceau de viande sans gras. Ensuite, on coupe la viande en deux et on accroche chacun de ces morceaux à un mur placé en direction de la Mecque et dans un puits. On croit que lorsque la viande sera décomposée, les verrues guériront également {Shakurzâde, p. 625; 68; 74}.

Ici, comme dans les autres cas décrits, nous notons que le pourrissement de la viande auparavant mise en contact avec les verrues signale le pourrissement ou la disparition des verrues.

Enfin une autre méthode conseille de jeter une poignée de terre sur les verrues à la pleine lune, et de réciter ce poème :

Mâh-e be in tizi,
Zegil be in pisi,
Mesl-e in khâk berizi.
Lune si piquante,
Verrue si malheureuse,
Que tu tombes comme cette [poignée de] terre.
{16; 62; 68; 70; 73}.

Dans une autre version de ce traitement, le jour et l'endroit du traitement sont indiqués : "Alors que j'étais couvert de verrues notre vieille bonne me dit : "Je les guérirai mercredi!". Le mercredi soir elle prit un balai et une pelle à ordures et m'emmena sous notre abricotier [ou tout arbre fruitier]. Ensuite, en s'adressant à la lune elle dit : [les vers cités ci-dessus]. Puis, elle jeta avec la pelle de la terre sur mes verrues et la retira avec le balai. Une semaine après les verrues avaient disparu." {31}.

Ici, la part du symbolique est plus accentuée que dans la version précédente. D'abord la vieille bonne assure cet informateur qu'il sera guéri le mercredi. Le jour venu, tout un rituel chargé de symboles annonce la disparition inévitable des verrues. "Verrues sales et malheureuses comme cette terre, vous tomberez comme cette terre que j'ai balayée!" La formule est destinée à mépriser les verrues, pour leur "suggérer" leur disparition comme si elles ne pouvaient pas faire autrement! Peut-on en déduire que par ce même procédé, la personne portant les verrues est persuadée qu'elles sont trop "misérables" pour résister ?

Une autre version s'adresse à la nouvelle lune. On monte sur le toit de la maison, et en montrant ses verrues à la lune on dit : "regarde, nouvelle lune, ce que l'ancienne m'a fait." Puis on dit trois fois ceci : "*..?, tobre? darid, gukam parid, pish, pof, chakh*" (la musette se déchira, ma verrue s'envola, *pish, pof, chakh* [?]) {Homâyuni 2, p. 129}.

Tout ce que nous venons d'évoquer nous amène à constater le recours, simultané ou non, à deux procédés différents : l'un "réel" (l'élimination physique par l'étranglement des verrues), l'autre "symbolique" (par des moyens apparemment sans effet direct). "Mais dans les deux cas, les verrues tombent." {25}. Cette phrase est assez significative : les procédés "symboliques" agissent aussi bien que les procédés "empiriques".

Une autre série de traitements est purement empirique et ne fait guère appel au symbole : le remède le plus connu et très souvent cité {'Atâr-e Yazdi, p. 112; 3; 7; 14; 33; 40; 41; 42; 43; 45; 49; 53; 54; 55; 57; 59; 60; 64; 66; 68; 70; 73; 78; 77; 79; 80} est celui à base de sève de fruits verts, ou de sève de feuilles de figuier *anjir*. Cette sève blanche sort de la queue des figues vertes aussitôt qu'on les cueille et on l'applique sur les verrues. Selon de nombreux témoignages, ce remède est jugé très efficace. En effet on reconnaît à la figue des pouvoirs de digestion des viandes et on s'en sert, surtout dans les restaurants, pour rendre plus tendre les viandes dures. De nombreuses personnes avouent avoir obtenu une guérison avec ce remède après avoir tenté en vain de nombreux traitements dont certains étaient même prescrits par les médecins. "Le médecin me donna un médicament [sans résultat], puis me proposa d'aller le voir pour me les brûler [par l'électrocoagulation ou la cryothérapie par azote liquide]. Moi, je n'y suis pas allée, et avec de la sève de figue j'ai été guérie." {14}. Cette dame raconte que ses verrues étaient placées sur le cou. Le médecin accusait le port du foulard (sous l'effet de la poussière et de la chaleur ainsi que des vêtements serrés tel que le foulard noué sous le menton[1]) comme responsable de l'apparition de verrues.

Certains reconnaissent le même effet à la sève qui sort des jeunes feuilles de noyer {'Atâr-e Yazdi, p. 112; 40; 50; 66}, à celle de gaillet *shirpanir* mêlée au poivrier sauvage *felfel-e kuhi* {Safizâde, p. 223}, ou à celle de chélidoine *mâmirân* {'Atâr-e Yazdi, p. 113; 42}

En cataplasme, on applique une décoction de feuilles de noyer et de brou de noix, *pust-e sabz-e gerdu* {'Atâr-e Yazdi, p. 113; 41; 66; 77}, du lin usuel *bazrak*, des roses pilées, ou des graines de nigelle des jardins *siyâhdâne* {Saghâbâshi, p. 122, p. 284 et p. 292}. On peut aussi confectionner une pommade à base de sève de chélidoine et de suif de porc chauffé {Tarâh, p. 211}. Notons l'emploi totalement inhabituel du suif de porc; ce remède apparaissant dans un livre auquel on se réfère pour les soins traditionnels, nous l'avons inclu dans notre corpus, tout en doutant qu'il soit autre que marginal. Le porc est un animal dont l'utilisation est absolument bannie par l'Islam. Rien que le toucher, le posséder, ou même toucher quelque chose mis en contact avec cet animal est considéré comme impur *najes*.

Les substances d'origine animale entrent aussi dans la composition de remèdes qui consistent à appliquer le sang obtenu d'une coccinelle écrasée {Safizâde, p. 23; 44}, ou de faire de même avec les testicules d'un coq âgé d'un an {Safizâde, p. 23; 50}.

Mais la plupart du temps, ce sont les plantes qui sont utilisées : on peut masser les verrues avec de l'huile de ricin *karchak* {Tarâh, p. 216; 77}, les mettre en contact, une nuit entière, avec une feuille de poireau *tarefarangi* macérée 24 heures dans du vinaigre de vin {'Atâr-e Yazdi, p. 111}, les frotter avec un jus obtenu d'un oignon troué au milieu duquel on aurait disposé un peu de sel de cuisine {'Atâr-e Yazdi, p. 112; 42; 55}, ou encore les recouvrir d'une gousse d'ail cuite et chaude, cela

---

1. Exemple de deux facteurs – conditions climatiques, et impératifs de règles vestimentaires – qui sont développés dans le chapitre III (Environnement social...).

plusieurs fois par jour {'Atâr-e Yazdi, p. 112; 47; 66; 77; 80; 82}. Le liquide obtenu des peaux de deux citrons macérées pendant huit jours dans du vinaigre {'Atâr-e Yazdi, p. 112} ou les cendres de saule blanc *bid* malaxées avec du vinaigre {'Atâr-e Yazdi, p. 113} sont réputés pour donner de bons résultats, mais aussi les applications de jus de salsifis des prés *sheng* cru {'Atâr-e Yazdi, p. 111; 71}, ou de l'eau obtenue de la macération de quelques fleurs de souci commun *hamishebahâr* {'Atâr-e Yazdi, p. 113; 50; 74}.

On peut enfin utiliser des substances minérales, en prenant par exemple des bains de soufre *gugerd* au "Nord", (référence à la région située au nord de l'Iran) {43; 61; 73; 78; 79}, en mettant de l'eau oxygénée *âb-e oksizhen* sur les verrues {23; 46} ou en appliquant une pâte obtenue avec du sulfure jaune d'arsenic *zarnikh* ou de la chaux *âhak* dans du vinaigre {'Atâr-e Yazdi, p. 113}.

J'ai rencontré de nombreuses personnes qui ont déclaré n'avoir obtenu aucun résultat après un traitement prescrit par un médecin et avoir été guéries grâce à l'un des procédés que nous venons de voir. Mais l'inverse est aussi possible, comme en témoigne cette informatrice qui ayant cité quelques traitements que sa fille avait suivis (cf. les traitements avec {61}) dit ceci : "Aucun ne fit effet, les verrues s'infectèrent, et j'ai dû l'emmener chez le médecin." {61}. La fille couverte de verrues durant près de trois ans fut traitée à la cryothérapie par un dermatologue.

LES BRÛLURES, COUPURES ET PIQÛRES

Il s'agit ici des problèmes provoqués par des agents extérieurs et non pas dus à une maladie se développant à l'intérieur du corps. La présentation du travail sera donc légèrement différente, puisque nous serons réduits à énumérer les traitements, en l'absence fréquente de nosologie et d'étiologie.

La spécificité des brûlures, coupures ou piqûres est qu'il s'agit d'accidents, pour lesquels le temps de réaction est très réduit, et régi par la gravité du problème. Dans les autres groupes, le mal qui se développe au cours d'une période, variable d'une maladie à une autre, peut-être diagnostiqué puis traité au moyen de différents remèdes. Ici, au contraire, les intervenants sont confrontés à un traitement d'urgence. Il s'agit de choisir le bon remède au point de vue de l'efficacité, de la rapidité de confection et de l'application, ce qui entraîne l'utilisation d'un grand nombre de recettes simples et la plupart du temps à la portée de tous. Certaines personnes particulièrement exposées, par exemple en ce qui concerne les morsures de serpents se munissent d'un remède contre ces morsures afin d'agir dans le plus bref délai.

Les plaies (*zakhm-hâ*)

Sous le titre de plaies nous regroupons les hémorragies *khunrizi*, les cloques *tâval*, le gonflement *varam*, la désinfection *zed-e'ofuni* et la cicatrisation *tarmim* des plaies.

Les plaies, d'origines diverses, peuvent être dues aux coupures *boridegi* et déchirures (de périnée), aux brûlures *sukhtegi*, aux fractures *shekastegi*, ou aux piqûres [morsures] *gazidegi*.

Les coupures (*boridegi*)

Sous ce titre sont traitées toutes les coupures, mais aussi la déchirure du périnée (*pâregi-ye dahâne-ye rahem [farj]*) dont la description suit.

C''est au moment de la délivrance qu'une déchirure du périnée peut se produire, due à une trop forte pression du crâne de l'enfant. Parfois, lorsque l'on craint cette déchirure, la sage-femme fait une incision, communémment appellée *chert dâdan* {19; 55; 57; 77; 79; 82}, afin d'ouvrir le passage. Qu'il s'agisse d'une incision volontaire ou d'une déchirure, les traitements ci-dessous (visant toutes les plaies) peuvent être utilisés pour empêcher l'infection et pour faciliter la cicatrisation.

TRAITEMENTS

Ceux que nous mentionnons ici concernent toutes les formes de coupures. Il faut dans tous les cas laver les plaies pour désinfecter et cicatriser. À cet effet, on utilise du jus de citron {'Atâr-e Yazdi, p. 192; 35; 38; 45; 57}, des infusions de fleurs de marronier d'Inde *shâhbalut-e hendi* {Mo'atar 1, p. 233}, de laurier noble *barg-e bu* {Tarâh, p. 238} (qu'on peut boire pour renforcer son action) {'Atâr-e Yazdi, p. 194} ou de feuilles de sauge *maryam-e goli* {Tarâh, p.235; 79}, de feuilles, de racines ou de la plante entière de mauve sauvage *panirak* {Mo'atar 1, p. 232}.

En décoction, les fleurs de guimauve officinale adoucissent la plaie {Tarâh, p. 234; 79} tandis que les racines ont un effet calmant et cicatrisant {Mo'atar 2, p. 89}. Préparés de la même manière, le brou de noix {Mo'atar 1, p. 233}, ou les feuilles du noyer {Safizâde, p. 88}, les graines de trigonelle *shanbalile* {Mo'atar 1, p. 233}, les fleurs de guimauve officinale ont des propriétés cicatrisantes {Tarâh, p. 234}.

Il faut noter que l'utilisation de l'eau claire est déconseillée pour le lavage des plaies car on considère qu'elle augmente l'humidité au niveau de la plaie, ce qui en empêcherait la cicatrisation {40; 42; 57; 71; 73}, opinion déjà émise par Avicenne (Ebn-e Sinâ, tome 2, p. 217).

Lorsqu'il s'agit d'aider à la fermeture d'une plaie ou d'une fracture, on utilise différents remèdes, dont les propriétés sont également hémostatiques. Le plus répandu consiste à appliquer des toiles d'araignée *târ 'ankabut* qui, étant de nature "froide", arrêtent les hémorragies et cicatrisent les plaies {Saghâbâshi, p. 281 et p. 316; 5; 7;

14; 18; 40; 43; 46; 48; 79}. Après les avoir mises sur la blessure il faut aussitôt presser celle-ci pour qu'elle cicatrise {Hedâyat, p. 114; Pâyande, p. 246; Shakurzâde, p. 237; 7; 14; 18}.

Le curcuma *zardchube* entre dans de nombreuses compositions, seul ou mélangé aux cendres de brasero *manghal* {Pâyande, p. 246; 82}, ou encore à un jaune d'œuf; dans ce cas il cicatrise et empêche l'infection. Ce remède est recommandé pour les plaies survenues par exemple à la suite d'une fracture du crâne {14}. On peut également l'associer au charbon *zoghâl*, à du sucre et à du colostrum *shir-e mâk* {Pâyande, p. 247; 82}.

Une grande quantité de recettes mettent en œuvre des substances brûlées et réduites en cendres: les cendres de pelures de courgettes *kadu* {Saghâbâshi, p. 281 et p. 316} les feuilles brûlées de tabac pour narguilé *tanbâku* {Dâneshvar 2, p. 16; 43; 78; 66}, les cendres de brasero seules {19}, ou mélangées à de la chaux *âhak* {Shakurzâde, p. 237}, les plumes de poules ou les coquilles d'œufs brûlées, {Saghâbâshi, p. 95 et p. 96}. Saupoudrer d'un mélange de cendres de plume de poule et de coriandre *geshniz* séchée et pilée est conseillé pour des blessures par coupure due à un instrument tranchant {Shakurzâde, p. 253}. Tous ces produits sont réputés pour avoir des effets cicatrisants et hémostatiques.

La pharmacopée végétale est également abondamment mise à contribution, et c'est ainsi que l'on conseille d'appliquer les racines de salsifis des prés *sheng* {Safizâde, p. 120}, de la sève de souci commun *hamishebahâr* qui cicatrise les blessures légères et superficielles {Mo'atar 1, p. 191; 82}, de laver les plaies avec une infusion d'épine-vinette commune *zereshk* {Sâne'i, p. 265; 48; 52}, de les saupoudrer de feuilles séchées et broyées de marjolaine *marzangush* {Safizâde, p. 155} ou de plantain commun *bârhang* {Tarâh, p. 233} que l'on peut aussi poser fraîches {Safizâde, p. 44}. Un cataplasme de feuilles fraîches d'amandier, une décoction de brou de noix, ou de pelures de courgettes {'Atâr-e Yazdi, p. 193 et p. 194} donnent de bons résultats, tout comme les larmes de la vigne *ashk-e mo* ou la sève de la vigne *shire-ye mo* (sève qui sort des branches de la vigne quand on la taille) {'Atâr-e Yazdi, p. 192; 40; 60; 62}. Dans le cas de plaies au visage, une pâte faite de fèves des champs pilées est particulièrement recommandée pour en extraire le pus et pour faire disparaître la cicatrice {'Atâr-e Yazdi, p. 193}. Si la chair s'est séparée de l'os, un cataplasme de bulbes de narcisses *narges* est bénéfique {Saghâbâshi, p. 38}. Il est parfois aussi utile d'appliquer un peu de miel {Safizâde, p. 30}.

On emploie, par ailleurs, des corps gras, tels que le suif d'ours *khers* {Pâyande, p. 246}, l'huile obtenue du pilage de grains de blé et utilisée en massages {Safizâde, p. 151}, le lait de vache en application locale qui calme l'inflammation et guérit les plaies {Safizâde, p. 114; 63; 57}.

Des substances d'origine humaine peuvent avoir un effet cicatrisant, et l'on recommande presque unanimement de laver avec des urines chaudes, surtout celles des enfants et en particulier des petits garçons {14; 19; 57} {Pâyande, p. 246; 5; 7; 14; 19; 40; 54; 56; 57; 65; 68 79}. La salive aussi est bénéfique pour les blessures {Hedâyat, p. 114; 52; 60; 76; 77; 78; 79; 81}.

Enfin, et en vrac, ces recettes qui conseillent de saupoudrer les plaies de plâtre *gach* pilé {Saghâbâshi, p. 281 et p. 316}, ou de boue séchée raclée {14}, de consommer du safran *za'ferân* {Tarâh, p. 320}, de couvrir la plaie d'un tissu bleu indigo (l'indigo *nil* est considéré comme "froid" donc bénéfique pour la cicatrisation des plaies) {Shakurzâde, p. 237; 42; 57; 77} ou de la badigeonner avec de l'opium *taryâk* mélangé à un peu d'eau, ce qui a aussi un effet analgésique {Pâyande, p. 246; 40; 64; 79}. Il faut savoir que l'opium signera la cicatrisation d'une couleur bleuâtre {Pâyande, p. 247}.

Des traitements particuliers sont utilisés pour les plaies profondes. On arrête l'hémorragie en plaçant sur la plaie les cendres d'un morceau de coton ou de chiffon brûlé {52; 57; 82}, mais on peut aussi appliquer des grains d'orge pilés {Safizâde, p. 171; 81} ou un cataplasme d'une infusion de feuilles d'ortie blanche *gazane* et de paquerette *minâ* {Tarâh, p. 235}.

On doit ensuite aider la chair à repousser en consommant du pain de riz {56; 73} et surtout en appliquant de l'huile de scorpion *roghan-e 'aghrab* {5; 7; 54; 60; 74}. Cette huile agit très rapidement et on dit que la plaie *gusht âvarde* (a apporté [poussé] la chair). Il faut toutefois prendre garde d'en mettre trop sur la plaie et tout autour et de la laisser trop longtemps. Une application de deux jours suffit, en général, pour une guérison totale : un excès peut occasionner la repousse d'un surplus de chair *gusht-e ezâfi*. Au cas où par un excès d'utilisation de cette huile où de façon automatique trop de chair repousserait, on utilise du litharge *mordârsang* seul {40; 63} ou mélangé avec du henné et de la chaux {Saghâbâshi, p. 264} qui fait disparaître la chair superflue.

À défaut d'huile de scorpion, on saupoudre des fleurs séchées et broyées de roses, ou de feuilles séchées du cèdre {Saghâbâshi, p. 95 et p. 284}.

On soigne différemment les plaies chroniques et/ou purulentes que l'on lave avec une décoction de fleurs de guimauve officinale {Tarâh, p. 234; 40; 42; 57; 70; 82} et sur lesquelles on applique un cataplasme composé de poireau *tare* et de sel {Saghâbâshi, p. 388}, de cresson des jardins *shâhi* et d'huile d'amandes douces ou d'huile d'olive {'Atâr-e Yazdi, p. 191}. Une décoction d'oignon donne aussi de bons résultats {Mo'atar 1, p. 191}.

Certains ont recours à une sangsue que l'on place sur l'endroit à traiter jusqu'à la complète disparition du pus. Puis on lui jette du sel pour qu'elle lâche le corps {30; 70; 77}.

Les plaies à cicatrisation lente doivent être saupoudrées de racines d'iris de Florence *zanbagh* {Mo'atar 1, p. 234}.

Ces plaies purulentes se traitent par toute une série de cataplasmes variés dont les composants sont presque exclusivement d'origine végétale. C'est ainsi qu'on peut appliquer sur la plaie une gousse d'ail pilée qui cicatrise et débarrasse du pus {Mo'atar 1, p. 191, et p. 192; 55; 71; 76}, de l'huile d'olive *zeytun* et du jus de pommes {'Atâr-e Yazdi, p. 192} ou la sève de feuilles de céleri sauvage *karafs* {'Atâr-e Yazdi, p. 193}.

On cite souvent encore les effets bénéfiques d'une pâte composée de farine et de sucre que l'on mâche afin qu'il soit bien imprégné de salive. Cette pâte s'appelle *ghand-e khamir* ("sucre en pâte", cf. Annexe IV). On couvre la pâte qui ne sera découverte que le lendemain. Ainsi traité le pus sort totalement {Shakurzâde, p. 237; 8; 36; 37; 45; 54; 57; 70; 77; 78}.

Beaucoup de cataplasmes sont plus complexes et marient de nombreux composants : carvi officinal *zire-ye siyâh*, farine de fèves des champs *bâghlâ* et huile d'olive, ou graines de plantain commun *bârhang* pour accélérer la cicatrisation {Saghâbâshi, p. 65}; on appliquera aussi des fleurs de souci commun *hamishebahâr* seules ou mélangées aux graines de plantain commun *bârhang*, à de la farine de blé, à un jaune d'œuf, et au beurre de vache, *kare-ye gâv* {Mo'atar 1, p. 232; Safizâde, p. 30; 'Atâr-e Yazdi, p. 194}, ou un cataplasme composé d'une pomme cuite pilée, seule ou mélangée à de l'huile d'olive ou quelques gousses d'ail pilées et macérées dans du vinaigre {'Atâr-e Yazdi, p. 191, 192} pour des plaies difficiles. D'autres recettes préconisent les résultats cicatrisants d'un cataplasme composé de feuilles d'ortie blanche *gazane* et de sel {Mo'atar 1, p. 239; Tarâh, p. 238}, de feuilles de *CYNARA SCOLYMUS L. kangar-e biyâbâni* {Safizâde, p. 142} ou d'amandier *bâdâm* {'Atâr-e Yazdi, p. 193}, d'amandes amères et de vinaigre {37}, de feuilles de frêne *zabângonjeshk* {Mo'atar 1, p. 244} ou de pelures de courgettes {'Atâr-e Yazdi, p. 194}.

Les décoctions ou infusions trouvent également leur emploi, et on en imprègne de nombreux cataplasmes: infusion de feuilles, de graines, ou de racines d'ortie blanche *gazane* {Mo'atar 1, p. 239}, feuilles de noyer, décoction épaissie de feuilles de séné *sanâ* dans du vinaigre {Tarâh, p. 235; 'Atâr-e Yazdi, p. 193}, sauge *maryam-e goli* avec du vinaigre de vin sur les plaies dont la cicatrisation tarde trop {Tarâh, p. 235, p. 236}, fleurs de camomille *bâbune* {Tarâh, p. 238; 78}, racines d'épine-vinette commune *zereshk* {Safizâde, p. 30}, ou enfin soufre *gugerd* dans de l'huile de ricin *karchak* {Safizâde, p. 30}.

Une dernière recette, apparemment peu utilisée, consiste à recouvrir la plaie d'une grenouille ouverte en deux {Safizâde, p. 30}.

Les brûlures (*sukhtegi*)

Deux sortes de brûlures sont reconnues, essentiellement par leur apparence : *sukhtegi-ye za'if*, la brûlure faible, superficielle qui n'entraîne pas de cloque *tâval* et *sukhtegi-ye shadid* la brûlure forte, du deuxième degré lorsque une ou plusieurs cloques apparaissent.

TRAITEMENTS

Une première série de traitements vise à produire un effet calmant, rafraîchissant et cicatrisant et à prévenir les cloques. D'une manière générale, on considère qu'elles seront évitées par l'application d'un blanc d'œuf monté en neige avec une cuillère d'argent {Homâyuni 2, p. 121; 40; 64; 70}. Ceci dit, il convient de tenir compte de l'agent qui a occasionné les brûlures, et de moduler les remèdes en conséquence.

Dans le cas d'une brûlure par le feu il faut masser la partie atteinte avec de l'huile de graines de lin usuel *katân* {Mo'atar 1, p. 231; 36}, de l'huile de graines de sésame *konjed* {Mo'atar 2, p. 128; 44; 47}, ou avec de la gomme arabique *samgh-e 'arabi* {Mo'atar 2, p. 79}; des cataplasmes donnent aussi de bons résultats, confectionnés avec des feuilles pilées de mûrier noir *shâhtut* mêlées à de l'huile d'olive {Saghâbâshi, p. 411; Tarâh, p. 326}, des racines de *CYNARA SCOLYMUS L. kangar-e biyâbâni* {Safizâde, p. 142} ou un noyau brûlé de pêche {'Atâr-e Yazdi, p. 193}.

Si la brûlure est superficielle et a été occasionnée par le feu, le soleil ou l'eau bouillante, on utilisera des remèdes réputes calmants et rafraîchissants. Quoique l'huile d'olive soit presque unanimement préconisée {Mo'atar 1, p. 232; 'Atârnezhâd, p. 499; Tarâh, p. 240; 33; 38; 41; 55; 56; 63; 72; 73; 79; 82}, d'autres recettes conseillent diverses applications de corps d'origine animale ou végétale. C'est ainsi qu'il sera bon d'enduire avec du blanc d'œuf et du lait ou du yaourt {Tarâh, p. 241; 42; 77}, de l'huile de sésame (avec ou sans adjonction d'huile d'olive ou de cire *mum*) dans laquelle on aurait dissout du *sefidâb-e ghal'* (poudre à maquillage) {Saghâbâshi, p. 499}, mais aussi d'appliquer des feuilles cuites de betterave {Tarâh, p. 242} ou un cataplasme composé de farine de blé avec du lait ou de l'eau {Safizâde, p. 152}. On peut également masser avec le jus d'une pomme de terre {Shakurzâde, p. 258; Homâyuni 2, p. 121; 34; 47}, ou celui d'un oignon écrasé {Mo'atar 1, p. 233; Shakurzâde, p. 258; 67}. On appliquera, à l'aide d'une plume de poule, un mélange composé de galles du chêne *mâzu*, de henné et de suif. Si l'on se sert d'huile de sésame, on saupoudrera d'un mélange composé de galles du chêne, de grains d'orge et de lentilles brûlés {Homâyuni 2, p. 121}. Un cataplasme de pommes de terre crues râpées est très efficace {1; 4; 5; 7; 78; 79; 81}, et on peut aussi les mélanger à de l'huile d'olive {'Atâr-e Yazdi, p. 191}.

Des produits d'origine minérale sont utilisés, tels que le pétrole, en massages {Shakurzâde, p. 258; 56}, le bicarbonate de soude ou le sel {39; 45; 79}, la terre bolaire *gel-e armani* diluée dans l'eau {Tarâh, p. 240}, ou l'encre *morakab* (faite de galles du chêne, de noir de fumée *dude* et de vitriol *zâj*) {'Atârnezhâd, p. 499; Tarâh, p. 241; Shakurzâde, p. 258}. On se sert encore d'oxyde de zinc *oksid do zang*, de l'acide borique *asid burik* seul {Tarâh, p. 240; 'Atârnezhâd, p. 501; 82} ou mélangé à de la mœlle de bœuf {Tarâh, p. 240; 'Atârnezhâd, p. 501}, de *zandigh* (pierre jaune dont la surface ressemble aux paillettes *eklil*) pilé. La guérison est très rapidement obtenue {15}. Enfin, on recommande souvent d'appliquer un peu de dentifrice {45; 47; 52; 65; 79}.

Quelques traitements préconisent des substances telles que la salive pour mouiller la brûlure, en suite de quoi on saupoudre avec du sel {Shakurzâde, p. 258; 52; 66}.

Dans le même ordre d'idées, et comme pour d'autres plaies, on peut laver avec des urines {8; 56; 52; 66; 75} ou faire des fumigations de crottes d'ânesse *peshgel-e mâche olâgh* {'Atârnezhâd, p. 499; 40; 57; 66}.

Si la brûlure a été occasionnée par de l'eau chaude, il faut appliquer un oignon pilé avec du sucre {Shakurzâde, p. 258}.

On assèchera les plaies en saupoudrant de henné {Saghâbâshi, p. 329; 37; 41}, d'une coquille d'œuf réduite en poudre {Saghâbâshi, p. 329}, des cendres de fleurs de grenadier, ou en saupoudrant de talc *tâlk* après avoir lavé avec du mercurochrome {'Atâmezhâd, p. 501; Tarâh, p. 242; Saghâbâshi, p. 135; Safizâde, p. 80}.

Un cataplasme traite à la fois les brûlures ou les engelures, associant un jaune d'œuf, du beurre de vache et du plomb *sorb* {Nafisi, p. 66}.

Pour les brûlures superficielles, on appliquera à l'aide d'une plume de poule le lait maternel {Shakurzâde, p. 259; 55; 66}. Si elle a été provoquée par le feu on y appliquera un peu de morve {Shakurzâde, p. 259}.

Dans le cas de brûlures profondes une ou plusieurs cloques apparaissent (elles peuvent également se manifester à la suite d'un frottement). Il faut alors percer chacune d'elles à l'aide d'une aiguille dont la pointe a été portée au rouge pour la désinfecter.

Pour désinfecter les plaies, on appliquera les cendres de brasero mélangées aux urines {19; 35; 49; 60}, du miel qui est le désinfectant par excellence des plaies quelles qu'elles soient {Mo'atar 2, p. 51; 40; 42}, du jus de citron ou de l'ail pilé dans du vinaigre {'Atâr-e Yazdi, p. 191; 40; 62} ou une décoction de séné *sanâ* dans du vinaigre {'Atâr-e Yazdi, p. 193}.

Tous ces traitements effectués, il faut aider la partie brûlée à cicatriser par l'emploi d'autres cataplasmes; contre le pus, on applique "un sucre en pâte" *ghand-e khamir* (cf. Annexe IV) {8; 71}, ou on lave avec du permanganate *permangenât* {14; 63; 68}. Une autre recette est de masser avec du noir de fumée (des marmites) et d'appliquer ensuite une pomme de terre râpée. Après deux jours on remplace la pomme de terre par du henné mélangé à un peu de graisse, ce qui cicatrise et assèche les cloques {Shakurzâde, p. 259}. Un peu d'huile d'amandes douces mélangée à un peu d'eau de chaux, *âbâhak* donne de très bons résultats dans le cas d'une brûlure par le feu {Shakurzâde, p. 259}. Enfin, plus simplement, il faut appliquer de la pommade appellée *vali* (cf. Annexe IV), connue de tous {7; 55; 63; 68; 70;77; 82}.

Les piqûres (*gazidegi*)

Comme il vaut toujours mieux prévenir que guérir, on ne manquera pas de se prémunir contre les piqûres en fredonnant la comptine suivante, qui éloignerait les insectes, les oiseaux, les reptiles, etc. :

Emshab shab-e mur ast
'Ali mehmân-e rasul ast
Parandegân, khazandegân, hasharât
Nalulid, najonbid tâ fardâ sobhi!
Ce soir, est la nuit des fourmis

[allégorie de tout ce qui bouge]
'Ali est l'invité du Prophète
Oiseaux, reptiles, insectes
Ne grouillez pas, ne bougez pas jusqu'à demain matin!
{31; 35; 48}.

Si, malgré cette précaution, on a été piqué, on traitera l'endroit atteint par des compresses d'eau salée, de vinaigre ou d'alcool {Safizâde, p. 244; 45; 46; 53}, ou encore d'ammoniaque *âmoniyâk* {9; 55; 65}, à moins qu'on ne le frotte avec une peau de pastèque {Safizâde, p. 168}.

Pour neutraliser le venin on lavera avec du savon {10; 62} ou on brûlera un chiffon dont les cendres couvriront l'endroit piqué {18; 54; 70}.

Afin de faire sortir le venin des piqûres et morsures, il faut nouer quelque chose au-dessus de l'endroit piqué que l'on presse ensuite fortement avant de le couvrir de vase *lajan* formée aux abords des caniveaux ou des bassins d'eau {18; 60; 66; 73}. On peut encore boire du vin dans lequel on aurait fait macérer du carvi officinal *zire-ye siyâh* {Saghâbâshi, p. 65}.

L'oignon cru est fréquemment employé, qu'on le frotte sur la piqûre {56; 64; 76; 79} ou qu'on en pose une moitié sur la morsure {'Atâr-e Yazdi, p. 193; 72}. Enfin, certains recommandent de mouiller l'endroit mordu avec un peu d'eau, puis d'y déposer un *mohre-ye mâr* "pierre de serpent" que l'on trouverait dans la tête de certains serpents [1] {Donaldson, p. 153; 53; 60; 73}.

Certains animaux, comme le serpent, la guêpe ou le scorpion sont considérés comme particulièrement dangereux, et leurs morsures ou piqûres nécessitent des remèdes plus adaptés ou vigoureux.

• Le calmant pour la piqûre de guêpe

Il convient tout d'abord d'extraire l'aiguillon de la guêpe puis de tamponner avec du vinaigre de vin et de l'ammoniaque, de frotter avec des feuilles de menthe poivrée *susanbar*, ou d'appliquer un cataplasme de feuilles d'épinards crus {Tarâh, p. 248}. D'autres applications ont aussi leur efficacité, telles celles de la plante entière et écrasée de mélisse *bâdranjbuye* {Mo'atar 1, p. 257}, des feuilles écrasées d'épinards *esfenâj* {Saghâbâshi, p. 362} de raisin écrasé {Shakurzâde, p. 256; 78; 70}, d'une gousse d'ail écrasée dans du vinaigre de vin {Shakurzâde, p. 256; 41; 47; 77}, ou de pétrole {Shakurzâde, p. 256; 'Atâr-e Yazdi, p. 290; 37; 43; 78}.

Il n'est pas mauvais non plus de frotter la piqûre ou la morsure avec une feuille de poireau *tare* {Safizâde, p. 72; 38; 43; 46}, ou même de cracher sur une pierre sur laquelle on frotte le talon d'une chaussure que l'on pose ensuite sur la piqûre {Shakurzâde, p. 256}.

1."The snakes-seal, muhr-i-mâr, which is found in the heads of some snakes, is highly esteemed and is used to cure the bites of any poisonous animal; the bitten spot is to be moistened with water and the stone is to be laid upon it." {Donaldson, p. 153}.

En remède interne, il est conseillé de manger du son de blé *sabus-e gandom* {Saghâbâshi, p. 352} (que l'on peut aussi appliquer mélangé au tartre du vinaigre de vin *lerd-e serke* {Shakurzâde, p. 256}), du miel et du *sekanjebin* (sirop épaissi à base de feuilles de menthe et de sucre cuits dans du vinaigre), ou de la menthe poivrée *susanbar* {Tarâh, p. 248}.

• La morsure de scorpion (*'aghrab*)

On peut tout d'abord traiter le mal par le mal en appliquant sur la morsure le scorpion pilé responsable de la morsure ou un peu d'"huile de scorpion"[1], remèdes connus pour leur capacité à aspirer le poison {Shakurzâde, p. 262; 'Atârnezhâd, p. 475; 78; 82}. S'ils font défaut, on appliquera en cataplasme une décoction dans du vinaigre de *SALSOLA SODA L. oshnân* {Nafisi, p. 70}, des compresses de vinaigre, d'ammoniaque et d'alcool {Safizâde, p. 244; 'Atârnezhâd, p. 474; 'Atâr-e Yazdi, p. 290; 33; 77}, de la vase accumulée au fond des réserves d'eau, ou de l'ail pilé et mélangé à du sel {Shakurzâde, p. 262; Saghâbâshi, p. 341 et p. 358}, de l'huile chaude {Safizâde, p. 243}, ou enfin le jus des feuilles et les fruits du pommier {Saghâbâshi, p. 93 et p. 110}. Le sel {Majlesi, p. 182; 60; 70; 71}, les graines de laitue cultivée *kâhu* {Saghâbâshi, p. 110} et l'huile de noisettes *fandogh* (pour la morsure de scorpion et de tarentule *roteyl*) {'Atâr-e Yazdi, p. 291} donnent aussi de bons résultats. Souveraines sont par ailleurs les applications d'un crabe *kharchang* écrasé ou d'un oignon pour évacuer le venin {Saghâbâshi, p. 315 et p. 341}.

Certains aliments sont bénéfiques, tant en application qu'en consommation : le lait {Safizâde, p. 244; 'Atârnezhâd, p. 75; 71; 36; 78} ou l'huile de cannelle {Safizâde, p. 243}. Un autre usage du lait est de mettre le membre piqué dans un récipient rempli de lait qui jaunira lorsqu'il aura absorbé le venin {'Atâr-e Yazdi, p. 290; 71}.

Par contre, on évitera absolument de manger du céleri sauvage *karafs* {Saghâbâshi, p. 341}.

Une dernière recette, qui relève plus de la pratique magique, est rapportée par Shakurzâde (p. 262) qui raconte qu'à Ghuchân (ville située au nord de Khorâsân) dès qu'une personne est mordue par un scorpion, l'un de ses proches se précipite auprès d'un faiseur d'amulettes *do'â-nevis* (Mo'alem) nommé *Seyed-e Tabasi*. En précisant le nom et l'adresse de la personne mordue, il lui raconte ce qui lui est arrivé. Aussitôt après avoir été giflé par le *Seyed*[2], geste indispensable pour faire disparaître le poison du corps de la personne mordue, il apportera à celle-ci une prière écrite, pour s'assurer que le poison ne retourne pas. Dès son retour, le messager lave le papier rédigé dans un verre d'eau qu'il donnera à boire à la victime {Shakurzâde, p. 263}.

1.Cette huile se confectionne en laissant reposer la queue d'un scorpion dans de l'huile de ricin. Au moment de l'utilisation l'huile doit avoir viré au noir {5; 7}.

2.On appelle *seyed* les personnes reconnues comme descendants du Prophète.

• La morsure de serpent

Chacun sait qu'il faut avant tout empêcher la victime de s'endormir car le poison gagnerait son corps plus rapidement. Pour savoir où en est l'effet du poison, on mâche des grains de poivre. Si on ne ressent pas le piquant du poivre c'est signe que le poison a déjà envahi le corps {Tarâh, p. 248}.

Les traitements consistent à poser ensuite sur l'endroit mordu des ventouses, à le sucer {Elgood 2, p. 146; 33; 40; 57; 78} ou à le masser avec du jus de *piyâz-e hanzal* [*dashti* ?] (cf. Annexe IV), ou avec du vinaigre de vin {Tarâh, p. 248}. Il convient par ailleurs d'ingurgiter du lait que l'on peut aussi appliquer {Safizâde, p. 245; 65; 70}, de l'huile d'olive {Safizâde, p. 248; 63; 78}, une décoction de genêt d'Espagne *gol-e tâvusi* {Safizâde, p. 243} ou de poivre noir, ou un verre d'huile d'olive. Il est également bon de manger et d'appliquer sur la morsure des graines de basilic commun *reyhân*, du jus d'épine-vinette commune *zereshk* ou du jus de pomme mélangé au jus de citron et porté à ébullition jusqu'à obtenir la consistance du miel {Tarâh, p. 248}.

Enfin, on peut toujours mettre le membre mordu dans les entrailles encore chaudes d'un chien {Shakurzâde, p. 628}.

Quant à la morsure de vipère *af'i*, elle se traite par un cataplasme de radis noir *torob* {Saghâbâshi, p. 88}.

• La morsure de chien

Divers cataplasmes sont préconisés pour la guérir: un mélange composé de vinaigre, de cendres d'un cep de vigne *mo* et d'une gousse d'ail écrasée {Saghâbâshi, p. 352}, de farine de blé cuite et de vinaigre ou de vin {Saghâbâshi, p. 78}. Il est également recommandé de saupoudrer la morsure de farine de blé {62; 70; 76}, de la couvrir de feuilles de saule blanc *bid* {Saghâbâshi, p. 78; 62}, de figuier *anjir* ou de ricin *karchak* {Saghâbâshi, p. 78}, ou d'y placer un oignon coupé en deux, mesure qui vaut aussi pour les morsures de chat {'Atâr-e Yazdi, p. 193; 55; 63; 66}.

Si le chien était enragé, un bon traitement est de mettre sur la plaie les poils brûlés du chien {Hedâyat, p. 115; 70}, seuls ou mélangés à une patte de coq brûlée {Shakurzâde, p. 253}.

L'hématome (*khunmordegi*)

Comme son nom l'indique il s'agit du sang mort, ou autrement dit qui ne circule plus. On désigne ainsi l'accumulation du sang sous la peau par suite d'un traumatisme, par exemple en se cognant contre quelque chose. Apparaissent alors des taches violacées virant vers le noir à l'endroit du traumatisme, dues à la rupture des vaisseaux capillaires *muyrag*. Le phénomène est souvent accompagné de douleurs.

TRAITEMENTS

Il s'agit d'aider l'hématome à se résorber et à calmer la douleur. Pour ce faire, on recommande de faire des compresses avec une décoction de graines d'une sorte de persil (cf. Annexe IV) *ja'fari* ou d'utiliser un cataplasme composé de ses feuilles et tiges {Jazâyeri 1, p. 85; 38; 43}. Un mélange très connu est composé d'un jaune d'œuf, de farine de blé et de curcuma {Homâyuni, p. 128; 7; 44; 57; 66; 71; 70; 75; 82}; mais on peut aussi confectionner un cataplasme de farine de lin usuel *katân*, ou d'un composé de miel, d'huile d'olive et de carvi officinal {Saghâbâshi, p. 65; Tarâh, p. 237}.

L'huile de ricin *karchak* en massage a des vertus connues pour être bénéfiques {Tarâh, p. 216; 40}, ainsi que l'eau de mer qui aide à la résorption des hématomes {41}, comme le signale aussi Avicenne (Ebn-e Sinâ, tome 2, p. 217).

Les gonflements (*varam*)

Le gonflement peut survenir à la suite d'un choc physique, d'une blessure, d'une brûlure, d'une crevasse ou d'une engelure. On a le choix pour le combattre entre les traitements suivants, qui sont tous d'emploi local: on peut saupoudrer de curcuma l'endroit lésé {Tarâh, p. 233; 42; 57; 71; 77}, y appliquer 2 à 5 *mesghâl* (unité de mesure équivalant à 5 grammes) et 24 *nokhod* (~0,20 gr.) de *gaz-e 'alafi* (sorte de manne (cf. Annexe IV)) dilués dans un verre d'eau bouillante {17; 36; 44}, le mucilage obtenu des graines de coing *beh* trempées dans du jus de ce fruit {'Atâr-e Yazdi, p. 117}, ou des feuilles d'un chou potager *kalam* fraîches ou blanchies quelques instants dans de l'eau bouillante {'Atâr-e Yazdi, p. 191; 42; 79}.

Le gonflement des chevilles et des genoux se traite avec un cataplasme composé de garance tinctoriale *runâs* pilée et d'un jaune d'œuf. On couvre la pâte avec un tissu, et on attend 24 heures. Ce délai passé, on retire le tissu qui ayant absorbé “l'eau” [le liquide] est mouillé, et le gonflement a disparu {27; 35; 40; 45; 50}.

Le gonflement des doigts s'améliore si on les couvre de la fine peau transparente qui couvre le bulbe d'un oignon {'Atâr-e Yazdi, p. 117}.

Enfin, on apaise le gonflement du crâne dû à un coup en y appliquant des urines bouillies avec le blanc d'un œuf {Shakurzâde, p. 242}.

Les engelures (*sarmâzadegi*)

Il s'agit de taches rouges et violacées accompagnées d'enflures et de démangeaisons. Elles sont dues au froid et peuvent entraîner des crevasses.

CAUSES

Il est unanimement admis qu'elles sont dues à l'exposition prolongée à un froid intense {40; 43; 50; 53; 75; 77; 78; 79}.

TRAITEMENTS

Le traitement préventif consiste à masser les mains avec du jus de citron {'Atâr-e Yazdi, p. 217; 40; 78}. Lorsque les engelures sont apparues, il faut éviter de les masser, ou de les chauffer brusquement. On y applique alors du jus d'oignon en compresse qui calme l'enflure due à l'engelure {Tarâh, p. 319; 'Atâr-e Yazdi, p. 217; 70}, une décoction de feuilles de noyer, ou le mucilage obtenu en faisant tremper des graines de coing *beh* {'Atâr-e Yazdi, p. 217; 50; 77}. Le navet *shalgham* cuit (au four de préférence) a également un effet apaisant: on le cuit avec sa peau, et une fois refroidi on l'utilise en l'écrasant contre les engelures {'Atâr-e Yazdi, p. 217; 23; 71}. Un remède fréquemment cité consiste à appliquer des lentilles cuites dans du vinaigre {Saghâbâshi, p. 282; 50; 43; 79; 75; 77}, et aussi de l'huile d'olive {Tarâh, p. 327; 78; 82}.

Un cataplasme efficace sera confectionné avec un peu de plomb *sorb* finement pulvérisé avec la graisse non salée de bovidé, *gâv*, et un jaune d'œuf; on étend le tout sur un tissu que l'on applique sur l'engelure {Nafisi, p. 66}.

Enfin, Avicenne (Ebn-e Sinâ, tome 2, p. 217) conseille d'appliquer de l'eau de mer pour des crevasses dues aux engelures (à condition qu'elles ne se soient pas infectées), ce que recommande aussi une de nos informatrices {53}.

CHAPITRE VII

LES MALADIES GRAVES ET/OU CONTAGIEUSES À RÉPERCUSSION SUR LA NORMALITÉ CORPORELLE ET SOCIALE

Nous traiterons ici d'un groupe de maladies qui touchent ceux qui en sont atteints avec beaucoup plus de force que celles envisagées précédemment, en ce sens qu'elles se manifestent de manière très voyante, et affectent inévitablement l'image du malade dans sa famille et dans la société où il évolue. Le caractère de gravité qu'on leur attribue est fonction non seulement de la modification de l'apparence normale, mais aussi des difficultés de guérison, éventuellement des risques de contagion.

LE BOUTON D'ORIENT *(sâlak)*

Le bouton d'Orient *sâlak* est une maladie redoutée à cause de la cicatrice qu'elle laisse à tout jamais et qui peut atteindre des dimensions très variées selon la progression de la maladie, pouvant même aller jusqu'à défigurer la personne atteinte.

Ardehâli rapporte qu'historiquement, c'est Avicenne qui le décrivit pour la première fois. D'après son Canon *ghânun* il parle d'une maladie nommée *jirune* dont la description correspond à celle du *sâlak* (Ardehâli 1, p. 9).

Le bouton d'Orient

Le *sâlak* apparaît sous forme de minuscules boutons qui s'élargissent peu à peu, selon le processus suivant : un premier bouton tombe, un autre repousse et tombe à son tour et ainsi de suite, toujours au même endroit. La plaie, qui peut s'étendre sur une surface grande comme la paume de la main, est de nature nécrotique et creuse la chair, tandis qu'on assiste à la formation de callosités. Pouvant affecter n'importe quelle partie du corps, son siège de prédilection est le visage (nez et joues), souvent aussi les genoux et les bras. Lorsqu'intervient la guérison, une cicatrice s'est formée, de la taille de la plaie, qui demeure indélébile. On est ensuite assuré de ne plus attraper la maladie, l'immunité acquise étant définitive.

Concernant l'apparition de cette maladie, très contagieuse par simple contact, l'opinion populaire se définit de la sorte : “On ne pouvait pas les empêcher [l'apparition des boutons] car, [cette maladie] elle ne dépend que d'elle-même *khodash be khodash ast* {18}". Ces propos témoignent de l'impossibilité d'échapper à la contagion, au moins dans le passé. Tout le monde s'accorde par ailleurs sur la cicatrice indélébile qui peut être très grande ou mal placée au point de défigurer la personne atteinte : "Parfois, une partie du nez et des joues en était couverte, et l'individu était complètement défiguré" {7}.

Quellques remarques sont à faire quant à la désignation populaire de la maladie, afin d'écarter toute ambiguïté sur sa nature. D'une façon générale, on en parle soit en désignant le ou les bouton(s), soit en désignant la plaie. D'autre part, on ne manque pas de souligner l'immunité obtenue après une première contamination. Toutefois, les avis sont partagés en ce qui concerne la forme, ou plutôt le nombre des boutons et l'immunité qu'ils confèrent...

Shakurzâde (p. 320) décrit ainsi la maladie : "*sâlak* a un mâle *nar* et une femelle *mâde*. S'il est mâle, il ne dure pas plus d'une année; s'il s'agit de la femelle, il est au nombre de sept, et au fur et à mesure, il apparaîtra dans sept endroits du corps". Cette notion de mâle et de femelle est notée dans un livre sur les croyances et coutumes des habitants du Khorâsân. Homâyuni rapporte que selon les croyances des habitants de Shiraz le *sâlak* dure un, trois ou sept ans et on en est atteint une, trois ou sept fois {Homâyuni 2, p. 125}. Dâneshvar nous parle aussi d'un nombre de boutons supérieur à un[1] . En fait, il s'agirait d'une forme récidivante ou généralisée de cette maladie qui est assez rare (cf. Ardehâli 1 p. 21), ce qui explique que la plupart des informateurs l'ignorent. Par ailleurs, selon une croyance attribuée aux habitants d'Ispahan, il faut absolument avoir sept, ou trois, ou au moins un *sâlak* dans sa vie {Nafisi, p. 62; 39 et 49}. Voilà qui renforce l'opinion selon laquelle, à certaines époques, cette affection aurait été jugée inévitable. Certains propos enfin laissent croire à un temps de latence; c'est ainsi que l'on entend : *kope khâb bud, bidâr shode* {Nafisi, p. 58; 44; 71} qui se réfère au *sâlak* endormi ou réveillé. En fait le mot *kope* ou plus précisement *kope-ye armani* est un autre nom attribué à cette maladie.

Le point à noter est la notion de la "période" supposée nécessaire ou inévitable pour la guérison, ainsi que l'autonomie reconnue à la maladie (elle dépend d'elle-même). C'est ainsi que les informateurs parlent de sa forme leishmanide *lishmânid* qui ne laisse pas de cicatrice et guérit au bout de trois mois environ (Ardehâli 1, p. 21). Nous concluerons donc que la pensée populaire reconnaît aussi plusieurs formes à cette maladie, mais qu'elle les nomme toutes de la même façon.

J'ai déjà précisé que c'est une maladie redoutée à cause de sa cicatrice indélébile (pour la plupart de ses formes), d'autant plus qu'elle siège souvent sur le visage. Le comportement des gens par rapport à cette cicatrice est en relation directe avec son ampleur (d'où l'usage de traitements pour cerner la maladie). Mais de toute évidence, on tente de la masquer. Ainsi nous constatons que bon nombre d'hommes marqués par cette cicatrice portent une barbe. Chez les femmes, cela est certes plus difficile, mais on use du maquillage (poudres...) ou de coiffures (quelques mèches placées sur

1. Dans le roman intitulé "Suvashun", le narrateur dit ceci : "J'avais le *sâlak*. Au nombre de sept sur mon visage, l'un des boutons sur mon nez fut purulent. Tout le monde savait que le *sâlak* est contagieux, et transmissible par les mouches. Les moustiques et les mouches grouillaient dans le jardin, et je ne savais pas où aller dormir..." {Dâneshvar 1, p.177}.

l'endroit atteint, s'il est par exemple à proximité des oreilles) pour estomper ou cacher la marque.

Par ailleurs, comme autrefois le risque de contamination était aussi permanent qu'inévitable, on essayait de minimiser les dégâts. D'abord, en l'évitant, ou au moins en réduisant son élargissement sur les parties esthétiquement importantes du corps, telles que le visage. Etant donné l'immunité obtenue après la contamination (réelle pour la plupart des formes de cette affection), on préférait provoquer la contamination en mettant en contact une partie du corps, volontairement blessée, avec des éléments provenants de la plaie d'une autre personne. Ainsi, une jeune femme de Shiraz {21} me racontait comment sa mère lui a épargné cette cicatrice sur le visage. En fait, elle l'a contractée dans son enfance, et en porte la marque au genou : "Ma mère, ne voulant pas que je l'attrape sur le visage – croyant suivant l'opinion courante qu'on ne l'attrape qu'une seule fois – profita d'un bain public pour mettre volontairement sur mon genou du pus venant du *sâlak* d'une femme atteinte et présente dans le bain." {21}[1]

Donc, avant tout, on essaie d'épargner le visage, partie du corps esthétiquement jugée importante, au détriment ici des genoux qui eux ne sont cités dans aucun document oral ou écrit. Mais comme toujours dans la pensée populaire, les contradictions sont nombreuses. C'est ainsi que, malgré tous les propos tenus ci-dessus nous rencontrons la croyance suivante : *sâlak* du côté droit du visage ou du corps est signe de bonheur.

J'ai rédigé au passé certaines des phrases ci-dessus. Ceci s'explique par le fait que cette maladie, très répandue à Téhéran (un fléau, "presque tout le monde l'avait") a disparu depuis de nombreuses années grâce à l'eau courante, à l'hygiène, etc... Bien qu'on en signale de nouveau quelques cas, elle ne fait partie que des souvenirs des parents ou des grands-parents qui ont été atteints eux-mêmes ou qui l'ont vue autour d'eux. Ma génération et les suivantes ne la connaissent que sous forme de cicatrices sur divers endroits du corps (surtout le visage) de leurs aînés. C'est-à-dire qu'elles ne connaissent pas le *sâlak* en tant que maladie avec ses différentes étapes d'évolution; elles n'en connaissent que sa forme finale, la cicatrice.

Par ailleurs, mon effort afin de trouver des traces iconographiques de cette maladie a été voué à l'échec ou plutôt a entraîné la constatation suivante : on essaye de gommer, d'oublier et d'ignorer cette cicatrice, comme d'ailleurs d'autres formes d'imperfection, sur toute photo ou reproduction imagée (imaginées ou dessinées d'après un modèle vivant). Ainsi, j'ai consulté les photos d'un grand nombre de personnes qui, indéniablement, portent ou portaient cette cicatrice. Effectivement, je n'étais pas surprise de constater que toutes les photos (prises par un photographe professionnel) sont retouchées pour gommer la cicatrice. Sur les photos prises par des amateurs, ce sont les personnages qui habilement ont caché leur cicatrice (présentation de profil, main placée sur la cicatrice ou cicatrice dissimulée – dans un jeu artistique – derrière

1 Ce même procédé était utilisé pour la variolisation. "En Perse, la variolisation était appliquée par des chirurgiens et les employés des étab lissements de bain qui déposaient le virus sur les éraflures cutanées." (Delaunay, p.12).

un bouquet de fleurs! De même, sur de nombreuses représentations (affiches, timbres, miniatures, etc.) que j'ai consultées, aucune trace d'imperfection n'apparaît, si ce n'est pour les personnages maudits, *ghul* (ogre), *jâdugar* (sorcière), etc. D'autres usent de la chirurgie esthétique, à l'exemple d'une chanteuse très connue qui se serait servie de ce moyen pour faire disparaître la grande cicatrice qu'elle portait sur la joue.

C'est ici que se confirment les idées avancées au début de ce travail, à propos de l'importance de l'image extérieure que toute personne donne d'elle même, et cela d'autant plus qu'il s'agit d'une image que quiconque peut contempler à loisir.

CAUSE

Dans la pensée populaire, cette maladie est due à l'effet conjugué de l'eau et de la saleté, bien que cette dernière soit parfois considérée comme le seul agent responsable {31; 74}. Tantôt on avance que la plaie est causée par l'eau contaminée {1; 60; 72}, tantôt, d'une façon générale, on parle de l'eau de Téhéran comme étant responsable de cette maladie; "d'ailleurs, c'était surtout à Téhéran qu'on la rencontrait" {7; 35; 55; 63; 64; 82}. À Téhéran même, on entend : "Quiconque boit de l'eau de *Châle meydân-e Tehrân* (quartier populaire à Téhéran) attrape le *sâlak*" {Hedâyat, p. 116; 40; 44; 73}

Pour comprendre cette croyance, il faut savoir qu'autrefois, l'eau potable stagnait longtemps dans des réservoirs *âb anbâr* où elle était stockée pour l'été. C'est cette eau, qu'on appelle *kohne* (vieille) qui est souvent incriminée {7; 40; 70; 72}. "Désormais, avec l'eau courante les plaies de *sâlak* se font plus rares" {7}. D'autre part, la présence d'eau stagnante amenait des moustiques, qu'ils grouillent sur les réservoirs d'eau {3; 54; 71; 78}, ou qu'ils vivent dans les caniveaux d'où ils piquaient les gens pendant la nuit {42; 79}. Dans les deux cas le *sâlak* apparaissait à l'endroit piqué.

Il faut noter que malgré la mauvaise réputation de Téhéran quant à la contamination de cette maladie, les villes telles que Gurgân, Ispahan, et les provinces du Khorâsân, du Fârs, et du Khuzestân n'en sont pas épargnés. Par exemple, selon une croyance attribuée aux habitants de Shiraz, le fait de boire l'eau de leur ville est la cause de cette maladie {Homâyuni, p. 125}.

TRAITEMENTS

Comme nous l'avons vu, la maladie ne se guérit pas. Ainsi des propos tels que : "Elle dure une année d'où son nom *sâlak* (une petite année)" {7; 22; 31; 40; 42; 66; 82}, "Elle a une 'période' *dore* et n'a aucun remède; elle disparaît d'elle-même" {22} ne sont pas rares. Dans ces conditions, les traitements non seulement tentent de circonscrire la maladie, c'est-à-dire de cerner la cicatrice contre laquelle on admet que l'on ne peut rien, mais essaient également de raccourcir la période d'un an à la fin de laquelle le mal devrait s'éteindre de soi-même. Les remèdes sont aussi nombreux que variés. En voici quelques uns des plus caractéristiques :

Avant tout, il est impératif de ne pas gratter les vésicules. D'autre part, on essaye de délimiter la plaie en traçant un trait à l'aide de *johar-e âbi* (encre bleue), appelée aussi *âbi* (bleu), *davâ âbi* (médicament bleu) ou *johar-e dolat-i* ou *johar-e divâni* (encre gouvernementale); d'après {Homâyuni 2, p. 125; 39; 51; 66} cette encre est appelée ainsi parce qu'autrefois l'écriture était surtout du ressort des fonctionnaires qui se servaient de crayons bleus. Le violet de gentiane *viyolet do jântiyân* fait aussi l'affaire, appliqué avec une plume de roseau *ghalam* en solution très faible {9; 78}. Une autre possibilité est d'utiliser à cette fin la salive d'un *hâji* (personne ayant fait son pélerinage à la Mecque) ou de toute personne ayant fait un long voyage d'un caractère périlleux {Hedâyat, p. 52; 39; 51; 57; 66; 71}. Une de nos informatrices {32} rapporte qu'à Marâghe (ville située à 760 km. au nord-ouest de Téhéran), c'étaient les femmes arméniennes qui traçaient ces traits à l'encre.

Toujours pour circonscrire la plaie, et s'il s'agit d'un *sâlak* récent qui n'a pas encore de pus (non infecté), on jette quelques pailles de balai dans le feu au-dessus duquel on place un bol renversé. On recueille les gouttelettes ainsi formées par la vapeur, pour les appliquer ensuite sur le *sâlak* {Shakurzâde, p. 257}. De bons résultats sont aussi obtenus avec la casse *folus* dont, selon certains, la sève sous forme de cataplasme est "le meilleur remède contre cette maladie". Il faut utiliser ce cataplasme pendant plusieurs jours et, avant chaque application, bien laver la plaie à l'aide d'un peu d'eau chaude bouillie. L'avantage de ce cataplasme est qu'après la guérison, la cicatrice reste petite et jolie {Jazâyeri 1, p. 75; 42; 70; 80}. Par ailleurs, on conseille d'appliquer sur la plaie des aliments "froids" tels que : feuilles d'épinards *esfenâj* ou feuilles de betterave *choghondar* {18; 39; 48; 51}.

Les remèdes susceptibles de guérir ou de réduire le temps de guérison sont tous d'application externe, et utilisent bien des produits déjà vus précédemment : les substances végétales sont bien entendu à l'honneur, et l'on recommande d'appliquer la sève obtenue du pilage des fleurs de giroflée jaune *shabbu* mélangée à la gomme tragacanthe *katirâ* {Shakurzâde, p. 257}. L'utilisation d'une décoction de feuilles de néflier *azgil* accélère aussi la guérison {'Atâr-e Yazdi, p. 104}, de même qu'un mélange de *TERMINALIA CITRINA ROXB. halile-ye zard*, de rottlière des teinturiers *ghanbalile*, de mercure *merkoruch* et de vaseline {32}. Un remède souvent cité est à base de noyau de pêche *holu* brûlé et finement broyé, seul {42; 44; 57}, ou mélangé à un jaune d'œuf {7; 40; 42; 70} ou à de l'oxyde cuivreux *sang-e lâsorkh* broyé et tamisé. Il faut répéter cette application trois fois par jour jusqu'à la guérison {'Atârnezhâd, p. 185}. On peut encore nettoyer la plaie avec du lait de noix de coco *shir-e nârgil*, puis y appliquer la noix de coco brûlée elle-même {'Atârnezhâd, p. 184 et p. 185}, à moins qu'on n'applique un mélange de vinaigre et de graines d'herbe aux puces *esfarze* {Saghâbâshi, p. 90}. Les racines séchées de *SALSOLA SODA L. oshnân* donnent de bons résultats, soit que l'on saupoudre la plaie avec les racines séchées et broyées de la plante, soit qu'on applique ces racines broyées et mélangées à un jaune d'œuf ou encore qu'on les mélange au miel *'asal* sous forme de cataplasme (tous les cataplasmes *zemâd* à base de miel ont un effet renforcé). Mais l'inconvénient de ces méthodes est qu'elles occasionnent une sensation de brûlure intense, et que, de plus, la cicatrice garde une certaine profondeur {Jazâyeri 1, p. 75 et p. 76}.

D'autres solutions préconisent l'emploi de produits pharmaceutiques, tels le mercurochrome *davâgoli* ou la vaseline *vâzelin* qui réduiraient le temps de guérison de six mois {21; 42; 78}. On peut aussi appliquer quatre fois par jour jusqu'à la guérison, une solution forte (5/100) de bleu de méthylène *belo do metil* {'Atârnezhâd, p. 185} ou encore utiliser la pommade de nitrate d'argent *pomâd-e nitrât dârzhân* (*sang-e jahanam*) {'Atârnezhâd, p. 184} ou, deux fois par jour, une solution à 1/100 de couperose blanche *kât-e kabud* {'Atârnezhâd, p. 185}. Une autre ordonnance est composée de vitriol blanc *zâj-e sefid*, de vitriol de fer *zâj-e siyâh* et de couperose blanche *kât-e kabud*, tous trois finement broyés et mélangés au beurre de vache ou au lait de fille *shir-e dokhtar* {'Atârnezhâd, p. 185}.

On utilise également une pâte composée de yaourt et d'un peu de *serish* (sorte de colle; cf. Annexe IV). On étale cette pâte sur un morceau de tissu propre neuf et n'ayant encore jamais été lavé *âb nadide* que l'on applique quelques jours de suite sur le *sâlak* {Shakurzâde, p. 256; 66}.

Très fréquemment cité, l'emploi de la sangsue *zâlu* paraît souverain, qu'on l'applique vivante sur la plaie {Homâyuni 2, p. 125; 7; 57; 66; 70; 78; 80} ou qu'on l'écrase après l'avoir jetée dans les urines d'un chien {Shakurzâde, p. 256 et p. 257}.

Une autre méthode certainement plus récente (apparue, du moins avec l'utilisation répandue des seringues) consiste à piquer le contour de la plaie avec une seringue et à retirer le "liquide" qui s'y loge, afin d'assécher la plaie {31; 71}.

D'autres pratiques agissent par leur effet symbolique. Ainsi, il est souvent conseillé pour obtenir une guérison plus rapide d'appeler cette maladie *mâhak* (petit mois) au lieu de *sâlak* qui veut dire petite année {Hedâyat, p. 101; Shakurzâde, p. 320; 42; 44; 57; 66}.

Enfin, certains gestes sont évités : "Quand on parle de mauvaises plaies, telles que le *sâlak* et le *khanâzir* (écrouelles), il ne faut montrer du doigt aucune partie de son corps, car il est possible de l'attraper à cet endroit" {Hedâyat, p. 200; 63; 70; 77; 74; 80}.

LA TEIGNE (*kachali*)

Sous cette dénomination on distingue une affection qui touche les cheveux et qui consiste en la perte des cheveux (totale ou partielle) accompagnée de nombreuses plaies. On en distingue deux sortes : "l'une mange la chair de la tête (crâne) et forme des trous là où les cheveux tombent...L'autre forme ne faisant pas de trous très profonds est moins grave que l'autre."

La maladie débute par l'apparition de petites vésicules *dâne* sur la tête. Accompagnées de fortes démangeaisons, elles prennent vite la forme de plaies de grandeur différente variant "d'un petit point jusqu'à la grandeur d'une pièce de *do riyâli* (équivalent d'une pièce d'un franc)". La chute des cheveux suit ces plaies "d'un seul coup vous voyez que les cheveux tombent (par endroits) et l'endroit dégarni grandit petit à petit". La "teigne" peut gagner du terrain très vite : "elle avance jusqu'au front".

Cette maladie appelée communément la teigne en français, présente évidemment plusieurs formes avec des appellations différentes. Pour des raisons de commodité et par souci de ne pas entrer dans des explications purement scientifiques, je me limiterai à l'appellation de “la teigne”. Un autre terme que j'utiliserai souvent sera le *kachal* qui correspond au teigneux. La maladie était très répandue il y a quelques dizaines d'années mais, actuellement, on en voit de moins en moins, en tout cas dans les villes : 5229 cas recensés chez les écoliers à l'échelle nationale en 1986 contre 9133 en 1985 (*Markaz-e âmâr-e Iran 1366*, p. 145). Elle est citée dans beaucoup de documents témoignant du passé.

La “teigne” est considérée comme très contagieuse et, surtout, il s'agit d'une maladie qui donne lieu à toute une réflexion et un imaginaire populaire que nous examinerons ici en détail, dans la mesure où cette représentation conditionne les traitements et l'image que le malade présente au sein de la société.

Nombreux sont les contes, les légendes et les chansons qui ont pour thème cette maladie ou plutôt les personnages qui en sont atteints. Nous verrons dans les pages qui suivent que le teigneux est un personnage sur qui pèsent certains préjugés, comme si la maladie pouvait avoir des répercussions autres que purement physiques sur celui qui en est atteint. En fait, les sentiments envers le teigneux sont souvent contradictoires. Il suscite un certain dégoût en même temps qu'il se fait attribuer quelques pouvoirs presque surnaturels. On dirait même qu'ainsi “marqué” par la maladie et sa disgrâce, il se distingue des autres par des “acquis” que seul son état paraît pouvoir lui procurer. Comme cet état peut être le résultat de certaines transgressions qu'il aurait commises, il paye d'un côté le prix de sa faute, tandis que de l'autre il est récompensé par ses “pouvoirs”. De ce fait il reste un personnage énigmatique, envers qui on ne peut être tout à fait indifférent. Il est souvent sujet aux plaisanteries et aux moqueries, mais c'est aussi lui qu'on invoque pour régler certains problèmes grâce à ses pouvoirs ou son intelligence.

Voyons d'abord comment est représentée la maladie. *Kachali* est liée à un état de souillure et de laideur. En fait, elle suscite un dégoût physique – par l'éventualité d'un contact soit direct avec le “teigneux” soit indirect par l'intermédiaire des objets qu'il pourrait manipuler – et un dégoût visuel d'origine esthétique issu de l'importance esthétique indéniable de la chevelure et de sa beauté chez les Iraniens. Au chapitre III j'ai puisé dans des sources littéraires, artistiques, populaires, afin d'élucider la place qu'occupe cette “partie” du corps dans la pensée iranienne, ce qui nous permet maintenant de mieux saisir la portée de cette maladie dans les relations que le malade peut entretenir avec le monde qui l'entoure.

Comme je l'ai déjà noté, de nombreuses croyances accompagnent cette maladie et celui qui en est atteint, matérialisées par quantité de proverbes et de comptines dont nous donnerons quelques exemples.

On chante pour une personne “teigneuse” ou même pour celui dont le crâne est rasé [donc ressemble à un “teigneux”] :

*Kachal kachal kalâche [?] [*kalâje : (Mo'in)]
Roghan-e kale pâche
Kachala ro khâb borde
Roghan-hâ ro âb borde
Teigneux, teigneux louche
Gras de *kale pâche* (tête et pattes de mouton cuisinées)
Les teigneux sont emportés par le sommeil
Les gras sont emportés par l'eau.

À ma connaissance ces paroles n'ont pas de signification précise et ne sont utilisées que pour se moquer des "teigneux".

On surnomme le "teigneux" : *zolf 'Ali* (chevelure d'Ali), ce qui peut s'expliquer de deux manières différentes, soit qu'on l'appelle ainsi pour le complexer et il s'agit donc d'une moquerie délibérée par antiphrase {33; 43; 45; 71; 79}, soit au contraire qu'on lui souhaite de ressembler à son prénom, et donc d'être guéri de son mal et d'avoir de beaux cheveux {9; 37; 40; 53; 70}.

Quant à la personne "teigneuse" ou celle dont la chevelure est peu abondante ou coupée ras elle peut répondre aux moqueries qui lui sont adressées, en chantant ceci :

Man kachalam to mu-dâr
man mirinam to bardâr!
Moi, je suis teigneuse, toi tu as des cheveux
Moi, je chie, toi, ramasse [les excréments] ! ou

Man kachalam, to panbe-zan
man mirinam to ham bezan !
Moi, je suis teigneuse, toi tu es cardeur
Moi, je chie, toi tu [le] tournes !

Il faut ajouter qu'en général ce sont les enfants qui se servent de ces moqueries. Parfois, on utilise cette dernière chanson comme le mot de la fin dans une dispute où aucune des parties n'est ni teigneuse ni dégarnie[1] .

Une autre chansonnette parle de la douleur, du désagrément et de la guérison difficile de la maladie :

Sad Tumân dâshtam ers-e pedari
hame râ kardam kharj-e kachali
kachali piret (pedaret) besuze
hanuz maghzam misuze!

1. Gaignebet dans "Folklore obscène des enfants" (p. 92) note ceci : "La <huée aux tondus> est une formulette satirique que les enfants adressaient autrefois à leurs camarades tondus, par punition ou par mesure sanitaire et qui s'adresse actuellement aux enfants qui se sont fait couper les cheveux [...]".

J'avais cent *Tumân*[1] en héritage de mon père
J'ai tout dépensé pour [guérir] ma "teigne"
"teigne" que ton vieux (ton père) soit brûlé [c'est une insulte]
Mon cerveau [ma tête] [de la douleur du traitement] brûle encore!

Guérir la "teigne" paraît être sinon un exploit, du moins une tâche importante et difficile :

Chekâram kardi ? sar-e kachaliam râ châgh kardi ? (chekâr barâyam kardi, sar-e kachalam râ khedmati nakardi)
Qu'est-ce que tu as fait pour moi ? As-tu guéri ma tête "teigneuse" ? (As-tu fait quelque chose pour ma tête "teigneuse" ?) {18}.

Ou encore :

Kal ar tabib budi, sar-e khod davâ nemudi
Si le "teigneux" était médecin, il se serait soigné

Ceci se dit à propos d'une personne qui prétend être compétente dans une matière mais qui n'use pas de sa prétendue compétence. Dans ce cas, par cette phrase on se moque d'elle (ou on lui lance un défi), en montrant bien qu'on ne croit pas à ce qu'elle dit.

Les proverbes ci-dessous s'adressent aux gens qui, ne possédant pas quelque chose, veulent faire croire que s'ils ne l'ont pas ce n'est pas parce qu'ils ne peuvent pas l'acquérir mais parce qu'ils n'en ont pas envie. Evidemment, il n'en est rien, et tout au contraire ils la désirent ardemment.

Kachal az mu badesh miyâd
Le teigneux n'aime pas (déteste) les cheveux

Kachal râ goftand : cherâ zolf nemigozâri ? goft : badam miyâd
On demanda au "teigneux" : pourquoi ne laisses-tu pas [pousser] tes cheveux ?
Il répondit : je n'aime pas cela.

Par ailleurs, dans le répertoire des proverbes touchant le "teigneux" je peux citer celui-ci :

Be tabib-e lâghar va salmâni-ye kachal nabâyad e'temâd kard.
Il ne faut pas faire confiance au médecin maigre et au coiffeur "teigneux" (ou sans cheveux).

---

1. *Tumân* : unité de monnaie valant 10 Rials; 300 Rials = ~ 1 FF en 1993.

Dans d'autres cas, on parle de l'ignorance de quelqu'un à propos de ses propres manques :

Kachal az zolf-e 'âriye badesh miâyad
Le “teigneux” n'aime pas les (faux) cheveux.

Kachal râ goftand reshti ? goft : bâftam
On demanda au teigneux s'il a filé [la laine]; il répondit : je l'ai même tissée.
On emploie ce proverbe à propos de quelqu'un qui étant démuni d'une chose s'en vante plus que ceux qui la possèdent.

Un autre proverbe ressemblant à celui cité ci-dessus exprime une toute autre idée :

Dallâk be kachal goft : shosti ? goft : bâftam.
Le laveur du hammam demanda au ‘teigneux’ : t'es-tu lavé les cheveux? Il répondit : Je les ai même tressés!'
Non seulement il lui est facile de se laver la tête, mais aussi il peut très rapidement tresser ses cheveux , ce qui peut être considéré comme une boutade!

Ou encore :

Kachal shodam ke menat-e dallâk nakesham
Je suis devenu “teigneux" pour ne pas avoir à prier le dallâk de me laver la tête.
Autrement dit, je me suis résigné au dénuement pour ne pas avoir à prier les autres.

Le fait d'être “teigneux” paraît être un défaut tellement évident que l'on dit :

Kachal-ish kam bud, âvâzesh ham dar âmad
Qu'il soit teigneux ne suffit pas, il chante aussi!.
Déjà il avait un défaut, il en rajoute en chantant.

Il peut aussi être sujet aux insultes :

Kale râ marg bedi khodâ!
Dieu donne la mort au “teigneux”!
Kale kun bekone sedâ!
Que le cul du teigneux se casse [bruyamment] !
{Pâyande, p. 205}.

Même si nous remarquons que la plupart du temps, un jugement sévère est porté sur ceux qui sont atteints de cette maladie, il existe certains proverbes et contes qui laissent parfois supposer moins de rigueur.

> *Asl-e kâr ba(h)r o(e) rust, kachali zir-e must*
> L'important du travail [de la chose] est la beauté du visage, car la teigne n'est que sous la chevelure.

Ainsi, le jugement populaire se trouve de temps à autre modifié, dans le sens d'une certaine souplesse et même d'une contradiction. Ceci s'explique par le fait que tout un chacun étant exposé à ce genre de maladie, il faut laisser une issue pour ne pas en être trop affecté, ou encore pour justifier certains avantages que l'on acquerrait malgré tout. C'est le cas lors d'un mariage où l'un des deux conjoints offre à l'autre, en "compensation" de sa propre maladie, des avantages sociaux et économiques que ce dernier ne se serait pas vu offrir normalement. En employant ce proverbe, les proches de celui qui est indemne attirent son attention sur le fait qu'après tout la "teigne" n'est qu'une partie cachée sans importance et que ce qui importe c'est le reste. On dit encore :

> *Âdam kachal beshe, khit nashe !*
> Plutôt devenir teigneux qu'humilié!

ce qui met en avant deux choses, l'une concernant l'importance de la maladie comme élément "punitif", l'autre touchant la gravité de l''humiliation'. On préfère l'éviter même au point de devenir teigneux.

Par ailleurs, nous avons mentionné qu'on attribue certains pouvoirs surnaturels au "teigneux". Ainsi, pour arrêter une pluie qui dure trop longtemps, ou qui suscite quelques inquiétudes, ou encore l'orage *ragbâr*, on prétend que si on récite le nom de sept "teigneux" vivants en faisant à chaque nom un nœud à un fil que l'on pend ensuite dans la cour en direction de la Mecque, la pluie cessera {Pâyande, p. 206; Hedâyat, p. 50; 45; 66; 71}.

Dans une autre version, on noue le fil 41 fois au nom de 41 "teigneux", ou on écrit le nom de 41 "teigneux" sur un papier qu'on laisse sous la pluie {Shakurzâde, p. 311; 16; 36; 78; 80}.

Voici une autre pratique : par temps de grande chaleur, pour qu'une brise vienne rafraîchir l'air, les anciens nommaient (appelaient) quarante "teigneux" en disant :

> *Soghrâ kachal bâd bâd, Hasan kachal bâd bâd,...*
> Soghrâ la teigneuse, du vent, du vent, Hassan le teigneux, du vent, du vent...
> {8; 66; 70}.

Parmi les caractéristiques que l'on attribue au "teigneux", on remarque volontiers la cupidité. À propos de personnes tellement cupides qui risqueraient même leur vie pour peu de chose, on a recours au proverbe suivant :

Kachal mire be ordu, barây-e nesf-e gerdu
Le teigneux va à l'armée pour la moitié d'une noix.

Kachal nasho ke har kachali tâle' nadârad
Ne devient pas 'teigneux' (n'attrape pas la "teigne") car tous les "teigneux" ne sont pas chanceux!
Cette phrase est employée pour démentir la croyance selon laquelle on prétend que les 'teigneux' ont beaucoup de chance et sont des gens heureux.

Il est aussi considéré comme une personne pas facile et surtout pas très claire et on dit par exemple : *Kachal bâzi dar âvardan* (faire le teigneux), c'est-à-dire faire du tapage pour faire croire à son innocence. Ici, nous voyons s'esquisser un tableau illustrant le personnage du "teigneux" comme enclin aux mensonges, flou, un peu tricheur.

Anjavi Shirâzi écrit que le *keçal Ayyâr* [*kachal-e 'ayâr*], dans les histoires populaires de l'Azarbâyjân a le même caractère que le "teigneux" dans la plupart des villes et villages de l'Iran. Il est débrouillard *zerang*, habile *kâr-dân* , démuni *bi-chiz*, "orphelin de père" *pedar morde* et le plus souvent très chanceux (le destin est à ses côtés). On dit à son propos : *kachal zerang mishavad* (que le *kachal* devient débrouillard) {Anjavi 1, p. 26}. Retenons cette dernière phrase, qui semble signifier que la débrouillardise est la condition inévitable pour la survie d'un "teigneux", venant compenser le manque causé par la maladie.

On dit également que les teigneux sont très paresseux. Ils prétendent pouvoir faire des choses dont ils savent qu'elles sont impossibles à faire (comme assurer certaines tâches pendant les jours pluvieux). Pâyande, (p. 205) rapporte que les montagnards du Guilan (région située au nord) appelés *gâlesh* chantent ceci :

Havâ abr - kachal babr
Havâ rashm - kachal pashm*
Temps nuageux, teigneux tigre
Temps ensoleillé, teigneux poil.
(* nom d'une couleur désignant le temps ensoleillé de couleur rouge et jaune)
Cela veut dire qu'il prétend être le tigre quand il sait que personne ne peut lui en demander la preuve, alors qu'il n'a de prétention que pour des choses sans valeur et faciles quand il craint qu'on lui demande de prouver ses propos.

D'autres personnages de "teigneux" viennent jouer le rôle principal dans de nombreux contes. L'un des plus connus est le *Hasan kachal*. Jamâlzâde (p. 99) note ceci à son propos :

"C'est un des héros connus de beaucoup de fables enfantines qui est, en général, débrouillard et ingénieux en même temps qu'heureux et chanceux; il atteint toujours son but. Dans les coutumes populaires, il renvoie à quelqu'un de mal accoutré et sans valeur *sar-esh be kolâh-esh [tan-esh] nemi-arzad* (sa tête ne va pas avec son chapeau)."

L'importance de cette maladie apparaît quand on connaît celle de la chevelure dans la pensée iranienne. Je donnerai ici un dernier exemple : les femmes qui allaient (et qui vont toujours) demander la main d'une fille pour leur fils (neveu, frère...) examinaient (et examinent encore dans certains milieux) soigneusement les cheveux de la fille en question. Le bain public était l'endroit idéal pour cela, mais certains gestes dans la vie courante pouvaient faciliter cette recherche. Par exemple, passer la main sur la tête de la jeune fille, geste au premier abord innocent, cachait (malhabilement, car tout le monde le savait), l'intention de savoir si les cheveux n'étaient pas des faux! Mais notons encore une fois que les contradictions sont nombreuses, car : *asl-e kâr baro ruye kachali zir-e muye!* (l'important de la chose est la beauté du visage, car la teigne n'est que sous la chevelure), comme nous l'avons vu plus haut.

CAUSES

Les causes de contamination évoquées pour cette maladie sont avant tout les "eaux sales" (eaux polluées) : "on l'attrapait dans le bain public. Des gouttes d'eau évaporée qui se formaient au plafond, tombant sur la tête des gens, les contaminaient {7}" {5; 7; 71; 77; 78}. Quant à savoir ce que sont les "eaux sales" j'ai eu pour réponse qu'il s'agit des eaux qui contiennent des "tas de choses", des eaux stagnantes. D'autres m'ont parlé de *mikrob* (ou *mirkob*, déformation du premier), ou encore de *virus*, ce qui exprimerait la nature des agents responsables de la maladie vivant dans l'eau.

Par ailleurs, la maladie est transmissible par le contact direct avec le malade ou avec des objets qu'il pourrait manipuler (peigne, bonnet, rasoir, ciseaux utilisés dans les bains ou chez les coiffeurs – surtout ambulants){40; 55; 67; 70; 78}. "Le teigneux ne doit pas toucher aux choses qui appartiennent aux autres, la teigne est très contagieuse" {5; 18; 22; 60; 70; 71; 73; 77}. Cela entraîne évidemment une mise à l'écart du malade dont les répercussions sur la vie quotidienne ne pourront pas être négligées. On imagine que même en mangeant les restes du repas d'un teigneux, on deviendra comme lui.

À part la contagion où la responsabilité de la contamination de la maladie incombe à la personne malade, on reconnaît trois facteurs responsables de cette maladie. L'un interne (un excès de "chaud") {5; 18; 60; 75}), l'autre externe (eaux sales), et enfin un relatif à la trangression de certains actes déconseillés. Cela dit, certains croient même à l'association des deux premiers facteurs pour préparer un terrain favorable à l'apparition de la maladie. Ainsi, par un excès de "chaud" le corps perdant son équilibre est prédisposé à engendrer tous les maux qui sont supposés loger dans les "eaux sales". En ce qui concerne l'excès de "chaud" il semblerait jouer un rôle néfaste dans la plupart des problèmes cutanés. Nous y reviendrons dans la conclusion.

Enfin la transgression de certains actes déconseillés pourrait être la cause de cette maladie , que l'enfant touche sa tête avec sa main souillée de gras, {Hedâyat, p. 41; 53; 63; 77}, ou qu'il introduise son doigt dans son nez {Hedâyat, p. 41; Katirâ'i, p. 75; 5; 40; 71}. La peur de cette maladie joue ainsi un rôle dissuasif pour empêcher les enfants de faire certaines choses.

On prétend enfin que l'huile (corps gras) *roghan* est nuisible pour la "teigne" et l'eczéma {Nafisi, p. 51; 41; 46}.

TRAITEMENTS

En ce qui concerne les traitements de cette maladie ils sont aussi nombreux que variés. D'une façon générale, on essaye d'abord d'éliminer les cheveux contaminés à l'aide de différents procédés. Cette épilation crânienne peut être réalisée par un simple rasage ou par l'arrachage des cheveux. L'arrachage fait appel à la méthode d'"épilation au fil" *band andâkhtan*, pour laquelle, comme son nom l'indique, on se sert de préférence d'un fil en soie sinon d'un fil en coton épais et résistant. Soit on noue l'un des deux bouts du fil autour du cou tout en laissant libre le restant, soit on maintient l'un de ses deux bouts entre les dents. L'autre bout est tenu, fermement, entre l'index et le pouce de la main gauche. Avec l'index de la main droite on fixe les deux bouts par leur milieu. Ensuite en tournant plusieurs fois l'index de la main droite, le fil tourne sur lui même et forme ainsi un nœud qui fera office de pince à épiler. Sur ce système de coulisse en déplaçant les deux bouts du fil, le nœud se déplace et arrache les poils ainsi emprisonnés. Le mouvement des trois parties du fil est un mouvement vers l'extérieur, c'est-à-dire que les deux mains s'éloignent l'une de l'autre et le cou bascule vers l'arrière. Une fois le poil arraché, on fait le mouvement contraire vers l'intérieur et on place le nœud sur une partie non-épilée. On procède ainsi jusqu'à l'élimination complète des poils et duvets superflus. Dans cette épilation le poil est arraché avec sa racine (Fig. 13).

Après l'élimination des cheveux on essaye de faire disparaître les plaies. Pour cela, différentes techniques sont utilisées. On utilise souvent le mot *zeft* qui correspond au nom générique donné à une sorte de cataplasme qui aurait pour rôle d'asphyxier ou de brûler les plaies. En principe, c'est après avoir épilé le crâne au fil que l'on applique le *zeft*. Le *zeft* peut être composé de bitume *ghir* chauffé que l'on étale sur une bande de madapolam neuf et jamais lavé *karbâs-e âb nadide* {5; 53; 57; 70; 74}. On peut remplacer le bitume par de la résine extraite de pin silvestre *senobar* ou des prunes sauvages *goje-ye torsh* (utilisées pour leur effet "froid") que l'on étale sur le modapolam {5; 42; 78; 80}. Au moment de l'application on réchauffe la bande que l'on place sur le crâne et que l'on applique comme une pâte de henné *hanâ* sur la tête. On place sur cette pâte quelques feuilles de guimauve officinale *khatmi* et de betterave *choghondar*, et on couvre le tout avec un foulard. Le lendemain, on lave la tête du malade avec de l'eau et des feuilles de cèdre *sedr*. Puis, on chauffe un peu de *zeft* que l'on étale sur un morceau de *karbâs-e âb nadide* et on le place encore chaud sur la tête. Selon des techniques différentes, on laisse le *zeft* pendant plusieurs jours (jusqu'à vingt jours). Quand les bords du *zeft* se décollent, on dit que le *zeft* "répond" *javâb midahad*. Ceci indique la durée de pose du *zeft*. Après ce délai, on arrache la bande d'un coup sec, ce qui a pour effet d'arracher aussi les plaies. Les personnes (surtout les enfants) traitées ainsi, ne pouvant supporter la douleur s'évanouissent la plupart du temps. On peut aussi renforcer l'effet du traitement en ajoutant par dessus la bande des pâtes composées d'éléments "froids". Par exemple on utilise une pâte faite avec de la sanguine *gel-e sorkh* dont l'effet "froid" extrait l'humidité *bokhâr* {21; 47; 71; 73}. Il faut procéder à l'épilation et à l'application du *zeft* le nombre de fois nécessaires à la guérison complète (environ trois à quatre fois) après quoi les cheveux poussent régulièrement {21; 42; 57; 73}.

Pour améliorer le traitement, certains font des incisions sur la tête, à l'aide d'une lame *tigh zadan* jusqu'à ce que le sang noir coule. De nouveau, on applique des prunes *goje* et on couvre la tête. Si la "teigne" est de forme maligne, méchante *nâkâr*, c'est-à-dire profonde, on procède sept fois à l'application du *zeft*, sinon trois fois suffisent; on appelle alors les traitements : *haft kolâh* (sept chapeaux) et *se kolâh* (trois chapeaux) {Shakurzâde, p. 263 et p. 264; 7; 5; 57; 73; 77}.

On renforce l'effet du *zeft* par l'application de cataplasmes post-opératoires. Ainsi, on peut appliquer quelques amandes *bâdâm*, ou quelques noyaux de pêche *holu* brûlés et pilés {7; 20; 41; 55; 57; 62; 73; 74; 77; 78}.

Certains, entre l'application de deux *zeft* éliminent soigneusement les cheveux qui repoussent afin d'enrayer toute possibilité de contamination "on arrachait les cheveux un par un et on les brûlait (en les jetant dans le feu) pour qu'ils ne soient pas éparpillés, qu'ils ne puissent pas contaminer" {14; 42; 77}. Le recours à l'application du *zeft* est recommandé pour les cas de "teigne" avancée, "celle qui fait des trous profonds" {36}. Ceci s'explique d'autant plus que ce procédé est très douloureux, et c'est alors le recours extrême. On dit d'ailleurs, à propos de quelqu'un qui fait beaucoup de chahut *dâd o ghâl : engâr zeft-e kachali râ mikanand!* "on dirait qu'on arrache le *zeft* d'un teigneux."!

Toujours pour la forme avancée, on enduit de litharge *mordârsang* et d'huile d'amandes amères *bâdâm-e talkh*, ou d'une décoction de *SALSOLA SODA L. oshnân*, d'huile d'amandes amères, et de curcuma *zardchube* {Tarâh, p. 295; Saghâbâshi, p. 33}, ou de chardon aux ânes *shakâ'i* dont le suc et les feuilles écrasées servent à guérir les ulcères dûs aux plaies {75; 78; 82}.

Pour la forme débutante on utilise essentiellement des applications locales de produits de nature "froide". On utilise les feuilles de l'orme champêtre *ghareâghâj* que l'on pile dans un mortier que l'on applique sur la tête – les feuilles lavées moussent comme un shampooing sous l'action du pilage.

Une autre méthode consiste à appliquer sur la tête préalablement épilée au fil les feuilles de cèdre pilées et trempées dans de l'eau {5; 57; 66; 72}, ou encore d'enduire la tête du jus épaissi de citron vulgaire *nârenj* {Tarâh, p. 295}. Les feuilles de noyer *gerdu* avec lesquelles on masse la tête du "teigneux" {7; 40; 66; 71; 78} sont réputées être très bénéfiques, mais on peut aussi, toujours après le rasage du crâne, huiler avec de l'huile de sésame *konjed* {70; 77}, ou du mercure *jive* mélangé au beurre {Safizâde, p. 24; 32}, ou encore appliquer un mélange de yaourt, de garance tinctoriale *runâs*, et de henné {39; 66}, ou de yaourt et de fumeterre *shâhtare* {25; 66; 73}. Le mélange de yaourt et de poudre à canon *bârut* agit de la même manière {75}.

Les prunes cultivées *âlu* ont une grande réputation curative : on les fait tremper dans un peu d'eau puis, après les avoir pelées et dénoyautées, on les fait retremper quelques heures après avec un peu de caillebotte séchée *ghareghorut*. On les laisse reposer pendant une journée et ensuite, on les travaille bien pour obtenir une pâte que l'on appliquera trois nuits de suite sur la tête du "teigneux". Le quatrième jour on lave sa tête avec de l'eau chaude et du cèdre. On dit que ceci non seulement guérit la "teigne" mais aussi fait repousser les cheveux qui seront bouclés {5; 41; 43; 47; 49; 82}.

Enfin, certaines substances animales sont utilisées : on peut enduire le crâne avec des cendres de sabots de cheval mélangées à de l'huile d'olive {Nafisi, p. 66}, utiliser du sang de renard {Safizâde, p. 24} ou appliquer les urines d'un âne mélangées avec de la terre sur laquelle il a uriné; "avant même la deuxième application, la teigne guérit" ("La fille de ma nièce, à Golpâyegân – ville au nord d'Ispahan – avait la teigne partout, après ce remède elle retrouva une très jolie chevelure." {5}) {5; 66; 70; 77; 78}.

Une autre méthode très répandue ne relève pas des savoirs populaires, mais sa pratique est très usuelle et par son étendue devient presque un procédé "populaire" : il s'agit de l'électrolyse[1] *bargh gozâshtan*. En fait, c'est le corps médical qui procède à cette méthode. Etant donné qu'elle est citée très souvent quelle que soit la catégorie sociale de l'individu, il m'a semblé nécessaire de la signaler ne fût-ce que par son intérêt d'être une pratique médicale connue de presque tout le monde. En outre, la croyance générale est que par ce procédé les cheveux repoussent plus beaux qu'avant. En effet, on dit que les cheveux repoussent bouclés et très épais, même s'ils étaient auparavant raides et fins. D'une manière générale, on la cite pour le traitement possible des "teignes" débutantes. Certains conseillent d'éviter le recours à ce procédé, car ils prétendent que cela diminue la vue et donne des vertiges {'Atârnezhâd, p. 130; 35; 40; 53; 82}. On y associe, parfois, d'autres traitements. On peut aussi préparer le terrain pour l'électrolyse, en frottant énergiquement l'endroit auparavant rasé et adouci au lait de vache, avec un *kise* (gant de laine rugueux) neuf et avec du savon de *sublame* (sublimé). Cela est évidemment très douloureux mais jugé très bénéfique pour obtenir un bon résultat de l'électrolyse qui le suit de près {5; 7; 69}.

Donc, on distingue deux sortes ou plutôt deux étapes différentes de cette maladie, et pour chacune, des traitements différents. Des traitements divers sont proposés pour la "teigne" débutante, moins traumatisants et douloureux que ceux destinés à la "teigne" avancée; ils consistent en applications locales, parfois accompagnées de consommation de mets de nature "froide". L'électrolyse étant jugée trop faible pour venir à bout des "teignes" avancées, on n'y a recours que pour la forme débutante. Le

1. Décomposition chimique produite par un courant électrique (Dictionnaire médical Larousse).

zeft seul ou associé à d'autres applications d'aliments "froids" serait la solution qui puisse venir à bout des "teignes" avancées.

En résumé, seul l'élimination des cheveux et des plaies et l'administration des aliments "froids" ont un effet sur la maladie.

Voici un récit de traitement : "Nous l'avons vu et nous l'avons soigné *châgh kardan* nous mêmes. Notre frère en était atteint, nous prenions sa tête entre nos jambes et nous lui faisions une épilation au fil; il saignait et nous lui versions des cendres de peaux de pastèques *hendevâne* pour arrêter l'hémorragie; il a guéri." {18}.

LES BUBON, L'ANTHRAX ET LES ÉCROUELLES

Ce groupe de maladies rassemble quelques maladies graves dont un des symptômes est une manifestation "apparente".

Le bubon (*khiyârak*)

Il s'agit d'une proéminence ayant la forme d'un petit concombre [cornichon] d'où son appellation de *khiyârak*. Elle est située dans l'aine et contient du pus. Douloureuse au point de gêner les mouvements de la marche, elle apparaît chez les petits enfants mais aussi chez les adultes.

Souvent les informateurs m'ont indiqué avoir vu le bubon aux bains publics. Bien entendu, sa forme ainsi que la difficulté de mouvements qu'il entraîne font qu'il passe rarement inaperçu dans un lieu comme le hammam.

CAUSES

Elles sont internes, et après avoir dit que cela vient de l'intérieur *dâkheli ast* {44; 56}, on précise que le bubon apparaît chez les syphilitiques {55; 62}, qu'il est occasionné par les "saletés" dans le sang {'Atârnezhâd, p. 433; 44; 60}, ou par un excès de consommation de viandes et de corps gras {'Atârnezhâd, p. 433; 56; 62}.

Certains, quant à eux, tiennent les pleurs trop violents des nourrissons pour responsables de l'apparition de *khiyarak* chez ces derniers {7; 41; 70; 73}.

TRAITEMENTS

Avant tout, il faut procéder à la purification du sang comme nous le verrons pour l'anthrax : la consommation d'un potage à base de verjus *âbghure* est pour celà particulièrement recommandée {1; 3; 4; 82}.

Ensuite, il faut aider le bubon à s'ouvrir, par des applications locales de produits pharmaceutiques : acide borique *asid burik* dilué dans un peu d'eau bouillie en l'appliquant à l'aide d'un morceau de coton {7; 37; 82}, ou pommade appelée *pomâd-e ektiyol* (cf. Annexe IV) 20% aide à faire sortir le pus {23; 41; 70}.

Plus traditionnellement, une décoction chaude de fleurs de guimauve officinale *khatmi*, ou la pâte de terre bolaire *gel-e armani* avec du verjus sont utilisées en application locale {'Atârnezhâd, p. 433; 41}. Enfin, on peut utiliser la chaleur d'une cuillère en bois chauffée en l'appliquant sur le *khiyârak* {'Atârnezhâd, p. 434; 41; 73}.

L'anthrax (*kafgirak*)

À l'origine cela ressemble exactement à un très grand furoncle *domal* ou à une pustule *fistul*; au moment de l'éruption, le pus sort de plusieurs trous au lieu d'un seul, d'où l'appellation de "petite écumoire". La lésion, de couleur rouge et située sur le dos prend après l'éruption l'aspect d'une plaie perforée. Ces plaies sont très douloureuses et sont accompagnées de fièvre et d'insomnies.

CAUSES

D'une manière générale on tient le diabète pour responsable de ces plaies "...c'est la dernière phase [atteinte secondaire] du diabète qui est responsable de l'apparition de l'anthrax" {1; 54; 57; 60; 64}. Certains accusent le "sang sale" qui lui-même serait victime de la surconsommation de quelques aliments (excès de viandes, de dattes, de raisins secs et d'œufs). D'ailleurs, on pense que l'espace compris entre les omoplates serait le lieu de concentration des "sangs sales" {'Atârnezhâd, p. 506; 40; 44; 66}. L'emplacement de ces plaies indiquerait donc l'origine de la maladie.

TRAITEMENTS

Les saignées *hejâmat* sont recommandées aussi bien à titre préventif qu'en remède {'Atârnezhâd, p. 507; 40; 44; 46; 62; 66}. C'est le traitement conseillé pour le diabète, mais aussi pour de nombreuses affections telles que : la tension artérielle *feshâr-e khun*, la gale *gâl*, la cécité *kuri* dont on peut se demander s'il s'agit de celle considérée comme atteinte secondaire du diabète, etc. {'Atârnezhâd, p. 507}.

Ensuite viennent des traitements oraux à base d'aliments de nature surtout "froide" : griottes *âlbâlu*, jujube *'anâb*, grenade *anâr*, herbe aux puces *esfarze*, coriandre *geshniz*, cerises *gilâs*, laitue cultivée *kâhu*, chicorée *kâsni*, alysse champêtre *ghodâme*, graines d'herbe de sainte Sophie *khâkeshir*, concombre *khiyâr*, graines de pourpier potager *khorfe*, épine vinette commune *zereshk* {'Atârnezhâd, p. 507; 1; 3; 4; 23}.

Pour soulager la sensation de brûlure, il faut appliquer sur les plaies une pâte composée de graines pilées de pourpier potager, de concombre, de chicorée, et de jus de coriandre {'Atârnezhâd, p. 507}, ou encore une pâte faite avec des graines d'herbe aux puces mêlée à du "lait de fille" *shir-e dokhtar* {42; 71}.

De bons résultats sont obtenus en lavant les plaies à l'aide d'une décoction de fleurs de guimauve officinale {'Atârnezhâd, p. 507; 53; 57; 78; 82} seule ou mélangée avec de l'acide borique {'Atârnezhâd, p. 507; 64; 82}, ou par l'application d'une pâte obtenue des feuilles broyées de pêcher, de coriandre, de pourpier potager et de jujubier avec du lait de vache {'Atârnezhâd, p. 507}.

Les écrouelles (*khanâzir* (*khanâzi*))

"*Khanâzir* est le pluriel de *khanzir* qui veut dire porc *khuk* mais désigne aussi des tumeurs dures qui apparaissent sur la gorge, et qui se transforment parfois en plaies purulentes (sorte de tuberculose)." ('Amid, p. 544).

Cette maladie est toute environnée d'une aura d'effroi, d'autant plus redoutée qu'elle offre au regard une plaie dont la vue est pénible, tant par sa forme et son ampleur que par le symbolisme lié à l'endroit atteint (le cou, qui porte la tête et par lequel passe la vie sous forme d'air et d'aliments). Ce caractère est renforcé par le fait que la maladie peut être mortelle. On emploie à son propos des termes qui visent à s'en protéger *nasib nashe* (Que cela n'arrive pas, qu'elle ne soit pas de notre sort...) et, inversement, on se sert de cette maladie pour des malédictions telles que : *khanâzir be galut begiri!* (Attrape des écrouelles sur la gorge!).

La pensée populaire la décrit comme une (grande) plaie maligne *bad khim*, qui sort sur la gorge, se présentant d'abord sous la forme de tumeurs placées sous le menton, sur la gorge, puis de plaies d'où il sort du pus.

CAUSES

On évoque tout d'abors la tuberculose *sel* {64; 71; 82}, mais aussi un excès de "chaud" au niveau du foie et du sang "brûlé" *khun-e sukhte* {'Atârnezhâd, p. 230; 18}. Par ailleurs, la maladie peut être le résultat de la transgression d'une interdiction : il est interdit de jeter les ognures d'ongles, et si l'on mange l'œuf d'une poule qui aurait consommé des rognures d'ongles, on attrapera les écrouelles {Pâyandeh, p. 243; 44; 53; 60; 71; 73; 76}.

TRAITEMENTS

L'histoire ci-dessous passe pour être authentique :

"Une jeune fille atteinte d'une très vilaine plaie [d'écrouelles] située au niveau de la pomme d'Adam *sib-e âdam* agonisait. Au matin, lorsque sa famille vint la chercher la croyant morte, quelle ne fut la stupéfaction de chacun en la trouvant gémissante. Sur sa plaie gisait une grenouille morte, toute gonflée – celle-ci avait sucé la plaie qui de ce fait avait disparu ne laissant à sa place qu'un trou" {7}.

Ce remède semble être le plus connu de tous. Pour opérer, on étale sur la plaie le ventre incisé en son milieu d'une grenouille {5; 7; 42; 54; 57; 60; 66; 82}. Il faut toutefois préciser que d'une manière générale, on fend et on étale le ventre d'une grenouille sur toutes plaies malignes {7}[1] .

---

1. FRANÇOISE LOUX dans son ouvrage intitulé "Traditions et soins d'aujourd'hui" observe un traitement de même nature pour guérir le chancre (Loux 4, p. 256).

Un autre traitement de même nature que celui évoqué ci-dessus utilise une souris : on attrape une “souris d'épicerie” (c'est-à-dire une souris vivant et se nourrissant dans une épicerie) que l'on éventre et que l'on place sur les écrouelles (“mon propre père a fait l'expérience de ce remède qui a été très bénéfique”) {32}.

Aux grands maux, les grands remèdes, et le degré de gravité de cette maladie est d'autant plus facile à évaluer que l'on a recours à des remèdes composés de matières répugnantes telles que les excréments : c'est ainsi que l'on conseille de s'enduire de crottes de chèvres *peshgel-e boz* {Saghâbâshi, p. 224; 42; 66} ou de les utiliser en cataplasme seules ou avec des baies d'épine-vinette commune {Saghâbâshi, p. 224}.

On peut toutefois utiliser des remèdes moins radicaux , par exemple celui-ci que rapporte Majlesi :

> Alors qu'une fille était atteinte d'écrouelles on rapporte de l'Imam Rezâ qu'il entendit, dans un rêve, quelqu'un lui dire ceci : “dis à la fille de répéter souvent cette phrase *yâ ra'uf, yâ rahim, yâ rab, yâ Seyyedi* (Ô Clément, ô Miséricordieux, ô Dieu, ô Seigneur)” {Majlesi, p. 163}.

Certains conseillent encore d'absorber divers breuvages : une cuillère à café de carbonate de sodium *melh-e ghali* diluée dans un verre d'eau bouillante, une tisane de bourrache officinale *golgâvzabân* {Saghâbâshi, p. 411; 42}, une décoction soit de feuilles de noyer *gerdu* soit de trèfle des prés *shabdar* guérissent les écrouelles {Safizâde, p. 116}, tout comme une infusion de feuilles et de fleurs de noyer à poids égal {40; 42; 57}.

Il est aussi très bénéfique de consommer des cerneaux de noix non mûres {Safizâde, p. 88} et du raisin *angur* {Safizâde, p. 144 et p. 160}.

En application locale, il est recommandé de se servir d'une pommade composée de suif de porc *pih-e khuk* et de gaillet vrai *shirpanir* {Safizâde, p. 123} ou d'un mélange de suif de porc et de feuilles brûlées de chou potager *kalam* {42} (nous notons la même ordonnance dans {Mo'men, p. 716}).

Faire des gargarismes avec une décoction de feuilles de mûrier noir *shâhtut* ou frotter la plaie avec ces feuilles pilées {Saghâbâshi, p. 411 et p. 500} accélère les actions réparatrices de la peau, tout comme le cataplasme de farine de blé *gandom* cuite avec du jus d'oignon *piyâz* {Mo'atar, p. 194}, ou la plante fraîche et écrasée du cresson d'eau *'alafcheshme* {Mo'atar, p. 194}.

Enfin, fermer la plaie avec une feuille de plomb *sorb* est bénéfique {Saghâbâshi, p. 256}.

Certains pensent que les écrouelles sont une maladie de nature “froide et humide”, il faudrait alors se servir de remèdes de nature contraire. Ainsi, par exemple, on choisira un cataplasme de poivre noir *felfel* (chaud et sec) {Saghâbâshi, p. 263}, des racines cuites de lis blanc *irsâ* (Saghâbâshi, p. 398), ou de l'extrait de menthe poivrée *'osâre-ye na'nâ* avec de l'huile de rose *gol-e sorkh* {Saghâbâshi, p. 360}.

CHAPITRE VIII

LES MALADIES DES PARTIES DU CORPS À SIGNIFICATION SOCIALE PARTICULIÈRE

Nous allons traiter en dernier lieu tout un groupe de maladies qui ont un retentissement important sur la vie privée et sociale du malade, car elles touchent des parties du corps considérées comme honteuses, les parties génitales et anales. Qu'il s'agisse de problèmes apparemment "extérieurs" ou de maladies sexuellement transmissibles, l'attitude de gêne et de rejet est toujours présente.

LES PROBLÈMES LIÉS AUX PARTIES GÉNITALES ET ANALES

Ce groupe de maladies entre dans la catégorie des maladies traitant des affections cutanées du fait que les maladies qui le composent ont souvent été citées comme telles par les informateurs. En sondant plus profondément les raisons de ces citations, j'ai constaté que cela s'expliquait par le fait que les muqueuses étant des tissus recouvrant les différents conduits naturels ouverts à "l'extérieur", elles font partie de l'enveloppe de notre corps qu'est la peau; les affections les touchant s'apparentent alors aux maladies cutanées, tout comme les aphtes ou le muguet affectant la bouche, ou encore les infections touchant les grandes lèvres ou même le vagin et l'anus.

Dans ce groupe, je traite des problèmes relatifs au rectum et aux organes génitaux *moshkel-ât-e marbut be magh'ad va dastgâh-e tanâsoli* : l'oxyurose et les hémorroïdes, et les démangeaisons au niveau de la vulve. Ces affections se traduisent par un malaise au niveau du comportement, ce qui permet de les décèler aisément. En fait, elles compromettent le naturel gestuel de la personne (grattage de l'anus ou des organes génitaux). L'embarras après défécation ou dans certaines postures (notamment accroupie) d'une personne atteinte d'hémorroïdes est aussi perçu par son entourage (Fig. 14).

Ces parties du corps sont chargées de multiples connotations aussi bien d'ordre sexuel (avec ses pratiques permises, tolérées, ou interdites selon des règles hygiéniques ou religieuses), ce qui m'a amené à classer les problèmes les concernant dans un groupe séparé alors que d'un simple point de vue symptomatologique j'aurais pu les intégrer à d'autre groupes de maladies.

En fait, toute question les abordant est confrontée à une double gêne : celle d'entendre la question (comme si le seul fait de la poser soulèverait quelques soupçons!) et ensuite celle d'y répondre. Les informateurs pour la plupart en parlent par paraboles. Les termes désignant les organes génitaux sont remplacés par d'autres qui les sous-entendent. J'ai été témoin au cours des entretiens ou au fil de ma vie tant enfant qu'adulte, de réactions spontanées telles que rougissement, chuchotements soudains en entendant certains mots, abaissement des paupières ou détournements du regard, etc.

Les gestes concernant ces parties ne peuvent donc être assimilés à ceux visant les autres parties du corps, et dans ce groupe nous devons tenir compte de l'"imagerie" populaire autour de ces organes ainsi que des malaises occasionnés par les affections les touchant. En effet, porter la main à ces parties est un acte prohibé; or, toutes ces affections entraînent des démangeaisons et des gênes. Aussi se laisser aller à la pratique de ces gestes est très mal vu. Se gratter même au travers des vêtements est jugé comme "sale" (pire qu'une saleté physique et palpable) : "Il se gratte [l'anus] et veut toucher à tout!" {77}. Cela relève aussi des règles de politesse : "Cette mal élevée se grattait [le sexe] devant moi!" {35}. Ce geste parfois automatique de se gratter (recherche d'un soulagement) n'est cependant pas effectué innocemment. En effet, se gratter la main n'a pas la même signification que se gratter le sexe! De même, les gênes hémorroïdaires ne relèvent pas des douleurs ordinaires car les hémorroïdes chargées de connotations d'ordre sexuel ne peuvent pas être assimilées à d'autres affections moins "codées".

Ce chapitre examinera donc chacune de ces affections en mentionnant les réflexions s'y rapportant.

L'oxyurose (*kermak*)

Kermak signifie : les petits vers. Il s'agit d'une parasitose due à des petits vers blancs en forme de minuscules grains de riz. Le *kermak* se reconnaît à la présence de vers grouillant autour de l'anus et qui provoquent de fortes démangeaisons. Très répandu chez les enfants mais pouvant également atteindre les adultes, le signe extérieur de dépistage est le grattage de l'anus: les adultes sont ainsi alertés afin de détecter l'éventuelle présence des oxyures chez leurs enfants, et un examen attentif est alors effectué afin de vérifier leur présence. Ces vers vivraient autour de l'anus ou un peu plus haut dans le rectum. Les petites filles atteintes peuvent, en se grattant, contaminer leur appareil génital qui à son tour démangera fortement.

CAUSES

La consommation de trop de sucreries est mise en avant comme la cause la plus répandue de l'apparition de l'oxyurose. Chez les tout petits, c'est surtout l'excès de consommation de *ghandâgh* (eau bouillie sucrée, aliment de relais du lait) qui est en cause {'Atârnezhâd, p. 437; 64; 68; 71; 77; 79; 82}. Les aliments (surtout les viandes) périmés sont aussi évoqués {'Atârnezhâd, p. 437}, mais également le manque d'hygiène, en particulier les couches mal lavées ou lavées à l'eau douteuse {68; 77; 82}.

Enfin, chez certains enfants ces vers seraient héréditaires {'Atârnezhâd, p. 437; 35; 39; 66; 70}: dans ce cas, il doit s'agir d'un foyer d'infestation entretenu qui contamine naturellement les enfants.

TRAITEMENTS

Avant tout, et à titre préventif, il faut éviter la consommation de sucreries et d'aliments d'une fraîcheur douteuse. Ensuite, le traitement le plus répandu consiste à ramasser les vers, se trouvant autour de l'anus, à l'aide d'un coton tige enduit de vaseline. Par ce procédé, on calme également les démangeaisons provoquées par la présence des vers. Ainsi, en les éliminant, on évite la réinfection par le grattage {35; 40; 41; 42; 62; 66; 68; 77; 78; 79; 80; 82}. Un procédé différent est employé au Khorâsân, dont les habitants appellent l'oxyurose *cherâgh tutu* (lumière-ver) car ils croient que les vers *tutu* aiment la lumière. On approche alors une source de lumière de l'anus de l'enfant et en s'adressant aux vers on dit : "lumière-ver!". Les vers attirés par la lumière sortent, puis on les ramasse à l'aide d'un coton {Shakurzâde, p. 243; 68}.

D'autres méthodes visent à tuer les vers se trouvant au niveau du rectum : on peut tamponner l'anus avec un morceau de coton imbibé d'eau salée {14; 64; 66}, le masser avec du tabac *tutun* d'une cigarette {14; 50; 57}, le saupoudrer de henné {Shakurzâde, p. 242; 42; 66; 82}, ou le laver, tous les soirs, avec une dilution de mercurochrome *merkurkorom* {'Atârnezhâd, p. 437; 52; 62; 78}.

Dans le cas où les vers se trouvent à l'intérieur du canal d'évacuation (en haut du canal), il faut faire des lavements avec de la sève de feuilles d'une sorte de pêcher *shaftâlu* (cf. Annexe IV) (donnant des fruits amers) {Shakurzâde, p. 242} ou de l'eau salée à 10% {'Atârnezhâd, p. 437; 42}. Un autre remède consiste à introduire dans le rectum sous forme de gouttes le jus obtenu du pilage de feuilles de pêcher ou la dilution à 10% de permanganate *permangenât* {'Atârnezhâd, p. 437}. On peut aussi confectionner des suppositoires à introduire au coucher, faits de caillebotte séchée *ghareghorut*, d'amandes amères *bâdâm-e talkh*, et d'amandes de noyau de pêche brûlés et finement broyés. Pour les enfants on les fabrique avec de l'oxyde salin de plomb *soronj*, de l'aloès *sabr-e zard*, du pastel *rang*, et du henné, le tout broyé et malaxé avec un jus de feuilles de pêcher {'Atârnezhâd, p. 437}.

Enfin, il sera bon de boire une infusion d'armoise commune *berenjâsf* utilisée généralement contre les parasitoses des enfants (une cuillère à café pour les enfants au-dessus de 2 ans et une tasse pour les adultes sauf pour les femmes enceintes) {Tarâh, p. 285; 42}.

Les hémorroïdes (*bavâsir*)

La pensée populaire les décrit comme la formation d'une ou plusieurs égratignures ou fentes au niveau de l'anus et du rectum (la conception des hémorroïdes comme tumeur variqueuse n'est pas connue des informateurs qui citent les hémorroïdes comme maladie cutanée). Cela est douloureux et peut être accompagné de micro-saignements ou d'une hémorragie. On reconnaît plusieurs sortes de *bavâsir* :

– *bavâsir-e dokmei* : on parle du "bouton *dokme* qui sort". Ce "bouton" est une plaie au niveau de la muqueuse du rectum qui pointe vers l'extérieur. En cas de constipation, il entraîne des douleurs intenses et même parfois des hémorragies au moment de la défécation.

– *bavâsir-e khuni* : lorsque les hémorroïdes sont souvent accompagnées de saignements plus ou moins importants.

– *bavâsir-e bâdi* : la douleur tourne comme du vent au niveau des reins, des parties génitales et de la région anale. Le malade victime de ses flatuosités ne peut pas contrôler l'émission de ses gaz intestinaux.

Comme signe précurseur des hémorroïdes certains parlent des démangeaisons ressenties à l'anus sans raison valable (telle que la présence des oxyures) {35; 40; 60; 70; 77}. Dans le Canon d'Avicenne (Ebn-e Sinâ, tome 1, p. 426) nous remarquons de même: "si la démangeaison de l'anus n'est pas relative aux minuscules vers, elle sera suivie d'hémorroïdes".

CAUSES

On reconnaît un certain nombre de personnes à risque qui sont les personnes fréquemment constipées {7; 33; 37; 41; 42; 45; 47; 49; 50; 52; 55; 56; 57; 60; 63; 66; 64}, celles qui sont souvent assises (surtout en position accroupie) {36; 39; 42; 44; 47; 50; 55; 62; 63; 79}, les personnes âgées {57; 60; 70; 76; 80}, celles dont le foie est paresseux {49 77; 78; 82} et enfin les femmes enceintes (à cause de la lourdeur du ventre pendant la grossesse) {'Atâr-e Yazdi, p. 85; 42; 62; 65; 68; 78; 53; 82}.

À cela on ajoute des facteurs aussi variés que le sang "sale" dans le cas du *bavâsir-e khun-i* {'Atârnezhâd, p. 408; 35; 40; 42; 44; 50; 66; 70; 77} ou le fait de subir un choc émotionnel *tekân khordan* (*hol kardan*) {Nafisi, p. 57; 35; 40; 70}.

Une cause plus inattendue est celle que nous trouvons dans l'ouvrage de Majlesi (p. 55) : "manger de la terre ou de la boue est l'un des quatre actes condamnables puisqu'il fait partie des "actes du Satan" {rapporté de l'Imam Musâ} ou bien, c'est "le plus grand des pièges tendus par Satan {rapporté de l'Imam Mohmad-e Bâgher}. Il entraînera de nombreuses maladies parmi lesquelles on peut dinstinguer le *khâresh-e badan* (les démangeaisons du corps), *bavâsir* (hémorroïdes), et *dard-hâ-ye sodâvi* (douleurs atrabilaires)".

Sont également accusés la consommation d'aubergines *bâdemjân* {Saghâbâshi, p. 279; 33; 40; 74; 78}, une sur-consommation d'épices {37; 54; 56; 64; 67; 78; 67;

80}, la gloutonnerie en général et notamment l'excès de consommation de viandes, d'aliments gras et sucrés {Saghâbâshi, p. 553; 48; 71; 77; 80}.

Enfin, la dernière cause évoquée, et après bien des réticences, est la pratique de la sodomie conjugale ou homosexuelle. Cette dernière cause, qui vient pourtant facilement à la pensée, a une importance particulière dans l'image populaire de la personne atteinte d'hémorroïdes. Au cours des interviews l'attitude générale était de faire abstraction de cette cause. La connaissance d'un certain nombre de proverbes et de pensées relatives à cette affection me permettait de pousser l'entretien, tout en adoptant les mêmes gestes et paraboles, jusqu'à ce que la barrière tombe et le discours se libère. Ainsi, les informateurs se livraient aux explications et citations de proverbes, en adoptant chacun leur propre stratégie. Soit ils racontaient d'un ton grave et réprobateur, soit au contraire, ils tournaient la conversation en dérision en racontant des anecdotes, allant même jusqu'à faire rire aux larmes l'assemblée!

Dans le répertoire des pensées relatives aux hémorroïdes nous pouvons noter celles-ci :

> *Pul-e ... dâdan kharj-e bavâsir mishe!*
> L'argent [gagné] en se livrant à la sodomie sera dépensé pour [guérir] les hémorroïdes!
>
> *Tâvân-e ... dâdan bavâsir-e.*
> La rançon de se livrer à la sodomie est les hémorroïdes.
>
> *Be bavâsiri migan : mage ... dâdi ?*
> On dit [demande] à l'hémorroïdaire : est-ce que tu t'es livré à la sodomie?
>
> *...-i ke shode pâre vasle bar nemidâre!*
> Fondement déchiré ne se répare pas!
> Celui qui est déshonoré ne peut être lavé de son déshonneur.

Dans les pages consacrées aux femmes sous le titre “conseils et rappels nécessaires” 'Atârnezhâd écrit : “Les règles de politesse ne permettent pas d'écrire sur un tel sujet mais puisqu'on dit que :

> *Agar bini ke nâbinâ be châh ast*
> *Agar khâmush benshini gonâh ast.*
> Si tu vois que l'aveugle tombe dans le puits,
> C'est un péché que de rester silencieux.”
> (Ce vers très connu est prononcé à chaque fois que l'on veut justifier un conseil).

Puis il continue en avertissant les jeunes mariées et les femmes, en général, des répercussions de rapports conjugaux autres que les rapports par des “voies naturelles et ordinaires”. Il explique que non seulement l'acte est désagréable mais qu'il entraîne le jaunissement du teint, le vieillissement de la peau, l'aveuglement à l'âge de la vieillesse, et enfin les hémorroïdes pour la pauvre femme [...] {'Atârnezhâd, p. 369}.

Ces réflexions autour de cette pratique ne sont pas particulières à ce livre et au sujet que nous traitons. Ce discours reflète assez bien le discours général concernant les rapports anaux et ceci, sans distinction de sexe. C'est dire que celui qui subit l'acte court ces risques.

J'ai préféré donner les références des personnes fournissant les informations concernant cette dernière cause à la fin du paragraphe. La raison de ce choix est de mettre l'accent sur les raisons (s'appuyant sur les préjugés que nous venons de parcourir) de la réticence des informateurs et de la nature non spontanée des réponses. Des personnes qui m'ont finalement parlé de cette cause, seulement les deux premières ont répondu spontanément, les autres ne l'ayant fait qu'après avoir été sollicitées par quelques phrases indirectes afin de ne pas offenser leur pudeur : {3; 7; 23; 38; 43; 45; 50; 53; 55; 64}.

TRAITEMENTS

Tout d'abord, nous mentionnerons non pas à proprement dit un traitement mais plutôt une prévention, expliquant tout au moins comment certaines catégories de personnes n'en sont jamais atteintes. C'est ainsi qu'un i'informateur prétend que les porteurs et les chasseurs ne sont jamais atteints d'hémorroïdes. L'explication donnée serait qu'une veine se trouvant sur la clavicule *targhove* est constamment comprimée par le poids des charges, ou la courroie du fusil, ce qui empêcherait la formation des hémorroïdes {31}.

Les remèdes, quant à eux, peuvent être d'administration orale, comme ces ordonnances que cite Majlesi et qu'il attribue l'une à l'Imam Rezâ : "écris [sur une feuille de papier] avec du miel la sourate de *Yas* [Coran, XXXVI], lave-la et bois!" {Majlesi, p. 171} et l'autre à l'Imam Sâdegh : "Manger des olives de Bohême *senjed* aide à éviter les hémorroïdes" {Majlesi, p. 52}.

Outre cela, il faut avant tout éviter la consommation d'aliments susceptibles d'augmenter la bile et l'atrabile, tels que les aubergines, les lentilles avec des sucreries, les sucreries (en particulier les dattes), les aliments gras spécialement les viandes grasses, l'ail et l'oignon ainsi que tous les aliments difficiles à digérer {Saghâbâshi, p. 279, p. 283 et p. 553; 35; 44}. On peut alors consommer des diurétiques {Saghâbâshi, p. 495}, des cendres de pelures de courgettes {Saghâbâshi, p. 281; 40; 44; 53; 57}, du riz {Tarâh, p. 328; 37; 40}, des kakis *khormâlu* pour leur effet astringent {7; 45; 66; 78}, des figues *anjir* pour leur pouvoir laxatif {57; 68; 82}, et du *CUCUMIS MELO L. kharboze* émollient *molayen* et diurétique *moder* {Nafisi, p. 177; Safizâde, p. 39; 54; 62; 82}. Tout cela a des effets bénéfiques, de même qu' une décoction de grains d'orge *jo* {Safizâde, p. 77; 35; 42; 77}, de feuilles d'oxalis corniculée *torshak* ou de betterave *choghondar* (ces deux dernières pour leur pouvoir anti-inflammatoire) {Safizâde, p. 70, p. 77 et p. 79}.

Certains cas appellent des remèdes spécifiques. C'est ainsi qu'on soigne le *bavâsir-e khuni* en mangeant des pois chiches *nokhod* grillés (*nokhodchi*) encore chauds {Saghâbâshi, p. 85; 55; 64}. S'il y a hémorragie, on l'arrête en consommant de la bourse à pasteur *kise-ye keshish* et des feuilles de frêne *zabângonjeshk* macérés dans de l'eau sucrée, une infusion de prêle des champs *dom-e asb* {Tarâh, p. 232}, du jus de poireau *tare* (obtenu en l'écrasant), ou en mangeant de l'amidon fumé *neshâste-ye budâde* mélangé à de l'huile d'amandes douces et à du sucre {Saghâbâshi, p. 387}.

D'autre part, la consommation de jujube *'anâb*, de verjus *âbghure* {Tarâh, p. 238; 42; 66}, de violette odorante *gol-e banafshe*, de feuilles de chicorée et de betterave, de lentilles et d'épine-vinette commune est bénéfique pour les hémorragies consécutives à la défécation {Tarâh, p. 238}.

En applications locales, de nombreuses recettes sont à l'honneur, au nombre desquelles il faut citer tout d'abord celles de l'Imam Sâdegh : "S'asseoir sur des graines de nigelle des jardins *siyâhdâne* et l'huile chaude de fleurs d'iris de Florence *gol-e zanbagh* sont bénéfiques à la guérison des hémorroïdes" {Nafisi, p. 67} et "faire un bain de vapeur de poireau "rompt les hémorroïdes" {Majlesi, p. 53}.

On préconise souvent les fumigations du siège avec divers mélanges : graines d'herbe de sainte Sophie *khâkeshir*, un morceau de bosse de chameau *kohân-e shotor* et quelques chapeaux d'aubergines jetés dans du feu {35; 44; 70} ou encore, chapeaux d'aubergines, graines d'herbe de sainte Sophie et paille de blé *kâh-e gandom* {Nafisi, p. 55} (le terme employé ici est *bokhur* ou *doneh*, mais il doit s'agir de *dud* fumigation et non d'inhalation) ou enfin, un mélange de vinaigre et d'harmel *esfand* {Saghâbâshi, p. 90; 35}. On peut aussi faire un bain de vapeur avec du vinaigre de vin (anti-inflammatoire) {Saghâbâshi, p. 267 et p. 268; 40; 78}.

Des massages de l'anus donnent aussi de bons résultats, avec une préparation composée de la graisse d'une queue de mouton *donbe-ye gusfand* (cf. Annexe IV) et de poireau que l'on a déposés pendant 24 heures sur *sang-e pâdzahr* (sorte de pierre à effet analgésique). Pour renforcer l'effet de l'application on consomme simultanément un peu de bosse de chameau et quelques chapeaux d'aubergines {42; 71}. Une autre préparation est à base de poireaux mêlés à de la graisse d'une queue de mouton, de l'huile de rose *roghan-e gol-e sorkh* ou de l'huile de sésame *konjed* et un peu de *moghl-e azragh* (sorte de gomme-résine) {Saghâbâshi, p. 173; 55; 78}.

Cette gomme-résine est un remède très connu. On trouve sur le marché ces résines de couleur beige foncé ou marron qui ont la forme de sucre candi. Chaque morceau est appellé pilule *hab*. Si les hémorroïdes saignent on en introduit quelques unes, en prenant soin de les laisser, auparavant, dans un verre d'eau bouillante afin de les ramollir. Si les hémorroïdes ne saignent pas, on s'en tiendra à la consommation par voie orale d'une quantité égale à un *nokhod* (~ 0,20 gr.) de *moghl-e azragh* {32}. On conseille par ailleurs de masser avec des cendres de ceps de vignes *chub-e mo* connues pour leur effet anti-inflammatoire {Saghâbâshi, p. 148; 35; 66; 82}, de saupoudrer du kermès *ghermezdâne* ce qui assèche les plaies {Saghâbâshi, p. 97; 35; 44; 66}, ou encore de vitriol blanc *zâj-e sefid* {Tarâh, p. 115; 35; 44}, de vitriol noir *zâj-e siyâh* ou de vitriol vert *zâj-e sabz* {Tarâh, p. 115; 66; 78}.

Tamponner les hémorroïdes avec du jus de poireau serait très efficace; celui-ci leur permettrait de se résorber "elles guérissent de façon "innée" *mâdarzâd* "{31}.

C'est-à-dire comme si elles n'avaient jamais existé. On peut constater que le poireau sous toutes ses formes est très bénéfique pour la guérison des hémorroïdes, qu'il soit consommé frais comme herbe d'accompagnement des repas, qu'il fasse partie des ingrédients des plats, ou qu'il se trouve dans les remèdes à application locale.

D'autres recettes conseillent au malade, après qu'il se soit lavé l'anus avec du lait de vache, d'utiliser des suppositoires composés de suif de bosse de chameau, de *moghl-e azragh*, de tabac à narguilé *tanbâku* et de graines d'herbe de Sainte Sophie {Saghâbâshi, p. 499}. Il peut aussi appliquer, sous forme de cataplasme, les feuilles de plantain commun *bârhang* ou de chicorée *kâsni*, la plante entière de fumeterre *shâhtare* {Mo'atar, p. 218}, une décoction de feuilles d'aneth *shebet* avec du miel {Tarâh, p. 321} ou des graines pilées de coton *katân*. {Mo'atar, p. 219; Saghâbâshi, p. 122}. Les fleurs de guimauve officinale *khatmi* macérées, puis portées à ébullition guérissent les hémmorroïdes prises à leur début {26; 32; 42; 43; 79}.

Tant que les hémorroïdes ne saignent pas, on peut y mettre des cendres de *CITRULLUS COLOCYNTHIS L. hendevâne-ye abujahl*. Si on n'obtient pas de guérison et qu'elles commencent à saigner, il faut appliquer, à l'aide d'un morceau de coton, quelques sangsues *zâlu* frites dans de l'huile de ricin *karchak* et broyées sur une pierre humide {40; 67; 78}.

Si malgré ces traitements les hémorroïdes ne guérissent pas, il faut introduire un suppositoire au coucher, pendant quarante nuits, et se coucher sur le côté gauche. Le suppositoire est composé de carvi officinal *zire-ye siyâh*, de bile de bœuf *zahre-ye gâv*, de pastèque verte, de sarcocolle *anzarut*, de *taranjebin* (sorte de manne), de sucre roux *shekar-e sorkh*, de prune, de caillebotte séchée *ghareghorut*, de figue *anjir*, de sel gemme *namak-e torki*, de *moghl-e azragh* (sorte de gomme-résine), de *shirkhesht* (sorte de manne), de mauve sauvage *gol-e khobâzi*, de *gaz angobin-e 'alafi* (sorte de manne), de *sormabât* et de sept amandes de pêche, le tout broyé et mêlé à un peu d'huile d'amandes [douces], un peu de bosse de chameau et de l'huile d'éruce *mandâb* {Shakurzâde, p. 237}.

Enfin, quelques traitements particuliers à effet plus ciblés sont proposés. Ainsi, pour calmer la douleur de *bavâsir*, on applique de l'huile d'une variété de pêcher *shaftâlu*, un cataplasme de feuilles et de poivre sauvage *felfel-e kuhi* {Safizâde, p. 117 et p. 130}, ou un cataplasme fait d'un oignon cuit et d'un jaune d'œuf ou d'un peu de bosse de chameau {Tarâh, p. 114; Saghâbâshi, p. 359; 35; 50; 78}. On peut faire des bains de siège et laver avec une dilution de permanganate *permangenât* {7; 48; 53; 62; 82}, et même enduire le front avec un jaune d'œuf {Saghâbâshi, p. 328}.

L'application de racines séchées et pulvérisées de chélidoine *mâmirân* sous forme de cataplasme {40; 78} “sur des hémorroïdes tuméfiées en diminuerait le volume” {Schlimmer, p. 127}. Et, pour arrêter l'hémorragie et la diarrhée, on recommande de faire des lavements avec une décoction de graines de trigonelle *shanbalile* {Mo'atar, p. 219}, ou avec de l'eau de cuisson du riz et du jus de grenade *anâr* acide {Saghâbâshi, p. 138}.

Nous laisserons le mot de la fin à Avicenne {Ebn-e Sinâ, tome 1, p. 184} qui écrit ceci : “Certaines maladies en font guérir d'autres [...] par exemple, la diarrhée arrêterait l'hémorragie des veines dilatées en cas d'hémorroïdes”.

Les fistules anales (*navâsir*)

Navâsir est une plaie autour de l'anus d'où sort du pus et du sang. Cette plaie est due à l'évolution d'un petit furoncle au niveau de l'anus, dont l'éruption donne naissance à une infection plus accentuée du fait de sa proximité du canal d'évacuation et de son contact avec des selles. Le furoncle se transforme en fistule, accompagné de fortes démangeaisons, et parfois, d'évacuation non contrôlée de selles et de gaz.

CAUSES

On évoque tantôt le sang “sale” {'Atârnezhâd, p. 415; 71; 79}, tantôt le déséquilibre entre les “quatre humeurs” {'Atârnezhâd, p. 415; 82}.

TRAITEMENTS

Les remèdes sont d'application locale et recommandent de saupoudrer la plaie de vitriol de fer *zâj-e siyâh* ou de vitriol blanc *zâj-e sefid* seul ou mélangé à du vitriol vert *zâj-e sabz* finement pilé afin d'arrêter le pus et le sang {Saghâbâshi, p. 497; 'Atâr-e Yazdi, p. 193; 'Atârnezhâd, p. 415}. On préconise aussi d'appliquer du tanin *jaft* et une peau de grenade douce *anâr-e shirin* finement broyés seuls ou mélangés à de la vaseline *vâzelin* et à de la rottlière des teinturiers *ghanbalile*, ou un mélange de grains de coriandre *geshniz*, de terre bolaire *gel-e armani* et de verjus *âbghure* {'Atârnezhâd, p. 415}. L'application d'une dilution de mercure *merkur-e ruzh*, d'acide borique *burik* {'Atârnezhâd, p. 415; 71; 82} et d'oxyde de zinc *oksid do zang* seul ou ensemble, ou d'une dilution de bleu de méthylène *belo do metil* est aussi conseillée {'Atârnezhâd, p. 415; 79; 82}.

Le prurit vaginal (*khâreshak* (*va tarashoh*) ou *khâresh-e dastgâh-e tanasoli*)

On les appelle *khâreshak* (petites démangeaisons) ou *khâresh-e khânum-ha* (démangeaisons des dames) ou *khâresh-e dastgâh-e tanasoli* (démangeaisons des organes génitaux).

Il s'agit de démangeaisons localisées au niveau de l'appareil génital féminin. Les précisions supplémentaires des informatrices nous éloignent de l'idée même qu'il puisse s'agir de démangeaisons d'origine cutanée couvrant les parties génitales. Car on précise ainsi : “Ce sont des démangeaisons intenses de l'appareil génital, accompagnées de pertes blanches *tarashoh-e sefid.*” {7}. “Elles peuvent même atteindre l'appareil génital de l'enfant [fille].” {23}.

'Atârnezhâd (p. 362) en parle ainsi : “Les démangeaisons et les pertes augmentent pendant l'été. L'homme en est écœuré et ne veut plus voir sa femme.”

CAUSES

Trois causes sont principalement mises en avant: le fait de porter du linge sale {7; 42; 50; 57; 80}, de faire sa toilette intime avec de l'eau douteuse {7; 42; 50; 80} et l'excès de consommation d'aliments “chauds” {42; 55; 80}.

TRAITEMENTS

En général, un grand nombre de traitements se déroulent dans les cabinets de toilettes, s'intègrant facilement aux lavages intimes qui sont en usage chez les musulmans. Chaque passage aux toilettes exige un petit lavage des organes avec de l'eau, pour lequel on se sert, en général, d'une aiguière *âftâbe* (récipient spécial conçu pour se laver dans les toilettes qui peut être métallique, surtout en cuivre, ou en plastique) – je dis “en général”, car l'usage d'un tuyau branché sur une prise d'eau est devenu assez répandu pour être cité. Ainsi, quand on dit : “se laver”, d'abord on veut dire se laver les parties intimes, ensuite cela sous-entend le lavage avec ce récipient.

Pour apaiser les démangeaisons, on recommande de se laver avec de l'eau de narguilé *âb-e ghalyân* ou avec de l'eau additionnée de vinaigre {7; 42; 50; 80}, avec de l'eau additionnée de bicarbonate de soude *jush-e shirin* {14; 35; 41} ou encore avec du permanganate *permangenât* dilué {7; 55; 80}.

Des applications locales peuvent avoir le même effet. Il faut alors appliquer les graines d'herbe aux puces *esfarze* trempées auparavant dans un peu d'eau mises sur une gaze propre et jamais lavée. On place le tout comme une bande hygiénique en contact direct avec les organes {23; 42; 57; 80}. On peut aussi appliquer un mélange composé d'eau, de sucre en poudre et de quelques amandes pilées (amandes douces et amères en nombre égal) {Mo'atar, p. 84}, ou faire des pâtes que l'on étale dans une gaze propre que l'on place au niveau des grandes lèvres. Ces pâtes sont composées de guimauve officinale et de fumeterre pilées, de graines d'herbe aux puces et de lait de vache ou de feuilles pilées de chicorée. On obtient également de bons résultats en étalant des épluchures de concombres qui par leur nature froide calment les démangeaisons {'Atârnezhâd, p. 371, p. 372; 42; 50; 55; 80}.

Pour les démangeaisons survenues pendant la grossesse on prescrit la consommation : de jujube trempé, de mucilage de graines d'herbe aux puces, d'un demi verre de verjus *âbghure*, d'alysse champêtre *ghodume*, d'une décoction de camomille commune *bâbune* et de fumeterre, de concombres et d'agrumes en quantité (surtout les oranges). Par contre, il faut éviter le sel, les poireaux *tare*, les oignons, et les aubergines *bâdemjân* {33; 40; 42; 48; 74; 78; 79}.

Si c'est une enfant qui en est atteinte, on recommande de la laver avec une infusion de graines d'herbe aux puces {23; 50}.

La mycose vulvaire (*ghârch-e rahem* [*farj*])

Pour décrire cette maladie on parle de champignon *ghârch* situé au niveau de l'aine et à l'entrée du vagin et provoquant une sensation de démangeaisons et de brûlures accompagnées d'une forte inflammation. Les femmes enceintes seraient les plus touchées, les champignons trouvant une voie d'accés aisée dans leur vagin qui serait plus ouvert. Elles sont alors victimes d'hémorragies et de fausses couches.

CAUSES

L'eau est responsable de leur apparition, qu'il s'agisse de l'eau de mer {3; 4; 50; 71} ou de l'eau de piscine {4; 71}.

TRAITEMENTS

On conseille de se laver avec l'eau tiède de l'*aftâbe* additionnée d'un verre de vinaigre ou d'une cuillerée de bicarbonate de soude {3; 4; 50; 71}.

LES MALADIES SEXUELLEMENT TRANSMISSIBLES

Ce groupe traite de maladies particulièrement délicates à aborder, les maladies sexuellement transmissibles *bimâri-hâ-ye jensi* ou vénériennes, *amrâz-e moghârebati*. Dans la pensée populaire ces maladies sont dues aux mauvaises pratiques sexuelles, qui sont blâmables en soi. Par ailleurs, entraînant des malaises divers pour la personne et ses partenaires – conjugaux ou extra-conjugaux[1] – elles nuiraient également à la normalité des enfants conçus dans ces conditions. Leurs méfaits auraient donc le pouvoir de se transmettre aux générations futures, et l'hérédité serait ainsi lésée.

Les opinions énoncées ci-dessus s'appuyent sur les concepts religieux et moraux et ont une portée autre que purement médicale ou liée à la souffrance physique. Le fait d'attraper l'une de ces maladies laisse supposer de mauvaises pratiques sexuelles, c'est-à-dire des relations extra-conjugales quelle que soit leur nature : rapports adultères *zenâ*, zoophilie, etc. Ces pratiques étant très sévèrement condamnées par la religion, on peut bien supposer qu'elles le seront par le peuple. Mais dans la réalité les choses ne se passent pas exactement comme cela. Quand il s'agit de rapports extra-conjugaux déclarés et reconnus, selon des règles bien précises (l'explication de ces règles excédant les prétentions de ce travail, j'invite les intéressés à se reporter aux livres spécialisés) ils relèvent du jugement civil ou religieux. Mais, pour tous les autres non formulés, faute de preuves ou de moyens (car il faut avoir des moyens qui permettent de vivre séparée de son époux), c'est le silence, et un sentiment de honte qui règne. Ainsi, cela fait partie des secrets de famille et l'entourage de ces personnes essaie de lutter, tant bien que mal, contre ces maladies pour empêcher leur progres-

1. Notons que dans la société iranienne la polygamie existe et que les femmes peuvent changer de partenaire légitime selon certaines lois. J'expliquerai plus loin le cas du mariage provisoire. Divorce et remariage sont des actes légaux et entraînent par conséquent des changements de partenaire (dans le cas où on ne se remarie pas avec la même personne).

sion et leur propagation. Parfois, en quête d'une recette miracle, on le dévoile, à moitié, à une voisine, ou à une parente. À moitié, car on a souvent tendance à exposer le problème comme étant celui d'une personne de connaissance que l'interlocuteur ne connaît pas.

En ce qui concerne la contamination, elle s'étend très rapidement, en raison de la légalité de la polygamie, et de l'existence de mariages provisoires *sighe*. Le *sighe* est un mariage légal qui diffère du mariage normal dans sa durée et sa réglementation. Il ne contraint pas les partenaires aux différentes formalités du mariage et la durée qui varie d'une heure à 99 ans doit être déterminée. Ainsi, les rapports sexuels légitimes hors-mariage (seulement pour les hommes quelle que soit leur situation conjugale, et pour les femmes libres de tout contrat de *sighe* ou de mariage) trouvent leur libre cours.

La polygamie, un temps en régression, après la loi pour la "protection de la famille" *ghânun-e hemâyat-e khânevâde* promulguée en 1967 (source: Zargham, p. 43) est, depuis quelques années, de nouveau en progression. De même, les mariages provisoires sont de plus en plus contractés. Pour ces deux sortes de mariages je ne possède pas de chiffres mais le nombre de cas constatés autour de moi et de mes informateurs me permet de faire une première constatation.

En ce qui concerne les maladies vénériennes, selon les chiffres publiés dans les "annales statistiques de l'année 1987" (*Markâz-e âmar-e Irân* 1366, p. 148) il y a 933 cas observés (dans des laboratoires d'analyses médicales) de blennorragie en 1987 contre 474 en 1983. Pour la syphilis premier et deuxième degré les chiffres sont en régression, car on note 231 cas en 1987 contre 483 en 1983. Toutefois, il faut noter que la syphilis est vécue dans le tabou et la terreur aussi bien en ce qui concerne le dévoilement de la maladie que ses effets. En fait, on invite surtout à la précaution, et malgré la thérapie biomédicale par pénicilline et autres, le poids du tabou de cette maladie, qui reste honteuse, est un facteur important dans l'absence de consultation d'un médecin. Ceci explique qu'en dehors des chiffres cités plus haut, selon les constatations de quelques informateurs {7; 9; 33; 43; 53; 60; 64}, et quelques médecins, pharmaciens et infirmières ces maladies seraient en progression (elles sont souvent détectées au hasard de consultations d'autre nature, telles que les visites des soldats, des blessés, pendant la grossesse, pour des maux divers, par exemple, les rhumatismes, ou lors d'un accouchement). Bien entendu, je ne fais que noter ces constatations.

Un autre point très important est l'image de ces maladies qui peuvent accompagner le malade sa vie entière, longue souffrance qui serait la punition de la faute commise. Mais le châtiment ne se limitant pas au fautif afflige la famille, contrainte de le partager avec lui. Ce partage va encore plus loin, car toute la lignée peut en porter la marque puisque les anomalies pourront se transmettre par l'hérédité. Celle-ci est la clé de l'interprétation de ce fardeau que peut représenter, pour la personne et son entourage, la contamination par une maladie vénérienne. La honte, qui se conjugue avec la peur d'être mis à l'écart par les gens, profite à la maladie : on la cache ce qui favorise une meilleure propagation. Une fois connue des autres, elle peut condamner les membres de la famille, contaminés ou non, à porter une mauvaise réputation pendant plusieurs générations. Comme je l'ai déjà précisé, ces jugements populaires ne relèvent pas d'une sévérité exagérée, mais d'un système d'auto-protection régi selon des règles très complexes.

Tous ces systèmes d'auto-protection, qu'il s'agisse de jugements sévères s'adressant aux contaminés, ou qu'ils consistent à dissimuler la contamination, sont à double tranchant. Puisque l'on ne peut pas écarter l'éventualité d'une contamination, on peut devenir soi-même, dans le premier cas, l'objet de ces mêmes jugements. Dans le deuxième, en dissimulant la maladie on préserve la bonne intégration du malade et de sa famille. Ceci devient plus pertinent quand une alliance est envisagée ou le sera dans un avenir proche. Cette notion de temps importe beaucoup, puisque la révélation d'une telle affaire provoque tant de polémique et de réprobation qu'elle mettra un certain temps pour s'estomper – je dis bien s'estomper car elle ne s'effacera jamais dans les mémoires. Puis, persuadé de pouvoir en finir avec la maladie, on laisse s'écouler un certain temps qui parfois, faute de moyens de guérison efficaces, entraîne des problèmes de plus en plus graves, qui poussent le malade et sa famille à vouloir encore mieux se "protéger" en dissimulant encore plus soigneusement la maladie. Il faut prendre alors des demi-mesures qui permettent de trouver une issue au problème posé. Nous verrons plus loin les marges permises dans l'étiologie. Ainsi, tout en restant très sévère par rapport à la maladie et surtout aux causes de la contamination, le jugement populaire se veut nuancé.

Il me faut préciser ici que le travail de recherche sur ces maladies n'a pas été aisé. En effet nous touchons à un domaine bardé de tant de tabous et de non-dits que leur nom à peine formulé suscitait déjà chez les informateurs la nécessité de se protéger par des mots ou des gestes. Les phrases – "Celle-là, je ne la connais pas!", "Je n'en ai jamais vu!" – exprimées en toute hâte et sur un ton presque agressif, vexé, revenaient trop souvent pour ne pas être significatives. Les quelques témoignages que j'ai pu non sans peine rassembler proviennent de vieilles connaissances ou de personnes qui après plusieurs entretiens se sentaient à l'abri de tout préjugé, vu l'intérêt que je témoignais aux informations recueillies. De toute façon, et je m'en doutais, personne n'a raconté le récit de la maladie comme un récit personnel, mais il s'agissait, toujours, d'une tierce personne.

En ce qui concerne les signes des maladies je garde les phrases telles quelles afin de saisir la structure du discours qui, à mon avis, est significative en ce qui concerne la compréhension de la pensée relative à ces maladies. Tout ce qui est lié aux parties génitales est prononcé d'une façon pudique et sous certaines réserves. C'est à foison que les non-dits se collectionnent : *â(u)njâ-sh* (cet endroit à lui, ou à elle), *khod-esh* (lui-même, elle-même)... pour désigner le sexe; *kâri kardan* (faire quelque chose), *nazdiki kardan* (s'approcher) pour désigner le rapport sexuel. Cette pudeur ne doit pas tromper le lecteur, en lui laissant à penser que la langue persane est une langue courtoise comme le laisse croire la politique choisie par les informateurs. En fait, les mots relatifs aux organes sexuels sont prononcés, crûment, dans un grand nombre d'injures assez communément employées. Donc, il existe un vocabulaire approprié et connu de tous mais qui est volontairement négligé dans un discours qui s'adresse à une personne non intimement liée, bref à un "étranger" *gharibe*. On peut alors comprendre la place honteuse qui est attribuée à tout ce qui touche de près ou de loin ces organes. Même le fait de parler de ses règles exige qu'une mère s'adresse ainsi à sa fille : "je demande pardon, quand j'avais mes règles...". Ainsi, pour un état normal du corps féminin on ressent le besoin d'"adoucir" son langage.

Ces maladies posent également des problèmes d'alliance. D'après l'Islam, le mariage est vivement recommandé. Ghazâli dans *Kimiyâ-ye sa'âdat* considère le mariage comme une des "règles de la voie de la religion", aussi essentielle que l'acte de manger. L'un et l'autre contribuent, par l'alimentation et la procréation, au maintien de la vie {Ghazâli, Tome 1, p. 301}. Et plus loin il ajoute que le premier bénéfice du mariage est l'enfant qui en est conçu {Ghazâli, Tome 1, p. 302}. Ainsi, se marier et avoir des enfants relève du bon sens social et religieux. La personne qu'handicape une telle maladie, par la nuisance que celle-ci occasionne sur l'hérédité, nuit à l'acte du mariage et à la procréation.

La syphilis (*seflis*)

Seflis, *kuft*, *âkele* (désignant aussi la lèpre {Jamâlzâde, p. 338; Mo'in; 13}), *maraz-e mashhur* (maladie connue)... de nombreux termes désignent la syphilis; *âkele* et *kuft* sont employés comme des injures : *Âkele begiri*! (Que tu attrapes la syphilis!); *kuft*! ([tu es] la syphilis!); *Kuft-e kâri begiri*! (Que tu attrapes le *kuft* et qu'il puisse faire effet sur toi (dans toute son ampleur!); *maraz-e mashhur* est composé de *maraz* = maladie et *mashur* = connue, célèbre. Parfois le terme est sous entendu dans une phrase amphibole : *nâkhôshi gereftam* {Nafisi 1, p. 52; 57; 62}; *nâkhôshi* est le mot employé , communément, pour désigner qu'on se sent mal, qu'on est malade, mais il est employé aussi pour désigner la syphilis dans une phrase dont la compréhension n'est possible que par un interlocuteur averti ou dans un discours bien défini.

Apparemment, au début, elle se manifeste par des lésions ou chancres sur les parties génitales – pour les femmes, c'est à l'intérieur du vagin, pour les hommes les plaies sont à l'extérieur. Notons qu'on appelle souvent la syphilis, "la plaie de la syphilis". Quant à la nature de ces lésions, il s'agit d'une petite ulcération rouge qui grandit progressivement. Puis, la maladie gagne le sang et cause des douleurs très intenses au niveau des articulations, douleurs qui persistent même après la guérison de la syphilis. Parfois le chancre apparaît sous forme de taches blanches sur la langue, la gorge, ou les lèvres, accompagnées de ganglions palpables au niveau du cou. Des maux de tête peuvent être aussi très fréquents. Si on la guérit tard, il est possible que la personne atteinte devienne stérile *az nasl biofatd* (ne puisse plus assurer de générations futures).

On évalue l'apparition des plaies de dix à quarante jours après la contamination. Cela peut être aussi héréditaire, et on dit que sept générations peuvent souffrir de ses effets qui sont, par exemple : *kôdani* (manque d'intelligence), *'aghab oftâdegi* (retard mental) et *jonun* (folie). On accuse la syphilis héréditaire d'être la cause de beaucoup de morts infantiles, surtout pour les enfants du sexe masculin {Nafisi 1, p. 59; 63; 71; 74}.

CAUSES

Les causes le plus fréquemment évoquées sont l'hérédité {7; 35; 48; 57; 70; 74}, le contact sexuel avec une personne porteuse de syphilis {5; 7; 15; 32 43; 48; 59; 70; 73; 78} et le contact corporel, ou celui avec les objets ou les vêtements du contaminé {5; 35; 59; 70}. Il faut noter qu'on dit que la mère ne peut pas l'attraper de son enfant, mais que le contraire est souvent arrivé {Nafisi 1, p. 55; 74}.

On cite, par ailleurs, d'autres causes qui paraissent, au premier abord, un peu fantaisistes. Pourtant ce même aspect fantaisiste est chargé de sens primordiaux qui permettent de comprendre ce que signifie contracter cette maladie. Ces causes sont les suivantes: un choc psychologique *hol kardan* traduit par *ghahre* ou *tekân* : *tekân khôrd, nâkhôshi gereft* {Nafisi 1, p. 52; 35} “il a bougé [il a reçu un choc] et il a attrapé la syphilis”. Ici, la phrase est doublement équivoque: *tekân* et *nâkhôshi* sous-entendent respectivement le choc psychologique et la syphilis. On attrape par ailleurs la maladie en étant présent dans un endroit où des aliments *bu dâr* (frits et à forte odeur) se trouvent après qu'on a eu, peu de temps avant, une maladie telle que la rougeole *sorkhak*. “Deux mois après sa rougeole, il est allé chez quelqu'un où il y avait des aliments *bu dâr*; depuis, il a des démangeaisons partout (syphilis héréditaire) avec des vésicules ressemblant au prurigo *prorigo*” {Nafisi 1, p. 54}. Les plaies ouvertes en présence des aliments *bu dâr* tourneraient aussi en plaies syphilitiques {Nafisi 1, p. 56}. Certains enfin avancent le fait que boire de l'eau, tout en étant debout, peut être tenu comme responsable de contamination par “la maladie sans remède” *dard-e bi darmân* {Shakurzâde, p. 308; Majlesi, p. 60; 5; 70; 74; 79} qui selon certains doit correspondre aux maladies sexuellement transmissibles supposées inguérissables dans le passé {5; 70; 79; 82}.

La référence, pour expliquer la contamination, à des choses qui n'ont aucun rapport avec le contact (sexuel ou autre) avec une personne atteinte de la maladie, est une façon de se détacher de cette notion de honte qui accompagne cette maladie. Comme elle est chargée de préjugés insurmontables, on fait de son mieux pour la blanchir ou, plutôt, pour se blanchir en évitant tout contact, quelle qu'en soit la nature, avec une personne syphilitique. Je dis bien tout contact, car même si en lavant la chemise de son fils une dame a contracté cette maladie {Nafisi 1, p. 55}, elle doit tout de même avouer que son fils en est atteint. Tandis que le fait d'avoir un choc psy-chologique, ou, événement encore plus anodin et commun, d'être en présence d'aliments *bu-dâr* quand on a une blessure ou quand on est, tout simplement, convalescent peut arriver à tout un chacun.

Je reviens de nouveau sur cette faculté de la pensée populaire qui d'une main *punit* le plus *sévèrement* possible, et d'une autre main *caresse* le plus *tendrement* possible! Cette équivoque dans la pensée est constatée à propos des maladies les plus redoutées. C'est comme si l'auto-défense devant ces maladies consistait à faire peur: en craignant le jugement on essaye de s'écarter de la contamination. Mais la peur ne doit pas être exagérée au point que personne ne puisse avouer la contamination. Ainsi, si le fait de l'attraper est horrible, on doit pouvoir la contourner en s'appuyant sur une thèse de contamination qui sortirait des préjugés habituels. Pour cela il faut des agents de contamination très ordinaires, c'est-à-dire ceux que tout le monde aurait pu rencontrer. Ainsi, la mise à l'écart si redoutée peut être contournée, l'individu n'est non seulement pas rejeté (par les proches), il est même considéré comme victime d'une malchance ou d'un malheureux concours de circonstances.

Cependant, dans certains cas la dénonciation relève d'un acte de vengeance, ou de défense de l'amour-propre. C'est le cas de la première femme qui explique le remariage de son mari parce qu'il est syphilitique (elle se venge en le dénonçant), et qu'en se remariant il cherchait à se débarrasser de sa maladie (et non parce qu'elle-même n'est plus attirante).

TRAITEMENTS

Pendant la durée du traitement, il faut s'abstenir de manger des aliments frits et à forte odeur ou "chauds", des viandes, de la graisse, des sucreries et des épices. Par contre, la consommation d'aliments simples et de nature "froide" sera très bénéfique. On conseille ainsi de consommer du *shirkhesht* (sorte de manne (cf. Annexe IV)) pour son effet "froid" {7; 42; 57}, du jujube {'Atârnezhâd, p. 187; 57; 74}, des racines de bardane *bâbââdam* et des oranges réputées pour avoir une action purifiante sur le sang et utilisées pour guérir, d'une façon générale, les maladies cutanées {'Atâr-e Yazdi, p. 230; 74}.

Les racines de tribule terrestre *khârkhâsak* sont aussi recommandées {'Atârnezhâd, p. 525; 57}, tout comme le jus de raisin à condition qu'on en boive pendant une très longue période {'Atâr-e Yazdi, p. 231} et le lait d'ânesse *shir-e olâgh* {15; 57}. Il est bon aussi de manger de la viande de *boznaghara* (sorte de hérisson) {Shakurzâde, p. 261}.

Localement on peut appliquer soit une pâte faite de galles du chêne *mâzu* broyées et mélangées au vinaigre, soit un cataplasme de grenade *anâr* cuite dans du vinaigre et mixée, ou encore une composition faite de terre bolaire *gel-e armani*, ou de terre à foulon *gel-e sarshur* et d'un peu de camphre *kâfur* avec du vinaigre {'Atâr-e Yazdi, p. 231}.

On utilise des désinfectants comme le permanganate *permangenât* pour laver les plaies {7; 32}, tandis que d'autres évoquent l'utilisation de la pénicilline *penisilin*. Il faut noter que l'usage de la pénicilline ne relève pas uniquement des compétences d'un médecin; toute personne peut en effet s'en procurer à la pharmacie. La pénicilline est non seulement utilisée en traitement local, directement saupoudrée sur les plaies mais aussi en injection. Dans ce cas, il suffit alors de se présenter chez un professionnel avec son flacon de médicament.

On consille aussi de faire bouillir les vêtements du malade {'Atârnezhâd, p. 526; 'Atâr-e Yazdi, p. 231; 7; 57; 74}.

Une autre méthode "thérapeutique" connue de beaucoup de monde et très utilisée dans le passé est de marier la personne syphilitique. On appelle cet acte *pâk kardan* (nettoyer). Cette méthode est utilisée pour les hommes[1] qui en se mariant sont censés passer leur maladie à leur femme. Y ont recours même des hommes mariés dont la première femme a déjà contracté la maladie; ils en épousent une seconde d'abord pour se débarrasser de la syphilis, puis pour avoir d'autres enfants (à cause de la stérilité de la première femme due à la syphilis) {5; 7; 57; 70; 74}. En tout cas, le fait de se marier serait un moyen de guérison non seulement pour la syphilis mais aussi pour la gonococcie, les rhumatismes, et pour la presque totalité des maladies cutanées avec des degrés d'efficacité différents {Nafisi 1, p. 57; 7}.

Enfin, le traitement ci-dessous traite le cas de la syphilis héréditaire :

"Si le père du nourrisson est atteint de syphilis, pour enrayer celle-ci (si toutefois, le bébé en a hérité), dès la naissance on cuit un peu de riz avec deux fois sa quantité d'eau et un cinquième de son poids de garance tinctoriale *runâs*. On laisse sur le feu le riz à moitié cuit. Ensuite on égorge un chevreau *bozghâle* dont on enlève la peau sur laquelle (tant qu'elle est toute chaude) on ajoute un peu de canne d'Inde *tabâshir-e ghalam*. On masse la peau pour y faire pénétrer la canne d'Inde. Puis, on déshabille le nourrisson et on le couvre de cette peau pendant une demi-heure. Pendant ce temps, on laisse refroidir la marmite et le riz. Au bout de la demi-heure on place le nourrisson dans la marmite entre le riz tiédi et on le laisse encore un quart d'heure. Après, on le lave et on l'habille. On croit qu'ainsi traité le nourrisson est définitivement guéri de cette maladie" {Shakurzâde, p. 58}.

Ici, le riz intervient comme élément absorbant la maladie, ce qui rejoint l'idée d'absorption de la maladie par contact sexuel avec des partenaires non contaminés. Seulement, dans le premier cas le riz se charge de la maladie alors que dans le deuxième cas, c'est une personne saine qui en la contractant débarrasse le contaminé.

La blennorragie (gonococcie) (*suzâk*)

Suzâk (ce qui brûle) ou *suzanak* (petite aiguille [piquer comme des petites aiguilles]) sont les noms explicites de la blennorragie. C'est-à-dire que cette maladie est accompagnée de sensations de brûlure très intenses et de pus au niveau des voies urinaires, surtout chez l'homme. "On l'appelle *suzanak*, puisque ça brûle comme si l'on enfonçait des aiguilles [dans les voies urinaires]" {30}. Cette sensation de brûlure est due à une inflammation des voies urinaires qui entraîne leur rétrécissement. Dans la blennorragie, au contraire de la syphilis, les "plaies" sont à l'intérieur. Chez la femme, la maladie présente peu de douleurs mais, plus tard, elle cause des inflammations au niveau des parties génitales. Si la maladie est prise en main dès son début elle est guérissable (comme c'est le cas pour la syphilis), mais si on tarde

---

1 Car bien entendu, les femmes ne peuvent pas user de cette méthode: même le mariage provisoire prévoit une attente de quatre mois et dix jours pour la femme avant de se remarier. Cette période correspond à la période nécessaire pour détecter une éventuelle grossesse et permettre l'identification du père.

elle devient inguérissable, affligeant la personne atteinte des pires complications, telles que des douleurs au niveau des os, l'impossibilité d'une miction normale, des douleurs de ventre [ovaires], et même la perte de la vue et la stérilité, risque que l'on court davantage qu'avec la syphilis.

Pour la stérilité causée par la blennorragie, on procède à un test qui consiste à arroser de ses propres urines des graines d'orge enterrées dans un pot. Si les graines ne poussent pas ou si elles donnent des pousses chétives, cela confirme le diagnostic d'une stérilité due à cette maladie. En outre, il n'y a pas d'immunité et une personne guérie peut donc de nouveau la contracter.

CAUSES

La contamination de cette maladie se fait par le contact sexuel *moghârebat*, et l'éjaculation *enzâl-e mani* {5; 7; 57; 73; 77; 82}.

Par contre en ce qui concerne l'agent permettant la maladie les avis sont partagés : on parle d'un excès de "chaud" {5; 57}, de rapport pendant les règles {7; 77; 82}, ou du microbe de *suzâk*.

Dans le cas d'un excès de "chaud" ce sont les personnes appartenant aux générations les plus anciennes qui l'évoquent. Mais en tout cas, le "chaud" est cité comme un facteur de prédisposition à cette maladie, comme d'ailleurs pour toutes les maladies cutanées. La mention du rapport pendant les règles qui serait responsable d'une forme atténuée de blennorragie chez l'homme est à rapprocher du fait que le rapport sexuel pendant la période menstruelle est prohibé[1] selon les lois islamiques. La peur de cette maladie incite donc au respect de cet interdit. Quant à la protection "sociale" contre la maladie, elle s'exercerait par la crainte de contracter une maladie de mauvaise réputation tant sur le plan moral que sur le plan physique, par ses complications, notamment la stérilité, et ses douleurs. Mais cette même crainte devient un facteur important empêchant la consultation des malades et favorisant ainsi sa propagation.

TRAITEMENTS

Un certain nombre d'aliments sont formellement déconseillés, tels que l'ail, l'oignon, le poireau, la menthe poivrée *na'nâ'*, les viandes et les œufs {Saghâbâshi, p. 573}. Par contre, il est recommandé de manger la chair du coquelet, le potage de vesce commun *mâsh*, du *fereni* (plat cuisiné à base d'amidon et de lait), ou du lait de vache, aliments bénéfiques qui devraient constituer le menu d'une personne atteinte de blennorragie {57; 77}, joints à de grandes quantités d'aliments "froids" comme des graines d'herbe aux puces, etc. {5; 57; 77} ou du concombre qui soulagent la douleur au moment de la miction {Saghâbâshi, p. 571; 5; 7; 57}.

Certaines infusions et décoctions ont des effets bénéfiques, et on conseille de boire à jeun, pendant trois jours, le jus de cuisson de cônes de pin *makhrut-e kâj* {Shakurzâde, p. 625}, ou trois tasses par jour d'infusion de berce de Perse *golpar*, ou

1. Quelqu'un de particulièrement dévergondé est insulté : "enfant des règles!" (*bache-ye heyz !*). C'est-à-dire l'enfant conçu pendant la période menstruelle.

de graines de lin usuel *katân* {'Atâr-e Yazdi, p. 230}, une décoction de racines de chicorée ou une infusion de graines de trèfle des près *shabdar* {Safizâde, p. 25 et p. 116}.

On peut aussi préparer les mélanges suivants, que l'on boit à jeun : un mélange d'infusion de fumeterre, de cœur de concombre, de chair de pépins de courgettes *kadu* et de pastèque *hendevâne*, de graines de carthame des teinturiers *gol-e rang* et de graines de pourpier potager *khorfe* {Saghâbâshi, p. 573}; ou une infusion de tribule terrestre *khârkhâsak*, de physalide *kâkonj*, de fumeterre et de douce-amère *tâjrizipich* {Saghâbâshi, p. 574}; ou un mélange de graines d'herbe de Sainte Sophie et de harmel *espand* avec un peu d'eau {Saghâbâshi, p. 579}.

Enfin, il est bon de boire beaucoup de *dugh* (boisson à base de yaourt et d'eau, de préférence gazeuse), de jus de raisin ou de pastèque. Ces boissons sont recommandées pour leur effet diurétique {57; 70; 77}.

En traitement local, on peut, pour soulager la douleur des voies urinaires, laver avec du yaourt mélangé à de l'eau de narguilé restée depuis la veille {Shakurzâde, p. 625; 7}. On désinfectera avec du permanganate *permangenât* {7; 32; 77}, ou avec une décoction de feuilles d'eucalyptus *okâliptus* {'Atâr-e Yazdi, p. 229}. Il est très recommandé aussi de laver avec des aliments “froids” {5; 7; 57; 82}. Dans le cas de la maladie inguérissable, c'est-à-dire prise en main tardivement, cette surconsommation d'aliments “froids” aurait un effet atténuant les complications. On peut aussi faire tremper des graines d'herbe aux puces en les laissant reposer, dans un récipient ouvert, pendant toute une nuit dehors. Le malade mange le mucilage ainsi obtenu et place les graines enveloppées dans une gaze sur son organe *âlat* {Shakurzâde, p. 625}.

Un autre bon remède est de prendre une pastèque de grosseur moyenne, de la couvrir d'une pâte composée de farine d'orge et de la cuire dans des cendres chaudes. Ensuite, on enlève la pâte et on troue la pastèque de sorte que la verge de l'homme puisse s'y loger. On attend ainsi pendant cinq heures. La pastèque s'imbibera du pus et des microbes pour laisser l'organe sexuel tout à fait sain {Montazeri-Yazdi, *kashkul*, tome 2, p. 8 cité par Nafisi 1, p. 71}.

À défaut, on appliquera un cataplasme de fruits et de feuilles de poivrier sauvage *felfel-e kuhi* qui soulage la douleur {Safizâde, p. 130}. De même, on peut couvrir le sexe soit d'un concombre coupé en deux dans le sens de la longueur, soit l'envelopper d'une gaze remplie du cœur gratté de concombre {Saghâbâshi, p. 571; 7; 57}.

Certains utilisent de minuscules suppositoires composés de *shirkhesht* (sorte de manne (cf. Annexe IV)) et de gomme tragacanthe *katirâ*, de deux résines nommées *anzarut* (cf. Annexe IV) et de sang de dragon *khun-e siâvoshân*, de terre bolaire *gel-e armani*, de chair des pépins de pastèque, de griottes *âlbâlu*, de cerises *gilâs*, de gomme arabique *samgh-e 'arabi*, de sésames *konjed*, le tout finement broyé et mélangé à un peu d'eau qui sera introduit dans l'urètre [de l'homme] {Saghâbâshi, p. 572}. Les saignées sont aussi pratiquées {Saghâbâshi, p. 171; 5; 57}, et enfin, comme pour la syphilis, on essaye de “se nettoyer” *pâk kardan* de cette maladie en prenant de nombreuses partenaires {Nafisi 1, p. 57; 7; 57; 70; 77}.

CONCLUSION

"Aller au-delà de l'immédiatement visible"[1], a été mon objectif dans ce travail. J'ai voulu à partir des affections cutanées, donc à partir de l'"immédiatement visible", creuser la surface pour atteindre les profondeurs. Les manifestations visibles ont été mises à contribution pour dévoiler quelques aspects de la pensée iranienne. Je me suis servie de l'univers qui se crée autour du malade et de la maladie afin de mettre en évidence quelques subtilités de la perception du monde des Iraniens. "Aller au-delà de l'immédiatement visible" de manière à ce que l'accent soit mis sur la portée de chaque maladie, les symptômes qui lui sont associés, les gestes et croyances l'accompagnant et les traitements lui étant propres. Aller au-delà de l'aspect purement physique de la maladie : la présenter d'abord comme une entité culturelle avant l'entité médicale et universelle.

Je ne prétends pas avoir présenté "la vérité"[2] qui n'est telle que relative aux différentes données (nombre d'enquêtés, terrain, date et circonstances). Puis, je pense qu'il faut considérer *des* vérités et que *cette* vérité n'en est qu'un aspect. Ne puis-je pas dire que cette "vérité" est aussi passée par ma propre subjectivité, bien que je me sois efforcée de la vouloir la plus objective possible. La diversité des informations et les contradictions sont autant de témoins pour infirmer l'unicité de cette vérité. J'ai profité de cette diversité pour mettre en scène une pièce où la complexité et la variété du discours de chaque personnage, le décor et les costumes, etc. ne sont que des éléments nécessaires à la compréhension du texte même de l'auteur.

En entreprenant ce travail j'avais pour objectif de faire plus qu'une simple liste de "recettes-ordonnances". Ainsi, j'ai essayé de dégager les aspects particuliers de cette médecine qui se singularise par rapport à la médecine dite savante, aspects qui contribuent, en grande partie, au succès des traitements populaires. Ainsi, pouvons-nous parler de la "thérapeutique de réconfort psychologique"[3] en ce qui concerne de nombreux gestes qui sortent du champ empirique des traitements ? Le réconfort d'être pris en charge par les siens – et d'être traité sans être exclu de la société, de la vie quoti-

---

1. LOUX 3, p.34.
2. Comme l'a souligné ARON-SCHNAPPER (p.62) pour les documents oraux : "[...] les abus que risque de susciter l'utilisation de l'oral, abus liés à ce qu'on peut appeler la double illusion de la réalité – illusion de toucher le vécu lui-même – et de la totalité [...]"; ou LACOSTE-DUJARDIN (p.97) : "[...] les textes de littérature orale sont les manifestations culturelles produites par un certain groupe d'hommes; ils ne peuvent donc pas manquer de porter la marque de leurs auteurs.".
3. Empruntant ce terme à Françoise Loux.

dienne – ne joue-t-il pas un rôle majeur dans la guérison ? La société immédiate, veillant sur l'équilibre interne et externe de chaque individu rappelle celui-ci constamment à l'ordre. Tout excès est remarqué, la personne est prévenue, responsabilisée pour la venue d'un mal éventuel. Ce système prévient la maladie, la traite en prenant en charge le malade mais exerce, également, une pression sur ce dernier qui n'échappe pas aux remarques, aux jeux de mots, etc. qui relèvent du répertoire punitif de la pensée populaire.

Pour aborder les affections touchant la peau, j'ai choisi le chemin qui puise sa source dans le corps sain. Une partie non négligeable de ce travail est consacrée non seulement au corps sain mais aussi et surtout à celui qui dans sa plénitude esthétique ravit l'œil. Ce choix n'est pas gratuit; partir du corps sain pour arriver au corps malade relève d'une logique. En effet, j'ai, à maintes reprises, noté l'importance de l'apparence dans la réussite ou même tout simplement l'acceptation et la bonne intégration de l'individu au sein du groupe social auquel il appartient. Or, en matière de soins populaires concernant la peau, donc ce qui touche directement l'apparence, leur usage est répandu parmi toutes les couches de la société.

La liste des maladies énumérées, leur impact plus ou moins grand sur le corps, la richesse en nombre et en composition des traitements et remèdes, et les croyances les accompagnant, sont autant de preuves de mes observations qui me donnent la possibilité de mettre en évidence l'importance accordée à l'apparence dans la pensée iranienne.

L'éloge de la beauté est très présent dans la pensée iranienne et la beauté est souvent présentée comme une source ou un signe de bienfaisance, de bonté, voire de récompense des bonnes actions. La "beauté", la "perfection" du corps, l'image extérieure (qui induit une image intérieure, celle de l'âme, du caractère, etc.) sont perceptibles par notre enveloppe. Ainsi, la peau, organe de protection mais aussi moyen ou terrain d'apparition de nos états intérieurs est aussi avant tout, dans la pensée et l'imagerie populaire, l'image saisissable, l'image perceptible de chacun de nous.

LES REMÈDES POPULAIRES ET LES REMÈDES "BIOMÉDICAUX"

Passer des remèdes populaires à ceux dits "biomédicaux" n'est pas un simple choix. C'est le bouleversement de tout un système de pensée qui régit le malade, la maladie, la durée de celle-ci, et surtout la "place" de la maladie au sein de la société étudiée. Ainsi, une maladie redoutée dans la pensée populaire perd sa réputation initiale par la mise en pratique des traitements modernes. La plus grande rapidité de guérison par de nouvelles méthodes enlève, en partie, l'impact de la maladie sur les rapports du malade avec son entourage. Expliquons-nous : les traitements concernant les affections cutanées, en grande majorité d'application locale et nécessitant très souvent l'aide d'une ou plusieurs autres personnes, interviennent comme un des moyens de régulation du rôle des personnes formant la petite société dans laquelle vit le malade. Chacun de ceux qui participent à l'application ou à la préparation des remèdes (malade, mère, grand-mère, *band andâz* [femme qui épile], *dalâk* [personne qui lave les clients dans le bain public], etc.) trouve à partir de ces moments de la vie quotidienne la place et le "pouvoir" qui lui est dû : l'"événement-maladie" devient plus qu'une "réunion-guérison", mais un des moyens par lesquels les règles du jeu de la vie communautaire se confirment ou se réadaptent. Pour les maladies cutanées, par leur perceptibilité et l'urgence de corriger l'"image", l'"apparence", les membres de la petite société se réorganisent. Autour des structures bien définies du jeu de forces, chacun des personnages s'installe et le spectacle, où spectateurs et acteurs se confondent, débute. Les capacités de chacun sont évaluées et donnent lieu à un remaniement des jeux de forces. La jeune bru se montrant très compétente se fait une place devant sa belle-mère, le malade supportant la douleur gagne le respect des autres pour son endurance, etc.

On ne remplace pas, tout simplement, un cataplasme – avec toute la mise en scène qui lui correspond pour guérir la "teigne" – par une électrolyse, mais on change de mode de "perception". Ainsi, tout l'univers conçu autour de la maladie en question s'écroule. Dans ce cas, l'acteur principal (celui qui subit, c'est-à-dire le malade), l'acteur "auxiliaire" (celui qui applique le remède) et tous les autres figurants (l'entourage, les gens que l'on rencontre habituellement et qui ont eux aussi leur importance) ne jouent plus leur rôle. L'acte principal et l'acteur principal échappent au malade. Il va à la rencontre de l'inconnu dans un hôpital, ou dans un cabinet médical. Il subit toujours, mais cette fois-ci, sans pouvoir y prendre d'autre part que l'éventuelle douleur occasionnée par le traitement. Par un traitement "populaire", il a droit à quelques explications afin de situer le mal dans le contexte de sa vie quotidienne ou son historique familial. Tandis que le corps médical lui échappe complètement; il ne peut "reconnaître" l'utilité des gestes ni saisir véritablement son mal. Justement, ce dernier fait, "saisir son mal", est un facteur sinon essentiel du moins très important pour pouvoir cerner ou maîtriser la maladie.

L'ÉQUILIBRE, LA MODÉRATION, LA NORMALITÉ

On peut résumer de nombreux proverbes, consignes, etc. autour de la santé en une phrase : "l'équilibre est la clé de la santé". Cet équilibre doit être observé pour toutes les attitudes et toutes les périodes de la vie. De l'alimentation jusqu'à la place réservée au travail et au repos, seule la sagesse qui consiste à respecter l'équilibre peut assurer la santé et le bonheur[1].

Quand on évoque le mot "équilibre" (*e'tedâl*), on ne peut pas oublier l'équilibre entre les "quatre humeurs". Les manifestations cutanées sont souvent imputées à un

1. EMILE BENVENISTE dans son *Vocabulaire des institutions indo-européennes* (tome 1, p.124) note : "[...] la racine med- désigne des notions très diverses : "gouvernement", "penser", "soigner", "mesurer", ... elle peut se définir comme "mesure" non de mensuration, mais de modération (lat. modus, modestus), propre à mesurer ou à établir l'ordre dans un corps malade (lat. medeor, "soigner", medicus) [...] ce sens médical coïncide curieusement avec celui que nous observons en iranien : avestique vi-mad "médecin" (avec le proverbe vi- soulignant l'idée d'écartement) [...]".

déséquilibre intérieur qui se traduit en manifestations extérieures. C'est un appel à l'aide du corps qui est d'autant plus efficace qu'il est écouté et pris en charge puisque le mal s'accompagne aussi de désagréments visuels. D'autre part, la pensée populaire va encore plus loin, en prétendant que même pour les maladies occasionnées par une agression extérieure, c'est le corps déséquilibré qui attire plus facilement ce genre de problèmes. Toutefois, l'équilibre entre les "quatre humeurs" n'est pas une chose simple et évidente puiqu'il dépend de l'équilibre de nombreux facteurs extérieurs et intérieurs : l'homme obéit à une série de lois complexes, les mêmes lois qui régissent l'univers.

Sur ces mots, la notion de l'homme en tant que partie intégrante de l'univers nous ramène à cette ultime considération, l'idée principale que j'essaye de mettre à jour. L'idée qui consiste à considérer l'homme par rapport à chaque élément qui l'entoure et d'essayer de comprendre la cohérence qui existe entre l'homme et ces mêmes éléments. De même, la maladie présentée comme la rupture de cet équilibre trouve sa place légitime parmi les rapports et les liens que l'homme établit avec son univers.

La médecine populaire se distingue de la biomédecine par la conception d'un "univers" engendrant chaque maladie. Cet "univers" a ses propres frontières et lois. Donc, la maladie n'est pas considérée seulement comme l'intrusion de quelques "malpropretés", venues de sources différentes dans le corps, mais aussi et surtout comme la partie intégrante d'une histoire, celle de la communauté, celle de la famille et celle de l'individu. La maladie n'est pas un phénomène isolé, un état autonome, une simple altération[1] de la santé. Elle est, et explique un désordre dans l'"univers" qu'est la conception des "choses de la vie".

Ces "choses" peuvent être les manifestations des rapports de l'individu avec les membres de sa famille, avec l'ensemble de la société dont il fait partie et enfin avec l'univers dans lequel il vit. Ceci renferme tous les événements qui font qu'un individu se distingue d'un autre tout en gardant certaines ressemblances.

Tant que l'ordre et le degré de "ressemblance" ou de "différence" obéit aux règles pré-établies – mais également mouvantes, par exemple suivant les obligations historiques, économiques, géographiques, etc.– on reste dans les limites d'un "état normal". L'"état normal" une fois dépassé, on glisse plus ou moins rapidement, selon l'écart par rapport à cet état, vers l'anormalité qui peut se traduire en terme de "maladie".

La "maladie" serait l'état où l'équilibre est rompu, l'instant où l'individu s'écarte de l''univers des normalités'.

---

1. Le *Petit Robert* définit la "maladie" : "Altération organique ou fonctionnelle considérée dans son évolution, comme une entité définissable".

L'ÉTIOLOGIE

Le "chaud" et le "froid"

Dans ce travail nous avons remarqué deux éléments qui reviennent souvent : le "chaud" (*garmi*) et le "froid" (*khonaki* ou *sardi*). Le "chaud" comme cause de la plupart des maladies cutanées si ce n'est de toutes, et le "froid" comme traitement de base de celles-ci ou l'adjuvant accélérateur ou activateur d'autres remèdes. Ce n'est pas faute de mieux que ces éléments viennent en introduction comme cause ou base de traitement. Il s'agit de notions se référant à la médecine traditionnelle qui dans la pensée populaire se formulent d'une façon tellement évidente qu'une personne non-avertie pourrait les confondre avec une simplicité d'esprit. Dans un système de pensée où la santé a l'équilibre pour pilier principal, et dans la mesure où toute maladie débute par une rupture de l'équilibre, il est normal que tout traitement commence par une correction du déséquilibre. Ceci dit, un même élément peut être source de déséquilibre, en l'occurence ici, le "chaud". Les éléments dotés de qualité "froide" sont alors capables de combattre le "chaud". Ainsi, un même remède peut guérir les différents symptômes, aussi variés qu'ils soient, reconnus comme des symptômes d'un excès de "chaud".

La "saleté"

Une autre cause souvent citée pour les affections cutanées est la "saleté". Parfois sous l'influence de la médecine occidentale, on parle de *mikrob* ou *mirkob* (déformation du premier) qui correspond à microbe. On dit "cette chose a des microbes", ce qui renvoie à l'idée d'une saleté visible ou invisible à l'œil nu. Ces éléments sont plus ou moins palpables, saisissables selon chaque cas.

La rupture d'interdit ou l'accomplissement d'un acte déconseillé

Les maladies peuvent aussi être dues à la transgression d'un interdit. La sanction peut être directe : c'est la personne atteinte qui a commis cette transgression; elle peut être indirecte : ce sont les parents ou les proches du malade qui sont les responsables de la rupture. La transgression dans ce dernier cas est plus sévèrement punie, puisque un autre souffre à la place de la personne coupable. La punition consiste surtout en reproches et réprobations d'ordre divers de la part de l'entourage. Selon la gravité du mal, cette punition pourrait consister en une "image ternie" de la personne pour une période plus ou moins longue.

Le sang "sale"

Le sang "sale", celui trop chargé, trop concentré est également un des facteurs qui donne naissance aux maladies cutanées ou favorise leur apparition. Même dans les cas où la responsabilité du sang n'est pas notée, les traitements visant à le nettoyer sont souvent proposés.

La paresse du foie et des reins

Chaque partie du corps a également une "nature". Le foie et les reins sont considérés comme des membres à tendance "chaud et humide". Une surconsommation des aliments "chauds" est considérée comme néfaste pour ces deux organes et entraîne un mauvais fonctionnement. Cela favorise l'apparition de certaines manifestations cutanées.

"Cela vient de l'intérieur"

"Cela vient de l'intérieur" traduit un déséquilibre interne, celui notamment entre les "quatre humeurs". Ce déséquilibre peut être occasionnel (tel que l'emprise sur le corps d'une des "quatre humeurs"), survenu pendant une période d'excès, par exemple alimentaire, ponctuel ou constant.

L'hérédité

Je dois noter, également, l'hérédité comme origine ou mode de transmission de certaines affections. Encore faut-il noter que la notion d'"hérédité" ne concerne pas seulement les maladies connues comme héréditairement transmissibles. Ainsi, on hérite du "sang" qui à son tour pourrait transmettre quelques maladies. La prédisposition à une maladie due à une alimentation, aux conditions de vie ou aux habitudes d'hygiène communes à toute la famille est parfois mise sous la responsabilité de l'"hérédité" ou du "sang". Cette notion d'"hérédité" est d'autant plus importante qu'elle concerne l'image extérieure des membres d'une famille et de ses générations futures. Dès que l'on parle des générations futures, on évoque aussi l'idée de futures alliances. Dans un pays où la plupart des mariages est précédée d'enquêtes approfondies de la part des membres de chacune des familles concernant la parenté de l'autre, le "qu'en dira-t-on" joue un rôle important. Puisque le mariage et les enfants sont considérés comme le cours normal d'une vie adulte, "l'hérédité lésée" serait un handicap, plus ou moins important selon la nature du mal transmis, pour le libre choix du conjoint, ou plutôt, pour une meilleure chance d'être choisi par un bon parti.

La contagion / dégoût

Dans la notion de contagion, il faut noter l'importance du fait que lorsqu'on évoque ce mot il s'agit, bien sûr, de prendre des dispositions nécessaires afin de ne pas contaminer les autres. Ces dispositions sous-entendent la mise à l'écart du malade. Il faut aussi parler d'une “contagion-dégoût” qui exprime le dégoût ressenti par la vue des lésions d'où, à nouveau, la mise à l'écart de l'individu. Cela est valable même en cas de reconnaissance du mal comme un mal non-contagieux. On va même jusqu'à dire que l'imperfection du corps, le dégoût occasionné par la vue des plaies, boutons, etc. peuvent influencer l'état de santé des autres[1]. Nous revenons encore, sur l'importance de l'image donnée mais aussi sur celle reçue par autrui.

L'USAGE DES REMÈDES

Dans le choix des remèdes, on distingue des attitudes préférentielles quant au recours à la biomédecine ou à la médecine populaire. En l'absence de tout résultat ou même avec aggravation après plusieurs consultations chez un ou plusieurs médecins, on a recours à la médecine populaire. Inversement, si après l'utilisation de plusieurs remèdes, on n'obtient aucun résultat et même plutôt une aggravation, on fait appel au médecin. On peut aussi avoir recours aux deux formes de médecines, avec ou sans autres procédés (pélerinage, guérisseurs, etc.). Et enfin, si à cause de l'éloignement géographique, pour des raisons économiques ou en raison d'une impossibilité culturelle ou morale, il n'y a pas d'autre moyen possible, on a pour seul recours la médecine populaire.

En ce qui concerne l'emploi des remèdes biomédicaux : l'absence de connaissance des éléments composant les médicaments les laisse difficiles d'accès, et l'on entend souvent la phrase :

Âdam nemidune in davâ-hâ az chi hastan !
On ne sait pas de quoi sont faits ces médicaments (utilisés en biomédecine)!

L'utilisation de ces médicaments pose parfois divers problèmes : le dosage parfois anarchique, sans parler de leur utilisation à tort et à travers comme c'est le cas pour les antibiotiques, les analgésiques, etc.

Ce manque d'apprivoisement des remèdes biomédicaux joue peut-être un rôle assez important pour le recours, plus important, aux autres formes de traitements, au moins en ce qui concerne certaines catégories de la population.

À part l'administration ou l'application de remèdes à base de substances d'origine végétale, animale, minérale, chimique et même humaine, nous avons remarqué un

---

1. Par exemple, la femme enceinte influence la morphologie de l'enfant à naître par ce qu'elle voit. Le fait de voir une personne portant quelques disgrâces cutanées retentira sur l'avenir de l'enfant en gestation.

bon nombre de pratiques qui seules ou accompagnées d'autres remèdes ont pour objectif d'enrayer la maladie : soit cerner le mal (exemple : limiter la plaie en dessinant un trait bleu autour du bouton d'Orient *sâlak*), soit l'étrangler (Fig. 12), l'enterrer ou le faire pourrir (exemples : verrues *zegil* et grains de beauté *khâl*). On peut s'en débarrasser, en le transmettant à une autre personne (exemples : verrues *zegil*, fourches *mukhore* et syphilis *seflis* ou enfin le conjurer en faisant ou en évitant certains gestes : éviter de montrer du doigt une partie du corps en parlant de mauvaises plaies (afin de les éloigner de soi); lui faire peur (exemple : orgelet), lui imposer sa volonté (exemple : verrues, ou bouton d'Orient dont on modifie le nom pour en écourter la durée).

Certaines manifestations sont considérées comme bénéfiques (par exemple les gerçures) parce que l'on croit que les mauvais éléments ont pu ainsi trouver une issue. Ainsi, souvent, l'attitude envers ces manifestations consiste à les soulager juste assez pour que l'on n'en souffre pas trop, tout en prenant soin de ne pas les laisser guérir totalement afin de laisser passer ce qui doit sortir .

Certaines manifestations annoncent parfois la guérison prochaine de la maladie. C'est pour cela aussi que l'on accélère leur apparition (maturité des boutons, furoncles, etc.)

LA CONNAISSANCE MÉDICALE ET SON UTILISATION

Il m'a semblé que le degré de connaissance et d'utilisation des remèdes populaires (au moins en ce qui concerne les maladies cutanées) est surtout en rapport intime avec des prédispositions familiales. C'est dire que dans une famille, quelle que soit son appartenance sociale, lorsque l'art de se guérir est présent et reste vivant, même les plus jeunes membres ont d'extraordinaires connaissances médicales. Parfois, cette connaissance, pour ainsi dire, “héréditaire” (dans le sens de perpétuité dans la famille comme une sorte d'héritage) est enrichie de connaissances “scientifiques” par la lecture, les études, les mass média... Dans ce cas, j'ai constaté que les remèdes sont en général essayés, surtout ceux qui ne posent pas de problème de rejet occasionné par le dégoût.

Parmi les personnes bénéficiant d'une scolarisation plus ou moins avancée, j'ai constaté une démarche explicative des remèdes. C'est-à-dire qu'elles essayent de donner ou de trouver une explication “logique” aux traitements, surtout ceux qu'elles jugent efficaces.

D'après les différentes catégories d'âge, la connaissance des maladies varie d'une simple connaissance du nom à celle de ses symptômes et à ses modes de guérison. Certaines maladies très répandues dans le passé mais plus rares de nos jours, du moins dans les grandes villes, ne sont connues des jeunes qu'à travers les histoires anciennes (racontées par les proches) ou parfois grâce aux cicatrices laissées sur le corps de leurs aînés.

LA MÉDECINE – EXPÉRIENCE

Enfin c'est une médecine basée en grande partie sur l'expérience. D'ailleurs, la sagesse populaire associe le savoir avec l'expérience :

Hakim ânast ke sar-e khodash âmade bâshad
Médecin est celui à qui le mal est arrivé.

Ainsi, elle n'est pas un savoir immuable et s'enrichit des expériences de chacun. L'affrontement de ces expériences donne lieu à une ré-évaluation des traitements. La sélection est ainsi réalisée au fur et à mesure que le traitement fait ses preuves par rapport à son efficacité, à son coût, à la facilité d'approvisionnement des éléments le composant, à son mode de préparation et d'utilisation, etc. À chaque temps, correspond le traitement le plus adapté et le plus compétitif. Au fil du temps et à chaque utilisation les modifications sont apportées. Le laboratoire familial dose et mesure suivant les besoins immédiats. Ainsi, les traitements notés dans ce travail ne sont qu'un schéma général, chaque remède pouvant être modifié peu ou prou. Le savoir populaire ne stagne pas. Certes, une partie de ces savoirs se perd avec la disparition des personnes les maîtrisant, mais d'autres parties, véhiculées par tout un chacun s'enrichissent de jour en jour.

Il n'est nullement question de mettre en doute les progrès de la médecine moderne dont l'utilité est indiscutable. Cette description de la médecine populaire n'a aucunement pour but de faire son apologie contre la biomédecine, mais bien plutôt d'attirer l'attention sur le fait que le recours à la biomédecine n'empêche pas de faire appel à la médecine populaire, et vice-versa. En effet, la biomédecine, faute d'être insérée dans un ensemble cohérent, apparaît à la plupart des Iraniens qui se tournent vers elle comme dépareillée et démunie d'un vrai sens. Au contraire, les notions de médecine populaire, faisant partie du bagage culturel, restent présentes. Elles font partie du décor général, enracinées dans chacun des gestes quotidiens. Ignorer cette réalité et ne pas prendre en considération les données inhérentes au savoir populaire peut être source de malentendus et d'incompréhension entre malade et médecin, d'erreur de diagnostic et de prescription. Par exemple, on sait que la phytothérapie dont l'usage est très populaire, n'est pas, malgré la croyance générale, une médecine couramment appelée douce. Ainsi, son emploi simultané avec des remèdes biomédicaux pourrait fausser leur résultat, annuler leur efficacité ou aggraver les symptômes qu'ils visent. L'emploi de la médecine populaire n'est pas une pratique ponctuelle et limitée dans le temps : elle est une manière de vivre. Elle vise aussi bien le corps sain que le corps malade, présente alors sous forme de concepts préventifs. Ignorer que le malade vit et réagit, même inconsciemment, en fonction de cet ensemble de données est méconnaître sa vision du monde et son mode de vie. Ainsi, quand le médecin prescrit à son patient : “Il faut manger léger”, ce “manger léger” le renvoie à une certaine catégorie d'aliments qui ne sont pas nécessairement ceux qu'envisageait le médecin. Des exemples comme celui-ci sont nombreux et le fait que les médecins aient une clientèle pléthorique n'est pas une raison pour que leur façon de traiter soit totalement assimilée ou intégrée. N'oublions pas que le malade sortant du cabinet médical reste libre de penser ce qu'il veut des prescriptions et d'en faire l'usage qu'il entend. L'emploi anarchique des vitamines, laxatifs, sédatifs, antibiotiques, corticoïdes... par les patients et même par leur entourage n'est pas un exemple isolé. Dans l'état actuel des choses, il serait sage, en toute connaissance de cause, d'aider à ce que le savoir populaire puisse rectifier ses erreurs par une information meilleure, c'est-à-dire plus adaptée. En fait, grâce à la connaissance de cette médecine, le dialogue entre médecin et patient pourra s'établir sur les bases de la compréhension et porter ainsi ses fruits.

ANNEXE I

INFORMATIONS CONCERNANT LES PERSONNES INTERROGÉES

Pour chaque personne interrogée on a précisé sa profession ainsi que, le cas échéant, celle des autres personnes faisant vivre le foyer. Il en est de même pour les veuves quand elles bénéficient des biens de son conjoint décédé, de ses enfants ou de son gendre.

Chaque personne est identifiée par un numéro qui est repris dans le texte entre { } pour préciser l'origine des informations.

Classes d'âge	Code
15-24 ans	I
25-34	II
35-44	III
45-54	IV
55-64	V
65-74	VI
75-84	VII
85 et plus	VIII

1. Femme, originaire de Téhéran, classe d'âge IV, mariée, enfants et petits - enfants, niveau baccalauréat, retraitée (directrice d'école), profession de l'époux : haut fonctionnaire.

2. Femme, originaire d'Abadan, classe d'âge I, mariée, enfants, niveau baccalauréat, femme au foyer, profession de l'époux : inspecteur.

3. Femme, originaire de Téhéran, classe d'âge IV, divorcée, enfants et petits-enfants, niveau baccalauréat, retraitée (secrétaire).

4. Femme, originaire d'Andimeshk, classe d'âge IV, divorcée, enfants et petits-enfants, niveau baccalauréat, retraitée (fonctionnaire).

5. Femme, originaire de Shahriyâr, classe d'âge VI, mariée, enfants et petits-enfants, analphabète, femme au foyer, profession de l'époux : retraité (fonctionnaire).

6. Femme, originaire de Téhéran, classe d'âge I, célibataire, niveau baccalauréat, secrétaire, profession de la mère : fonctionnaire.

7. Femme, originaire de Téhéran, classe d'âge IV, veuve, enfants et petits-enfants, niveau baccalauréat, retraitée (comptable).

8. Femme, originaire de Téhéran, classe d'âge V, mariée, enfants et petits-enfants, niveau primaire, femme au foyer, profession de l'époux : retraité (militaire).

9. Femme, originaire de Kerman, classe d'âge III, célibataire, niveau études supérieures, fonctionnaire.

10. Homme, originaire de Téhéran, classe d'âge I, célibataire, niveau études supérieures, ingénieur.

11. Femme, originaire de Yazd, classe d'âge VII, veuve, femme au foyer, niveau école coranique, profession du fils : petit commerçant.

12. Femme, originaire de Téhéran, classe d'âge III, mariée, niveau études supérieures, haut fonctionnaire, profession de l'époux : médecin.

13. Femme, originaire de Bandar Abbas, Classe d'âge IV, célibataire, niveau études supérieures, infirmière.

14. Femme, originaire de Kerman, classe d'âge V, mariée, enfants et petits-enfants, niveau secondaire, femme au foyer, profession de l'époux : retraité (militaire).

15. Femme, originaire de Kerman, classe d'âge VI, veuve, enfants et petits-enfants, niveau primaire (*akâber*), femme au foyer, profession de l'époux : fonctionnaire décédé.

16. Femme, originaire de Téhéran, classe d'âge V, mariée, enfants et petits-enfants, niveau primaire, femme au foyer, profession de l'époux : profession libérale.

17. Femme, originaire de Tâleghân, classe d'âge IV, mariée, enfants et petits-enfants, niveau primaire, femme au foyer, profession de l'époux : grand commerçant.

18. Femme, originaire de Shâhrud, classe d'âge V, mariée, enfants et petits-enfants, analphabète, femme de ménage, profession de l'époux : ouvrier.

19. Femme, originaire du Gilan, classe d'âge VI, veuve, enfants et petits-enfants, niveau primaire (*akâber*), femme au foyer, profession du gendre : propriétaire terrien.

20. Femme, originaire de Mahallat, classe d'âge V, mariée, enfants et petits-enfants, niveau primaire, femme au foyer, profession de l'époux : retraité (professeur de lycée).

21. Femme, originaire de Shiraz, classe d'âge IV, mariée, enfants et petits-enfants, analphabète, femme de service (hôpital), profession de l'époux : vitrier.

22. Femme, originaire de Khalkhâl, classe d'âge IV, veuve, enfants et petits-enfants, niveau primaire, femme au foyer, profession de la fille : secrétaire.

23. Femme, originaire de Zendjan, classe d'âge IV, veuve, enfants et petits-enfants, niveau secondaire, femme au foyer, profession de l'époux : retraité décédé (technicien).

24. Femme, originaire de Téhéran, classe d'âge II, célibataire, niveau études supérieures, secrétaire.

25. Femme, originaire de Golpâyegân, classe d'âge IV, mariée, enfants et petits-enfants, école coranique, femme au foyer, profession de l'époux : balayeur.

26. Femme, originaire de Nain, classe d'âge VI, veuve, enfants et petits-enfants, femme au foyer, niveau école coranique, profession du fils : propriétaire terrien.

27. Femme, originaire de Téhéran, classe d'âge IV, divorcée, enfants et petits-enfants, niveau secondaire, monitrice de crèche.

28. Femme, originaire de Kerman, classe d'âge V, veuve, enfants et petits-enfants, niveau baccalauréat, retraitée (fonctionnaire).

29. Femme, originaire de Tâleghân, classe d'âge IV, mariée, enfants et petits-enfants, niveau secondaire, vendeuse, profession de l'époux : profession libérale.

30. Homme, originaire de Tabriz, classe d'âge VI, marié, enfants et petits-enfants, niveau baccalauréat, retraité (fonctionnaire).

31. Homme, originaire du Baluchistan, classe d'âge VI, marié, enfants et petits-enfants, niveau primaire, retraité (mineur).

32. Homme, originaire de Ghazvin, classe d'âge VI, marié, enfants et petits-enfants, niveau primaire, petit commerçant.

33. Homme, originaire de Téhéran, classe d'âge II, célibataire, niveau baccalauréat, technicien.

34. Femme, originaire de Téhérân, classe d'âge III, mariée, enfants, niveau études supérieures, architecte, profession de l'époux : petit commerçant.

35. Femme, originaire de Ghazvin, classe d'âge VIII, veuve, enfants et petits-enfants, analphabète, femme au foyer, profession du gendre : petit commerçant.

36. Femme, originaire de Meshed, classe d'âge V, mariée, enfants, niveau études supérieures, retraitée (institutrice), profession de l'époux : grand commerçant.

37. Femme, originaire du Gilan, classe d'âge II, mariée, enfants, niveau primaire, femme au foyer, ouvrier.

38. Femme, originaire d'Ispahan, classe d'âge II, mariée, enfants, niveau études supérieures, femme au foyer, profession de l'époux : ingénieur.

39. Femme, originaire de Mahallat, classe d'âge VI, mariée, enfants et petits-enfants, analphabète, femme au foyer, forgeron.

40. Femme, originaire de Shahriyâr, classe d'âge VIII, veuve, enfants et petits-enfants, analphabète, femme au foyer, profession du fils : ouvrier.

41. Femme, originaire de Mahâbâd, classe d'âge VII, divorcée, enfants et petits-enfants, niveau primaire (*akâber*), femme au foyer, profession du fils : profession libérale.

42. Femme, originaire de Tabriz, classe d'âge VIII, veuve, enfants et petits-enfants, niveau primaire (*akâber*), femme au foyer, profession du fils : fonctionnaire.

43. Femme, originaire de Téhéran, classe d'âge IV, mariée, enfants et petits-enfants, niveau secondaire, femme au foyer, profession de l'époux : ingénieur.

44. Femme, originaire d'Ardebil, classe d'âge VIII, mariée, enfants et petits-enfants, analphabète, femme de ménage, profession de l'époux : ouvrier au chômage.

45. Femme, originaire de Téhéran, classe d'âge II, mariée, enfants, niveau études supérieures, femme au foyer, profession de l'époux : petit commerçant.

46. Femme, originaire de Rasht, classe d'âge III, mariée, enfants, niveau études supérieures, coiffeuse, profession de l'époux : employé de bureau.

47. Femme, originaire de Bam, classe d'âge III, mariée, enfants, niveau baccalauréat, employée de banque, profession de l'époux : petit commerçant.

48. Femme, originaire de Qom, classe d'âge IV, mariée, enfants et petits-enfants, niveau primaire, femme au foyer, profession de l'époux : grand commerçant.

49. Femme, originaire de Sirdjân, classe d'âge V, mariée, enfants et petits-enfants, analphabète, femme de ménage, profession de l'époux : maçon

50. Femme, originaire de Babolsar, classe d'âge III, mariée, enfants, niveau primaire, femme de ménage, profession de l'époux : plombier.

51. Homme, originaire de Mahallat, classe d'âge VI, marié, enfants et petits-enfants, niveau primaire (*akâber*), forgeron.

52. Femme, originaire de Khurramshahr, classe d'âge II, mariée, niveau baccalauréat, femme au foyer, profession de l'époux : comptable.

53. Femme, originaire d'Ispahan, classe d'âge V, mariée, enfants, niveau baccalauréat, employée de banque, profession de l'époux : fonctionnaire.

54. Femme, originaire de Zendjan, classe d'âge V, mariée, enfants et petits-enfants, niveau primaire, femme au foyer, profession de l'époux : employé de bureau.

55. Femme, originaire de Téhéran, classe d'âge IV, mariée, enfants et petits-enfants, niveau secondaire, retraitée (fonctionnaire), profession de l'époux : retraité (militaire).

56. femme, originaire de Téhéran, classe d'âge IV, divorcée, niveau secondaire, retraitée (fonctionnaire).

57. Femme, originaire de Rasht, classe d'âge VII, veuve, enfants et petits-enfants, niveau primaire (*akâber*), femme au foyer, profession de l'époux : retraité décédé (juge).

58. Femme, originaire de Téhéran, classe d'âge II, célibataire, niveau études supérieures, femme au foyer, profession du père : directeur (banque).

59. Femme, originaire d'Arâk, classe d'âge I, célibataire, niveau études supérieures, étudiante, profession du père : profession libérale.

60. Femme, originaire de Gurgan, classe d'âge IV, mariée, enfants, niveau secondaire, femme au foyer, profession de l'époux : technicien.

61. Femme, originaire de Malâyer, classe d'âge V, mariée, enfants et petits-enfants, niveau primaire, femme au foyer, profession de l'époux : haut fonctionnaire.

62. Femme, originaire de Rezaiyeh, classe d'âge IV, veuve, enfants, niveau secondaire, femme au foyer, profession de l'époux : retraité décédé (fonctionnaire).

63. Femme, originaire de Sanandaj, classe d'âge V, mariée, enfants et petits-enfants, niveau secondaire, femme au foyer, profession de l'époux : propriétaire terrien.

64. Femme, originaire d'Ispahan, classe d'âge III, mariée, enfants, niveau baccalauréat, femme au foyer, profession de l'époux : médecin.

65. Femme, originaire de Tabriz, classe d'âge II, mariée, niveau études supérieures, étudiante, profession de l'époux : architecte.

66. Femme, originaire de Châlus, classe d'âge VII, veuve, enfants et petits-enfants, analphabète, femme de ménage.

67. Homme, originaire de Yazd, classe d'âge VI, marié, enfants et petits-enfants, niveau baccalauréat, retraité (militaire).

68. Femme, originaire de Meshed, classe d'âge III, mariée, enfants, niveau études supérieures, femme au foyer, profession de l'époux : architecte.

69. Femme, originaire de Shiraz, classe d'âge V, mariée, enfants et petits-enfants, niveau primaire, femme au foyer, profession de l'époux : grand commerçant.

70. Femme, originaire de Birdjand, classe d'âge VI, veuve, enfants et petits-enfants, analphabète, femme de ménage.

71. Femme, originaire d'Abadan, classe d'âge VI, veuve, enfants et petits-enfants, niveau primaire, femme au foyer, profession de la fille : employée de bureau.

72. Femme, originaire d'Abadan, classe d'âge III, mariée, enfants, niveau secondaire, femme au foyer, profession de l'époux : ouvrier électricien.

73. Femme, originaire de Shahriyâr, classe d'âge IV, mariée, enfants et petits-enfants, niveau primaire, femme au foyer, profession de l'époux : ouvrier.

74. Femme, originaire de Mazandaran, classe d'âge IV, mariée, enfants et petits-enfants, niveau primaire, femme au foyer, profession de l'époux : épicier.

75. Femme, originaire de Mazandaran, classe d'âge II, mariée, enfants, niveau primaire, femme au foyer, profession de l'époux : menuisier.

76. Femme, originaire de Hamadân, classe d'âge II, mariée, enfants, niveau primaire, femme au foyer, profession de l'époux : ouvrier.

77. Femme, originaire de Yazd, classe d'âge V, mariée, enfants et petits-enfants, niveau primaire, femme au foyer, profession de l'époux : fonctionnaire.

78. Homme, originaire de Zendjan, classe d'âge V, marié, enfants, niveau baccalauréat, fonctionnaire.

79. Femme, originaire de Téhéran, classe d'âge II, mariée, enfants, niveau études supérieures, femme au foyer, profession de l'époux : ingénieur.

80. Femme, originaire de Shahriyâr, classe d'âge VI, mariée, enfants et petits-enfants, analphabète, profession de l'époux : retraité (employé).

81. Femme, originaire d'Andimeshk, classe d'âge III, mariée, enfants, niveau baccalauréat, femme au foyer, profession de l'époux : fonctionnaire.

82. Femme, originaire de Shâhrud, classe d'âge IV, veuve, enfants et petits-enfants, niveau baccalauréat, retraitée (employée).

ANNEXE II

LEXIQUE DES MALADIES ET PROBLÈMES DE PEAU

(en persan; pour les équivalents en français, cf. Annexe III)
D'après des entretiens réalisés en 1983 et 1986

Sur cette liste de noms de maladies, certains sont facilement identifiables. En effet, ils correspondent aux tableaux cliniques qui permettent une identification aisée des noms par rapport aux termes scientifiques leur correspondant. D'autres sont des termes descriptifs qui privilégient la cause ou un des symptômes de l'affection.

Chaque citation comprend les indications suivantes :

Nom local en transcription et en caractères arabo-persans : nom français (nombre de citations en 1982 sur 53 informateurs, idem en 1986 pour 82 informateurs); page où la maladie est présentée, autres pages où la maladie est citée; traduction littérale.

A

âbse-ye sar-e angosht آبسهٔ سر انگشت : cf. *'aghrabak;* 137
/abcès/monème de liaison/ tête, bout/ monème de liaison/ doigt/
âft آفت : ulcération douloureuse buccale (aphte) (9, 15); 51, 145
akne اکنه : acné cf. *jush ;* 82
âmâs-e nâkhon آماس ناخن : cf. *gushe kardan;* 135
/enflure/monème de liaison/ongle/
'aghab rafte-gi-ye nâkhon عقب رفتگی ناخن : onychomycose; 137
/recul/monème de liaison/ ongle : régression, retrait de l'ongle
'aghrabak عقربك : panaris (3, 9); 137
/scorpion/ +/suffixe diminutif "ak"/
'aragh عرق : transpiration (16, 20); 50; 108
'aragh suz عرق سوز : miliaire sudorale (9, 13); 84
/sueur/ + /radical présent du verbe brûler/
â(a)z(zh)akh (آزخ) آژخ : cf. *zegil;*

B

bahak(gh) بهك : cf. *lak-e sefid;* 90
b(p)âlu(k) (پالوك) بالوك : cf. *zegil;* 162
baras برص : vitiligo (3, 17); 90, 92
baras-e sefid برص سفید : vitiligo blanc; 92
/vitiligo/monème de liaison/blanc/
barfak برفك : muguet (10, 21); 50, 103

/neige/ + /suffixe diminutif "ak"/

baras-e nâkhon برص ناخن : cf. *lak-e sefid-e nâkhon*

/vitiligo/monème de liaison/ongle/

bavâsir بواسیر : hémorroïdes (17, 44); 51, 204

bavâsir-e bâdi بواسیر بادی : hémorroïdes douloureuses; 204

/hémorroïde/ +/monème de liaison/ + /vent/+ /suffixe dérivationnel "i"/

bavâsir-e khuni بواسیر خونی : hémorroïdes accompagnées de saignements; 204

/hémorroïde/monème de liaison/(/sang/ + /suffixe dérivationnel "i"/)

bavâsir-e dokmei بواسیر دکمه ای : hémorroïdes externes; 204

/hémorroïde/ monème de liaison/ + (/bouton/ + /suffixe dérivationnel "i"/)

boridegi بریدگی : coupure (18, 39); 51, 170

bu-ye dahân بوی دهان : haleine fétide (1, 10); 50, 109

/odeur/ monème de liaison/ bouche/

CH

cherâgh tutu چراغ توتو : cf. *kermak;*

/lumière/ver/

chin o choruk چین و چروک : rides (17, 29); 81

terme formé de /pli, rides, froncement/ + /et/ + /rides/

D

dâghme-ye bache داغمهٔ بچّه : croûte de lait (séborrhée du nourrisson) (3, 13); 50, 102

/croûte/ + /monème de liaison/ + /enfant/

dâne-ye siyâh دانهٔ سیاه : points noirs (17, 26); 84

/grain/ + /monème de liaison/ + /noir/

dâ' el-sa'lab داءالثعلب : syndrome spécifique entraînant la chute totale des poils et cheveux (0, 2); 131

/maladie/ + /monème de liaison/ + /renard/

domal دمل : furoncle (25, 32); 51, 139, 141, 198

E

eg(k)zemâ اگزما (اکزما) : lésion dermatologique spécifique (eczéma) (32, 36); 153

G

gâl گال : gale cf. *jarab;* 155

gandetâval گند تاول : ecthyma (0, 7); 143

/infectée/cloque/

gandome گندمه : cf. *zegil;* 162

/blé/ + /suffixe diminutif "e"/

gazidegi گزیدگی : piqûre (20, 36), 51, 175

girâ گیرا : cf. *domal*

golghahre گل تهره : affection spécifique des enfants traduite par l'apparition de taches blanches sur leur visage (0, 2); 100
/fleur/ + /emportement, colère, rogne/
golmozhe گل مژه : orgelet (16, 29); 51, 143
/fleur/ + /cil/
guk گوک : cf. *zegil;* 162
gushe kardan گوشه کردن : onyxis (16, 23); 135
/coin/faire/
gush kharak گوش خرک : cf. *'aghrabak*
/oreille/ + /âne/ + /suffixe diminutif "ak"/

GH

ghâch-e lab تاچ لب : crevasse de coins des lèvres (10, 23); 147
/fissure/ + /monème de liaison/ + /lèvre/
ghâch-e zabân تاچ زبان : crevasse sur la langue (7, 12); 148
/fissure/ + /monème de liaison/ + /langue/
ghârch-e dast yâ pâ تارچ دست یا پا : champignon sur les mains ou les pieds (0, 6); 158
/champignon/ monème de liaison/main/ ou /pied/
ghârch-e rahem [farj] تارچ رحم (فرج) : mycoses vulvaires (1, 4); 211
/champignon/monème de liaison/utérus [vagin]/
ghârch-e sar تارچ سر : favus (2, 12); 121
/champignon/monème de liaison/tête/
ghermezi-ye pust ترمزی‌پوست : affection spécifique caractérisée par des rougeurs localisées sur la peau (1, 6); 80
/rougeur/monème de liaison/peau/
ghode-ye charbi غدهٔ چربی : affection spécifique caractérisée par l'apparition sous-cutanée de ganglions de graisse (0, 3); 85
/ganglion/monème de liaison/gras/ suffixe dérivationnel "i"/

H

hasâsiyat-e pusti حساسیت پوستی : "allergies cutanées" (18, 27); 155
/1: sensibilité, 2: allergie/ + /monème de liaison/ + (terme formé de /peau/ + /suffixe adjectival "i")/

J

jarab جرب : gale (4, 19); 155
jush جوش : terme générique (bouton) (36, 45); 82, 104
jush-e cheshm جوش چشم : cf. *golmozhe;* 143
/bouton/monème de liaison/œil/
jush-e garmâ zadegi جوش گرمازدگی : cf. *'aragh suz*; 84
/bouton/ + /monème de liaison/ + /chaleur/ + (terme formé de /frappé/ + /suffixe nominal d'abstraction "g + i")/

jush-e ghorur-e javâni جوش غرور جوانی : acné juvénile cf. *jush* ; 82
/bouton/monème de liaison/orgueil/monème de liaison/ jeunesse/
jush-e nozâd جوش نوزاد : boutons du nourrisson (0, 7); 50, 102
/bouton/monème de liaison/nourrisson/

K

kabudi (siyâhi)-ye zir-e cheshm کبودی (سیاهی) زیر چشم : cernes (9, 14); 85
/bleuâtre (noirceur)/monème de liaison/ dessous/ monème de liaison/ / œil/
kachali کچلی : terme générique (teigne) (27, 44); 37, 51, 186, 187, 188
/teigneux/suffixe nominal d'abstraction "i"/
kafgirak کفگیرک : anthrax (10, 18); 51, 198
/écumoire/ + /suffixe diminutif "ak"/
kahir کهیر : urticaire (15, 21); 157
kak o mak کک و مک : cf. *lak;*
kalaf کلف : cf. *lak*
kamkhuni کم خونی : syndrome asthénique général (anémie) (4, 16); 50, 97, 127
/peu/ + /sang/ + /suffixe nominal d'abstraction "i"/
kermak کرمک : oxyure (9, 20); 51, 202
/ver/ + /suffixe diminutif "ak"/
kope کپّه : cf. *sâlak*
kope-ye armani کپّهٔ ارمنی : cf. *sâlak*
/"kope"/monème de liaison/arménien/
kuft کوفت : cf. *seflis*; 214
kurak کورک : furoncle (27, 30); 51, 139, 141
kurak-e cheshm کورک چشم : cf. *golmozhe* ; 143
/furoncle/monème de liaison/œil/

KH

khâl خال : forme de lentigo (43, 69); 86
khâl-e gushti خال گوشتی : naevus tubéreux cf. *khâl*; 87
/nævus/ + /monème de liaison/ + /charnu/
khanâzir خنازیر : adénite d'origine tuberculeuse (8, 17); 51, 199
/1: porcs 2: nom de maladie/écrouelles,
khâresh خارش : démangeaison (20, 35); 151
khâreshak (va tarashoh) خارشک (و ترشّح) : démangeaisons génitales (et pertes vaginales) (8, 16); 51, 209
/démangeaison/ + /suffixe diminutif "ak"/(/et/secrétion/)/
khâreshak-e bache خارشک بچّه : eczéma du nourrisson (10, 16); 103
/démangeaison/ + /suffixe diminutif "ak"/ + /monème de liaison/ + /enfant/
khâresh-e dastgâh-e tanasoli خارش دستگاه تناسلی : cf. *khâreshak;* 209
/démangeaison/ + /monème de liaison/ + /organe/ + /monème de liaison/ + / génital/
khâresh-e tanâsoli خارش تناسلی : cf. ***khâreshak***
/démangeaison/ + /monème de liaison/ + /génital/

khâresh-e khânum-hâ خارش خانمها : cf. *khâreshak*
terme formé de /démangeaison/ + /monème de liaison/ + /dames/
khiyârak خیارک : bubon (6, 15); 51, 197
/concombre/ + /suffixe diminutif "ak"/
khoshki zadan va puste shodan خشکی زدن و پوسته شدن : affection spécifique caractérisée par une peau desséchée qui pèle (4, 13); 85
/sécheresse/frapper/et/peler/
khunmordegi خون مردگی : hématome (10, 12); 178
/sang/ + /mort/ + /suffixe nominal d'abstraction "gi"/
khunrizi خونریزی : hémorragie cf. *boridegi;* 170
/sang/ + /radical du verbe verser/ + /suffixe nominal d'abstraction "i"/

L

lak لك : d'une part le nom générique désignant les taches, d'autre part : éphélide (taches de rousseur) (19, 32); 88
lak-e bârdâri لك بارداری : masque de grossesse (14, 32)
/tache/ + /monème de liaison/ + /grossesse/
lak o pis لك و پیس : cf. *lak-e sefid;* 90
/tache/et/dépigmenté/
lak-e ghahvei لك قهوه‌ای : taches brunes (2, 11); 91
/tache/ + /monème de liaison/ + /brune/
lak-e sefid لك سفید : taches blanches sur la peau (12, 20); 90
/tache/ + /monème de liaison/ + /blanche/
lak-e sefid-e nâkhon لك سفید ناخن : euconychies (5, 13) cf. *baras-e nâkhon;* 136
/tache/ monème de liaison/blanche/monème de liaison/ongle/
lâghari لاغری : maigreur (10, 34); 50, 93
/maigre/ + /suffixe nominal d'abstraction "i"/

M

maraz-e mashhur مرض مشهور : cf. *seflis;* 214
/maladie/ + /monème de liaison/ + /connue/
mikhche میخچه : cor (10, 17); 51, 146
/clou/ + /suffixe diminutif "che"/
mukhore موخوره : affection caractérisée par l'apparition de fourches au niveau des pointes des cheveux (24, 39); 116
/cheveu/ + /qui mange/
mu-ye charb موی چرب : cheveux gras (5, 14); 115
/cheveu/ + /monème de liaison/ + /gras/
mu-ye khoshk موی خشك : cheveux secs (6, 9); 115
/cheveu/ monème de liaison/sec/
mu-ye zâ'ed موی زائد : poils superflus (24, 32); 127, 129
/cheveu [poil]/en trop/

N

navâsir نواسير : fistule anale (0, 3); 209
/pl. de *nâsur* : 1: plaie autour de l'anus, de l'œil ou de la racine des dents, 2: fistule 3: plaie difficile à traiter/
nâkhon-e narm ناخن نرم : ongle mou (5, 19); 136
/ongle /monème de liaison/ mou/
nâkhon-e shekanande ناخن شکننده : ongle cassant (10, 16); 135
/ongle/monème de liaison/cassant/
nemov-e rish va sebil نموّ ریش و سبیل : croissance de barbes et moustaches (7, 27); 127
/croissance/monème de liaison/barbe/et/ moustache/

P

pâregi-ye dahâne-ye rahem پارگی دهانهٔ رحم : déchirure du périnée cf. *boridegi*; 170
/déchirure/ monème de liaison/entrée/ monème de liaison/utérus [vagin]/
pechukh پچوخ : cf. *kurak;* 139
pisi پیسی : cf. *baras;* 92
pust-e charb پوست چرب : peau grasse (3, 10); 80
/peau/ + /monème de liaison/ + /gras/
pust-e khoshk پوست خشك : peau sèche (4, 9); 80
/peau/ + /monème de liaison/ + /sèche/

R

reshgak رشکگ : cf. *khâreshak-e bache*
/1: lente de poux 2: barbe touffue 3: homme à barbe touffue/ + /suffixe diminutif "ak"/
rishe kardan ریشه کردن : cf. *gushe kardan;* 135
/racine/faire/
rish-e pâ ریش پا : cf. *mikhche;* 146
/1: barbe 2: plaie/monème de liaison/ /pied/
rish-e zan ریش زن : barbe des femmes (9, 15); 130
/barbe/ monème de liaison/femme/
rish rish-e dor-e nâkhon ریش ریش دور ناخن : "envies" (19, 18); 135
/lacéré/ monème de liaison/contour/ monème de liaison/ ongle/
rish rish shodan ریش ریش شدن : cf. *gushe kardan*
/lacéré/ + /devenir/
rizesh-e 'asab-i-ye mu ریزش عصبی مو : chute d'origine nerveuse des cheveux (1, 7); 121
/chute/ monème de liaison/nerveux/monème de liaison/cheveu/
rizesh-e mu ریزش مو : chute des cheveux (41, 72); 119
/chute/monème de liaison/cheveu/

rizesh va nemov-e abru ریزش و نموّ ابرو : chute et croissance des sourcils (11, 24); 124
/chute/et/croissance/monème de liaison/sourcil/
rizesh va nemov-e mozhe ریزش و نموّ مژه : chute et croissance des cils (20, 32); 123
/chute/et/croissance/monème de liaison/cil/

S

sâlak سالک : bouton d'Orient (22, 31); 36, 51, 59, 181, 182, 183, 184, 185
terme formé de /année/ + /suffixe diminutif "ak"/
sâlul ثالول : cf. *zegil;* 162
sarmâzadegi سرمازدگی : engelure (4, 12); 179
/froid/ + /(/frappé/ + /suffixe nominal d'abstraction "g + i")/
sefidak سفیدک : cf. *barfak*
/blanc/ + /suffixe diminutif "ak"/
sef(p)id shodan-e mu سفید (سپید) شدن مو : blanchissement des cheveux (14, 23); 118
/blanc/ + /devenir/ + /monème de liaison/ + /cheveu/
seflis سفلیس : syphilis (3, 20); 214
sodâ سودا : cf. *egzemâ;* 153
/1:.bile noire 2:.eczemâ/
sukhtegi سوختگی : brûlure (32, 45); 51, 173
sukhtegi az edrâr va madfu' سوختگی از ادرار و مدفوع : erythèmes fessiers et des plis (15, 18); 50, 103
/brûlure/par/urine/et/excrément/
sukhtegi-ye za'if سوختگی ضعیف : brûlure faible (superficielle) cf.*sukhtegi*
/brûlure/ + /monème de liaison/ + /faible/
sukhtegi-ye pâ-ye bache سوختگی پای بچّه : cf. *sukhtegi-az edrâr va madfu'*
/brulure/monème de liaison/pied [jambe]/monème de liaison/enfant/
sukhtegi-ye shadid سوختگی شدید : brûlure profonde (grave) cf. *sukhtegi*
/brûlure/monème de liaison/violente/
suzâk سوزاک : blennorragie (gonococcie) (1, 8); 217
/radical présent du verbe brûler/ + /suffixe adjectival "ak"/
suzanak سوزنک : cf. *suzâk*
/aiguille /suffixe diminutif "ak"/
suzesh-e pust سوزش پوست : affection spécifique caractérisée par une sensation de brûlure cutanée (2, 13); 85
/1: brûlure 2: picotement/monème de liaison/ + /peau/

SH

shaghâgh-e sine شقاق سینه : crevasses aux seins (5, 23); 147, 150
/crevasse/monème de liaison/poitrine/
shekastegi شکستگی : fracture cf. plaies; 170

/cassé/ + /suffixe nominal d'abstraction "g +i"/
shepesh شپش : pou (19, 27); 122
shure-ye dor-e cheshm شورۀ دور چشم : infection spécifique du pourtour de l'œil (2, 6); 125
terme formé de /pellicule/ + /monème de liaison/ + /autour/ + /monème de liaison / + /œil/
shure-ye sar شورۀ سر : pellicules (19, 24); 116
/pellicule/monème de liaison/tête/

T
tabkhâl تبخال : bulle d'herpès (8, 22); 51, 142
/fièvre/ + /nævi/bouton de fièvre
tarak ترک : lésion cutanée (crevasse, gerçure, fissure) (11, 16); 146
/fissure, crevasse, gerçure/
tarak-e lab ترک لب : cf. *ghâch-e lab*; 147
/fissure/monème de liaison/lèvre/
tarak-e kaf-e dast ترک کف دست : crevasse des paumes des mains cf. *tarak-e pâ ;* 148
/fissure/monème de liaison/paume/monème de liaison/ + /main/
tarak-e kaf-e pâ ترک کف پا : crevasse des plantes des pieds (32, 44); 148
/fissure/ monème de liaison/plante/monème de liaison/pied/
tarak-e pust ترک پوست : vergetures (10, 15); 151
/crevasse/monème de laison/peau/
tarak-e suzesh dâr ترک سوزش دار : crevasses brûlantes cf. *shaghâgh-e sine*
/crevasse/monème de liaison/ +(/picotement, brûlure/ + /possédant/)
tâsi طاسی : calvitie (3, 15); 118
/bol/ + /suffixe adjectival "i"/
tashk تشک : cf. *domal*
tâval تاول : cloque cf. *sukhtegi;* 170

V
varam ورم : inflammation (1, 13); 170, 179
vush ووش : cf. *zardezakhm*; 159

Z
zarde rish زردریش : cf. *zardezakhm*
/jaune/ + /suffixe dérivationnel "e"/ + /plaie/
zardezakhm زرد زخم : impétigo (17, 31); 159
terme formé de /jaune/ + /suffixe dérivationnel "e"/ + /plaie/
zardi زردی : teint bilieux (12, 18); 50, 98
terme formé de /jaune/ + /suffixe nominal d'abstraction "i"/
zakhm-e egzemâ زخم اگزما : cf. *egzemâ*
/plaie/monème de liaison/eczéma/

zakhm-e nâf زخم ناف : plaie du nombril (5, 18); 50, 100
/plaie/monème de liaison/nombril/

zakhm-e khatne زخم ختنه : plaie de circoncision (7, 13); 50, 101
/plaie/monème de liaison/ circoncision/
zegil زگیل : verrue (38, 55); 37, 51, 162
/verrue/
zonâ زونا : zona (3, 12); 160

ANNEXE III

LEXIQUE DES MALADIES ET PROBLÈMES DE PEAU

(en français; pour les équivalents en persan, cf. Annexe II)

Chaque citation comprend les indications suivantes :
nom français : ***nom local*** en transcription, tous les autres *noms locaux* de la maladie : page où la maladie est présentée, autres pages où la maladie est citée.

A

acné : ***akne*** : cf. bouton; 82, 83
acné juvénile : ***jush-e ghorur-e javâni*** : cf. bouton
"allergies cutanées" ***: hasâsiyat-e pusti;*** 155
anémie (syndrome asthénique générale) : ***kamkhuni;*** 50, 97, 127, 135
anthrax : ***kafgirak;*** 51, 198
aphte (ulcération douloureuse buccale) : ***âft***; 46, 51, 145, 146

B

bouton (terme générique) ***: jush;*** 82, 84
bouton de fièvre : ***tabkhâl***; 51, 142
boutons du nourrisson : ***jush-e nozâd;*** 50, 102
bouton d'Orient : ***sâlak,*** *kope, kope-ye armani;* 36, 51, 59, 161, 181
blennorragie (gonococcie) : ***suzâk,*** *suzanak;* 217
brûlure : ***sukhtegi***; 51, 85, 173
brûlure (du 2e degré) : ***sukhtegi-ye shadid*** : cf. brûlure
brûlure (superficielle) : ***sukhtegi-ye za'if*** : cf. brûlure
bubon : ***khiyârak***; 51, 197

C

calvitie : ***tâsi***; 118
cernes : ***kabudi (siyâhi)-ye zir-e cheshm***; 85
cheveux (blanchissement des) : ***sef(p)id shodan-e mu***; 118
cheveux (chute des) : ***rizesh-e mu;*** 119
cheveux (chute d'origine nerveuse des) : ***rizesh-e 'asabi-ye mu***; 121
cheveux (fourches) : affection caractérisée par l'apparition des fourches au niveau des pointes des cheveux : ***mukhore***; 116
cheveux gras : ***mu-ye charb***; 115
cheveux et poils : syndrome spécifique entraînant la chute totale des poils et cheveux : ***dâ'el-sa'lab***

cheveux (parasites des) : pou : ***shepesh***; 122
cheveux (pellicules des) : ***shure-ye sar***; 46, 116
cheveux secs : ***mu-ye khoshk***; 115
cloque : ***tâval*** : cf. brûlure
cor : ***mikhche***, *rish-e pâ;* 51, 146
coupure : ***boridegi***; 51, 170
coupure (déchirure du périnée) : ***pâregi-ye dahâne-ye rahem*** : cf. coupure
crevasses (lésion cutanée : crevasse, gerçure, fissure) : ***tarak***; 51
crevasses brûlantes : ***tarak-e suzesh-dâr*** : cf. crevasses aux seins
crevasse des coins des lèvres : ***ghâch-e lab***, *tarak-e lab;* 147
crevasse des paumes des mains : ***tarak-e kaf-e dast*** : cf. crevasse des plantes des pieds
crevasse des plantes des pieds : ***tarak-e kaf-e pâ***; 148
crevasses aux seins : ***shaghâgh-e sine;*** 46, 150
crevasse sur la langue : ***ghâch-e zabân***; 148
croûte de lait (séborrhée du nourrisson) : ***dâghme-ye bache;*** 50, 102

D

démangeaisons : ***khâresh;*** 51, 151, 154, 155
démangeaisons génitales (et pertes vaginales) : ***khâreshak (va tarashoh)***, *khâresh-e dastgâh-e tanasoli, khâresh-e tanâsoli, khâresh-e khânum-hâ;* 46

E

écrouelles (scrofules) : affection caractérisée par des lésions torpides de la peau au niveau d'un ganglion du cou : ***khanâzir;*** 51, 199
ecthyma : ***gand-e tâval***; 143
eczéma (lésion dermatologique spécifique) : ***eg(k)zemâ***, *zakhm-e egzemâ*, ***sodâ;*** 153, 155
eczéma du nourrisson : ***khâreshak-e bache***, *reshgak;* 50, 103
engelure : ***sarmâzadegi***; 179
erythèmes fessiers et des plis : ***sukhtegi az edrâr va madfu'***, *sukhtegi-ye pâ-ye bachche;* 50, 103

F

favus : ***ghârch-e sar;*** 121
fistule anale : ***navâsir***; 198, 209
fracture : ***shekastegi*** : cf. coupure
furoncle (grand) : ***domal***, *girâ, tashk;* 51, 139
furoncle : ***kurak***, *pechukh;* 139, 141

G

gale ***: jarab***, *gâl;* 155
gonflement : ***varam;*** 179

H

haleine fétide : ***bu-ye dahân***, 84, 09
hématome : ***khunmordegi;*** 178
hémorragie : ***khunrizi*** : cf. coupure
hémorroïdes : ***bavâsir***; 46, 51, 204
hémorroïdes accompagnées de saignements : ***bavâsir-e khuni***; 204
hémorroïdes douloureuses : ***bavâsir-e bâdi*** ; 204
hémorroïdes externes : ***bavâsir-e dokmei***; 204

I

impétigo : ***zardzakhm***, *zardezakhm, zarderish, vush;* 48, 159

M

maigreur : ***lâghari***; 46, 50
masque de grossesse : ***lak-e bârdâri;*** 91
miliaire sudorale : ***'aragh suz***, *jushe garmâ zadegi;* 84
muguet : ***barfak***, *sefidak;* 46, 50, 103
mycoses des mains ou des pieds : ***ghârch-e dast yâ pâ;*** 158
mycoses vulvaires : ***ghârch-e rahem [farj];*** 211

N

nævus (grain de beauté) : ***khâl;*** 87
nævus tubéreux : ***khâl-e gushti*** : cf. nævus

O

ongle ("envies") : ***rish rish-e dor-e nâkhon***; 135
ongle cassant : ***nâkhon-e shekanande***; 135
ongle : leuconychie : ***baras-e nâkhon, lak-e sefid-e nâkhon***; 136
ongle mou : ***nâkhon-e narm;*** 136
ongle : onychomycose : ***'aghab raftegi-ye nâkhon***; 137
onyxis : ***gushe kardan***, *âmâs-e nâkhon, rishe kardan, rish-rish shodan (dor-e nâkhon);* 135
orgelet : ***gol mozhe***, *jush-e cheshm, kurak-e cheshm;* 36, 46, 51, 143, 145
oxyure : ***kermak***, *cherâgh tutu;* 51

P

panaris: ***'aghrabak***, *âbse-ye sar-e angosht, gush kharak;* 137
peau : affection spécifique caractérisée par des rougeurs localisées sur la peau : ***ghermezi-ye pust;*** 80
peau : affection spécifique caractérisée par l'apparition sous-cutanée de ganglions de graisse : ***ghode-ye charbi***; 85
peau : affection spécifique caractérisée par une peau desséchée qui pèle : ***khoshki zadan va puste shodan*** : (4, 13); 85

peau : affection spécifique caractérisée par une sensation de brûlure cutanée : ***suzesh-e pust***; 85
peau grasse : ***pust-e charb***; 80
peau sèche : ***pust-e khoshk***; 80
piqûre (et morsure) : ***gazidegi;*** 51, 175
plaie de la circoncision : ***zakhm-e khatne***; 50, 101
plaie du nombril : ***zakhm-e nâf***; 50, 100
poils : barbe des femmes : ***rish-e zan***; 130
poils (cils) : affection spécifique du pourtour de l'oeil : ***shure-ye dor-e cheshm***; 125
poils : chute et croissance des cils : ***rizesh va nemov-e mozhe***; 123
poils : chute et croissance des sourcils : ***rizesh va nemov-e abru***; 124
poils : croissance de barbes et moustaches : ***nemov-e rish va sebil***; 127
poils superflus : ***mu-ye zâ'ed***; 127
points noirs : ***dâne-ye siyâh***; 84

R
rides : ***chin o choruk***; 81

S
syphilis : ***seflis***, *kuft, maraz-e mashhur;* 26, 49, 212, 214

T
taches (terme générique) et éphélide (taches de rousseur) : ***lak***, *kak o mak, kalaf;* 88
taches : affection spécifique des enfants traduite par l'apparition de taches blanches sur leur visage : ***golghahre***; 100
taches blanches : ***lak-e sefid***, *bahak(gh), lak o pis;* 90
taches brunes : ***lak-e ghahvei***; 91
teint bilieux : ***zardi;*** 98
teigne (terme générique) : ***kachali;*** 37, 51, 186, 187, 189
transpiration : ***'aragh;*** 50, 108

U
urticaire : ***kahir;*** 157

V
vergetures : ***tarak-e pust***; 151
verrue : ***zegil***, *â(a)z(zh)akh, b(p)âlu(k), gandome, guk, sâlul;* 26, 37, 51, 82, 162
vitiligo : ***baras***, *pisi*; 92
vitiligo blanc : ***baras-e sefid***; 92

Z
zona : ***zonâ***; 160

ANNEXE IV

LEXIQUE DES ÉLÉMENTS DE REMÈDES

(en persan; pour les équivalents en français, cf. Annexe V)

Dans cette liste sont cités des éléments d'origine d'origine végétale, animale, humaine, minérale,pharmaceutique et chimique qui rentrent dans la composition des remèdes.

A

âbâhak آب آهك : eau de chaux; *175*

âb-e dahân آب دهان : salive; *85*

âb-e آب ماست : petit lait; *89*

âb-e oksizhen آب اكسيژن : eau oxygénée; *160, 169*

âb-e râziyâne آب رازيانه : infusion de fenouil (cf. *râziyâne*),

âb-e shâhi آب شاهى : jus de cresson des jardins (cf. *shâhi*)

âb-e tanbâku آب تنباكو : liquide obtenu de la macération des feuilles de tabac pour narguilé (cf. *tanbâku*), *117, 171, 208*

âb-e tare آب تره : jus de poireau (cf. *tare*) : Zargari, tome 1, p. 136; 207

âbghure آبغوره : verjus (cf. *mo*) : Zargari, tome 1, p. 365; verjus : Mo'alem; *79, 120, 154, 158, 197, 207, 209, 210*

âblimu آبليمو : jus de citron (cf. *limu*) : Zargari, tome 1, p. 338

'adas عدس : *LENS CULINARIS MEDIK.*; (lentille) : Zargari, tome 1, p. 489; 70

âhak آهك : chaux; *129, 169, 171*

âhak-e zende آهك زنده : chaux vive; *128*

âkromâysin آكرومايسين : pommade à base de tétracycline; *160*

'alafcheshme علف چشمه : *NASTURTIUM OFFICINALE R. BR.* : Zargari, tome 3, p. 635; (cresson d'eau) : Mo'alem; *200*

âlbâlu آلبالو : *CERASUS VULGARIS MILLER;* (griottier, fruits) : Zargari, tome 1, p. 587; *89, 198, 219*

âlu آلو : *PRUNUS DOMESTICA L.*; (prunier cultivé, fruits); *82, 147, 196*

âmoniyâk آمونياك : ammoniac; *176*

'anâb عناب : *ZIZYPHUS JUJUBA MILL.*; (jujubier commun, fruits) : Zargari, tome 1, p. 407; Â'inechi, p. 1083; Zargari, tome 1, p. 582; *34, 82, 140, 198, 207*

anâr انار» : *PUNICA GRANATUM L.* (grenadier, fruits) : Zargari, tome 1, p. 666; *78, 147, 156, 198, 216*

anâr-e shirin انارشيرين : *anâr* doux*; 152, 209*

anâr-e torsh انارترش : *anâr* aigre; *109*

'anbarmoshk عنبرمشك : *ACACIA FARNESIANA (L) WILL.* (fleurs de l'acacie odorante) : Zargari, tome 1, p. 539; *51, 52, 80, 86, 97, 187, 226, 227*

'anbarnesârâ عنبرنصارا : cf. *peshkel-e mâche olâgh; 104*

andamâgh ان دماغ : morve; *175*

angom انگم : "(gomme, résine) matière gluante qui sort des arbres comme le prunier *deraxt-e âlu*. Cette gomme se fige au contact de l'air." : Mo'in; *134*

angur انگور : raisin (cf. *mo*); *200*

anjir انجیر : *FICUS CARICA L.*; (figuier) : Zargari, tome 3, p. 70; *168, 178, 206, 208*

anzarut انزروت : résine amère (sarcocolle F.) rouge, blanche, ou jaune extraite du sarcocollier F. : Mo'in; résine de *LAUNAEA ACANTHODES BOISS.* : Â'inechi, p. 1040; *208, 219*

aghâghiyâ اقاقیا : *ROBINIA PSEUD-ACACIA L.*; (acacia de Robin, feuilles, fleurs, graines, écorce du tronc); *128*

'aragh-e bidmeshk عرق بیدمشک : distillat de (cf. *bidmeshk*); *158*

'aragh-e bid عرق بید : Idem*; 104*

'aragh-e shâh tare عرق شاه تره : distillat de fumeterre (cf. *shâhtare*)

'ar'ar عرعر : *AILANTHUS ALTISSIMA (MILL.) SWINGLE.*, (ailante granuleux) : Zargari, tome 1, p. 348; *75*

'arusak-e posht-e parde (*kâkonj*) عروسك پشت پرده (کاکنج) : *PHYSALIS ALKEKENGI* L. (physalide (fruits)) : Zargari, tome 2, p. 473; Â'inechi, p. 1068; *219*

ârd-e berenj آردبرنج : farine de riz (cf. *berenj*)

ârd-e gandom آردگندم : farine de blé (cf. *gandom*)

ârd-e nokhod آردنخود : farine de pois chiches (cf. *nokhod*); *80*

'asal عسل : miel; *185*

âsh-e âbghure آش آبغوره : potage à base de verjus (cf. *âbghure*) : Zargari, tome 3, p. 665; *158, 197*

âsh-e âlu آش آلو : potage à base de prunes (cf. *âlu*)

âsh-e anâr آش انار : potage à base de sirop épaissi de grenades (cf. *anâr*) : Zargari, tome 1, p. 760; *158*

âsh-e esfenâj آش اسفناج : potage à base d'épinards (cf. *esfenâj*)*; 156*

âsh-e mâsh آش ماش : potage à base de vesce commune (cf. *mâsh*); *156*

ashk-e mo اشك مو : Zargari, tome 1, p. 365 (larme de vigne : gouttes de liquide sortant du tronc ou des branches de la vigne à leur section); *171*

asid burik اسیدبوریك : acide borique*; 86, 150, 157, 174, 197, 209*

asid sulfurik اسیدسولفوریك : acide sulfurique; cf. *johar-e gugerd*

'atr-e moshk عطرمشك : parfum fabriqué à partir de musc (cf. *moshk*);

âvishan(m) آویشن (آویشم) : *ZATARIA MULTIFLORA BOISS.* : Zargari, tome 2, p. 604*; THYMUS VULGARIS L.* (thym): Mo'in; Chiej, *110, 122*

âvishan-e shirâzi آویشن شیرازی : cf. *âvishan; 119*

azgil ازگیل : *MESPILUS GERMANICA L.*; (néflier, fruits) : Zargari, tome 1, p. 614; *185*

B

bâbââdam باباآدم : *ARCTIUM LAPPA L.*; (bardane, racines) : Zargari, tome 2, p. 88; Â'inechi, p. 1012; *90, 109, 114, 120, 152, 216*

bâbune بابونه : *MATRICARIA CHAMOMILLA L.*; (camomille commune, capitules) : Zargari, tome 2, p. 186; Â'inechi, p. 1013; *81, 82, 116, 173, 210*

bâbune-ye shirâzi بابونۀ شیرازی : cf. *bâbune; 115, 152*

bâdâvard بادآورد : *FAGONIA CRETICA L.*; (fagone) : Zargari, tome 1, p. 316; *91*

bâdâm بادام : *AMYGDALUS COMMUNIS L.*; (amandier, fruits) : Zargari, tome 1, p. 597; *109*

bâdâm-e shirin بادام شیرین : *AMYGDALUS COMMUNIS* var. dulcis (fruits) : Zargari, tome 1, p. 597; *173, 195*

bâdâm-e talkh بادام تلخ : *AMYGDALUS COMMUNIS* var. amara (fruits) : Zargari, tome 1, p. 597; *195, 203*

bâdranj(g)buye بادرنجبویه (بادرنگبویه) : *MELISSA OFFICINALIS L.*; (mélisse officinale) : Zargari, tome 2, p. 617; Mo'in; *157, 176*

bâdemjân بادمجان : *SOLANUM MELONGENA L.*; (aubergine) : Zargari, tome 2, p. 489; Â'inechi p. 1077; *78, 210*

bâgh(â)lâ(i) (sabz) باقالی (سبز) : *FABA VULGARIS MOENCH L.*; (fève des champs, graines, fruits) : Zargari, tome 1, p. 477; *78, 127, 173*

bâlang بالنگ : *CITRUS MEDICA CEDRATA L.* (cédrat) : Mo'in; *102*

balut بلوط : *QUERCUS TOURN.*; (chêne, feuilles) : Zargari, tome 3, p. 100; *QUERCUS PERSICA JAUB. SPACH.* : Â'inechi, p. 1072; *CUERCUS PERSICA* L. : Mo'in; *155, 157, 160*

banafshe بنفشه : *VIOLA ODORATA L.* (violette odorante, fleurs) : Zargari, tome 1, pp. 184-186; Â'inechi, p. 1081; *34, 82, 83, 157, 207*

banafshe-ye se rang بنفشۀ سه رنگ : *VIOLA TRICOLOR L.* (pensée sauvage) : Zargari, Tome 1, p. 187

bârân-e neysân باران نیسان : l'eau de pluie qui tombe le soixante-dixième jour du printemps; *27, 78*

barg-e bu برگ بو : *LAURUS NOBILIS L.;* (laurier noble, feuilles) : Zargari, tome 2, p. 795; *170*

bârhang بارهنگ : *PLANTAGO MAJOR L.;* (plantain commun, graines) : Zargari, tome 2, p. 702; Moïnfar, 2, p. 51; *140, 171, 173, 208*

bârut باروت : poudre à canon : Mo'alem; *156, 196*

bazrak (tokhm-e katân) بزرک (تخم کتان) : graines de lin usuel (cf. *katân*); *150, 168*

bazrak-e zard (*roghan-e*) بزرک زرد (روغن) : huile obtenue de la pression à froid des graines de *katân; 141*

beh به : *PYRUS CYDONIA L.*; (coing, cognassier) : Zargari, tome 1, p. 605; Â'inechi, p. 1071; *179, 180*

belân do bâlen (*charbi-ye bâlen*) بلان دو بالن (چربی بالن) : graisse de baleine; *80*

belo de metil بلودومتیل : bleu de méthylène; *186, 209*

berenj برنج : *ORYZA SATIVA L.*; (riz, grains) : Zargari, tome 3, p. 282

berenjâsf(p) برنجاسف (پ) : *ARTEMISIA VULGARIS L.*; (armoise commune) : Zargari, tome 2, p. 149; Tarâh, p. 285; *203*

bid بید : *SALIX ALBA L.*; (saule blanc, écorce des branches, jeunes pousses et feuilles) : Zargari, tome 3, p. 118; *154, 169, 178*

bidmeshk بیدمشک : de la famille de *bid*, *SALIX AEGYPTIACA L.* (bouton de fleur) : Mo'in; Moïnfar, 2, p. 39; *98*

bidkhesht بیدخشت : manne de *bid*; manne de *SALIX FRAGILIS* L. : Â'inechi, p. 1074; *82*

boznaghara بزنتره : sorte de hérisson; *216*

bozghâle بزغاله : chevreau; *217*

bulâghuti بولاغ اوتی : cf. *'alafcheshme; 114*

bumâdarân بومادران : *ACHILLEA MILLEFOLIUM L.*; (plante entière) : Zargari, tome 3, p. 490; Mo'in; Â'inechi, p. 1033; achillée : Chiej, n° 5; *109, 150*

CH

ch(sh)altuk-e berenj چلتوک برنج : grains de riz (cf. *berenj*) non décortiqués*; 118*

charbi-ye pust-e bache چربی پوست بچه : vernix*; 150*

chenâr چنار : *PLANTANUS ORIENTALIS L.*, (platane d'Orient) : Zargari, tome 3, p. 93; *75*

choghondar چغندر : *BETA VULGARIS L.* : Zargari, tome 2, p. 725; Safizâde, p. 79; (betterave) : Mo'alem; *85, 122, 158, 185, 194, 206*

chubak چوبک : *ACANTHOPHYLLUM SQUARROSUM BOISS;* (racines) : Â'inechi, p. 1034; *157*

chub-e mo چوب مو : cep de vigne (cf. *mo*); *207*

chuchâgh چوچاق : *ERYNGIUM COERULEUM M.B.*; (jeunes feuilles) : Zargari, tome 1, p. 818 (terme utilisé à *Rasht*); *103*

D

dâneh-ye (haste-ye) holu دانه (هستهٔ) هلو : amande du noyau de pêche (cf. *holu*)

dârchin دارچین : *CANELLA ALBA L.*; (cannelle blanche, écorce) : Zargari, tome 1, p. 201; *CINNAMOMUM CASSIA BLUME* : Â'inechi, p. 1045; *98, 109*

davâgoli دواگلی : (médicament rouge) cf. *merkurkorom*; *35, 160, 186*

dom-e asb دم اسب : *ESQUISETUM ARVENSE L.*; (prêle des champs, plante entière) : Zargari, tome 3, p. 391; X, p. 232; Moïnfar, 2, p. 53; *207*

donbalân دنبلان : testicules de mouton : Mo'alem*; 83, 154*

donbe-ye gusfand دنبهٔ گوسفند : queue de mouton (réserve importante en graisse dans la queue du mouton iranien); *207*

doshpo(e)l-e gusfand (*ghode-ye gusht*) دشپل گوسفند (غدهٔ گوشت) : glande de la viande de mouton; *136*

dude دوده : noir de fumée; *174*

dud-e khâkeshir دود خاکشیر : fumigation de graines de l'herbe de sainte Sophie (cf. *khâkeshir*)

dugh دوغ : boisson à base de yaourt dilué dans l'eau; *219*

E

edrâr ادرار : urines; 50, 103

edrâr-e khar ادرار خر : urines d'âne

eklil-e kuhi اکلیل کوهی (*eklil el-jabal* اکلیل الجبل) : *ROSMARINUS OFFICINALIS* L.; (romarin, feuilles) : Zargari, tome 2, p. 613; *109, 116*

esfand اسفند : cf. *espand; 143, 155, 207*

esfarze اسفرزه : cf. *esparze; 83, 152, 185, 198, 210*

esfenâj اسفناج : *SPINACIA OLERACEA L.*; (épinard, feuilles) : Zargari, tome 2, p. 721; Â'inechi, P. 1077; *89, 185*

espand اسپند » : *PEGANUM HARMALA L.*; (harmel, graines) : Zargari, tome 1, p. 313; Â'inechi p. 1068; *33, 219*

esparze اسپرزه : *PLANTAGO PSYLLIUM L.*; (graines) : Zargari, tome 3, p. 657; *PLANTAGO OVATA FORSK* : Â'inechi, p. 1070; herbe aux puces : Mo'alem; *140, 148*

F

fandogh فندق : *CORYLUS AVELLANA L.*; (noisetier, fruits) : Zargari, tome 3, p. 107; *177*

felfel (-e siyâh) (سیاه) « فلفل : *PIPER NIGRUM L.*; (poivrier noir, fruits) : Zargari, tome 2, p. 779; *200*

felfel-e kuhi : felfel-e bari فلفل کوهی ـ فلفل بری : *VITEX AGNUS-CASTUS L.*; (poivrier sauvage, fruits, feuilles) : Zargari, tome 2, p. 555; Safizâde, p. 130; Moïnfar 2, p. 34; *168, 208, 219*

fereni فرنی : nom d'un mets composé de farine de riz, de lait et de sucre parfumé à l'eau de rose et à la cardamome; *78, 218*

folus فلوس : *CASSIA FISTULA L.*; (cassier officinal, fruits) : Zargari, tome 1, p. 515; Â'inechi, p. 1044; *82, 103, 185*

G

gach گچ : craie, plâtre; *172*

gandom گندم : *TRITICUM SATIVUM LAMK.* (blé, grains) : Zargari, tome 3, p. 264; Mo'in; *154, 200*

gard-e ghure گرد غوره : poudre de raisins verts (cf. *mo*); *83, 108*

garmak گرمک : variété de cf. *xarboze* dont la peau est blanche virant vers le jaune (melon printanier) : Mo'in; *CITTRULLUS VULGARIS SCHRAD* : Â'inechi, p. 1046; *79, 119*

garzane گرزنه : cf. *gazane;*

gâv گاو : bœuf; *180*

gâvmish گاومیش : buffle; *156*

gâvdâru گاودارو : calcul biliaire de certains bovidés; *97*

gaz angobin گزانگبین : manne extraite de *TAMARIX GALLICA L.*; (tamaris) : Zargari, tome 1, p. 221; *154 gaz angobin-e 'alafi* گزانگبین علفی : (*angobin* : *sahd, 'asal*) manne extraite de *gaz-e 'alafi; 208*

gaz-e 'alafi گز علفی : manne produite par piqûre d'un insecte sur les feuilles de *QUERCUS MANNIFERA LIND.* : Zargari, tome 3, p. 104 ou de *CROCUS PERSICUS L.* : Â'inechi, p. 98; *179*

gazane (-ye sefid) گزنه (سفید) : *LAMIUM ALBUM L.*; (ortie blanche, sommités fleuries) : Zargari, tome 2, p. 629; Chiej, n° 168; *116, 119, 157, 158, 172, 173*

gel گل : boue; *87*

gel-e Armani گل ارمنی : mélange d'oxyde de fer et de carbonate de calcium, de couleur rouge (bol d'Arménie) : Â'inechi, p. 1083; terre bolaire : Mo'alem; *174, 198, 209, 216, 219*

gel-e sarshu(r)y گل سرشور(ی) : mélange de silicates d'aluminium, calcium, potassium et d'oxydes métalliques de couleur blanche dont on se sert pour laver le corps et les cheveux : Mo'in; Â'inechi, p. 1085; terre à foulon : Mo'alem; *90, 103, 216*

gel-e sorkh گل سرخ : sanguine, variété d'hématite rouge : Mo'alem*; 195*

gelise(i)rin گلیسیرین : glycérine; *79, 149*

gerdu گردو : *JUGLANS REGIA* L.; (noyer, feuilles) : Zargari, tome 3, p. 84*; 115, 150, 195, 200*

geshniz گشنیز : *CORIANDRUM SATIVUM L.*; (fruits) : Zargari, tome 3, p. 561; Â'inechi, P. 1048; coriandre : Mo'alem; *122, 140, 171, 198, 209*

gilâs گیلاس : *CERASUS AVIUM L.*; (cerisier des oiseaux) : Zargari, tome 1, p. 584; *198, 219*

goje گوجه : cf. *gojey-e torsh*

gojefarangi گوجه فرنگی : *SALANUM LYCOPERSICUM L.* (tomate) : Mo'in; Chiej, n° 185; *89*

goje-ye torsh گوجه ترش : *PRUNUS SPINOSA L.*; (prunier sauvage, fruit); Zargari, tome 1, p. 580; *194*

golâb گلاب : eau de rose; cf. *gol-e golâb; 80*

golgâvzabân گل گاو زبان : *ECIUM AMONEUM F. M.* (fleurs) : Zargari, tome 2, p. 433; *BORRAGO OFFICINALIS L.*; (bourrache officinale, fleurs, feuilles et tiges) : Â'inechi, p. 1053, 1054; Moïnfar, 2, p. 68; *109, 200*

gol-e 'abâsi گل عباسی : *lâle-'abbâsi* : *MIRABILIS JALAPA L.* (jalap indigène, racines, feuilles) : Zargari, tome 2, p. 756; *141*

gol-e ghâsed گل قاصد : *TARAXACUM OFFICINALE WEBER;* (pissenlit) : Zargari, tome 2, p. 240;

gol-e golâb گل گلاب : *ROSA DAMASCENA MILL.*; (rosier de Damas, pétales) : Zargari, tome 1, p. 629

gol-e hamishebahâr گل همیشه بهار : *CALENDULA OFFICINALIS L.*; (souci commun, fleurs et feuilles) : Zargari, tome 3, p. 526; Zargari, tome 2, p. 206; Â'inechi, p. 1025; *157*

gol-e khatmi گل ختمی : fleur de *khatmi; 34*

gol-e khobâzi گل خبازی : fleur de *khobâzi; 208*

gol-e minâ گل مینا : *BELLIS PERENNIS L.* (pâquerette) : Zargari, tome 2, p. 210}; *172*

gol-e rang گل رنگ : *CARTHAMUS TINCTORIUS L.*; (carthame des teinturiers) : Zargari, tome 2, p. 103; *156, 219*

gol-e rivâs گل ریواس : cf. *rivâs* : Â'inechi, p. 1073; *157*

gol-e susan گل سوسن : *LILIUM CANDIDUM L.* (lis blanc, bulbe et pétales) : Zargari, tome 3, p. 221; Chiej, n°175; *89, 200*

gol-e tâvusi گل طاووسی : *SPARTIUM JUNCEUM L.*; (genêt d'Espagne, fleurs) : Zargari, tome 1, p. 418; *178*

gol-e zanbagh گل زنبق : *IRIS FLORENTINA* L.; (iris de Florence) : Zargari, tome 3, p. 173; *207*

golnâr-e fârsi گلنار فارسی : cf. *derakht-e anâr* : Â'inechi, p. 1071; fleurs de grenadier sauvage (balaustier) : Mo'in; *89*

golpar گلپر : *HERACLEUM PERSICUM DESF.*; (poudre des fruits) : Zargari, tome 1, p. 818; berce de Perse : Mo'alem; *34, 116, 218*

gugerd گوگرد : soufre : Â'inechi, p. 1087*; 33, 156, 169, 173*

GH

ghahve قهوه : *COFFEA ARABICA L.*; (caféier, grains) : Zargari, tome 2, p. 50; *121*

gham(n)balile : ghanbil (قمبلیله) قنبلیله : *ROTTLERA TINCTORIA ROXB.*; (rottlière des teinturiers, poudre des fruits) : Zargari, tome 3, p. 23; Mo'in; *160, 161, 185, 209*

ghân غان : *BETULA ALBA L.;* (bouleau, feuilles, bourgeons, écorce, *ghatrân*) : Zargari, tome 3, p. 111; *154*

ghand قند : sucre; *129*

ghand-e khamir قندخمیر : pâte composée d'un peu de farine à laquelle on ajoute un morceau de sucre fondu dans la bouche; *140, 173, 175*

ghareâgh(g)âj : ojâ(e), vaj(e), gharegâj قره آغاج : *ULMUS CAMPESTRE L.;* (orme champêtre, écorce) : Zargari, tome 3, p. 78, 81; Mo'in; Chiej, n° 317; *195*

ghareghorut قره قروت : caillebotte séchée : Mo'alem; aliment acide de couleur jaune-brunâtre qui est obtenu par l'ébullition du *zardâb-e mâst*, eau jaunâtre exsudant du yaourt disposé dans un sac en coton que l'on suspend : {7}; (Milks curds) Â'inechi, p. 1088; *32,33,103,116,196,203,208*

gha(o)rta(o)m-e bari قرطم بری : *CARTHAMUS LANATUS L.*; (carthame laineux) : Zargari, tome 2, p. 106; *109*

ghâziyâghe(i) قازیاقی : de la famille de cf. *bârhang* : Mo'in; *bârhang* : *PLANTAGO MAJOR L.* : Â'inechi, p. 1069; *93*

ghermezdâne قرمزدانه : *KERMES BAPHICA; COCUS CACTI L.*; (kermès) : Mo'in; Â'inechi, p. 169 (un insecte qui, desséché, est surtout utilisé dans la teinturerie de la soie et de la laine; *207*

ghir قیر : bitume : Mo'alem; Mo'in; *194*

ghodume قدومه : *ALYSSUM CAMPESTRE L.*; le fruit de *CARDARIA DRABA L.* Desf.; (cranson dravier, fruit) : Zargari, tome 1, p. 130; Â'inechi, p. 1036; alysse champêtre : Mo'alem; *140, 146, 210*
ghodume-ye shirâzi قدومهٔ شیرازی : cf. *ghodume*; *198*
ghors-e kamar قرص کمر : graine de *ANACARDIUM OCCIDENTALIS L.* (Acajou à pomme) : Zargari, tome 1, p. 390; Moïnfar, 2, p. 64; *ENTADA GIGAS L.* : Â'inechi, p. 1054; *120*
ghure غوره : raisin vert (cf. *mo*); *116, 141*

H

halile-ye zard هلیلهٔ زرد : *TERMINALIA CITRINA ROXB.*; (fruits) : Zargari, tome 1, p. 664 ; *157, 160, 161, 185*
hanâ حنا : *LAWSONIA INERMIS L.*; (henné, feuilles) : Zargari, tome 1, p. 673; Â'inechi, p. 1063; *80, 194*
hel هل : *ELETTARIA CARDAMOMUM WITH.*; (cardamome, fruits) : Zargari, tome 3, p. 167; Â'inechi, p. 1054; *34, 90*
hendevâne هندوانه : *CITRULLUS VULGARIS SCHRAD.* , pastèque : Zargari, tome 1, p. 707; *83, 152, 197, 219*
hendevâne-ye abujahl هندوانهٔ ابوجهل : *CITRULLUS COLOCYNTHIS L. SCHRAD.*; (fruits) : Zargari, tome 3, p. 552; *116, 208*
holu هلو : *PERSICA VULGARIS MILLER;* (pêcher, fruit, graine) : Zargari, tome 1, p. 592; *154, 185, 195*
hozoz : (divkhâr) (âse) حضض (دیوخار) (آسه) : variété de *âse LYCIUM BARBARUM L.; 128*

I

irsâ ایرسا : cf. 1/ *zanbagh-e sefid* ; 2/ *susan* : Mo'in; *200*

J

ja'fari جعفری : *PETROSELINUM CRISPUM MILLER* : Â'inechi, p. 1026; variété de persil : Chiej, n° 225; *85, 179*
jaft جفت : tanin (substance d'origine végétale rendant les peaux imputrescibles) : Mo'in; *109, 209*
jol el-asad (*rejl el-asad) (pây-e shir)* جل الاسد : Moïnfar 2, p. 29) (patte de lion) : *ALCHEMILLA VULGARIS L.*; (alchémille, plante entière, surtout les racines) : Zargari, tome 1, p. 571; *79*
jive جیوه : mercure; *196*
jo جو : *HORDEUM VULGARE LINN.*; (orge, grains) : Zargari, tome 3, p. 272-276; *79, 154, 163, 206*
johar-e gugerd جوهر گوگرد : acide sulfurique : Mo'in*; 88*
johar(-e) limu جوهرلیمو : acide citrique : Mo'in; *89, 109*
johar-e ruy جوهر روی : oxyde de zinc; *91*
jush جوش : cf. *jush-e shirin*

jush-e shirin جوش شیرین : bicarbonate de soude*; 93, 150, 152, 161, 210*

K

kadu کدو : *CUCURBITA L.*; (courge, ici courgette) : Mo'in; *171, 219*

kaf-e daryâ کف دریا : coquille de mollusque nommé *mâhi-ye morakab* (seiche) : Mo'in; Â'inechi, p. 1090; *89, 120, 131*

kaf-e kale pâche کف کله پاچه : écume de tête et pattes de mouton bouillies*; 120*

kâfur کافور : *CINNAMOMUM CAMPHORA L.*; (camphrier, substance aromatique) : Zargari, tome 2, p. 803; *90, 160, 216*

kâh-e gandom کاه گندم : paille de blé (cf. *gandom*)*; 207*

kâhgel کاهگل : torchis; *117*

kâhu کاهو : *LACTUCA SATIVA L.*; (laitue cultivée) : Zargari, tome 2, p. 235; Mo'in; Â'inechi, p. 1061; *79, 147, 177, 198*

kâj کاج : *PINUS ALBA;* (pin) : Mo'in; 218

kâkâu کاکائو : *THEOBROMA CACAO L.*; (cacaoyer, graines) : Zargari, tome 1, p. 279}; *149*

kâkonj کاکنج : cf. *'arusak-e posht-e parde; 219*

kalam کلم : *BRASSICA OLERACEA (L.) DC.*; (chou potager) : Zargari, tome 1, p. 159;*. 78, 114, 179, 200*

k(kh)andarus (خندروس) کندروس : *TRITICUM SPELTA L.* (épeautre) : Mo'in; Mo'men, p. 363; *127*

kangar-e biyâbâni : *kangar-e dahri* (کنگر دهری) کنگر بیابانی : *CYNARA SCOLYMUS L.*; (fruits) : Â'inechi, p. 1051;*102, 173, 174*

karafs کرفس : *APIUM GRAVEOLENS L.;* (céleri sauvage) : Zargari, tome 1, p. 740; Â'inechi, p. 1038; *92, 96, 172, 177*

karchak کرچك : *RICINUS COMMUNIS L.*; (ricin, huile des grains) : Zargari, tome 3, p. 4, p. 673; *116, 123, 168, 173, 178, 179, 208*

kare کره : beurre

kare-ye gâv کرهٔ گاو : beurre de vache*; 173*

kashkul کشکول : *COCOS SECHELLARUM L.* : Mo'in; *219*

kâsni کاسنی : *CICHORIUM INTYBUS L.* (chicorée commune) : Zargari, tome 2, p. 223; Â'inechi, p. 1015; *154, 198, 208*

kât-e kabud کات کبود : couperose blanche : sulfate de zinc : Mo'alem*; 34, 156, 186*

katân کتان : *LINUM USITATISSIMUM L.*; (lin usuel, graines) : Zargari, tome 1, p. 287; *83, 141, 174, 179, 208, 219*

k(a)etirâ کتیرا : manne extraite des variétés de *ASTRAGALUS (TOURN.) L* : Zargari, tome 1, p. 449; gomme tragacanthe : Mo'in; Mo'alem; *79, 115, 141,185, 219*

kise-ye keshish کیسهٔ کشیش : *CAPSELLA BURSA PASTORIS L.*; (bourse à pasteur, plante) : Zargari, tome 1, p. 120; *207*

kohân-e shotor کوهان شتر : bosse du dromadaire (cf. *shotor*)*; 207*

kondo(u)r-e khorâki کندر خوراکی : nom de deux mannes (gomme-résine) extraites de *BOSWELLIA CARTERII BIRDW.* et de *BOSWELLIA FREERANA BIRD.* (oliban, gomme-résine) : Zargari, tome 1, p. 374; Â'inechi, p. 1041; *34 konjed* کنجد : *SESAMUM INDICUM L.*; (sésame, grains) : Zargari, tome 2, p. 384; *96, 152, 156, 174, 196, 207, 219*

kune-ye khormâ کونهٔ خرما : base de datte (cf. *derakht-e khormâ*); *82*

kunus کونوس : cf. *azgil*

KH

khâk خاک : terre;

khâkeshi(r) (خاکشی (خاکشیر : *DESCURAINIA SOPHIA L.*; (herbe de Ste. Sophie, graines) : Zargari, tome 1, p. 146}; *ERYSIUM ERPANDUM L.* : Â'inechi, p. 1055; *154, 158, 198, 207*

khâkestar-e manghal خاکستر منقل : cendres de brasero; *100*

kharboze خربزه : *CUCUMIS MELO L.* : Zargari, tome 1, p. 707; *79, 90, 119, 206*

kharchang خرچنگ : crabe; *177*

khârkhâsak خارخاسک : *TRIBULUS TERRESTRIS LINN.*; (tribule terrestre, fruits) : Zargari, tome 1, p. 314; Â'inechi, p. 1080; *216, 219*

khashkhâsh خشخاش : *PAPAVER SOMNIFERUM L.* : Zargari, tome 3, p. 645; pavot : Chiej, n° 220; *121*

khatmi ختمی : *ALTHAEA OFFICINALIS L.;* (guimauve officinale, fleurs) : Zargari, tome 1, p. 243; Zargari, tome 3, p. 500; *84, 154, 161, 194, 198, 208*

khatmi-ye sefid ختمی سفید : cf. *khatmi*

khiyâr خیار : *CUCUMIS SATIVUS L.*; (concombre) : Zargari, tome 1, p. 705; *78, 114, 198*

khobâzi خبازی : cf. *panirak; 109*

khorfe خرفه : *PORTULACA OLERACEA L.*; (pourpier potager, feuilles, graines) : Zargari, tome 1, p. 218; Moïnfar 2, p. 35; *154, 198, 219*

khormâ : derakht-e khormâ خرما ـ درخت خرما : *PHOENIX DACTYLIFERA L.*; (dattier) : Zargari, tome 3, p. 138; *78*

khormâlu خرمالو : *DIOSPYROS KAKI L.*; (kaki) : Zargari, tome 2, p. 272; *206*

khun-e siâva(o)sh(ân) خون سیاوشان : *dammel akhwayn [damm-ul akhvayn] DAEMONOROPS DRACO BLUME*; (sang de dragon, résine) : Zargari, tome 3, p. 143; Mo'in; *DRACAENA DRACO L.* (sang de dragon) : Moïnfar 2, p. 31; *DRACARNA CINNABARI BALF* : Â'inechi, p. 1053; *219*

L

lajan لجن : vase, bourbe; *176*

lânolin لانولین : lanoline; *149, 160*

lâsorkh لاسرخ : oxyde de cuivre, de couleur grise ou noire : Â'inechi, p. 1084; oxyde cuivreux : Mo'alem; Mo'in; *159*

lavâshak لواشک : galette faite avec la pulpe hachée et séchée de certains fruits (ex : prunes) : Mo'alem; *32, 33, 34*

lerd-e serke لرد سرکه : tartre du vinaigre; *177*

limu (torsh) لیمو ترش : *CITRUS LIMONUM RISSO.* (citronnier, fruits) : Zargari, tome 1, p. 339; *73*

M

maghz-e gerdekân مغز گردکان : cerveau de noix (cf. *gerdu*)
maghz-e gusfand مغز گوسفند : cervelle de mouton; *129*
maghz-e haste-ye holu مغز هستهٔ هلو : amande de noyau de pêche (cf. *holu*)
maghz-e ghalam مغز قلم : mœlle de l'os; *127*
maghz-e ghalam-e gâv مغز قلم گاو : l'os à mœlle de bœuf; *160*
mâmirân ماميران : *CHELIDONIUM MAJUS L.*; (chélidoine, plante entière) : Zargari, tome 1, p. 106; Â'inechi, p. 1048 (Captis teeta wall); Schlimmer, p. 127; *146, 157, 168, 208*
mandâb منداب : *ERUCA SATIVA MILL;* (éruce, graines) : Zargari, tome 1, p. 148; *BRASSICA NAPUS OLEIFERA L.* : Mo'in; *208*
maryam-e goli مريم گلی : *SALVIA OFFICINALIS L.*; (sauge, feuilles) : Zargari, tome 2, p. 605-608; Mo'in; *114, 170, 173*
maryam-e nokhodi مريم نخودی : *TEUCRIUM CHAMAEDRYS L.* : Mo'in; *TEUCRIUM POLIUM L.* : Â'inechi, p. 1079; *120*
marzang(j)us (مرزنجوش) مرزنگوش : *ORIGANUM MAJORANA L.*; (marjolaine, feuilles) : Zargari, tome 2, p. 599; Moïnfar, 2, p. 70; *STOCHYS LAVANDULAE FOLIA* Vahl; Â'inechi, P. 1078; *128, 171*
mâsh ماش : *VICIA SATIVA L.*; (vesce commune, grains) : Zargari, tome 1, p. 483; *218*
mâst ماست : yaourt; *67*
mâzu مازو : feuilles déformées de chêne par l'action d'un insecte *(CYNIPIS GALLAE TINCTORIA)* : Zargari, tome 3, p. 104; noix de galle (galles du chêne) : Mo'alem; *109, 137, 160, 174, 216*
mâzuj مازوج : cf. *mâzu*
melh-e ghali (namak-e ghalyâb) (نمك قلياب) ملح قلی : Carbonate de sodium : Mo'alem; *200*
merkoruch مركوروچ : mercure; *161, 185*
merkurkorom مركوركروم : mercurochrome; *160, 203*
merkur-e ruzh مركور روژ : mercure rouge; *156, 160, 209*
minâ مينا : cf. *gol-e minâ; 172*
mikhak ميخك : *EUGENIA CARYOPHYLLATA THUNH.*; (clou de girofle) : Zargari, tome 1, p. 655; Â'inechi, p. 1055; *78*
mo مو : *VITIS VINIFERA L.*; (vigne) : Zargari, tome 1, p. 366; *178*
mohre-ye mâr مهرهٔ مار : ("pierre de serpent" que l'on trouverait dans la tête de certains serpents) {Mo'alem; 7; 53; 60; 73}; de la taille d'un grain de riz et de couleur grise virant vers le blanc, elle se trouverait chez les serpents mâles : {Katirâ'i, p. 422}; *176*
moghl-e azragh مقل ازرق : *moghl* : gomme résine (Badelium de l'Inde) extraite de *COMMIPHORA AGALLOCHA ENGL.* ou de *COMMIPHORA MUKUL ENGL.* : Zargari, tome 1, p. 377; gomme-résine ayant les mêmes propriétés médicales que le *moghl-e maki* dont on tire une résine, arbre de la famille des Burséacées :

Mo'in; gomme-résine de *COMMIPHORA MUKUL ENGL* : Â'inechi, p. 1047; *34, 207*

molk-e azragh ملک ازرق : cf. *moghl-e azragh;*

morakab مرکب : encre faite de galles de chêne (cf. *mâzuj*), de noir de fumée (cf. *dude*) et de vitriol *zâj; 174*

mordâr sang مردارسنگ : cf. *mordesang-e noghre; 159, 172, 195*

morde (mordâr) sang-e noghre مرده (مردار) سنگ نقره *:* lithrage [pierre d'argent, oxyde naturel de plomb] Â'inechi, p. 1085; *104*

morghâbi مرغابی : *CAPRA ANGORENSIS* (français) : Mo'in; canard sauvage : Mo'alem; *113*

moshk مشک : musc : Mo'in; Mo'alem; *ACACIA FARNESIANA L.* : Sâbeti; *115*

mum موم : cire; *174*

mum-e 'asal موم عسل : cire d'abeille; *147, 149*

murd(t) (-e sabz) مورد (مورت) (سبز) : *MYRTUS COMMUNIS* ; (myrte, feuilles) : Zargari, tome 1, p. 640; Â'inechi, p. 1066; *85, 91*

N

na'nâ' نعناع : *MENTHA PIPERATA L.* (menthe poivrée, feuilles) : Zargari, tome 2, p. 566; *114, 218*

nabât نبات : sorte de sucre candi*; 79*

naft نفت : pétrole

namak نمک : sel

namak-e torki نمک ترکی : sel gemme (sel cristallisé) : Mo'alem : chlorure de sodium : {7}; *208*

nârenj نارنج : *CITRUS BIGARADIA DUL.*; (citronnier vulgaire, fruits) : Zargari, tome 1, p. 332; *83, 149, 158, 195*

nârgil نارگیل : *COCOS NUCIFERA L.*; (cocotier, fruits) : Zargari, tome 3, p. 146; *120*

narges نرگس : *NARCISSUS TAZZETA L.* (narcisse) : Zargari, tome 3, p. 184*; 171*

nastaran نسترن : *ROSA CANINA L.*; (rosier des chiens) : Zargari, tome 1, p. 626*; 119*

neshâste نشاسته : amidon*; 79, 154, 155, 207*

nil نیل : *INDIGOFERA ARGENTEA L.* et *INDIGOFERA PAUCIFOLIA DELILE* (indigo) : Zargari, tome 1, p. 456; *104, 172*

nilufar (-e âbi) نیلوفر (آبی) : *NYMPHAEA ALBA L.*, (nénuphar blanc) : Zargari, tome 1, p. 48;

noshâdor نشادر : sel ammoniac : Mo'alem; *33*

nokhod نخود : *CICER ARIETINUM L.*; (pois chiche, grains) : Zargari, tome 1, p. 485; *27, 79, 206*

nokhod-e khâm نخود خام : pois chiches; *85*

nokhodchi نخودچی : *nokhod-e bereshte* نخود برشته : pois chiches fumés; *206*

nure نوره : pâte épilatoire à base d'orpiment (sulfure jaune d'arsenic) et de chaux vive; *92, 117, 128, 129*

O

o(u)kâliptus اوکالیپتوس : *EUCALYPTUS GLOBOLUS LABILL.*; (eucalyptus, feuilles) : Zargari, tome 1, p. 644; *219*

oksid do zang (k) اوکسیددوزنك (گ) : oxyde de zinc; *160, 174, 209*

'osâre-ye na'nâ عصارهٔ نعناع : extrait de menthe poivrée (cf. *na'nâ*); *200*

oshnân اشنان (ou *oshne* ou *oshlun* : *SALSOLA SODA L.* : Mo'in) (une plante qui abonde dans le désert *kavir* en Iran); *109, 177, 185, 195*

ostokhodus اسطوخودوس : *LAVANDULA STOECHAS L.*; (lavande stechade, fleurs) : Zargari, tome 2, p. 582; *LAVANDULA DENTATA L.* : Â'inechi, p. 1062; *152*

P

panirak پنیرك : *gol-e khatmi-y-e banafsh* : *MALVA SILVESTRIS L.*; (mauve sauvage, fleurs) : Zargari, tome 1, p. 239; Â'inechi, p. 1065; *34, 140, 170*

par-e siyava(o)sh(ân) پر سیاوشان : *ADIANTUM CAPILLUS-VENERIS L.*; (capillaire, feuilles) : Zargari, tome 3, p. 379; Â'inechi, p. 1035; Moïnfar 2, p. 30; *34, 109*

penisilin پنیسیلین : pénicilline; *216*

permangenât پرمنگنات : permanganate; *175, 203, 208, 210, 216, 219*

peshkel-e mâche olâgh پشکل ماچهٔ الاغ : crottes d'ânesse; *137, 154, 174*

peste پسته: *PISTACIA VERA L*.; (pistachier vrai, fruits) : Zargari, tome 1, p. 383; *96*

pichak-e mo پیچك مو : vrilles de la vigne (cf. *mo*)

pih-e khuk پیه خوك : suif de porc; *200*

pih-e boz پیه بز : suif de chèvre; *149*

pih-e gusfand پیه گوسفند : suif de mouton; *140*

pih-e shotor پیه شتر : suif de chameau; *149*

piyâz پیاز : *ALLIUM CEPA L.* : (oignon, bulbe) : Zargari, tome 3, p214; Â'inechi, p. 1018; *79, 200*

piyâz-e biyâbâni پیاز بیابانی : *piyâz-e kuhi* (pousse à l'état sauvage dans les montagnes et les plaines : *ALLIUM SCORODOPRASUM L.* : Mo'in; *89*

pomâd-e ektiyol پماد اکتیل: pommade à base d'ichtyol (liquide goudronneux issu de la distillation de certains bitumes : Dictionnaire médical Larousse; Martindale, p. 496 : (Ichthammol Cream : Ichthammol 2g, calamine 4g, isopropyl myristate 20g, cetomacrogol emulsifying wax 10g, white soft paraffin 10g, cetomacrogol 100g or phenylmercuric nitrate 5g, water to 100g); *142, 197*

"pomâd-e sefid" پماد سفید : "pommade blanche" : pommade obtenue du mélange d'une pommade à base de zinc et d'ichtyol; Martindale, p. 509 : (Ichthammol and zinc Cream Oily : Oily Ichthammol Cream. Ichthammol 5g, wool fat 15g, and zinc cream oily 80g); *160*

pomâd-e (roghan-e) siyâh پماد (روغن) سیاه : "pommade noire" cf. *pomâd-e ektiyol*; *142*

porteghâl پرتقال : *CITRUS AURANTIUM RISSO;* (oranger, fruits) : Zargari, tome 1, p. 336; *89*

pust-e sabz-e gerdu پوست سبز گردو : brou de no*ix; 168*

pudr-e kâfur پودر کافور : poudre de camphre (cf. *kâfur*)
puste-ye nâzok-e piyâz پوستهٔ نازک پیاز: la fine peau transparente qui couvre le bulbe d'oignon (cf. *piyâz*)

R

rang رنگ : *INDIGOFERA TINCTORIA L.* ou *ISATIS TINCTORIA L.* : Â'inechi, p. 1059; *ISATIS TINCTORIA* L.; (pastel, feuilles) : Mo'in; *160, 203*
râtiyânaj راتیانج : résine : Mo'in; *150, 152*
râziyâne رازیانه : *FOENICULUM VULGARE MILL.*; (fenouil, fruits) : Zargari, tome 1, p. 784; *79, 81, 83, 150, 151*
reyhân ریحان : *OCIMUM BASILICUM L.*; (basilic, feuilles) : Zargari, tome 3, p. 640; Â'inechi, p. 1066; basilic commun : Mo'in; *89, 178*
rishe-ye bâbââdam ریشهٔ باباآدم : racine de bardane (cf. *bâbââdam*)
rivâs ریواس : *RHUBARBES RIBES;* (rhubarbe) : Zargari, tome 2, p. 729-734; Â'inechi, p. 1073; *RHEUM RHANPONTICUM L.* : Moïnfar 2, p. 63; *115, 156*
roghan-e 'aghrab روغن عقرب : huile de scorpion (huile noire obtenue par macération d'une queue de scorpion dans de l'huile de ricin) : {7; 5}; *35, 172*
roghan-e bâbââdam روغن باباآدم : huile de bardane (cf. *bâbââdam*);
roghan-e tokhm-e morgh روغن تخم مرغ : huile d'œufs de poule (brûlés); *120*
roghan-e gol-e sorkh روغن گل سرخ : huile de roses (cf. *gol-e sorkh*); *200, 207*
roghan-e haste-ye zardâlu روغن هستهٔ زردآلو : huile de noyau d'abricots (cf. *zardâlu*)
roghan-e zeytun روغن زیتون: huile d'olive (cf. *zeytun*)
runâs روناس : *RUBIA TINCTORUM L.*; (garance tinctoriale, racines et rhizomes) : Zargari, tome 2, p. 54; Â'inechi, p. 1074; *117, 121, 124, 179, 196*
ruye-ye shir رویهٔ شیر : peau du lait; *150*

S

sabr (-e zard) صبر زرد : *ALOE VERA L.*; (aloès, suc durci extrait des feuilles) : Zargari, tome 3, p. 199; Mo'in; *128, 160, 203*
sâbun-e maghz-e bâdâm صابون مغزبادام : savon aux amandes; *90*
sâbun-e sefidâb صابون سفیداب : savon au *sefid-âb* (cf. *sefid-âb*)
sabus-e gandom سبوس گندم : son de blé; *177*
samgh-e 'arabi صمغ عربی : *ACACIA SENEGAL WILLD.*; (gomme arabique) : Zargari, tome 1, p. 534; *79, 174, 219*
sanâ سنا : *CASSIA SENNA L.* (séné, feuilles et fruits) : Mo'in; Â'inechi, p. 1030; *173, 175*
sang- e jahanam سنگ جهنم : nitrate d'argent; *186*
sang-e lâsorkh سنگ لاسرخ : oxyde cuivreux : Mo'in; *185*
sang-e pâdzahr سنگ پادزهر *(sang-e zahrkosh) : pâdzahr* (/anti-poison/) une pierre qui dans la médecine est utilisée comme analgésique et contre-poison) *pâdzahr* : Â'inechi, p. 1089; Mo'in; *207*
sâghe-ye mo ساقهٔ مو : cep de vigne (cf. *mo*)
sarv سرو : *CUPRESSUS SEMPERVIRENS L.*; (cyprès) : Mo'in; Chiej, p. 105; *61, 75*

sedr (kunâr) (کونار) سدر : feuilles broyées de *ZIZYPHUS SPINA-CHRISTI (L.)* Wild. (cèdre) : Zargari, tome 1, p. 408; *80, 152, 194*
sedr-e shirâzi سدر شیرازی : cèdre de bonne qualité
sefidâb-e ghal' (sefidâb-e ghal'i) سفیداب قلع (سفیداب قلعی) : *sefidâb* d'étain, cf. *sefidâb-e ruy; 143, 157, 174*
sefide-ye tokhm-e morgh سفیدهٔ تخم مرغ : blanc d'oœuf; *84*
sekanjebin سکنجبین : sirop épaissi à base de feuilles de menthe et de sucre cuits dans du vinaigre; *177*
senjed سنجد : *ELAEGNUS ANGUSTIFOLIA L.;* (olivier de Bohême) : Zargari, tome 2, p. 761; Moïnfar, 2, p. 34; *80*
senobar صنوبر : *PINUS SILVESTRIS L.*, (pin silvestre) : Zargari, tome 3, p. 319; *ABIES PICEA* L (sapin) : Mo'in; *194*
sepestân سپستان : *CORDIA MYXA L.*; (sébestier, feuilles, fruits, graines) : Zargari, tome 2, p. 431; Â'inechi, p. 1048; *CORDYA MYXA L.* : Moïnfar 2, p. 61; *148*
serish سریش : sorte de colle fabriquée à partir des racines de *ASPHODELLUS MICROCARPUS VIV.* et de *ASPHODELLUS CERASIFERUS GAY.* : Zargari, tome 3, p. 224; *186*
serke سرکه : vinaigre; *78*
sib سیب : *PYRUS MALUS L.*; (pommier, fruits) : Zargari, tome 1, p. 610*; 67*
sir سیر : *ALLIUM SATIVUM L.*; (ail) : Zargari, tome 3, p. 210; Â'inechi, p. 1018; *159*
siyâhdâne سیاه دانه : cf. *siyâhtokhme; 85, 153, 168, 207*
siyâhtokhme سیاه تخمه : *NIGELLA SATIVA L.*; (nigelle des jardins, grains) : Zargari, tome 1, p. 31; Â'inechi, p. 1066 ;*34*
somâgh سماق : *RHUS CORIARIA L .* (sumac des tanneurs, fruits) : Zargari, tome 1, p. 381; Â'inechi, p. 1073; *33, 90*
sonboleltib سنبل الطیب : *VALERIANA OFFICINALIS L.;* (valériane officinale, racines et rhizomes) : Zargari, tome 2, p. 68; Â'inechi, p. 1031; *128*
sorb سرب : plomb; *175, 180, 200*
sormabât سرمابات *: sarm : kangar :* Mo'in; *123*
sorme-ye sang سرمهٔ سنگ : kohl à base de sulfure de fer ou d'argent en forme d'une poudre très fine : Mo'in. Il est également appelé "kohl de la Mecque" : Katirâ'i, p. 331; *123*
soronj سرنج : oxyde salin de plomb de couleur rouge (utilisé dans la peinture) Pb3 O4 : Mo'in; *160, 203*
sublame سوبلمه : (sublimé : composé toxique du mercure); *196*
sulfât do cuivr سولفات دوکوئیور : sulfate de cuivre; *160*
sulfât do zank سولفات دوزنك : sulfate de zinc; *160*
susan سوسن : cf. *gol-e susan; 89*
susanbar سوسنبر : *MENTHA PIPERATA L.*; (menthe poivrée, feuilles) : Mo'in; *176*

SH

shabbu شب بو : *CHEIRANTHUS CHEIRI L.* (giroflée jaune, fleurs) : Zargari, tome 1, p. 142; *185*

shabdar شبدر : *TRIFOLIUM PRATENSE L.*; (trèfle des prés) : Mo'in; *200, 219*

shaftâlu شفتالو : *PRUNUS PERSICA L.*; (sorte de pêcher); Mo'in; *PERSICA VULGARIS* : Safizâde, p. 117; *128, 203, 208*

shaftâlu-ye talkh شفتالوی تلخ : cf. *shaftâlu* amère;

shâhbalut-e hendi شاه بلوط هندی : *CASTANEA EQUINA L.* (marronier d'Inde) : Mo'in; Mo'alem; *170*

shâhdâne شاه دانه : *CANNABIS SATIVA L.*; (chanvre, fruits) : Zargari, tome 3, p. 59; *34*

shâhtare شاه تره : *FUMARIA PARVIFLORA LAM.* : Zargari, tome 1, p. 115; Â'inechi, p. 1057; fumeterre : Mo'alem; *79, 155, 196, 208*

shâhtut شاه توت : *MORUS NIGRA L.* (mûrier noir, feuilles) : Zargari, tome 3, p. 67; Â'inechi, p. 1065; *150, 174, 200*

shâhi شاهی : *LEPIDIUM SATIVUM L.*; (cresson des jardins) : Zargari, tome 1, p. 127; Â'inechi, p. 1063; *119, 172*

shâhi-ye âbi شاهی آبی : cresson d'eau : Mo'alem; *119*

sha(o)kâ'i شکاعی : *ONOPORDON ACANTHIUM L.*; (chardon aux ânes) : Zargari, tome 2, p. 109; *195*

shalgham شلغم : *BRASSICA NAPUS L.*; (navet, racines) : Zargari, tome 1, p. 163; *180*

shanbalile «شنبلیله» : *TRIGONELLA FOENUM-GRAECUM L.* : Zargari, tome 3, p. 709; Â'inechi, p. 1017; trigonelle, fenugrec : Mo'alem; *96, 152, 159, 170, 208*

shaghâyegh شقایق : *PAPAVER RHOEAS L.* : Zargari, tome 3, p. 646; coquelicot : Chiej, n° 219; *109*

shebet شبت : *ANETHUM GRAVEOLENS L.*; (aneth, feuilles) : Zargari, tome 1, p. 770; Â'inechi, p. 1068; *208*

shemshâd شمشاد : *EVONYMUS JAPONICUS L.*, (buis) : Zargari, tome 3, p. 577; 75

sheng شنگ : *TRAGOPOGON PRATENSIS L.*; (salsifis des prés, racines) : Zargari, tome 2, p. 243; Moïnfar 2, p. 58; *155, 169, 171*

shekar-e sorkh شکر سرخ : sucre rouge (sucre roux); *208*

shirberenj شیربرنج : mets à base de riz cuit dans du lait (riz au lait); *78*

shirpanir شیرپنیر : *GALIUM VERUM L.*; (gaillet vrai) : Zargari, tome 2, p. 57; *154, 168, 200*

shirkhesht شیرخشت : manne obtenue par incision ou par la piqûre d'insectes sur le tronc de *COTONEASTER NUMMULARIA F. M.* : Zargari, tome 2, p. 753; Â'inechi, p. 1049; *79, 158, 208, 216, 219*

shir-e dokhtar شیردختر : "lait de fille" lait de la femme dont le nourrisson est une fille; *142, 186, 198*

shir-e gâv شیر گاو : lait de vache;

shir-e mâk شیر ماك : colostrum; *100, 103, 129, 150, 171*

shir-e nârgil شیر نارگیل : lait de noix de coco; *185*
shir-e olâgh شیر الاغ : lait d'ânesse; *216*
shire-ye angur شیرهٔ انگور : jus épaissi de raisin; *158*
shire-ye anjir شیرهٔ انجیر : sève de figue, cf. *anjir; 146*
shirinbayân شیرین بیان : *GLYCYRRHIZA GLABRA L.;* (racines, rhizomes et feuilles du *nabât*, plante dont les fleurs sont rouge-bleu, la racine noire et l'intérieur jaune = la racine sucrée est aussi appellée *asl el-sus*) : Zargari, tome 3, p. 588; Â'inechi, p. 1021; réglisse : Mo'alem; réglisse officinale : Chiej, n° 145; *109, 117*
shokarân شوکران : *shokarân-e kabir* : *CONIUM MACULATUM L.*; (grande ciguë, feuilles et fruits) : Zargari, tome 1, p. 744; Â'inechi, p. 1048; *129*

T

tabâshir-e ghalam(i) (تباشیر قلم (قلمی : substances siliciques extraite du tronc de *BAMBUSA AURUNDINACEAE* : Â'inechi, p. 1041; *tabâshir-e hendi : ney-e hendi* : *ARUNDO DONAX L.*; (canne d'Inde) : Zargari, tome 3, p. 294; *217*
tah-e gol ته گل : réceptacle; *96*
tâjrizipich تاجریزی پیچ : *SOLANUM DULCAMARA;* (douce-amère, tige) : Zargari, tome 2, p. 480; *142*
tâjrizi تاجریزی : *SOLANUM NIGRA(UM) L.* (morelle noire, feuilles et fruits) : Â'inechi, p. 1076; Zargari, tome 2, p. 483; *109, 219*
tâlebi طالبی : de la famille de cf. *kharboze* : Mo'in , melon; *79, 119*
tâlk تالک : talc; *175*
tameshk تمشک : *RUBUS CAESIUS L.*; (framboisier, fruits) : Zargari, tome 1, p. 620; *83*
tamr تمر : cf. *tamr-e hendi*
tam(b)r-e hendi تمر (تمبر) هندی : *TAMARINDUS INDICA L.*; (tamarinier, fruits) : Zargari, tome 1, p. 520; *34, 152, 154*
tanbâku تنباکو : *tombâku* (feuilles séchées d'une variété de *tutun* (*NOCOTIANA TABACUM L.*) utilisées dans les narguilés) : Mo'in; Â'inechi, p. 987; Zargari, tome 2, p. 467; tabac pour le narguilé : Mo'alem; *117, 171, 208*
tantur-e kâmfr تنتور کامفر : teinture de camphre; *143*
tanturiyod تنتور ید : teinture d'iode; *92*
târ 'ankabut تارعنکبوت : toile d'araignée; *170*
taranjebin ترنجبین : Manne extraite de *ALHAGI CAMELORUM*; Fisch.; (manne d'Alhagi, manne de Perse) : Zargari, tome 1, p. 472; Â'inechi, p. 1035; *34, 60, 82, 208*
tare تره : *ALLIUM PORRUM L.*; (poireau) : Zargari, tome 3, p. 218; *119, 172, 176, 207, 210*
tar(e)tizak تره تیزک : cf. *shâhi; 114, 156*
taryâk تریاک : suc des capsules d'un pavot de *PAPAVER SOMNIFERUM L.* incisées avant maturité : Zargari, tome 1, p. 86, 89, 92; *172*
tizâb تیزاب : acide nitrique : Mo'alem; *88*

tizâb-e sâbun تیزاب صابون : lessive : dissolution de soude utilisée dans la fabrication du savon : Mo'alem; *117*
tof تف : crachat; *28*
torob ترب : *RAPHANUS SATIVUS L.*; (radis, racines et rhizomes) : Zargari, tome 1, p. 149; radis noir : Mo'alem; *79, 114, 178*
torobche تربچه : de la famille de cf. *torob* : Mo'in; *RAPHNUS SATIVA L.* (radis rose) : Â'inechi, p. 1072; *114, 158*
torshak ترشک : *OXALIS CORNICULATA L.;* (oxalis corniculée) : Zargari, tome 1, p. 296; *RUMEX ACETASA* : Safizâde, p. 70; *83, 206*
tokhm تخم : 1/ testicules ; 2/ œufs; *89*
tokhm-e katân تخم کتان : cf. *bazrak*
tokhm-e sharbati تخم شربتی : *OCIMUM CANUM SIMS.* (grains) : Â'inechi, p. 1067; *33, 34, 141*
tut (-e sefid) توت سفید : *MORUS ALBA L.*; (mûrier blanc) : Zargari, tome 3, p. 69; *148*
tutiyâ توتیا : oxyde de zinc impur : Mo'in; Mo'alem
tutun توتون : *NICOTINA TABACUM L.*; (tabac commun, feuilles) : Zargari, tome 2, p. 467; *203*
tutun-e sigâr توتون سیگار : cf. *tutun* de cigare

V

vâjebi واجبی : cf. *nure; 128*
vali ولی : nom d'une pommade pharmaceutique; *175*
vashâ وشا : *oshagh, ushak* : résine-gomme jaune et amère extraite de *DOREMA AMMONIACUM D. DON.*; (gomme ammoniaque) : Zargari, tome 1, p. 806; Mo'in; Â'inechi, p. 1052; *155*
vasme وسمه : pastel non pilé (cf. *rang*); *124*
vâzelin وازلین : vaseline; *78, 150, 160, 186, 209*
viks ویکس : pommade Vicks

Y

yâs (irâni) یاس : *SYRINGA PERSICA L.*, variété de lilas dont les fleurs sont blanches : Zargari, tome 2, p. 311; *73*
yâsaman (sefid) یاسمن : *JASMINUM OFFICINALE L.* (jasmin blanc) : Zargari, tome 2, p. 306;

Z

za'ferân زعفران : *CROCUS SATIVUS L.;* (safran, stigmates) : Zargari, tome 3, p. 176, 562; *172*
zabângonjeshk زبان گنجشک : *FRAXINUS EXCELSIOR L.*; (frêne, feuilles) : Zargari, tome 2, p. 301; Moïnfar 2, p. 31; *HALLARRHENA ANTIDYSENTERICA WALL* : Â'inechi, p. 1058; *173, 207*
zahre-ye gâv زهرهٔ گاو : calcul biliaire du bœuf : Mo'alem; *208*

zâj زاج : vitriol : Mo'alem; *174*
zâj-e sabz زاج سبز : vitriol vert : Mo'alem; *207, 209*
zâj-e sefid زاج سفید : *kârmen* (vitriol de fer, Dic. persan-français Nafisi; cristaux de sulfate d'aluminium : Â'inechi, p. 1083; vitriol blanc : Mo'alem; *83, 156, 186, 207, 209*
zâj-e siyâh زاج سیاه : variété de *zâj-e sefid* qui noircit au contact de l'eau : Mo'in; vitriol de fer : Mo'alem; *186, 207, 209*
zâlu زالو : sangsue; *186*
zanbagh زنبق : *IRIS FLORENTINA L.* (iris de Florence) : Zargari, tome 3, p. 608, 173; *89, 172*
zanbagh-e sefid زنبق سفید : cf. *zanbagh; 63*
zandigh زندیق : (pierre jaune dont la surface ressemble aux paillettes *eklil*); 160
zanjebil زنجبیل : *ZINGIBER OFFICINALE* Rosc.; (gingembre, rhizomes) : Zargari, tome 3, p. 160; *109*
zanjebil-(e) shâmi زنجبیل شامی : *INULA HELENIUM* L.; (racines) : Zargari, tome 3, p. 605; *154, 157*
zard زرد : cf. *zardchube*
zardâb-e mâst زرداب ماست : cf. *ghareghorut*
zardâlu زردآلو : *ARMENIACA VULGARIS LAM.*; (abricotier, fruits) : Zargari, tome 1, p. 594; *147, 149, 153*
zardchube زردچوبه : *CURCUMA LONGA L.;* (curcuma, rhizomes) : Zargari, tome 3, p. 163; Â'inechi, p. 1031; *89, 98, 149, 152, 160, 171, 195*
zarde-ye tokhm-e morgh زردهٔ تخم مرغ : jaune d'œuf
zarnikh زرنیخ : Arsenide trisulphide (sulfure jaune d'arsenic) : A'ine-C°i, p. 1084; trisulfure d'arsenic : Mo'in; *128, 159, 169*
zereshk زرشک : *BERBRIS VULGARIS L.*; (épine-vinette commune, fruits) : Zargari, tome 1, p. 55; *147, 171, 173, 178, 198*
zeytun زیتون : *OLEA EUROPAEA L.*; (olivier, fruits) : Zargari, tome 2, p. 288; Â'inechi, p. 1067; *89, 172*
zire-ye siyâh (zire-ye kermâni) زیرهٔ سیاه : *CARUM CARVI L.*; (carvi officinal, fruits) : Zargari, tome 1, p. 760; Â'inechi, p. 320; *57, 142, 158, 161, 164, 194*
zufâ زوفا : *HYSSOPUS OFFICINALIS L.*, (hysope officinale, fleurs) : Zargari, tome 2, p. 622; *34*
zoghâl ذغال : charbon; *171*

ZH

zhelâtin ژلاتین : gélatine;
zhele ژله : gelée anglaise; *135*

ANNEXE V

LEXIQUE DES ÉLÉMENTS DE REMÈDES

(en français; pour les équivalents en persan, cf. Annexe IV)

Dans cette liste sont cités des éléments d'origine végétale, animale, humaine, minérale, pharmaceutique et chimique qui rentrent dans la composition des remèdes.

A

abricot (huile de noyau de) : *roghan-e haste-ye zardâlu,* 127, 135, 153
abricotier (fruits) : *zardâlu* (*ARMENIACA VULGARIS LAM.*), 149, 167
acacie odorante (fleurs de) : *'anbar moshk* (*ACACIA FARNESIANA (L) WILL.*),
acacia de Robin (feuilles, fleurs, graines, écorce du tronc) : *aghâghiyâ* (*ROBINIA PSEUD-ACACIA L.*), 128
acajou à pomme (graine) : *ghors-e kamar* (*ANACARDIUM OCCIDENTALIS L.; ENTADA GIGAS L.*), 120
ACANTHOPHYLLUM SQUARROSUM BOISS (racines) : *chubak,* 157
achillée (plante entière) : *bumâdarân* (*ACHILLEA MILLEFOLIUM L.*), 109, 150
acide borique : *asid burik,* 86, 89, 90, 103, 109, 125, 137, 142, 143, 150, 157, 174, 197, 198, 209
acide citrique : *johar(-e) limu,* 89, 109, 129
acide nitrique : *tizâb,* 88
acide sulfurique : *asid sulfurik; johar-e gugerd,* 88, 146
ail : *sir* (*ALLIUM SATIVUM L.*), 83, 85, 109, 121, 145, 146, 149, 159, 168, 172, 173, 175, 176, 178, 206
ailante granuleux : *'ar'ar* (*AILANTHUS ALTISSIMA (MILL.) SWINGLE.*), 75
alchémille (plante entière surtout les racines) : *jol el-asad, rejl el-asad, pây-e shir* (*ALCHEMILLA VULGARIS L.*), 79
ALLIUM SCORODOPRASUM L. : *piyâz-e biyâbâni* : *piyâz-e kuhi,* 89
aloès (suc durci extrait des feuilles *ALOË VERA L.*) : *sabr (-e zard),* 128, 160, 203
alysse champêtre (fruit) : *ghodume, ghodume-ye shirâzi* (*ALYSSUM CAMPESTRE L.*), 140, 198, 210
amandier (fruits) : *bâdâm* (*AMYGDALUS COMMUNIS L.*); *bâdâm-e shirin* (*AMYGDALUS COMMUNIS VAR. DULCIS* (fruits)); *bâdâm-e talkh* (*AMYGDALUS COMMUNIS VAR. AMARA* (fruits)), 79, 90, 96, 102, 123, 159, 173, 195, 203, 210
amidon : *neshâste,* 79, 145, 154, 155, 207
ammoniac : *âmoniyâk,* 117, 176, 177
âne (urines de) : *edrâr-e khar,* 196

ânesse (crottes de) : *peshkel-e mâche olâgh, 'anbar nesârâ*, 104, 137, 154, 174
aneth (feuilles) : *shebet* (*ANETHUM GRAVEOLENS L.*), 208
araignée (toile de) : *târ 'ankabut*, 170
armoise commune : *berenjâsf(p)* (*ARTEMISIA VULGARIS L.*), 203
aubergine : *bâdemjân* (*SOLANUM MELONGENA L.*), 78, 80, 206, 210

B

badelium de l'Inde (gomme-résine extraite de *COMMIPHORA AGALLOCHA ENGL.* ou de *COMMIPHORA MUKUL ENGL.*) : *moghl-e azragh, moghl, molk-e azragh*, 34, 207
baleine (graisse de) : *belân do bâlen, charbi-ye bâlen*, 80
bardane (racines) : *bâbââdam* (*ARCTIUM LAPPA L.*), 114, 120, 152, 216
bardane (huile de) : *roghan-e bâbââdam*, 90, 141
bardane (racine de) : *rishe-ye bâbââdam*, 109, 141
basilic commun (feuilles) : *reyhân* (*OCIMUM BASILICUM L.*), 89, 145, 178
berce de Perse (poudre des fruits) : *golpar* (*HERACLEUM PERSICUM DESF.*), 34, 116, 218
betterave : *choghondar* (*BETA VULGARIS L.*),85, 116, 118, 122, 140, 158, 174, 185, 194, 206, 207
beurre : *kare*, 96, 156, 160, 175, 196
beurre de vache : *kare-ye gâv*, 173
bicarbonate de soude : *jush-e shirin, jush*, 78, 93, 103, 104, 116, 117, 120, 142, 150, 152, 157, 158, 161, 174, 210, 211
bitume : *ghir*, 194
blé (grains) : *gandom* (*TRITICUM SATIVUM LAMK.*), 117, 154, 166, 171
blé (farine de) : *ârd-e gandom*, 81, 140, 142, 155, 173, 174, 178, 179, 200
blé (paille de) : *kâh-e gandom*, 207
blé (son de) : *sabus-e gandom*, 119, 177
bleu de méthylène : *belo de metil*, 186, 209
bœuf : *gâv*, 180
bœuf (calcul biliaire du) : *zahre-ye gâv*, 97, 208
bœuf (os à mœlle de) : *maghz-e ghalam-e gâv*, 123, 127, 160, 174
bol d'Arménie : *gel-e Armani*, 174
boue : *gel;* 37, 87, 152, 159, 172, 204
bouleau (feuilles, bourgeons, écorce) : *ghân* (*BETULA ALBA L.*), 154
bourrache officinale (fleurs, feuilles et tiges) : *golgâvzabân* (*BORRAGO OFFICINALIS L.*), 109, 200
bourse à pasteur (plante entière) : *kise-ye keshish* (*CAPSELLA BURSA PASTORIS L.*), 207
buffle : *gâvmish*, 156
buis : *shemshâd* (*EVONYMUS JAPONICUS L.*), 75

C

cacaoyer (graines) : *kâkâu* (*THEOBROMA CACAO L.*), 116, 149
caféier (grains) : *ghahve* (*COFFEA ARABICA L.*), 121
caillebotte séchée : *ghareghorut,* 33, 103, 116, 196, 203, 208
calcul biliaire de certains bovidés : *gâvdâru,* 97
camomille commune (capitules) : *bâbune, bâbune-ye shirâzi* (*MATRICARIA CHAMOMILLA L.*), 81, 82, 85, 115, 116, 120, 121, 122, 128, 141, 152, 173
camphre (poudre de) : *pudr-e kâfur* (cf. *kâfur*)
camphre (teinture de) : *tantur-e kâmfr,* 143
camphrier (substance aromatique) *: kâfur* (*CINNAMOMUM CAMPHORA L.*); 90, 104, 160, 216
canard sauvage : *morghâbi* (*CAPRA ANGORENSIS*); 131
canne d'Inde *: tabâshir-e ghalam(i),* 217
cannelle blanche (écorce) : *dârchin (CANELLA ALBA L.; CINNAMOMUM CASSIA BLUME),* 98, 109, 177
capillaire (feuilles) : *par-e siyava(o)sh(ân)* (*ADIANTUM CAPILLUS-VENERIS L.*), 34, 109
carbonate de sodium *: melh-e ghali (namak-e ghalyâb),* 200
cardamome (fruits) : *hel* (*ELETTARIA CARDAMOMUM WITH.*), 34, 90
carthame laineux : *gha(o)rta(o)m-e bari* (*CARTHAMUS LANATUS L.*), 109
carthame des teinturiers *: gol-e rang* (*CARTHAMUS TINCTORIUS L.*), 156, 219
carvi officinal (fruits) *: zire-ye siyâh, zire-ye kermâni* (*CARUM CARVI L.*), 79, 98, 156, 173, 176, 179, 208
cassier officinal (fruits) : *folus* (*CASSIA FISTULA L.*), 82, 103, 185
cédrat : *bâlang* (*CITRUS MEDICA CEDRATA L.*), 102
cèdre (feuilles broyées de *ZIZYPHUS SPINA-CHRISTI (L.) WILD.*) : *sedr, kunâr;* cèdre (de bonne qualité) : *sedr-e shirâzi,* 80, 83, 85, 102, 115, 117, 120, 121, 122, 152, 155, 158, 194, 195
cendres de brasero : *khâkestar-e manghal,* 171, 175
céleri sauvage : *karafs* (*APIUM GRAVEOLENS L.*), 92, 96, 172, 177
cerisier des oiseaux *: gilâs* (*CERASUS AVIUM L.*), 198, 219
chanvre (fruits) : *shâhdâne* (*CANNABIS SATIVA L.*), 34
chameau (suif de) : *pih-e shotor,* 149
charbon : *zoghâl,* 171
chardon aux ânes : *sha(o)kâ'i* (*ONOPORDON ACANTHIUM L.*), 195
chaux *: âhak,* 129, 146, 169, 171, 172
chaux vive : *âhak-e zende,* 128
chêne (feuilles) : *balut* (*QUERCUS TOURN.*), 155, 157, 160
chevreau *: bozghâle;* 97, 217
chélidoine (plante entière) *: mâmirân* (*CHELIDONIUM MAJUS L.*), 146, 157, 168, 208
chèvre (suif de) : *pih-e boz,* 149, 150

chicorée commune : *kâsni* (*CICHORIUM INTYBUS L.*), 154, 198, 207, 208, 210, 219
chou potager : *kalam* (*BRASSICA OLERACEA (L.) DC.*), 114, 179, 200
cire : *mum,* 79, 129, 174
cire d'abeille *: mum-e 'asal,* 147, 149
citron (jus de) : *âblimu,* 78, 83, 88, 90, 109, 115, 120, 129, 142, 149, 154, 158, 169, 170, 175, 178, 180
citronnier (fruits) : *limu (torsh)* (*CITRUS LIMONUM RISSO.*), 89
citronnier vulgaire (fruits) : *nârenj* (*CITRUS BIGARADIA DUL.*), 158, 195
clou de girofle : *mikhak* (*EUGENIA CARYOPHYLLATA THUNH.*), 78
cocotier (fruits) : *nârgil* (*COCOS NUCIFERA L.*),120
coquelicot : *shaghâyegh* (*PAPAVER RHŒAS L.*), 109
couperose blanche (sulfate de zinc) : *kât-e kabud,* 34, 156, 186
COCOS SECHELLARUM L. : *kashkul,*
coing (cognassier) : *beh* (*PYRUS CYDONIA L.*), 79, 88, 179, 180
colle (fabriquée à partir des racines de *ASPHODELLUS MICROCARPUS VIV.* et de *ASPHODELLUS CERASIFERUS GAY.*) : *serish,* 186
colostrum : *shir-e mâk,* 100, 103, 129, 150, 171
concombre : *khiyâr* (*CUCUMIS SATIVUS L.*), 78, 89, 91, 114, 119, 120, 122, 148, 198, 210, 218, 219
coriandre (fruits) : *geshniz* (*CORIANDRUM SATIVUM L.*), 103, 122, 152, 154, 171, 198, 209
courgette : *kadu* (*CUCURBITA L.*), 93, 171, 173, 206, 219
crabe : *knarchang,* 177
crachat : *tof,* 28
craie (plâtre) : *gach,* 172
cresson d'eau : *shâhi-ye âbi,* 114, 119, 200
cresson d'eau : *'alafcheshme, bulâghuti* (*NASTURTIUM OFFICINALE R. BR.*), 114, 200
cresson des jardins *: shâhi, tar(e)tizak* (*LEPIDIUM SATIVUM L.*), 114, 119, 156, 172
cresson des jardins (jus de) : *âb-e shâhi;* (cf. *shâhi*)
CUCUMIS COLOCYNTHIS L. (fruits) : *hendevâne-ye abujahl,* 116, 208
CUCUMIS MELO L. : *kharboze,* 78, 90, 119, 206
curcuma (rhizomes) : *zardchube, zard* (*CURCUMA LONGA L.*), 89, 91, 149, 152, 160, 171, 179, 195
CYNARA SCOLYMUS L. (fruits) : *kangar-e biyâbâni, kangar-e dahri,* 102, 173, 174
cyprès : *sarv* (*CUPRESSUS SEMPERVIRENS L.*); 61, 75

D

datte (base de) : *kune-ye khormâ,* 82
dattier : *khormâ : derakht-e khormâ* (*PHŒNIX DACTYLIFERA L.*), 78, 96, 121, 124, 206
dissolution de soude utilisée dans la fabrication du savon : *tizâb-e sâbun,* 117

douce-amère (tige) : *tâjrizipich* (*SOLANUM DULCAMARA*), 142, 219
dromadaire (bosse du) : *kohân-e shotor,* 207

E

eau de chaux : *âbâhak,* 175
eau de pluie qui tombe le soixante-dixième jour du printemps : *bârân-e neysân,* 78, 114
eau de rose : *golâb* : cf. *gol-e golâb,* 80, 128, 145
eau oxygénée : *âb-e oksizhen,* 143, 160, 169
encre (faite de galles de chêne, de noir de fumée et de vitriol : *morakab,* 174, 184
épinard (feuilles) : *esfenâj* (*SPINACIA OLERACEA L.*), 83, 89, 127, 140, 156, 176, 185
épeautre : *k(kh)andarus* (*TRITICUM SPELTA L.*),127
épinards (potage à base de) : *âshe esfenâj,* 156
épine-vinette commune fruits) : *zereshk* (*BERBRIS VULGARIS L.*), 198, 171, 173, 178, 147, 200, 207
éruce (graines) : *mandâb* (ERUCA SATIVA MILL.; *BRASSICA NAPUS OLEIFERA L.*), 208
ERYNGIUM CŒRULEUM M.B. (jeunes feuilles) : *chuchâgh,* 103
eucalyptus (feuilles) : *o(u)kâliptus* (*EUCALYPTUS GLOBOLUS LABILL.*), 219

F

fagone : *bâdâvard* (*FAGONIA CRETICA L.*), 109
fenouil (fruits) : *râziyâne* (*FŒNICULUM VULGARE MILL.*), 79, 81, 83, 91, 96, 150, 151
fenouil (infusion de) : *âb-e râziyâne,* 96, 150, 151
fève des champs (graines fruits) : *bâgh(â)lâ(i)* (*sabz*) (*FABA VULGARIS MŒNCH L.*), 78, 90, 127, 131, 136, 171
figuier : *anjir* (*FICUS CARICA L.*), 89, 119, 146, 168, 178, 208
figue (sève de) : *shire-ye anjir,* 120, 146
framboisier : *tameshk* (*RUBUS CAESIUS L.*), 83, 109
frêne feuilles) : *zabângonjeshk* (*FRAXINUS EXCELSIOR L.*; *HALLARRHENA ANTI-DYSENTERICA WALL*), 173, 207
fumeterre : *shâhtare* (*FUMARIA PARVIFLORA LAM.*), 79, 83, 116, 117, 120, 141, 155, 156, 157, 158, 196, 208, 210, 219
fumeterre (distillat de) : *aragh-e shâhtare*

G

gaillet vrai : *shirpanir* (*GALIUM VERUM L.*), 168, 154, 200
galles du chêne : *mâzu, mâzuj,* 109, 137, 160, 174, 216
galette faite avec la pulpe hachée et séchée de certains fruits (ex : prunes) : *lavâshak,* 32, 33, 34

garance tinctoriale (racines et rhizomes) : *runâs* (*RUBIA TINCTORUM L.*), 117, 121, 124, 179, 196
gélatine : *zhelâtin;* 137
gelée anglaise : *zhele,* 135
genêt d'Espagne (fleurs) : *gol-e tâvusi* (*SPARTIUM JUNCEUM L.*), 178
giroflée jaune (fleurs) : *shabbu* (*CHEIRANTHUS CHEIRI L.*), 185
gingembre (rhizomes) : *zanjebil* (*ZINGIBER OFFICINALE ROSC.*), 109
glycérine : *gelise(i)rin,* 79, 149
gomme arabique : *samgh-e 'arabi* (*ACACIA SENEGAL WILLD.*), 79, 174, 219
gomme-résine : *angom,* 34, 207
gomme ammoniaque (gomme-résine de *DOREMA AMMONIACUM D. DON.*) : *vashâ, oshagh, ushak,* 155
gomme tragacanthe (variété de) : *k(a)etirâ* extraite de *ASTRAGALUS (TOURN.) L.*, 79, 115, 117, 121, 141, 185, 219
grande ciguë (feuilles et fruits) : *shokarân, shokarân-e kabir* (*CONIUM MACULATUM L.*), 129
grenades (potage à base de sirop épaissi de) : *âsh-e anâr,* 158
grenadier (fruits) : *anâr* (*PUNICA GRANATUM L.*); grenade douce : *anâr-e shirin*; grenade aigre : *anâr-e torsh,* 78, 109, 116, 127, 147, 152, 156, 158, 160, 198, 208, 209, 216,
grenadier sauvage (fleurs de) : *golnâr-e fârsi,* 89, 175
griottier (fruits) : *âlbâlu* (*CERASUS VULGARIS MILLER*), 89, 198, 219
guimauve officinale (fleurs) : *khatmi, gol-e khatmi, khatmi-ye sefid* (*ALTHAEA OFFICINALIS L.*), 34, 84, 89, 90, 92, 102, 103, 115, 116, 117, 120, 121, 122, 128, 140, 141, 154, 157, 161, 170, 172, 194, 198, 208, 210
gundélie (feuilles) : *sormabât [?], sarm, kangar* (*GUNDELIA TOURNEFORTII L.*); 123

H

harmel (graines) : *esp(f)and* (*PEGANUM HARMALA L.*), 33, 143, 155, 207, 219
henné (feuilles) : *hanâ* (*LAWSONIA INERMIS L.*), 80, 83, 92, 108, 114, 115, 117, 120, 121, 128, 136, 137, 149, 152, 155, 156, 159, 172, 174, 175, 194, 196, 203
herbe aux puces (graines) : *esparze, esfarze* (*PLANTAGO PSYLLIUM L.; PLANTAGO OVATA FORSK*), 83, 140, 148, 152, 185, 198, 210, 218, 219
herbe de sainte Sophie (graines) : *khâkeshi(r)* (*DESCURAINIA SOPHIA L.; ERYSIUM ERPANDUM L.*), 96, 154, 156, 158, 161, 207, 208, 219
herbe de sainte Sophie (fumigation de graines de) : *dud-e khâkeshir;* 158, 161
hérisson (variété de) : *boznaghara,* 216
hysope officinale (fleurs) : *zufâ* (*HYSSOPUS OFFICINALIS L.*), 34

I

indigo : *nil* (*INDIGOFERA ARGENTEA L.; INDIGOFERA PAUCIFOLIA DELILE*), 104, 172

INULA HELENIUM L. (racines) : *zanjebil-(e) shâmi*, 154, 157
iris de Florence : *zanbagh, gol-e zanbagh, zanbagh-e sefid* (*IRIS FLORENTINA L.*), 84, 89, 172, 207

J

jalap indigène (racines, feuilles) : *gol-e 'abâsi* [?] : *lâle'abâsi* (*MIRABILIS JALAPA L.*), 141
jasmin blanc : *yâsaman (sefid)* (*JASMINUM OFFICINALE L.*),
jujubier commun (fruits) : *'anâb* (*ZIZYPHUS JUJUBA MILL.*), 34, 82, 140, 146, 154, 156, 157, 158, 198, 199, 207, 210, 216

K

kaki : *khormâlu* (*DIOSPYROS KAKI L.*), 206
kermès : *ghermezdâne* (*COCUS CACTI L.*), 207
kohl (à base de sulfure de fer ou d'argent) : *sorme-ye sang*, 110, 123, 124

L

laitue cultivée : *kâhu* (*LACTUCA SATIVA L.*), 79, 120, 147, 152, 154, 177, 198
lin usuel (graines) : *katân* (*LINUM USITATISSIMUM L.*), 141, 168, 179
lait d'ânesse : *shir-e olâgh*, 78, 96, 216
lait de fille (lait de la femme dont le nourrisson est une fille) : *shir-e dokhtar*, 104, 142, 150, 186, 198
lait de noix de coco : *shir-e nârgil*, 120, 123, 185
lait (peau du) : *ruye-ye shir*, 150
lait de vache : *shir-e gâv*, 98, 137, 152, 156, 171, 196, 199, 208, 210, 218
lanoline : *lânolin*, 90, 149, 160
laurier noble (feuilles) : *barg-e bu* (*LAURUS NOBILIS L.*), 170
lavande stechade (fleurs) : *ostokhodus* (*LAVANDULA STOECHAS L. : LAVANDULA DENTATA L.*), 152
lentille: *'adas* : *LENS CULINARIS MEDIK.*, 79, 91, 128, 149, 150, 158, 164, 174, 180, 206, 207
lilas (variété à fleurs blanches) : *yâs (irâni) SYRINGA PERSICA L.* ,
lin usuel (graines de) : *bazrak (tokhm-e katân)*, 141, 150, 174, 219
lin usuel (huile obtenue de la pression à froid des graines de): *bazrak-e zard (roghan-e)*, 83
lis blanc (bulbe et pétales) : *gol-e susan, susan, irsâ* (*LILIUM CANDIDUM L.*), 89, 200
litharge [pierre d'argent oxyde naturel de plomb] : *morde (mordâr) sang-e noghre, mordâr sang*, 159, 172, 195
LYCIUM BARBARUM L. (variété de) : *hozoz, divkhâr, âse*, 128

M

manne de *COTONEASTER NUMMULARIA F. M.* : *shirkhesht*, 79, 158, 179, 208, 216, 219
manne de Perse (manne d'Alhagi) : manne de *ALHAGI CAMELORUM FISCH.* : *taranjebin*, 34, 82
manne de *QUERCUS MANNIFERA LIND.* : ou de *CROCUS PERSICUS L.* : *gaz-e 'alafi, gazangobin-e 'alafi*, 179, 208
manne de *SALIX FRAGILIS L.* : *bidkhesht*, 82
marjolaine (feuilles) *: marzang(j)us* (*ORIGANUM MAJORANA L.; STOCHYS LAVANDULAE FOLIA VAHL)*, 128, 171
marronier d'Inde : *shâhbalut-e hendi* (*CASTANEA EQUINA L.*), 170
mauve sauvage (fleurs) : *panirak : gol-e khatmi-y-e banafsh, gol-e khobâzi* (*MALVA : SILVESTRIS L.*), 34, 109, 140, 170, 208
melon : *tâlebi*, 79, 119
melon printanier : *garmak* : sorte de cf. *kharboze* dont la peau est blanche virant vers le jaune (*CITTRULLUS VULGARIS SCHRAD*), 79, 119
menthe poivrée (extrait de) : *'osâre-ye na'nâ*, 34, 200
menthe poivrée (feuilles) : *na'nâ'* (*MENTHA PIPERATA L.*), 114, 120, 176, 218
mercure : *merkoruch*, 161, 185
mercure rouge : *merkur-e ruzh*, 156, 160
mercurochrome : *merkurkorom; davâgoli* (médicament rouge), 136, 175, 203
mets (à base de farine de riz de lait) : *firini*, 78
menthe poivrée (feuilles) : *susanbar* (*MENTHA PIPERATA L.*), 176
mélisse officinale : *bâdranj(g)buye* (*MELISSA OFFICINALIS L.*), 157, 176
mercure : *jive*, 196, 209
miel : *'asal*, 78, 81, 83, 88, 90, 91, 96, 98, 109, 171, 177, 179, 185, 208
mœlle de l'os : *maghz-e ghalam*, 127
mouton (cervelle de) : *maghz-e gusfand*, 129
mouton (écume de tête et pattes bouillies de) : *kaf-e kale pâche*, 120, 135
morelle noire (feuilles et fruits) : *tâjrizi* (*SOLANUM NIGRA(UM) L.*), 109
morve : *andamâgh*, 175
mouton (glande de la viande de) : *doshpo(e)l-e gusfand* (*ghode-ye gusht)*, 136
mouton (queue de) : *donbe-ye gusfand*, 207
mouton (suif de) : *pih-e gusfand*, 149
mouton (testicules de) : *donbalân*, 83, 127, 154
mûrier blanc : *tut (-e sefid)* (*MORUS ALBA L.*), 148
mûrier noir (feuilles) : *shâhtut* (*MORUS NIGRA L.*), 174, 200
musc : *moshk* (*ACACIA FARNESIANA L.*), 115
musc (parfum fabriqué à partir de) : *'atr-e moshk*, 115
myrte (feuilles) : *murd(t) (-e sabz)* (*MYRTUS COMMUNIS L.*), 85, 91, 93, 108, 115, 116, 119, 120, 121, 153

N

narcisse : *narges* (*NARCISSUS TAZZETA L.*), 171
navet (racines) : *shalgham* (*BRASSICA NAPUS L.*), 83, 136, 141, 180
néflier (fruits) : *azgil, kunus* (*MESPILUS GERMANICA L.*), 185
nénuphar blanc : *nilufar (-e âbi)* (*NYMPHAEA ALBA L.*); 66
nigelle des jardins (grains) : *siyâhtokhme, siyâhdâne* (*NIGELLA SATIVA L.*), 34, 85, 88, 90, 91, 93, 153, 168, 207
nitrate d'argent : *sang- e jahanam,* 186
noir de fumée : *dude,* 174, 175
noisetier (fruits) : *fandogh* (*CORYLUS AVELLANA L.*), 96, 123, 177
noix (brou de) : *pust-e sabz-e gerdu* , 168, 170
noix (cerneau de) : *maghz-e gerdekân (gerdu),* 78, 88, 96, 121, 123, 124
noyer (feuilles) : *gerdu* (*JUGLANS REGIA L.*), 115, 116, 119, 120, 150, 153, 154, 155, 157, 160, 168, 170, 173, 195, 200

O

OCIMUM CANUM SIMS. (grains) : *tokhm-e sharbati,* 33, 34, 141
œuf (blanc d') : *sefide-ye tokhm-e morgh,* 81, 84, 90, 115, 173, 174, 179
œuf (jaune d') : *zarde-ye tokhm-e morgh,* 78, 81, 89, 91, 102, 117, 119, 121, 140, 141, 171, 173, 175, 179, 180, 185, 208
œuf de poule : *tokhm-e morgh,* 88, 115, 120, 171, 175, 218
œuf de poule (huile de) : *roghan-e tokhm-e morgh,* 118, 120, 123
oignon (bulbe) : *piyâz* (*ALLIUM CEPA L.*); 79, 83, 89, 91, 109, 117, 120, 136, 143, 146, 149, 168, 172, 174, 175, 177, 178, 180, 200, 206, 208, 210, 218
oignon (la fine peau transparente qui couvre le bulbe) : *puste-ye nâzok-e piyâz;* 179
oliban (nom de deux mannes extraites de *BOSWELLIA CARTERII BIRDW.* et de *BOSWELLIA FREERANA BIRD.* : *kondo(u)r-e khorâki,* 34
olive (huile d') : *roghan-e zeytun,* 117, 120, 121, 124, 137, 141, 146, 149, 172, 173, 174, 178, 179, 180, 196
olivier (fruits) : *zeytun* (*OLEA EUROPAEA L.*), 27, 78, 80, 81, 84, 89
olivier de Bohême : *senjed* (*ELAEGNUS ANGUSTIFOLIA L.*), 80
opium : *taryâk,* 172
oranger (fruits) : *porteghâl* (*CITRUS AURANTIUM RISSO*), 89
orge (grains) : *jo* (*HORDEUM VULGARE LINN.*), 148, 174, 96, 155, 166, 172, 206
orme champêtre (écorce): *ghareâgh(g)âj, ojâ(e), vaj(e) gharegâj* (*ULMUS CAMPESTRE L.*), 195
ortie blanche sommités fleuries : *gazane (-ye sefid), garzane* (*LAMIUM ALBUM L.*), 116, 119, 120, 157, 158, 172, 173
oxalis corniculée : *torshak* (*OXALIS CORNICULATA L.*; *RUMEX ACETASA*), 83, 206
oxyde cuivreux : *sang-e lâsorkh lâsorkh,* 116, 159, 185
oxyde de zinc : *oksid do zang (k), johar-e ruy,* 91, 160, 174, 209
oxyde de zinc impur : *tutiyâ,* 116
oxyde salin de plomb : *soronj,* 160, 203

P

pastel (feuilles) : *rang* (*INDIGOFERA TINCTORIA L.* ou *ISATIS TINCTORIA L. ISATIS TINCTORIA L.*), 160, 203
pastel (non pilé) : *vasme,* 124
pastèque : *hendevâne* (*CITRULLUS VULGARIS SCHRAD.*), 78, 83, 89, 152, 154, 159, 176, 197, 208, 219,
pâte (à base de farine et de sucre fondu dans la bouche) : *ghand-e khamir,* 140, 173, 175
pâte épilatoire (à base d'orpiment et de chaux vive) : *nure, vâjebi,* 117
pâquerette : *gol-e minâ, minâ* (*BELLIS PERENNIS L.*), 172
pavot : *khashkhâsh* (*PAPAVER SOMNIFERUM L.*), 121
pêcher (fruit, graine) : *holu* (*PERSICA VULGARIS MILLER*), 128, 154, 199, 203, 208
pêche (amande du noyau de) : *dâneh-ye (haste-ye) holu, maghz-e haste-ye holu,* 119, 160, 174, 185, 195, 208
pénicilline : *penisilin,* 136, 216
pensée sauvage : *banafshe-ye se rang* (*VIOLA TRICOLOR L.*),
permanganate : *permangenât,* 109, 175, 203, 208, 210, 216, 219
persil (variété de) : *ja'fari* (*PETROSELINUM CRISPUM MILLER*), 80, 85, 88, 92, 179
petit lait : *âb-e mâst,* 89
pétrole : *naft,* 122, 174, 176
pierre de serpent : *mohre-ye mâr,* 176
pin : *kâj* (*PINUS*), 218
pin silvestre : *senobar* (*PINUS SILVESTRIS L.*), 194
pissenlit : *gol-e ghâsed* (*TARAXACUM OFFICINALE WEBER*),
pistachier vrai (fruits) : *peste* (*PISTACIA VERA L.*), 96
plantain commun (graines) : *bârhang* (*PLANTAGO MAJOR L.*), 140, 141, 171, 173, 208
PLANTAGO MAJOR L. (variété de) : *ghâziyâghe(i),* 93
platane d'Orient : *chenâr* (*PLANTANUS ORIENTALIS L.*), 75
plomb : *sorb,* 175, 180, 200
poireau : *tare* (*ALLIUM PORRUM L.*), 119, 146, 168, 172, 176, 210, 218
poireau (jus de) : *âb-e tare;* 207
pois chiche (grains) : *nokhod, nokhod-e khâm* (*CICER ARIETINUM L.*), 79, 85, 96, 109, 115, 119, 120, 121, 140, 206
pois chiches (farine de) : *ard-e nokhod,* 80
pois chiches fumés : *nokhodchi, nokhod-e bereshte,* 206
poivrier noir (fruits) : *felfel (-e siyâh)* (*PIPER NIGRUM L.*), 124, 136, 178, 200
poivrier sauvage (fruits feuilles) : *felfel-e kuhi : felfel-e bari* (*VITEX AGNUS-CASTUS L.*), 168, 208, 219
pommade à base de tétracycline : *âkromâysin,* 160
pommade à base d'ichtyol (Ichthammol Cream) : *pomâd-e ektiyol, pomâd-e (roghan-e) siyâh,* 142

pommade à base d'ichtyol et de zinc (Ichthammol and zinc Cream Oily) : *pomâd-e sefid,* 160
pommade pharmaceutique (nom d'une) : *vali,* 175
pommade Vicks : *viks,* 143, 197
pommier (fruits) : *sib* (*PYRUS MALUS L.*), 78, 79, 98, 116, 142, 172, 173, 177, 178
porc (suif de) : *pih-e khuk,* 168, 200
poudre à canon : *bârut,* 156, 196
prêle des champs (plante entière) : *dom-e asb* (*ESQUISETUM ARVENSE L.*), 207
prunes (potage à base de) : *âsh-e âlu,* 32, 158, 208
prunier cultivé (fruits) : *âlu* (*PRUNUS DOMESTICA L.*), 82, 147, 196
prunier sauvage (fruit) : *goje-ye torsh, goje* (*PRUNUS SPINOSA L.*), 194
PRUNUS PERSICA L.; *PERSICA VULGARIS* : *shaftâlu;* PRUNUS PERSICA L. VAR. AMARA : *shaftâlu-ye talkh,* 128, 203, 208
pourpier potager (feuilles, graines) : *khorfe* (*PORTULACA OLERACEA L.*), 154, 198, 219
physalide (fruits) *: 'arusak-e posht-e parde, kâkonj* (*PHYSALIS ALKEKENGI L.*), 219

R

radis noir (racines et rhizomes) : *torob* (*RAPHANUS SATIVUS L.*), 79, 90, 91, 114, 121, 178
radis rose *: torobche* de la famille de *RAPHNUS SATIVA L.,* 114, 158
raisin (jus épaissi de) : *shire-ye angur,* 158
raisin vert : *ghure,* 116
ricin (huile des grains) *: karchak* (*RICINUS COMMUNIS L.*); 116, 123, 124, 168, 173, 178, 179, 208
raisin *: angur,* 78, 96, 119, 142, 176, 200, 216, 219
raisins verts (poudre de) : *gard-e ghure,* 83, 108
réglisse officinale (racines, rhizomes et feuilles) : *shirinbayân GLYCYRRHIZA GLABRA L.,* 109, 117
résine *: râtiyânaj,* 34, 150, 152
rhubarbe : *rivâs, gol-e rivâs* (*RHUBARBES RIBES, RHEUM RHANPONTICUM L.*), 34, 115, 116, 117, 156, 157
riz (grains) : *berenj* (*ORYZA SATIVA L.*), 96, 117, 164, 166, 208, 217
riz (grains non décortiqués) *: ch(sh)altuk-e berenj* : cf. *berenj,* 118, 120, 121
riz au lait : *shirberenj* , 78
riz (farine de) : *ârd-e berenj* : cf. *berenj,* 80
romarin (feuilles) : *eklil-e kuhi* , *eklil el-jabal,* (*ROSMARINUS OFFICINALIS L.*), 109, 116
roses (huile de) : *roghan-e gol-e sorkh,* 124, 128, 200, 207
rosier des chiens *: nastaran* (*ROSA CANINA L.*), 119, 120
rosier de Damas (pétales) *: gol-e golâb* (*ROSA DAMASCENA MILL.*), 34, 128

rottlière des teinturiers (poudre des fruits) : *gham(n)balile, ghanbil* (*ROTTLERA TINCTORIA ROXB.*), 160, 161, 185, 209

S

safran (stigmates) *: za'ferân* (*CROCUS SATIVUS L.*), 172
salive *: âb-e dahân*, 85, 135, 136, 143, 154, 171, 174, 185
salsifis des prés (racines) : *sheng* (*TRAGOPOGON PRATENSIS L.*), 155, 169, 171
sang de dragon : *khun-e siâva(o)sh(ân) : dammel akhwayn [damm-ul akhvayn]* (*DAEMONOROPS DRACO BLUME DRACAENA DRACO L.*; *DRACARNA CINNABARI BALF*), 219
sanguine (variété d'hématite rouge) : *gel-e sorkh*, 195
sangsue : *zâlu*, 186
sauge (feuilles) : *maryam-e goli* (*SALVIA OFFICINALIS L.*), 114, 124, 142, 170, 173
saule blanc (écorce des branches, jeunes pousses et feuilles) : *bid* (*SALIX ALBA L.*), 104, 154, 169, 178
SALIX AEGYPTIACA L. (bouton de fleur) : *bidmeshk*, 98
SALIX AEGYPTIACA L. (distillat de boutons de fleurs) : *bidmeshk : 'aragh-e bidmeshk, 'aragh-e bid*, 158
SALSOLA SODA L. : oshnân (ou *oshne* ou *oshlun*), 109, 177, 185, 195
sarcocolle : *anzarut* : résine du sarcocollier, résine de *LAUNAEA ACANTHODES BOISS.*, 208
seiche (coquille) : *kaf-e daryâ*, 89
sel : *namak;* 110, 142, 143, 149, 172, 174
sel ammoniac : *noshâdor*, 33
sel gemme (chlorure de sodium) : *namak-e torki*, 208
savon aux amandes : *sâbun-e maghz-e bâdâm*, 90
savon au *sefid-âb : sâbun-e sefid-âb* (cf. *sefid-âb*), 83
scorpion (huile de) : *roghan-e 'aghrab*, 35, 172, 177
séné (feuilles et fruits) : *sanâ* (*CASSIA SENNA L.*), 173, 175
sébestier (feuilles, fruits, graines) : *sepestân* (*CORDIA MYXA L.*), 148
sésame (grains) : *konjed* (*SESAMUM INDICUM L.*), 96, 116, 174, 219
sirop épaissi à base de feuilles de menthe et de sucre cuits dans du vinaigre *: sekanjebin*, 177
souci commun (fleurs et feuilles) : *gol-e hamishebahâr* (*CALENDULA OFFICINALIS L.*), 83, 119, 120, 141, 146, 157, 169, 171
soufre : *gugerd*, 33, 143, 156, 158, 169, 173
sucre : *ghand*, 129, 140, 173, 175
sucre candi (variété de) : *nabât*, 91
sucre roux *: shekar-e sorkh*, 208
sumac des tanneurs (fruits) : *somâgh* (*RHUS CORIARIA L.*), 33, 90
sublimé (composé toxique du mercure) : *sublame*, 196
sulfate de cuivre : *sulfât do cuivr*, 160

sulfate de zinc : *sulfât do zank,* 160

T

tabac commun (feuilles) : *tutun* (*NICOTINA TABACUM L.*), 203
tabac pour le narguilé (feuilles séchées de *NOCOTIANA TABACUM L.*) : *tanbâku, tombâku,* 117, 171, 208
talc : *tâlk,* 143, 175
tamarinier (fruits) : *tam(b)r-e hendi, tamr* (*TAMARINDUS INDICA L.*), 34, 152, 154
tamaris (manne de *TAMARIX GALLICA L.*) : *gaz angobin,* 154
teinture d'iode : *tanturiyod,* 92, 103
TERMINALIA CITRINA ROXB. (fruits) : *halile-ye zard,* 157, 160, 161, 185
terre : *khâk,* 92, 97, 152, 167, 196,
terre à foulon : *gel-e sarshu(r)y,* 90, 103, 115, 116, 216
TEUCRIUM CHAMAEDRYS L.; *TEUCRIUM POLIUM L.* : *maryam-e nokhodi,* 120
thym : *âvishan(m), âvishan-e shirâzi* (*TH SALANUM LYCOPERSICUM L. THYMUS VULGARIS L.*), 110, 119, 120, 122
tomate : *gojefarangi,* 89, 117
torchis : *kâhgel,* 117
trèfle des prés : *shabdar* (*TRIFOLIUM PRATENSE L.*), 200, 219
tribule terrestre (fruits) : *khârkhasak* (*TRIBULUS TERRESTRIS LINN.*), 216, 219
trigonelle fenugrec : *shanbalile* (*TRIGONELLA FŒNUM-GRAECUM L.*), 96, 98, 114, 116, 117, 119, 127, 152, 159, 170, 208
trisulfure d'arsenic : *zarnikh,* 128, 142, 146, 159, 169

U

urines : *edrâr,* 117, 136, 156, 171, 175, 179, 196
urines d'âne : *edrâr-e khar;* 196

V

valériane officinale (racines et rhizomes) : *sonboleltib* (*VALERIANA OFFICINALIS L.*), 128
vase bourbe : *lajan,* 176
vaseline : *vâzelin,* 78, 102, 150, 160, 161, 185, 186, 209
verjus : *âbghure,* 79, 120, 122, 154, 158, 197, 207, 209, 210
verjus (potage à base de) : *âsh-e âbghure,* 158, 197
vernix : *charb-i-ye pust-e bache,* 150
vesce commune (grains) : *mâsh* (*VICIA SATIVA L.*), 218
vesce commune (potage à base de) : *âsh-e mâsh,* 156
vinaigre : *serke,* 78, 83, 88, 89, 92, 93, 96, 109, 115, 116, 128, 131, 146, 148, 150, 152, 155, 157, 158, 160, 168, 169, 173, 175, 176, 178, 180, 185, 207, 210, 211, 216
vinaigre (tartre du) : *lerd-e serke,* 177
vigne (cep de) : *chub-e mo,* 207

vigne : *mo* (*VITIS VINIFERA L.*), 178
vigne (cep de) : *sâghe-ye mo* : (cf. *mo*), 178
vigne (larmes de) : *ashk-e mo,* 171
vigne (vrilles de la) : *pichak-e mo,* 83, 120, 141
violette odorante (fleurs) : *banafshe,* 34, 82, 83, 128, 157, 207
vitriol : *zâj,* 174
vitriol blanc : *zâj-e sefid, kârmen,* 83, 156, 186, 207, 209
vitriol de fer : *zâj-e siyâh,* 186, 207, 209
vitriol vert : *zâj-e sabz,* 207, 209

Y

yaourt : *mâst,* 83, 85, 88, 89, 92, 104, 117, 118, 120, 121, 142, 152, 154, 155, 156, 157, 158, 160, 174, 186

ANNEXE VI

RELEVÉ ET TRADUCTION DES EXPRESSIONS CITÉES EN PERSAN DANS LE TEXTE

Les expressions sont classées par ordre alphabétique des noms des maladies ou des parties du corps en français, ou en persan lorsqu'il n'y a pas d'équivalence.

Barbe, moustaches et poils
Rish hejâb-e mard ast.
ریش حجاب مرد است.
/barbe/voile/monème de liaison/homme/est/
"La barbe est le voile *hejâb* de l'homme."

Rish seke-ye mard ast.
ریش سکّهٔ مرد است.
/barbe/argent/monème de liaison/homme/est/
"La barbe est l'argent de l'homme." (c'est-à-dire la barbe est le respect et la dignité de l'homme).

Rish gero gozâshtan.
ریش گرو گذاشتن.
/barbe/en gage/mettre/
"Mettre sa barbe en gage" (s'interposer).

Rish be dast-e kasi oftâdan.
ریش به دست کسی افتادن.
/barbe/[dans]/main/monème de liaison/une personne/tomber/
"Avoir sa barbe dans la main de quelqu'un" (c'est-à-dire que la personne est entre les mains d'une personne et qu'elle ne peut pas lui résister).

Sebil koloft ast.
سبیل کلفت است.
/moustache/épaisse/est/
"Il a une épaisse moustache" (cela veut dire qu'il est fort).

Sebil-e kasi râ charb kardan.
سبیل کسی را چرب کردن.
/moustache/monème de liaison/ indicateur du complément d'objet direct/
"Huiler la moustache de quelqu'un" (lui donner un pot de vin).

Kuse o rish-e pahn!
کوسه و ریش پهن!
/imberbe/et/barbe/monème de liaison/large/
"Etre imberbe et avoir une barbe touffue!"

Har ke be fekr-e khish-e
Kuse be fekr-e rish-e!
هر که به فکر خویشه
کوسه به فکر ریشه!
/chacun/à/pensée/de/soi-même/est
/imberbe/à/pensée/de/barbe/est/
"Chacun pense à soi-même
l'imberbe pense à sa barbe!" (Il prêche pour son saint).

Jomjomak
جمجمک
/(terme formé de /crâne/ + /suffixe diminutif "ak"/)
Se dit d'un visage de femme exagérément poilu.

Bouton de fièvre
Tabkhâl yâ tarak-e gushe-ye lab 'alâmat-e buse-ye Sheytân ast.
تبخال یا ترک گوشهٔ لب علامت بوسهٔ شیطان است.
/bouton de fièvre/ou/gercure/monème de liaison/coin/monème de liaison/lèvre/signe/ monème de liaison/baiser/monème de liaison/Satan/est/
"Si au coin des lèvres apparaît une gerçure ou un bouton de fièvre c'est signe que Satan l'a embrassé."

Bouton d'Orient
Koppe khâb bud, bidâr shod.
کپه خواب بود، بیدار شد.
/bouton d'Orient/dormait/s'est réveillé/
Se dit pour le temps de latence supposée de la maladie *(sâlak, koppe* ou *koppe-ye armani* endormi ou réveillé).

Sâlak-e râst-e sûrat yâ badan 'alâmat-e khoshbakhti ast.
سالك راست صورت يا بدن، علامت خوشبختی است.
/bouton d'Orient/[côté] droit/monème de liaison/visage/ou/corps/signe/monème de liaison/bonheur/est/
"Le bouton d'Orient placé sur le côté droit du visage ou du corps est le signe de bonheur."

Har ke âb-e Châle-meydân-e Tehrân râ bokhorad sâlak migirad.
هر که آب چاله میدان تهران را بخورد، سالك می گیرد.
/celui/qui/eau/monème de liaison/ Châle meydân/monème de liaison Téhéran/man ge/bouton d'Orient/attrape/

"Quiconque boit de l'eau de *Châle-meydân* (quartier populaire à Téhéran) attrape le bouton d'Orient."

Mâhak
ماهک
/(terme formé de /mois/ + /suffixe diminutif "ak"/)/
"Petit mois" : formule d'appellation pour une guérison plus rapide de *sâlak* qui veut dire littéralement petite année.

Cheveux
Mu az tan-e kasi dâshtan.
مو از تن کسی داشتن.
/cheveu/de/corps/monème de liaison/une personne/avoir/
"Avoir [un] cheveu [ou poil] du corps de quelqu'un sur son corps" : être doté des qualités morales ou physiques de quelqu'un.

Pashm o pilash rikhte!
پشم و پیلش ریخته!
/poil/et/flacon de parfum *'atr-dân*/est renversé/
"Il est devenu incapable (sur le plan moral ou physique – ou les deux)!". Par exemple, se dit d'une personne connue pour son audace qui aurait tendance à se faire de plus en plus petite.

Engâr muy-ash râ âtash zadeand!
انگار مویش را آتش زده اند!
/comme si/suffixe de possession "ash"/indicateur du complément d'objet direct/ont mis du feu/
"[c'est] comme si on a mis le feu à ses cheveux!". Cette phrase ne peut être comprise qu'en considérant la légende concernant le *Simorgh* (un oiseau fabuleux dont les plumes prêtées protègent celui qui les possède. En cas de besoin celui qui possède une de ses plumes la brûle et il apparaît aussitôt. Ainsi, la phrase citée ci-dessus est employée pour quelqu'un qui se présente soudainement).

Rangin kamân bekon mu-ye man be derâzi-ye khodat!
رنگین کمان، بکن موی من به درازی خودت!
/arc en ciel/fais/mon cheveu/aussi/long/nominal abstrait/que/toi/
"Arc-en-ciel fais mes cheveux aussi longs que toi-même!"

Jâru veze
جارو وزه
/balai-hérissé/
Se dit des cheveux cassants, secs et fourchus.

Shepeshu
شپشو
/pou/affixe de possession "u"/
"porteur de poux", pouilleux.

Ziyâd khordan-e torob o shir o anjir-e khoshk shepesh miâvarad.
زیاد خوردن ترب و شیر و انجیرخشك شپش می آورد.
/trop/manger/monème de liaison/radis noir/et/lait/et figue/sèche/pou/apporte/
"La surconsommation de radis noir, de lait et de figues sèches donne naissance aux poux."

Bâd-e nazle tu sar-am oftâd ke mu-hây-am zud sefid shod.
باد نزله تو سرم افتاد که موهایم سفید شد.
(/vent/monème de liaison/*nazle*/dans/tête/suffixe de possession"am"/tomba/que/cheveux/suffixe de possession/blancs/devenir/)
"Ma tête attrapa une fluxion dentaire, ce qui entraîna le blanchissement précoce de mes cheveux."

Cils et sourcils
Ajal ast.
اجل است.
/mort/est/
Se dit des cils de quelqu'un tombés sur sa joue, c'est signe de mort; il faut les lui enlever.

Ajal-at râ bar dâshtam.
اجلت را برداشتم.
/(terme formé de /mort/ + /suffixe de possession "at"/) + /j'ai enlevé/)
"Je t'ai enlevé la mort, je l'ai éloignée de toi."

Abru kham nakaradan.
ابرو خم نکردن.
/sourcil/ne pas plier/
"Ne pas plier les sourcils." Supporter la douleur (physique ou morale) et la difficulté sans montrer sa peine.

Abru goshâde bâsh cho dast-at goshâde nist!
ابرو گشاده باش چو دستت گشاده نیست.
/sourcil/ouvert, gai/sois/comme /main /suffixe de possession "at"/ ouverte, généreuse / n'est pas/
"Comme tu n'est pas généreux, sois [au moins] de bonne humeur, jovial, "sourcils ouverts" (non froncés)!"

Pâche bozi
پاچه بزی

/patte/de chèvre/
Se dit des sourcils des femmes mal ou non épilés.

Douleur (maladie)/guérison
Khodâ dard râ dâde, darmân râ ham dâde.
خدا درد را داده، درمان را هم داده.
/Dieu/douleur, maladie/ indicateur du complément d'objet direct/a donné/guérison/ indicateur du complément d'objet direct/a donné/guérison/aussi/a donné/
"Dieu a donné la douleur [la maladie], [mais] il a donné aussi le remède [guérison]."

Nâzok nârenji
نازک نارنجی
/délicat et douillet/
Celui qui pour le moindre mal se lamente beaucoup, qui s'écoute trop, ou qui boude à l'occasion de la moindre remarque.

Khodâ dard râ andâze-ye tâghat midahad.
خدا درد را اندازهٔ طاقت می دهد.
/Dieu/douleur, maladie/indicateur du complément d'objet direct/mesure/monème de liaison/endurance/donne/
"Dieu donne la douleur à la hauteur de l'endurance."

Équilibre
kam bokhor, hamishe bokhor!
کم بخور، همیشه بخور!
/peu /mange /toujours /mange/
"Mange avec modération, mange toujours!"

Har chizi ziyâdash bad ast.
هر چیزی زیادش بد است.
/chaque/chose/en trop/mauvais/est/
"Toute chose en excès est nocive."

Formules de conjuration (contre les maladies graves, contagieuses, ou incurables)
Dur bâshad!
دور باشد!
/loin/soit/
"Qu'il soit loin!"

Nasib nashe!
نصیب نشه!
/sort, destinée/ne soit pas/
"Que cela n'arrive pas!"

Khodâ nasib nakone!
خدا نصیب نکنه!
/Dieu/destinée/ne fasse pas/
"Que Dieu nous en protège!", " Que Dieu ne nous en fasse pas part!"

Furoncle
Har ke kune-ye khormâ bokhorad be avalin jây-e badanash ke dast bezanad ânjâ kurak dar miâvarad.
هر که کونهٔ خرما بخورد، به اوّلین جای بدنش که دست بزند، آنجا کورک درمی آورد.
/quiconque/base/monème de liaison/ datte/ mange/ à/premier/ endroit/ monème de liaison/son corps/touche/là bas/furoncle/sortira/
"Quiconque mange la base dure d'une datte, sur la première partie du corps touchée par les doigts sortira un furoncle."

Golghahre
Shir-e ghahre
شیر قهره
/lait/monème de liaison/colère/
Se dit du lait maternel donné par une mère en état de colère. Il serait responsable de l'apparition de *golghahre* (les taches blanches qui apparaissent sur le visage des enfants).

Grain de beauté
Har ke dârad khâl-e dast ân neshân-ash Mashhad ast.
هر که دارد خال دست، آن نشانش مشهد است.
/celui/qui/a/grain de beauté/monème de liaison/main//cela/ + (terme formé de /signe/ + /suffixe de possession "ash") + /Meshed/est/
"Celui qui a un grain de beauté sur la main, cela est signe de Meshed [qu'il partira à Meshed]. Le grain de beauté sur la main présage le voyage à Meshed.

Har ke dârd khâl-e pâ ân neshân-ash karbalâ.
هر که دارد خال پا، آن نشانش کربلا.
/celui/qui/a/grain de beauté/monème de liaison/pied//cela + (terme formé de /signe/ +/suffixe de possession "ash") + /Karbalâ/
"celui qui a un grain de beauté sur le pied, cela est signe de Karbalâ. Le grain de beauté sur le pied présage le voyage à Karbalâ."

Har ke dârd khâl-e sine ân nashân-ash vasle pine.
هر که دارد خال سینه، آن نشانش وصله پینه.
/celui/qui/a/ grain de beauté/ monème de liaison /poitrine//cela + (terme formé de /signe / + /suffixe de possession "ash") + /racommodage/
"celui qui a un grain de beauté sur la poitrine, cela est signe de *vasle pine* [vêtements racommodés : pauvreté]. Le grain de beauté situé sur la poitrine présage la pauvreté."

Har ke dârad khâl-e ru ân neshân-ash âberu.
هر که دارد خال رو، آن نشانش آبرو.
/celui/qui/a/grain de beauté/monème de liaison/visage//cela + (terme formé de /signe/ + /suffixe de possession "ash") + /dignité/
"celui qui a un grain de beauté au visage, cela est signe de *âberu* [dignité]. Le grain de beauté sur le visage présage la dignité pour la personne."

Har ke dârd khâl-e gardan ân neshân-ash sar boridan.
هر که دارد خال گردن، آن نشانش سر بریدن.
/celui/qui/a/grain de beauté/monème de liaison/cou/cela/ + (terme formé de /signe/ +/suffixe de possession "ash") + /tête/couper/
"Celui qui a un grain de beauté sur le cou, cela est signe de "gorge tranchée" (c'est-à-dire qu'il mourra d'une mort non naturelle). Le grain de beauté sur le cou présage la mort accidentelle."

Har ke dârad khâl-e del ân neshân-ash âb o gel.
هر که دارد خال دل، آن نشانش آب و گل.
/celui/qui/a/grain de beauté/monème de liaison/ventre//cela/ + (terme formé de /signe/ + /suffixe de possession "ash") + /eau/et/boue/
"Celui qui a un grain de beauté sur le ventre porte le signe de l'"eau" et de la "boue" (c'est-à-dire qu'il mourra dans peu de temps) Ou cela présage la beauté."

Hémorroïdes
Pul-e ... dâdan kharj-e bavâsir mishe!
پول ... دادن، خرج بواسیر میشه!
/argent/de/cul/donner/dépense/de/hémorroïdes/devient/
"L'argent [gagné] en s'adonnant à la sodomie sera dépensé pour [guérir] les hémorroïdes!"

Tâvân-e ... dâdan bavâsir-e!
تاوان ... دادن بواسیره!
/rançon/de/cul/donner/hémorroïdes/est/
"La rançon de s'adonner à la sodomie est les hémorroïdes."

Be bavâsiri migan : mage ... dâdi?
به بواسیری میگن، مگه ... دادی؟
/à/hémorroïdaire/disent/:/as-tu/cul/donné/
"On dit [demande] à l'hémorroïdaire : est-ce que tu t'es donc livré à la sodomie?"

...-i ke shode pâre vasle bar nemidâre!
...ی که شد پاره، وصله برنمی داره!
(terme formé de/cul + /marque de"nom défini" "i"/que/devient/déchiré/racommodage/ne prend pas/)

"Le cul qui est déchiré ne peut être réparé, racommodé!" Celui qui est déshonoré ne peut être lavé de son déshonneur.

Kamkhuni

Dast-e martub 'alâmat-e kamkhunist.
دست مرطوب علامت کم خونی است.
/main/monème de liaison/signe/monème de liaison/anémie/est/
"Les mains moites sont signe d'anémie."

Maigreur (maigre et gros)

Be tabib-e lâghar va salmâni-ye kachal e'temâd nakon!
به طبیب لاغر و سلمانی کچل اعتماد نکن!
/à/médecin/maigre/et/coiffeur/monème de liaison / teigneux/confiance/ne fais pas/
"Ne te fie pas au médecin maigre et au coiffeur teigneux!"

Yek parde gusht
یك پرده گوشت
/un/rideau/chair/)
Une couche de chair couvrant le corps est souvent évoquée comme la juste mesure pour une jolie silhouette.

Pust va ostokhân
پوست و استخوان
/peau/et/os/)
"Peau et os" équivalent de "il n'a que la peau sur les os."

Mesl-e chub-e khoshk!
مثل چوب خشك!
/comme/bois/monème de liaison/sec/
"Etre comme un rameau sec (être très maigre!)."

Dahân-khoshk boudan
دهن خشك بودن
/bouche/sèche/être/
"Avoir très peu d'appétit".

Rude khoshk budan.
/intestin/sec/devenir/
"Avoir des intestins secs (ne pas avoir d'appétit)."
روده خشك بودن

Ab zir-e pust-esh rafte.
آب زیر پوستش رفته.
/eau/sous/monème de liaison/sa peau/est allée/

"L'eau est allée sous sa peau!" (Il a un peu grossi!) se dit d'un léger grossissement d'une personne maigre.

Agar gâvet khosh khorâk shod
sarat râ begozâr bekhosb
agar zanet khosh khorâk shod
jolat râ bardâr dar boro!
اگر گاوت خوش خوراك شد، سرت را بگذار بخسب
اگر زنت خوش خوراك شد، جولت را بردار در برو!
/si/ta vache/bon/mangeur/devient/
/ta tête/indicateur de fonction/mets/dors/
/si/ta femme/bon/mangeur/devient/
/tes affaires/indicateur de fonction/prends/fuis/
"Si ta vache acquiert un bon appétit
Mets ta tête [par terre, sur ton oreiller] et dors!
Si ta femme a un bon appétit
Prends tes affaires et sauve-toi!"

Mort
Faghat marg-e ke châre nadâre.
فقط مرگه که چاره نداره.
/seul/mort/monème de liaison/qui/solution/n'a pas/
"Seule la mort n'a pas de solution."

Az marg hazar kardan do ruz ravâ nist
Ruzi ke ghazâ bâshad va ruzi ke ghazâ nist
Ruzi ke ghazâ bâshad, kushesh nakonad sud
Ruzi ke ghazâ nist dar ân marg ravâ nist.
از مرگ حذر کردن، دو روز روا نیست
روزی که قضا باشد و روزی که قضا نیست
روزی که قضا باشد ، کوشش نکند سود
روزی که قضا نیست در آن مرگ روا نیست.
/de/mort/éviter/deux/jours/permis/n'est pas/
/jour/marque de non-défini/que/destin/n'est pas/
/jour/marque de non-défini/que/destin/soit/effort/ne donne pas/intérêt/
/jour/marque de non-défini/que/destin/n'est pas/en/cela/mort/permis/n'est pas/
"Dans deux circonstances il n'est pas convenable de chercher à éviter la mort : le jour choisi par le destin pour mourir et le jour où la mort n'est pas dictée par le destin."
Le jour où c'est le destin [de mourir], l'effort [pour changer le destin] ne sert à rien, le jour où ce n'est pas le destin [de mourir], la mort n'est pas admise.

Notion de périodicité pour les maladies
Dore
دوره
/période/

"Période" est la durée supposée de certaines maladies.

Khodash be khodash ast.
خودش به خودش است .
/elle-même/indicateur de but "à"/elle-même/est
"Elle [maladie] dépend d'elle-même" : la maladie doit partir d'elle-même.

Ongles
Matarâsh sar o magir nâkhon
Shanbe o yekshanbe o seshanbe!
متراش سر و مگیر ناخن، شنبه و یکشنبه و سه شنبه!
/ne rase pas/tête/et/ne coupe pas/ongle/
/samedi/et/dimanche/et/mardi/
"Ne te rase pas la tête et ne te coupe pas les ongles, le samedi, le dimanche, et le mardi!"

Har ke doshanbe nâkhon begirad servatmand shavad (yâ polo khorad).
هر که دوشنبه ناخن بگیرد، ثروتمند شود (یا پلو خورد).
/celui/qui/lundi/ongle/coupe/riche/deviendra/
"Qui coupe ses ongles le lundi deviendra riche (ou mangera du riz)."

Har ke seshanbe nâkhon begirad joloy-e bozorgtar-hâ beguzad.
هر که سه شنبه ناخن بگیرد، جلو بزرگترها بگوزد.
/qui/mardi/ongle/coupe/devant/monème de liaison/grands/pètera/
"Qui coupera ses ongles le mardi, laissera échapper des flatuosités devant les grands (les adultes)."

Chehârshanbe nabâyad nâkhon gereft.
چهارشنبه نباید ناخن گرفت .
/mercredi/il ne faut pas/ongle/couper/
"Il ne faut pas se couper les ongles le mercredi."

Har ke chehârshanbe nâkhon begirad divâne shavad.
هر که چهارشنبه ناخن بگیرد، دیوانه شود.
/celui/qui/mercredi/ongle/coupe/fou/deviendra/
"Celui qui coupe ses ongles le mercredi deviendra fou."

Chehârshanbe nâkhon gereftan gonah-e mesl-e ghatl ast.
چهارشنبه ناخن گرفتن، گناه مثل قتل است .
/mercredi/ongle /couper /péché /monème de liaison/comme /monème de liaison/ meurtre/est/
"Couper ses ongles le mercredi est un péché assimilable au meurtre."

Panjshanbe nâkhon gereftan, ers-e bache khordan ast.
پنجشنبه ناخن گرفتن، ارث بچه خوردن است .

/jeudi/ongle/couper/héritage/monème de liaison/ enfant /manger/est/
"Couper ses ongles le jeudi annoncera l'héritage de son enfant [l'enfant mourra]."

Panjshanbe nâkhon gereftan rûzî râ ziyâd mikonad.
پنجشنبه ناخن گرفتن، روزی را زیاد می کند.
/jeudi/ongle/couper/vivre/indicateur du complément d'objet direct/augmente/
"Couper les ongles le jeudi augmente le vivre."

Jom'e nâkhon gereftan savâb dârad (yâ hame-ye dard-hâ râ davâst).
جمعه ناخن گرفتن، ثواب دارد (یا همهٔ دردها را دواست).
/vendredi/ongle/couper/bonne œuvre/avoir/ (/ou/toute/monème de liaison /maladie/ indicateur du complément d'objet direct/guérison/est/)/
"Couper les ongles le vendredi c'est faire preuve de charité (ou guérit tout mal)."

Onyxis
Gushe kardan (rishe kardan) (âmâs-e nâkhon) az dast zadan be âb-e nim-khorde yâ âb-e 'otu ast.
گوشه کردن (ریش کردن) (آماس ناخن) از دست زدن به آب نیم خورده یا آب اطو است.
(/coin/faire/ (/racine/faire/) (/inflammation/monème de liaison/ongle/)/de/toucher/à/ eau/monème de liaison/ moitié/ mangée/ ou/ eau/de/fer à repasser/est/
"Se souiller les mains avec de l'eau contenue dans un verre dans lequel quelqu'un aurait déjà bu ou dans verre d'eau qui a servi au repassage entraîne l'apparition de l'onyxis."

Orgelet
Sende salâmat mikonam
Khodam ro gholâmet mikonam
Agar cheshmam ro khub nakoni (châgh nakoni)
Hapalo hapulet (hapul hapalet) mikonam!
سنده سلامت می کنم
خودم رو غلامت می کنم
اگر چشمم رو خوب نکنی (چاق نکنی)
هپلو هپولت (هپول هپولت) می کنم.
/étron/salut/à toi/fais/
/moi-même/indicateur du complément d'objet direct/esclave/de toi/fais/
/si/mon oeil/indicateur du complément d'objet direct/ne guéris pas (ne grossis pas)/
/[je] mange (maudis)/toi/
"Etron, je te salue
Je me fais ton esclave
Si tu ne guéris pas mon oeil
Je te fais *hapalo hapul* (je te mange ou "je te maudirai")!"

Sende salâm
سنده سلام
/étron/salut/

"Salut à l'étron"

Panaris

Har ke rûz-e 'eyd-e Ghadir kâr konad yâ khayâti konad 'aghrabak migirad.
هر که روز عید غدیر کار کند یا خیّاطی کند، عقربك می گیرد.
/quiconque/jour/monème de liaison/fête/monème de liaison/*Ghadir*/travaille/ou/coud /panaris/attrape/
"Quiconque travaille ou coud pendant la journée de *'eyd-e Ghadir* attrape le panaris."

Har ke nâkhon bokhorad 'aghrabak migirad.
هر که ناخن بخورد، عقربك میگیرد.
/quiconque/ongle/mange/panaris/attrape/
"Quiconque ronge ses ongles attrape le panaris."

Piqûres d'insectes

Emshab shab-e mur ast
'Ali mehmân-e rasul ast
Parandegân, khazandegân, hasharât
Nalulid, najonbid tâ fardâ sobhi!
امشب شب مور است
علی مهمان رسول است
پرندگان، خزندگان، حشرات
نلولید، نجنبید، تا فردا صبحی.
/ce soir/nuit/monème de liaison/fourmis/est/
/'Ali/invité/monème de liaison/envoyé de Dieu/est
/oiseaux/reptiles/insectes/
/ne grouillez pas/ne bougez pas/jusque/demain/matin/
"Ce soir est la nuit des fourmis [une allégorie à tout ce qui bouge]
'Ali (le premier Imam des chiites) est l'invité de *Rasul* (envoyé de Dieu = Mahomet)
Oiseaux, reptiles, insectes,
Ne grouillez pas (ne vous tortillez pas), ne bougez pas jusqu'à demain matin!"

"Teigne"

Kachal kachal kalâche [?] [kalâje]
Roghan-e kale pâche
Kachala ro khâb borde
Roghan-hâ ro âb borde.
کچل کچل کلاچه، (کلاجه) روغن کلّه پاچه
کچل رو خواب برده، روغن رو آب برده.
/Teigneux/teigneux/louche [?]/
/gras/monème de liaison/*kale pâche* (tête et pattes de mouton cuisinées)/
/teigneux/indicateur du complément d'objet direct/sommeil/a emporté/
/gras/indicateur du complément d'objet direct/eau/emporté/
"Teigneux, teigneux louche [?]
Le gras de *kale pâche* (tête et pattes de mouton cuisinées)

Les teigneux sont emportés par le sommeil
Les gras sont emportés par l'eau."

Man kachalam to mu dâr
Man mirinam to bardâr!
من کچلم تو مودار
من میرینم تو بردار.
/je [moi]/teigneux/suis/tu [toi]/chevelu/
/je [moi]/chie/tu [toi]/ramasses/
"Moi, je suis teigneuse, toi chevelu
Moi, je chie, toi ramasses [les excréments]!"

Man kachalam, to panbe zan
Man mirinam to ham bezan!
من کچلم تو پنبه زن
من میرینم تو هم بزن.
/je [moi]/teigneux/suis/tu [toi]/cardeur/
/je [moi]/chie/tu [toi]/tournes/
"Moi, je suis teigneuse, toi tu es cardeur
Moi, je chie, toi tu [le] tournes!"

Sad Tumân dâshtam ers-e pedari
Hame râ kardam kharj-e kachali
Kachali piret (pedaret) besuze
Hanuz maghzam misuze!
صد تومان داشتم ارث پدری
همه را کردم خرج کچلی
کچلی پیرت (پدرت) بسوزه
هنوز مغزم میسوزه.
/cent/*Tumân*/[j]'avais/héritage/monème de liaison/paternel/
/tous /indicateur du complément d'objet direct/ [J]'ai dépensé /monème de liaison [pour]/teigne/
/teigne/ton vieux (ton père)/ soit brûlé/
/encore/mon cerveau [ma tête]/brûle/
"J'avais cent *Tumân* en héritage de mon père (j'avais hérité de cent Tumân de mon père)
J'ai tout dépensé pour [guérir] ma "teigne"
"Teigne" que ton vieux (ton père) soit brûlé [c'est une insulte]
Mon cerveau [ma tête] [de la douleur du traitement] brûle encore!"

Chekâram kardi? sar-e kachali-am râ châgh kardi?
چه کارم کردی؟ سر کچلی ام را چاق کردی؟
/que/pour moi/as-[tu] fait/?/tête/monème de liaison/de moi/indicateur du complément d'objet direct/gros/as-[tu] fait/
"Qu'est-ce que tu as fait pour moi ? As-tu guéri ma tête teigneuse ?"

Kal ar tabib budi, sar-e khod davâ nemudi.
كل ار طبیب بودی، سر خود دوا نمودی.
/teigneux/si/médecin/était/tête/monème de liaison/lui-même/soignait/
"Si le teigneux était médecin, il se serait soigné."

Kachal az mu badesh miyâd.
کچل از مو بدش میاد.
/teigneux/de/cheveu/n'aime pas/
"Le teigneux n'aime pas (déteste) les cheveux."

Kachal râ goftand : cherâ zolf nemigozâri? goft : badam miyâd.
کچل را گفتند : چرا زلف نمی گذاری؟ گفت : بدم میاد.
/teigneux/indicateur de fonction/dirent/:/pourquoi /chevelure/ne mets-tu pas/ ? / dit / n'aime pas/
"On demanda au teigneux : pourquoi ne laisses-tu pas [pousser] la chevelure ? Il répondit : je n'aime pas cela."

Be tabib-e lâghar va salmâni-ye kachal nabâyad e'temâd kard.
به طبیب لاغر و سلمانی کچل نباید اعتماد کرد.
/à/médecin/maigre/et/coiffeur/1: teigneux 2: chauve/il ne faut pas/confiance/faire/
"Il ne faut pas faire confiance au médecin maigre et au coiffeur teigneux (ou sans cheveux)".

Kachal az zolf-e 'âriye badesh miâyad.
کچل از زلف عاریه بدش میاد.
/teigneux/de/chevelure/monème de liaison/ empruntée/ n'aime pas/
"Le teigneux n'aime pas les (faux) cheveux empruntés."

Kachal râ goftand reshti ? goft : bâftam.
کچل را گفتند : رشتی؟ گفت : بافتم.
/teigneux/au/dirent/as-tu filé/ ? /dit/ : /ai tissé/
"On demanda au teigneux s'il a filé [la laine]; il répondit : je l'ai même tissée."

Dalâk be kachal goft : shosti ? goft : bâftam.
دلاك به کچل گفت : شستی؟ گفت : بافتم.
/"dalâk"/à/teigneux/dit/ : /as-tu lavé/ ? /dit/ : /ai tressé/
Le *dalâk* demanda au teigneux : as-tu lavé [la tête] ?"
Il répondit : j'ai [même] tressé [mes cheveux]!"

Kachal shodam ke menat-e dalâk nakesham.
کچل شدم که منت دلاك نکشم.
/teigneux/suis devenu/que/-/monème de liaison/ "dallâk"/n'ai pas à prier/
"Je suis devenu teigneux pour que je n'ai pas à prier le *dalâk* [pour qu'il me lave la tête]." Autrement dit, je me suis payé (résigné à) le dénuement pour ne pas avoir à prier les autres.

Kachali-sh kam bud, âvâzesh ham dar âmad.
کچلیش کم بود، آوازش هم درآمد.
/sa teigne/peu/fut/, /sa chanson/aussi/sortit/
"Comme si le fait qu'il soit teigneux ne suffisait pas, il chante aussi." Déjà il avait un défaut, il en rajoute en chantant.

Kale râ marg bedi khodâ!
Kale kun bekone sedâ!
کله را مرگ بدی خدا!
کله کون بکنه صدا!
/teigneux/au/mort/donne/Dieu/
/teigneux/cul/fasse/bruit/
"Dieu donne la mort au teigneux!"
"Que le cul du teigneux se casse!".

Asl-e kâr ba(h)r o(e) rust, kachali zir-e must.
اصل کار بر و روست، کچلی زیر موست.
/1: origine 2: vrai 3: important/monème de liaison / travail / [avoir]part/monème de liaison/visage/est/, /teigne / sous /monème de liaison/ cheveu / est/.
"L'important (du travail) [de la chose] est "la beauté du visage", [car] la teigne n'est que sous la chevelure."

Adam kachal beshe, khit nashe!
آدم کچل بشه، خیط نشه!
/homme/teigneux/devient/, /humilié/ne devient/
"Homme [que l'on] devienne teigneux, [mais] pas humilié (penaud)!"

Soghrâ kachal bâd bâd, Hasan kachal bâd bâd,...
صغرا کچل بادباد، حسن کچل بادباد.
/*Soghrâ*/teigneuse/vent/vent/*Hasan*/teigneux/vent/vent/
Soghrâ teigneuse, du vent, du vent, *Hasan* teigneux du vent, du vent..."
Formule chantée invoquant le nom de quarante teigneux pour que par temps de grande chaleur une brise vienne rafraîchir l'air.

Kachal mire be ordu, barây-e nesf-e gerdu.
کچل میره به اردو، برای نصف گردو.
/teigneux/va/au/camp/, /pour/monème de liaison/ moitié/monème de liaison/noix/
"Le teigneux ira à la guerre pour la moitié d'une noix."

Kachal nasho ke har kachali tâle' nadârad.
کچل نشو که هر کچلی طالع نداره.
/teigneux/ne deviens pas/que/chaque [tout]/teigneux/chance/n'a pas/
"Ne devient pas teigneux (n'attrape pas la "teigne") car tous les teigneux ne sont pas chanceux!"

Kachal bâzi dar âvardan.
کچل بازی درآوردن.
"Jouer [faire] [à la manière] des teigneux".
Faire un chahut (tapage) mensonger pour faire croire à son innocence.

Kachal zerang mishavad.
کچل زرنگ می شود.
"Le teigneux devient espiègle."

Havâ abr, kachal babr
Havâ rashm, kachal pashm.
هوا ابر، کچل ببر
هوا رشم، کچل پشم.
/air/nuageux/,/teigneux/tigre/
/air/*rashm*/,/teigneux/poil/
(*rashm* est le nom d'une couleur désignant le temps ensoleillé, de couleur rouge et jaune)
"Temps nuageux, teigneux tigre
Temps ensoleillé, teigneux poil."

Agar bache bâ dast-e charb be sar-esh dast bezane kachali migire.
اگر بچه با دست چرب به سرش دست بزنه، کچلی میگیره.
/si/enfant/avec/main/grasse/à/sa tête/touche/teigne/attrape/
"Si l'enfant touche sa tête avec sa main souillée de gras, il attrapera la "teigne"."

Agar bache dast tu damâgh-esh bekone kachali migire.
اگر بچه دست تو دماغش بکنه، کچلی میگیره.
/si/enfant/main/dans/son nez/fait/teigne/attrape/
"Si l'enfant introduit son doigt dans son nez, il attrapera la "teigne"."

Roghan barây-e kachali o sodâ zarar dare.
روغن برای کچلی و سودا ضرر داره.
/huile/pour/monème de liaison/teigne/et/eczéma/nuisible/est/
"L'huile (corps gras) est nuisible pour la "teigne" et l'eczéma."

Engâr zeft-e kachali râ mikanand!
انگار زفت کچلی را می کنند!
/comme si/cataplasme/monème de liaison/indicateur du complément d'objet direct/arrachent/
"On dirait qu'on arrache le cataplasme d'un teigneux!" Se dit de quelqu'un qui fait beaucoup de chahut.

Sueur
Gande baghal
گنده بغل

/1: malodorant, 2: infection/[sous] aisselle/
Se dit de celui dont la transpiration au niveau des aisselles sent mauvais.

Gande pâ
گنده پا
/malodorant/pied/
Désigne celui dont les pieds sentent mauvais.

Gande dahân
گنده دهن
/malodorant/bouche/
Attribué à celui dont l'haleine est fétide.

Az tars (khejâlat) khis-e 'aragh shodam.
از ترس (خجالت) خیس عرق شدم.
/de/peur/(honte)/trempé/monème de liaison/sueur/[je] devins/
"De peur (ou de honte) je fus trempé de sueur."

Az tars (sharm) az haft jâm 'aragh sarâzir shod.
از ترس (شرم) از هفت جام عرق سرازیر شد.
/de/peur/(honte)/de/sept/endroits de moi/sueur/fut versée/
"De peur (ou de honte) la sueur descendait de sept endroits de mon corps."

Az tars 'aragh-e marg behem neshast.
از ترس عرق مرگ بهم نشست.
/de/peur/sueur/monème de liaison/mort/à [sur]moi/s'assit/
"De peur la sueur de mort siègea sur moi."

'Aragh-e sehat
عرق صحت
/sueur/monème de liaison/santé/
"Sueur de santé", c'est la transpiration durant une maladie ou celle produite pendant le séjour dans le hammam qui présagent respectivement la guérison ou la bonne santé.

Syphilis
Hol kardan (tekân khôrdan)
هول کردن (تکان خوردن).
/avoir un choc/(bouger/)/
"Avoir un choc psychologique" et
Nâkhôshi gereftan
ناخوشی گرفتن.
/attraper mal/
"Attraper le mal", sous-entendent attraper la syphilis.

Istâde âb khordan dard-e bi darmân miâvarad.
ایستاده آب خوردن، درد بی درمان می آورد.
/debout/eau/boire/maladie, douleur/sans/remède/apporte/
"Boire de l'eau, tout en étant debout, entraîne 'la maladie sans remède'". Selon certains il s'agirait des maladies sexuellement transmissibles, supposées inguérissables dans le passé.

Teint

Aftâb-e esfand pust râ tire mikonad.
آفتاب اسفند پوست را تیره می کند.
/soleil/ monème de liaison /*esfand*/peau /indicateur du complément d'objet direct/ sombre/fait/
"Le soleil du mois de *esfand* (21 février - 21 mars) assombrit le teint."

Khordan-e ziyâd-e serke rang râ zard mikonad.
خوردن زیاد سرکه، رنگ را زرد می کند.
/manger/monème de liaison/trop/vinaigre/couleur/indicateur du complément d'objet direct/jaune/fait/
"Un excès de consommation de vinaigre entraîne le jaunissement du teint."

Verrues

Har ke be gorbe âb bepâche dast-esh zegil dar miyâre.
هر که به گربه آب بپاچه، دستش زگیل درمیاره.
/quiconque/à/chat/eau/jette/sa main/verrue/sort/
"Quiconque éclabousse un chat, sur sa main sortiront des verrues."

Mâh-e be in tizi
Zegil be in pisi
Mesl-e in khâk berizi!
ماه به این تیزی
زگیل به این پیسی
مثل این خاک بریزی.
/lune/[aussi]/pointue, perçante/
/verrue/aussi/malheureuse/
/comme/cette/terre/que tu tombes/
"Lune si piquante (pointue, perçante),
Verrue si "malheureuse", Que tu tombes comme cette [poignée de] terre!"

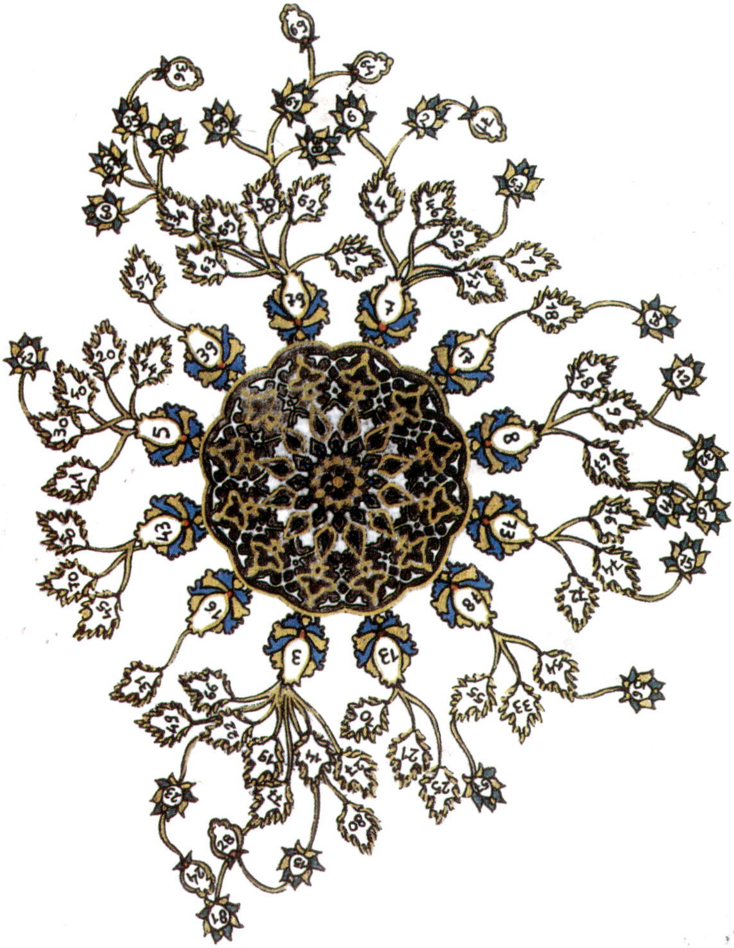

Fig. 1 – "Fleur généalogique" (Dessin N. Jozani).

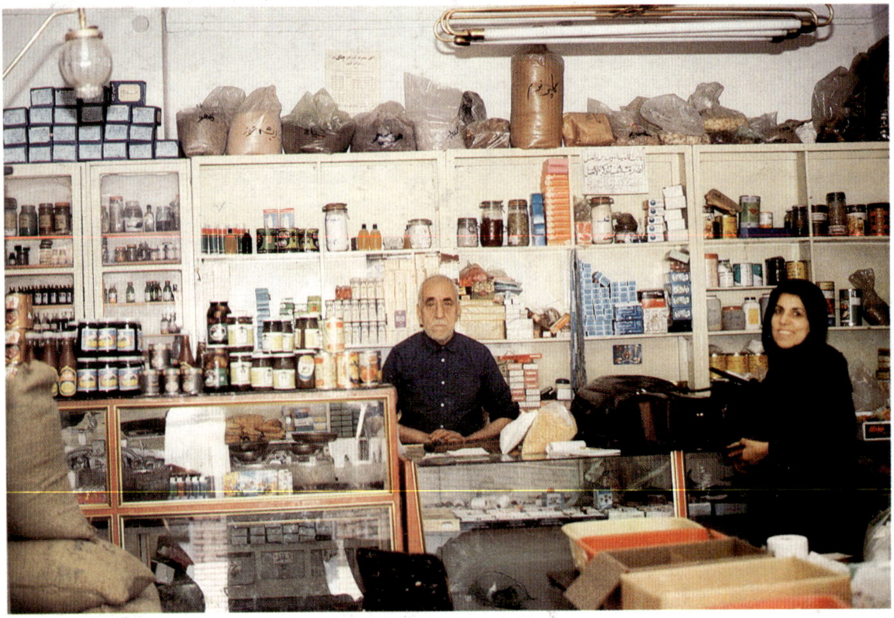

Fig. 2 – Droguerie-épicerie à Téhéran (Photo N. Jozani).

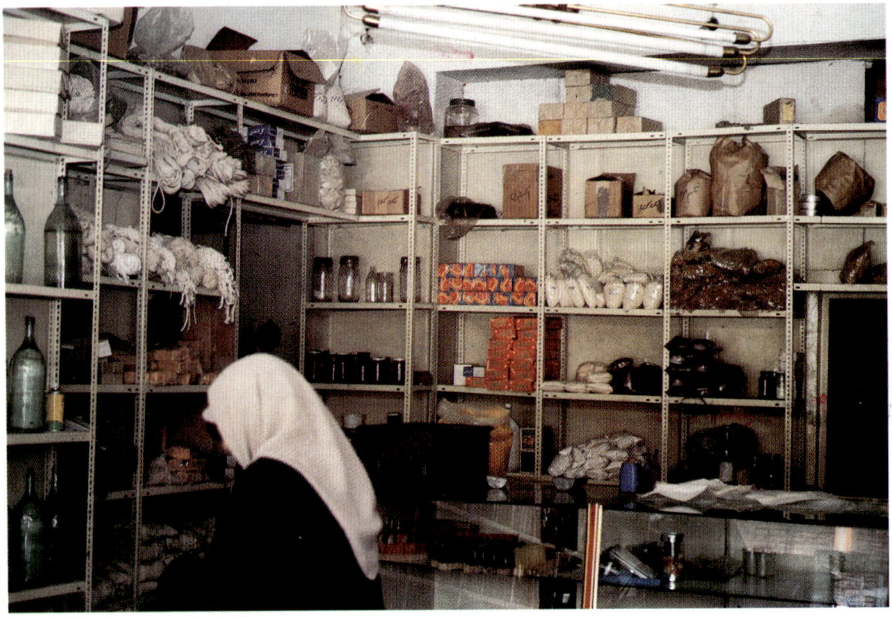

Fig. 3 – À l'intérieur d'une droguerie-épicerie à Téhéran : des bocaux contenant des produits de toutes origines sont rangés sur les étagères et les présentoirs (Photo N. Jozani).

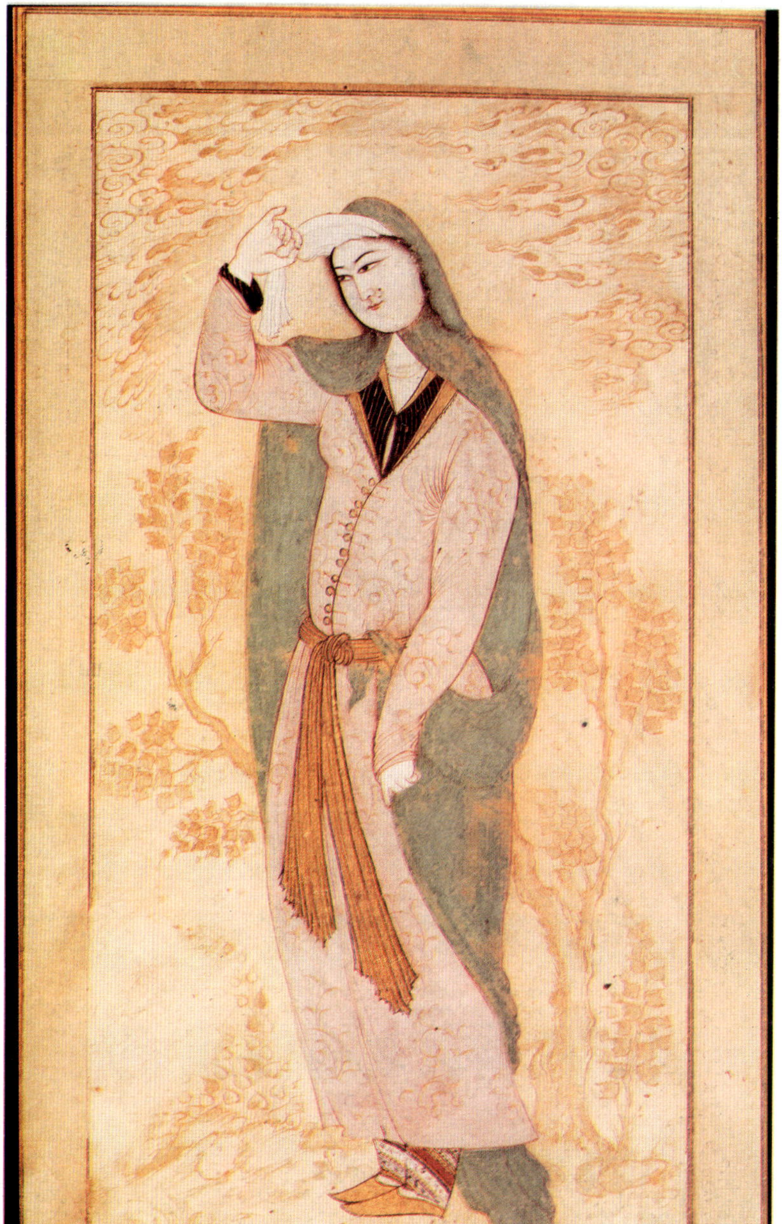

Fig. 4 – Jeune femme persane soulevant son voile. 1701-1702, école safavide d'Ispahan (Iran, B.N. MS. oriental. suppl. persan 1572, fol. 17, cliché A 60/422).

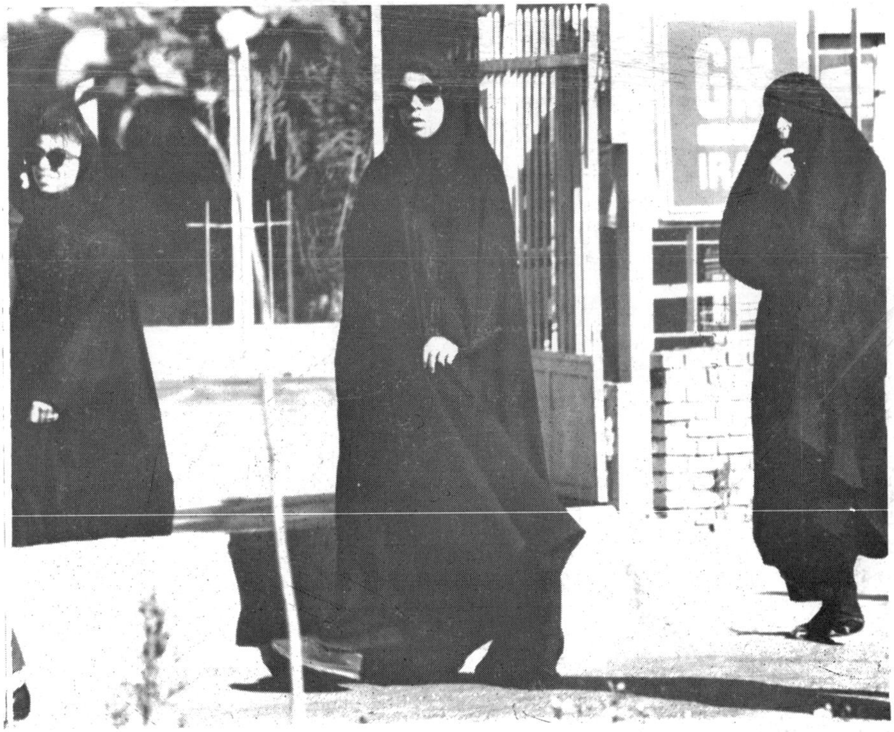

Fig. 5 – Femmes en *châdor* se promenant en ville. Les parties du corps laissées à la vue de la société (extérieure) sont pour une femme : le rond du visage, ou quelques fois juste un œil et les mains (Photo K. Adle).

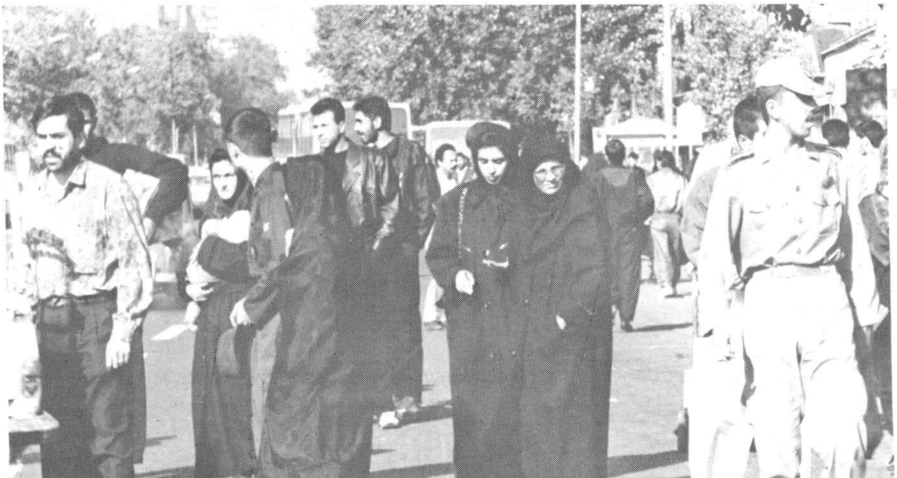

Fig. 6 – Hommes et femmes de Téhéran (Photo K. Adle).

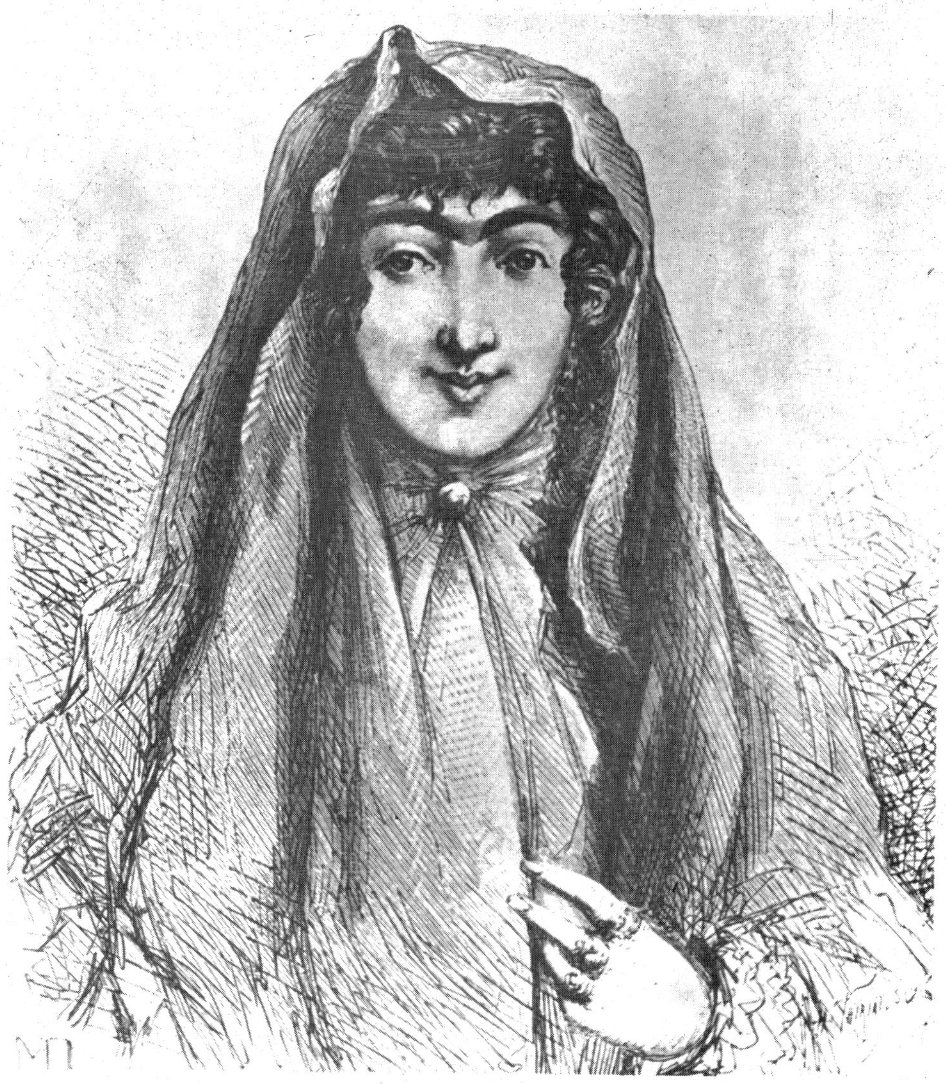

Fig. 7 – Abrû peyvaste, les sourcils se rejoignant au-dessus du nez.

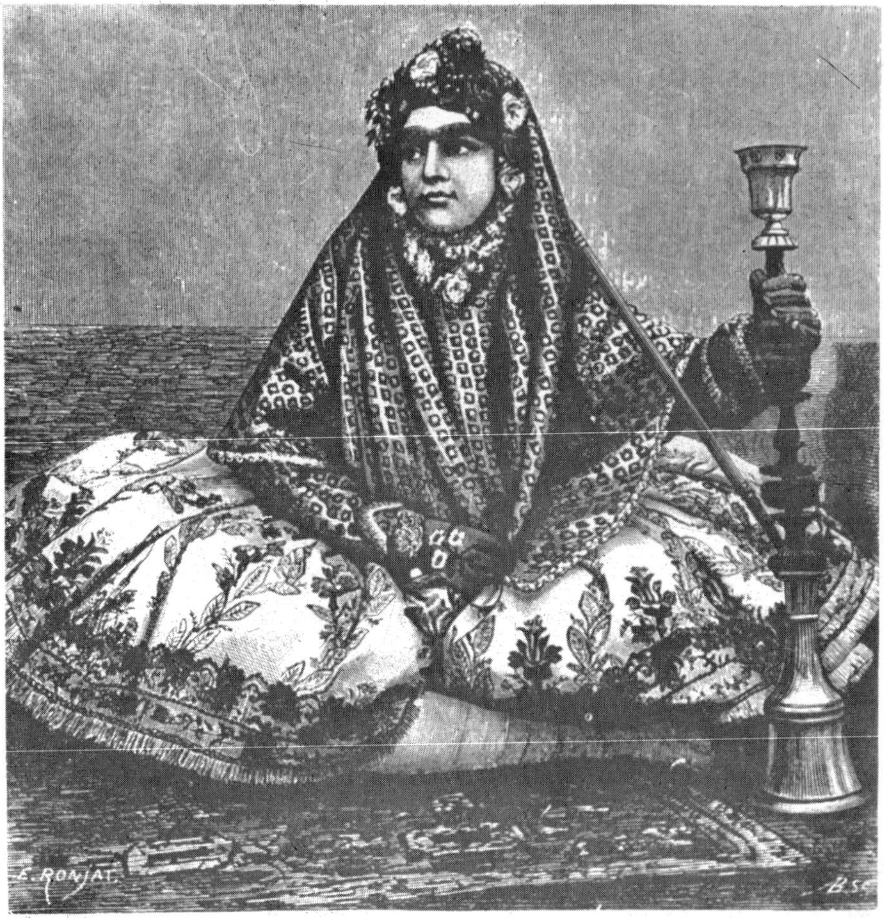

Fig. 8 – Femme de Téhéran. XIXe siècle. On notera les sourcils noircis probablement au *vasme* (extrait de J. Dieulafoy, *La Perse, la Chaldée et la Susiane,* 1883).

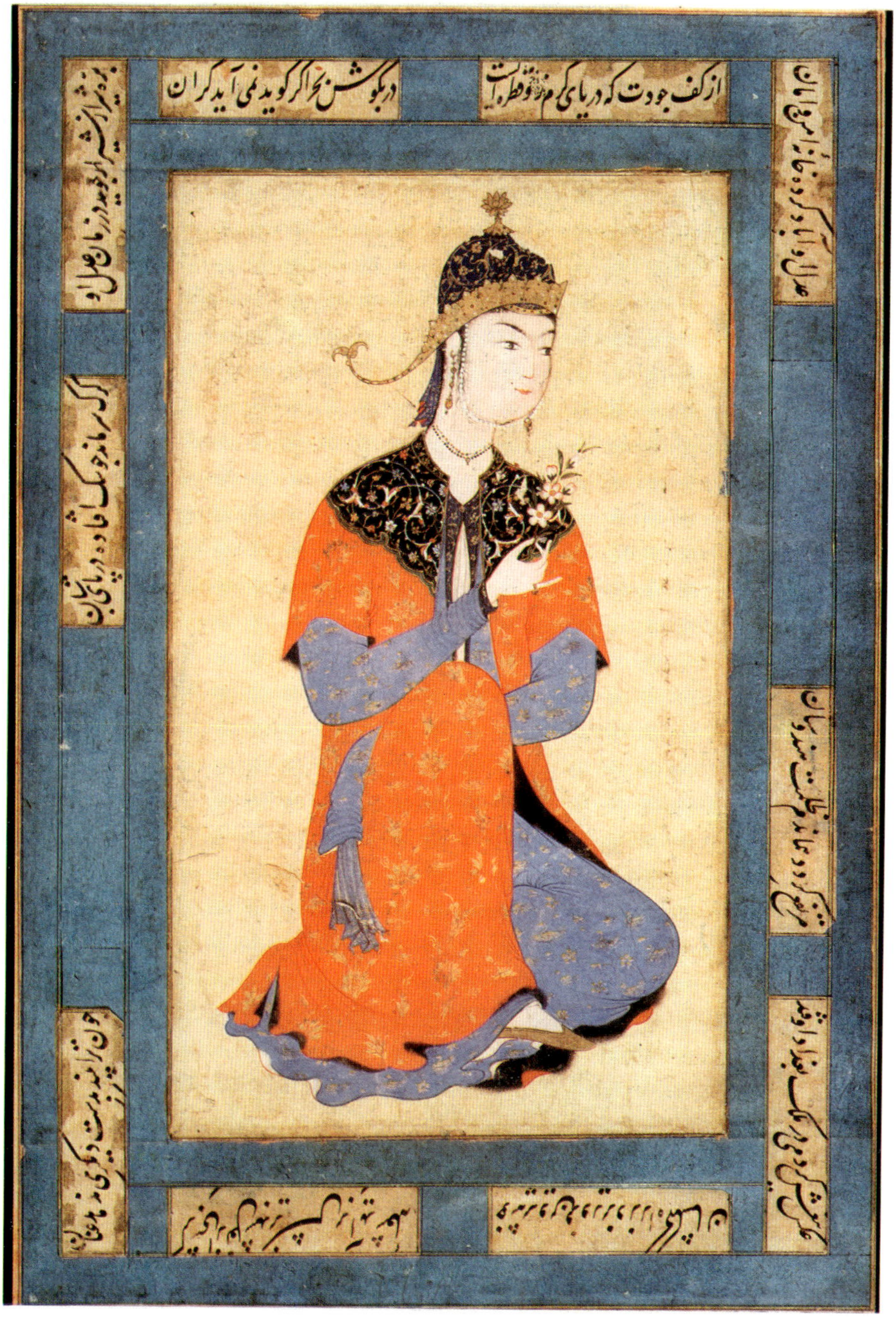

Fig. 9 – Princesse iranienne (1540 environ). On remarque les sourcils bien arqués se rejoignant sur le nez, les yeux en forme d'amandes, une petite bouche, un petit grain de beauté au coin des lèvres et un visage rond. Miniature, Iran, style de Tabriz, ca. 1540 (Fogg Art Museum, Harvard University, Cambridge, Mass., donation de John Goelet, inv. 1958.60).

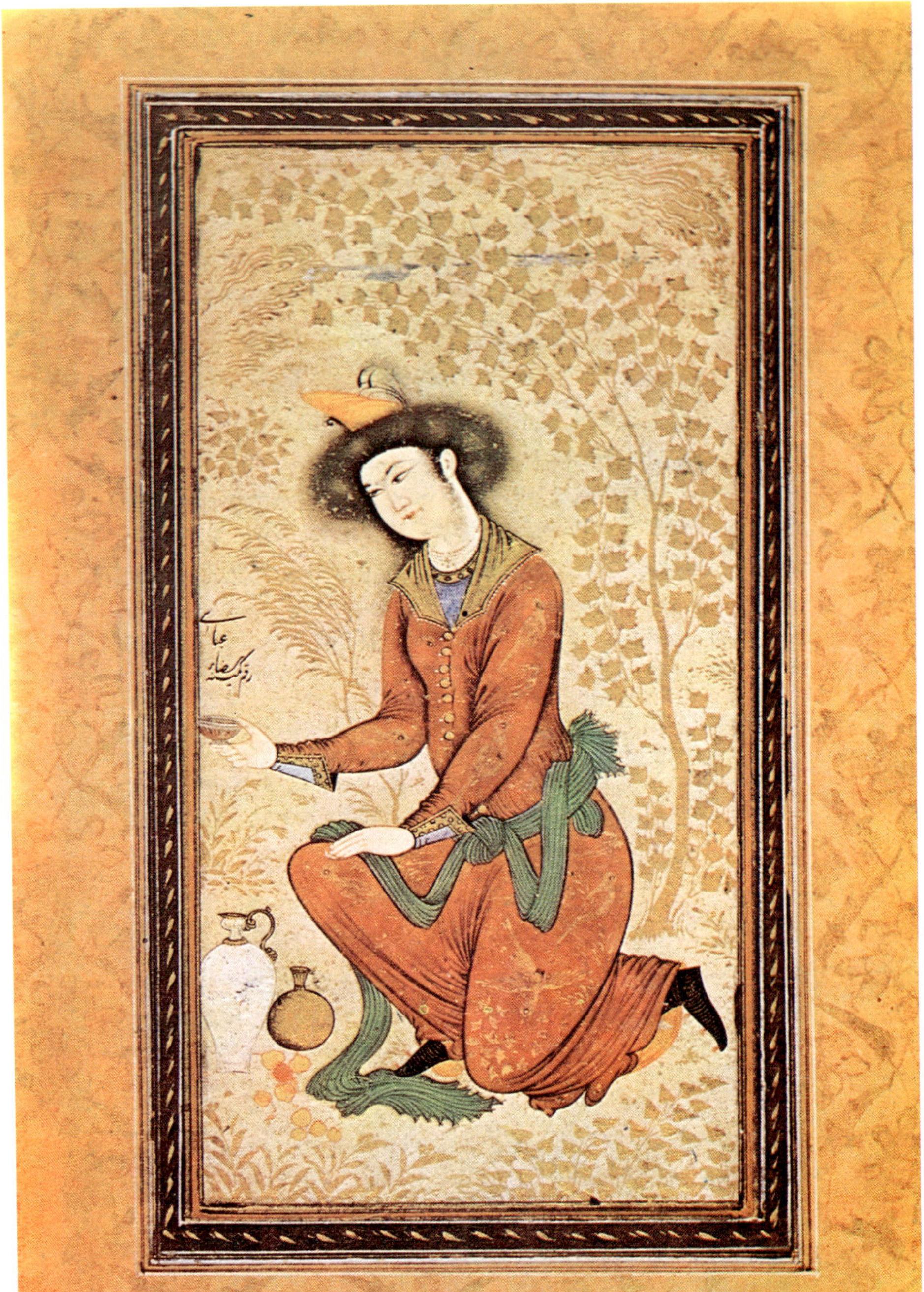

Fig. 10 – "Jeune homme assis sur un genou". Miniature, Rezâ Abâsi, école safavide d'Ispahan, ca. 1630 (Chester Beatty Library).

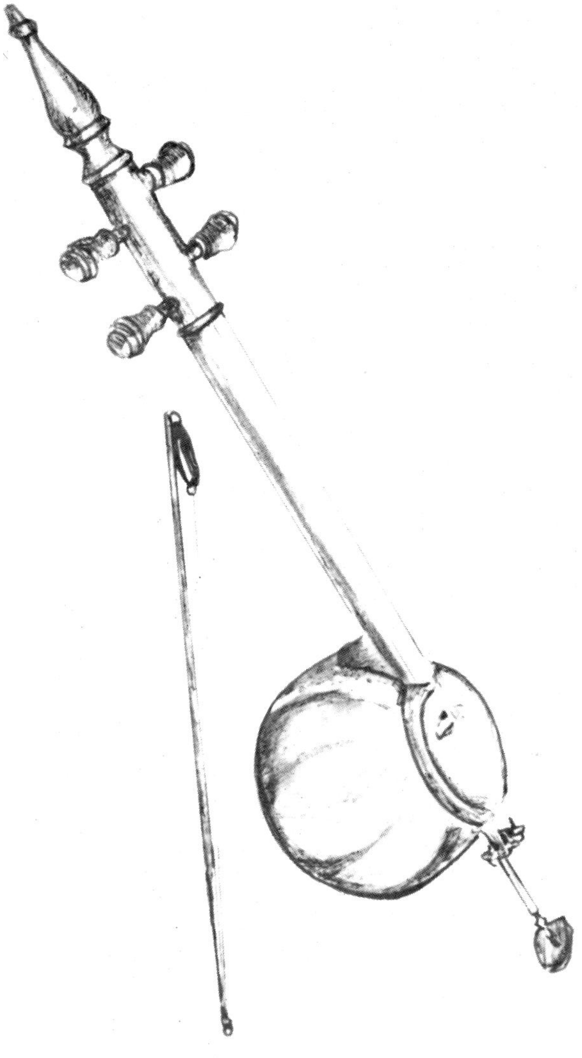

Fig. 11 – Kamânche. Instrument à cordes dont la forme de la caisse est utilisée en allégorie pour désigner les fesses trop proéminentes (Dessin N. Jozani).

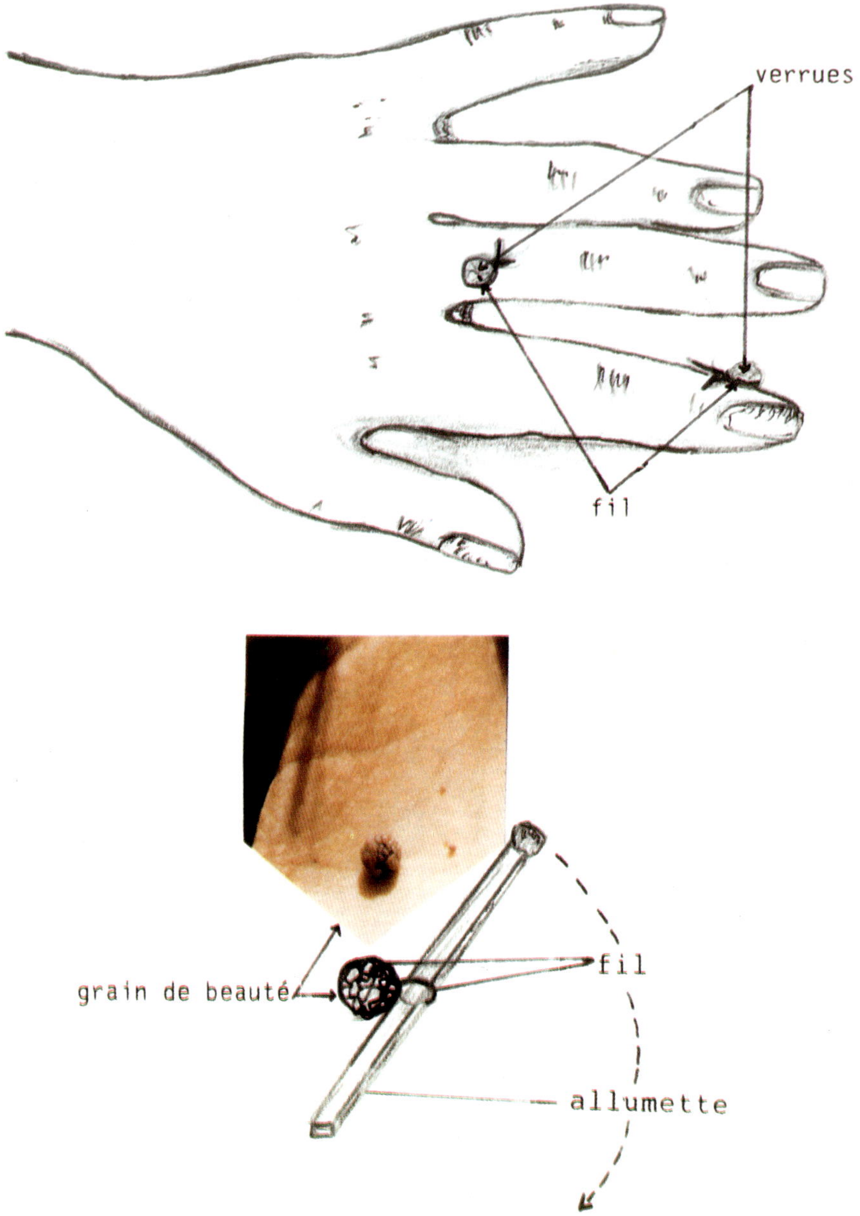

Fig. 12 – Technique d'étranglement des verrues et des grains de beauté (Dessin N. Jozani).

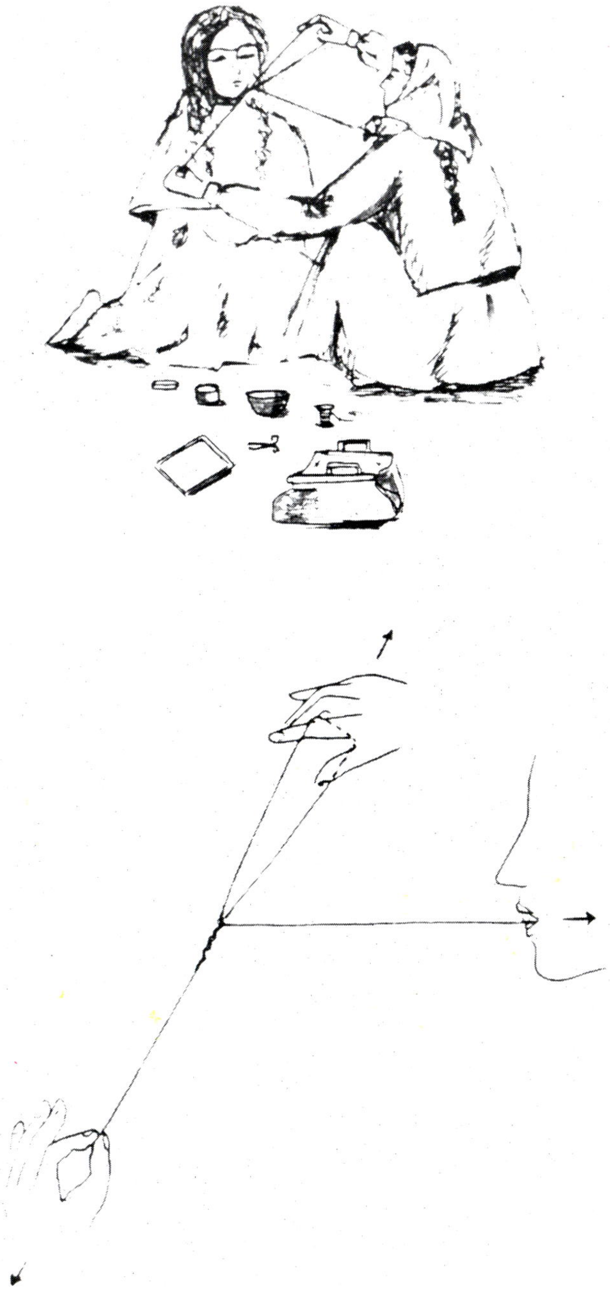

Fig. 13 – Épilation au “fil” (Dessin N. Jozani).

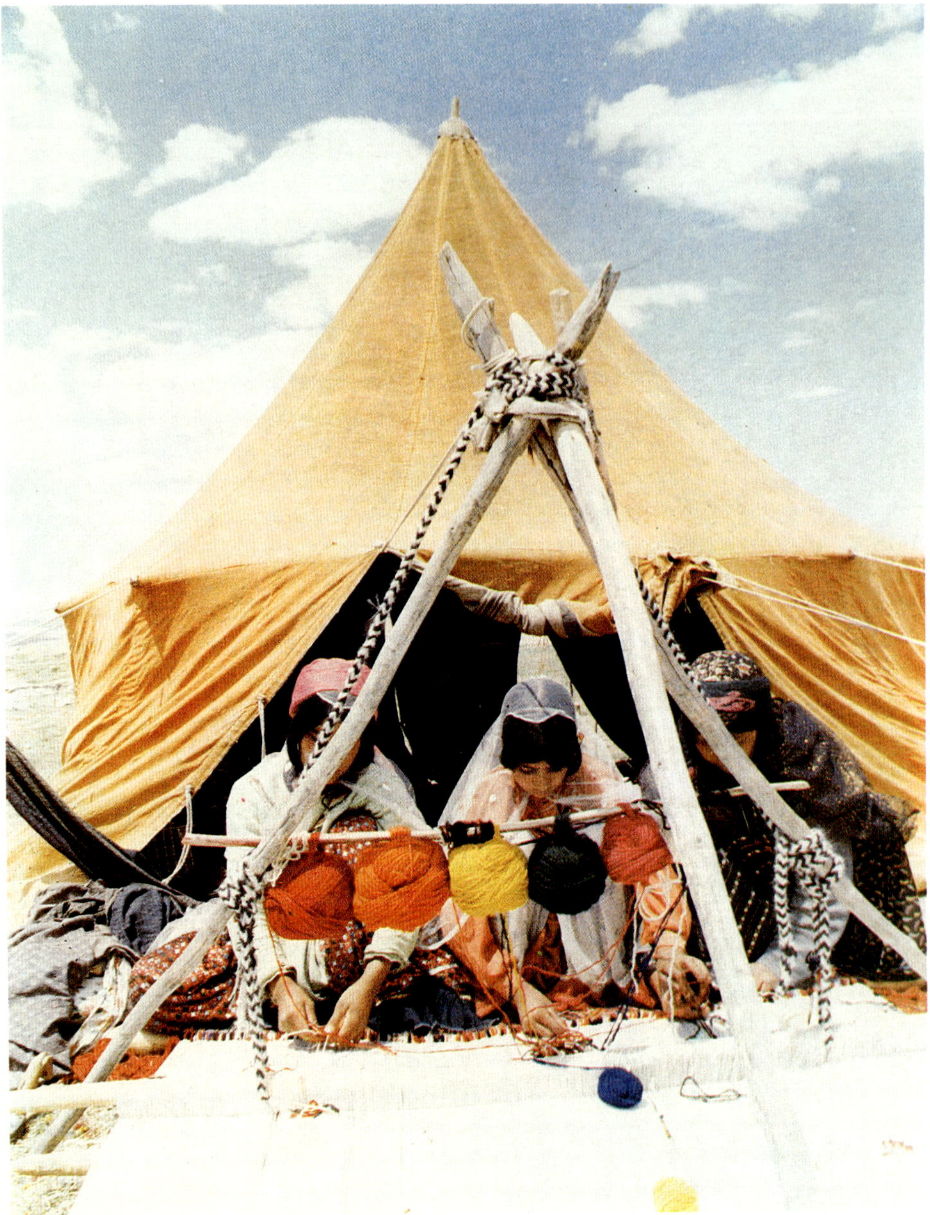

Fig. 14 – La position accroupie. Cette position courante pour travailler peut aussi être source de gêne pour une personne atteinte de certaines maladies comme les hémorroïdes (Photo K. Adle).

BIBLIOGRAPHIE

ÂʼINECHI Yaʼqub (Dr.), *Mofradât-e pezeshki va giyâh-ân-e dârui-ye Irân* [Substances simples médicinales et plantes médicinales de l'Iran], Téhéran, Presses de l'Université de Téhéran, 1986/1365.

ACKERKNECHT Erwin H.,

(1) "Natural Diseases and Rational Treatement in Primitive Medicine", *Bulletin of the History of Medicine*, n° 19, 1946, pp. 467-497.

(2) *Medicine and Ethnology, selected essays*, Baltimore, The John Hopkins Press, 1971.

'AMID Hasan, *Farhang-e fârsi-ye 'Amid* [Dictionnaire persan *'Amid*], Téhéran, Amir Kabir, 1977/1356.

AMIEL Charles; VAYDAT Pierre (sous la direction de), "La peau et les stigmates", *Etudes inter-ethniques : Annales du C.E.S.E.R.E.*, n° 9 (1988-1989), 1990.

AMINI Amir Gholi, *Farhang-e 'avâm* [Culture du peuple : sur les proverbes et expressions persans], [?], 'Elmi, [?].

ANJÂVI SHIRÂZI Seyed Abu-el Ghâsem,

(1) *Jashn-hâ va âdâb va mo'taghedât-e zemestân* [Festivités, coutumes et croyances d'hiver], Téhéran, Amir Kabir, 1975/1354, 2 vols.

(2) *Gol be Senobar che kard?* [Que fit *Gol* à *Senobar*?], Téhéran, Amir Kabir, 1978/1357 , vol. 1, première partie.

(3) *Gol be Senobar che kard?* [Que fit *Gol* à *Senobar*?], Téhéran, Amir Kabir, 1980/1359 , vol. 1, deuxième partie.

(4) *Tamsil va masal* [Allégorie et parabole], Téhéran, Amir Kabir, 1978/1357, vol. 1.

ANZIEU Didier, *Le moi-peau*, Paris, Dumond, 1985.

ARDEHÂLI Mostafâ (Dr.),

(1) *Bimâri-hâ-ye pust-e bumi-ye Irân* [Maladies cutanées indigènes de l'Iran], Téhéran, Goruh-e bimâri-hâ-ye pust-e dâneshgâh-e Tehrân, 1985/1364.

(2) *Bimâri-hâ-ye ghârchi be 'elat-e dermâtofit-hâ (kachali-hâ-ye shâye'-e sar va badan)* [Maladies dues aux dermatophytes (les teignes répandues de la tête et du corps)], Téhéran, Goruh-e pust-e dâneshgâh-e Tehrân, 1984/1363.

ARON-SCHNAPPER Dominique; HANET Danièle, *Histoire orale ou archives orales?*, Paris, Comité d'histoire de la sécurité sociale, 1980.

'ATÂR-E YAZDI Mir Hoseyn, *Noskhe-ye Hakim* [Ordonnance de *Hakim*], Téhéran, 'Elmi, 1982/1361.

'ATÂRNEZHÂD Mohamad Taghi, *Noskhe-ye 'Atâr* [Ordonnance de *'Atâr*], Téhéran, Tab'-e ketâb, 1973/1352.

AUBAILE-SALLENAVE Françoise, *Les soins de la chevelure chez les musulmans au Moyen âge. Thérapeutique, fonction sociale et symbolique*, Nice, Faculté des Lettres et Sciences Humaines, Centre d'études médiévales, 1987.

AUDIBERT G., *La femme persane jugée et critiquée par un Persan* (trad. annotée du *Téédib-el-nisvân*), Paris, Ernest Leroux, 1889.

AUGE Marc; HERZLICH Claudine (sous la direction de), *Le sens du mal : anthropologie, histoire, sociologie de la maladie*, Paris, Archives contemporaines, 3ème éd., 1991.

BÂBÂ TÂHER, *Divân* [Recueil de poèmes], Téhéran, [?], [?].

BATTESTI Térésa, "Pratiques relatives à l'enfantement à Kerman en Iran", *L'Ethnographie*, n° 62-63, Paris, Société d'ethnologie de Paris, 1968-1969, pp. 56-68.

BEEMAN William O., "Affectivity in Persian Language Use", in : *Culture, Medicine, and Psychiatry*, vol. 12, n° 1, U.S.A. March 1988, pp. 9-30.

BEMONT Fredy, *Les villes de l'Iran. Des cités d'autrefois à l'urbanisation contemporaine*, Paris, F. Bémont, 1969, 3 vols.

BENOIST Jean, "Quelques repères sur l'évolution récente de l'anthropologie de la maladie", *Bulletin d'ethnomédecine*, n° 19, 1983, pp. 51-58.

BENVENISTE Emile, *Le vocabulaire des institutions indo-européennes*, Paris, Minuit, 1966, 2 vols : 1° Economie, parenté, société, 2° Pouvoir, droit, religion.

BERTRAND Martine, *Le voile et les parures : essai sur le regard au Maghreb*, Thèse de doctorat, 3ème cycle en Ethnologie, Université Paris X–Nanterre, 1980.

BLACHÈRE Régis, cf. Coran.

BLUM Jean-Paul (Dr.), *La peau*, Paris, PUF, 1953.

BOLOGNE Jean-Claude, *Histoire de la pudeur*, Paris, Olivier Orban, 1986.

BOLTANSKI Luc, "Les usages sociaux du corps", *Annales ESC*, janvier-février 1971, pp. 205-233.

BOTTERO J. "Symptômes, signes, écritures", in Vernant J.-P. Ed., *Divination et rationalité*, Paris, Seuil, 1974, pp. 70-201.

BOUVIER Jean-Claude; BREMONDY Henry-Paul; JOUTARD Philipe; MATHIEU Guy; PELEN Jean-Noël, *Tradition orale et identité culturelle*, C.N.R.S., 1980.

BRANDENBURG Dietrich, *Islamic Miniature Painting in Medical Manuscripts*, Bâle, Roche, 1982.

BURTON Maurice (Dr.); BURTON Robert, *Encyclopédie Universelle des Animaux*, pour Ed. française : Edito-Service, S.A., Genève, 1972, 26 vols.

CASTILLO DE LUCAS Antonio (Dr.), *Folkmedicina, medicina popular, folklore médico*, Madrid, Dassat, 1958.

CESARINI Jean-Pierre; SCHNITZLER Liliane, *La peau*, Paris, PUF, 1981.

CHEIBY Bijan; RUSSELL James R.; ALGAR Hamid, "Châdor I. In Early Literary Sources; II. Among Zoroastrians; III. In Islamic Persia", *Encyclopaedia Iranica*, n° 4, 6, pp. 609-611.

CHEVALER Jean; GHEERBRANT Alain, *Dictionnaire des symboles*, Paris, Robert Laffont, 1982 (Edition revue et corrigée).

CHIEJ Roberto, *Les plantes médicinales*, trad. par Garnaud, Valérie; Poncet, Florence, pour Ed. française : Paris, Solar, 1982.

CHRISTENSEN Arthur, *Contes persans en langue populaire*, Kobenhavn, [?], 1918.

Coran (Le), trad. par Blachère Régis, Paris, Maisonneuve & Larose, 1966.

CORBIN Alain, *Le miasme et la jonquille : l'odorat et l'imaginaire social (XVIIIe et XIXe s.)*, Paris, Aubier, 1982.

DÂNESHVAR Simin,

(1) *Suvashun* [*Siyâvashân* [roman]], Téhéran, Khârazmi, 1978/1357, 1ère éd. 1969.

(2) *Shahri chon behesht* [Une ville comme le paradis [roman]], Téhéran, Khârazmi, 5ème éd. 1983/1361, 1ère éd. 1962.

DEBRÉ Robert (avec la collaboration de DOUMIC-GIRARD Alice; MANDE Raymond), *L'enfant dans sa famille*, Paris, Grasset, 1981.

DEHKHODÂ 'Ali Akbar,

(1) *Farhang-e loghât-e fârsi* [Lexique des mots persans], Téhéran, [?], 1973/1352, 1ère éd. 1946, 37 vols.

(2) *Amsâl va hekam* [Maximes et proverbes], Téhéran, Amir Kabir, 1960/1338 , 4 vols.

DELAUNAY Albert, *Pasteur et la microbiologie*, Paris, PUF, 1951.

Dictionnaire Arabe-Français, Larousse, Paris, 1983.

DIEULAFOY Marcel, *L'Acropole de Suse en 1884, 1885, 1886*, Paris, 1893.

DIGARD Jean-Pierre,

(1) "L'ethnologie française au Moyen-Orient", *La Recherche*, 7 (68), 1976, pp. 564-588.

(2) "Quelques considérations théoriques et pratiques à propos de la notion de culture populaire en Iran", in : Iran : Histoire et révolution, Paris, Le Sycomore – Zamân (n° 23), 1980, pp.155-161.

DONALDSON Bess-Allen, *The wild rue : A study of Muhammadan magic and folklore in Iran*, London, Luzac and co., 1973, 1ère éd. 1938.

DOUGLAS Mary,

(1) "The Healing Rite", *Man*, 1970, n° 5 (2), pp. 302-308.

(2) *De la souillure, Essai sur les notions de pollution et de tabou*, trad. de l'anglais par Guérin, Anne, Paris, François Maspéro, 1981.

E'TESÂMI Sa'id, *Giyâh-ân-e dâru'i-ye Irân* [Plantes médicinales d'Iran], Téhéran, [?], 1951/1330.

EBN-E SINÂ (Abu-'Ali SINÂ) Sheykh-el-Ra'is [Avicenne], *Ghânun dar teb* [Canon de la médecine], traduit en persan par Hezhâr, Téhéran, Sorush, 1985/1364, 2 vols.

ELGOOD Cyril,

(1) *A medical history of Persia and the eastern caliphate from the earliest times until the year A.D. 1932*, Cambridge at the University Press, 1951.

(2) *Tibb-ul-Nabbi or Medicine of the Prophet*, Brugis, 1962.

EVANS-PRITCHARD E. E., *Witchcraft, Oracles and Magic among the Azande*, Oxford, The Clarendon Press, 1968 (trad. française, Gallimard, 1972).

FABREGA H., *Disease and Social Behavior : an Interdisciplinary Perpective*, Cambridge, The MIT Press, 1974.

FAINZANG Sylvie, *Pour une anthropologie de la maladie en France*, Paris, École des hautes études en sciences sociales, 1989.

GAIGNEBET Claude, *Le folklore obscène des enfants*, Paris, Maisonneuve & Larose, 1974.

GERMAIN Christiane; PANAFIEU (DE) Christine, *La mémoire des femmes*, Paris, Sylvie Messinger, 1982.

GANJI Mohammad Hasan. "The climate", Fisher, W. B. éd., *The Land of Iran*. Cambridge University Press, 1968, pp. 212-249. (*The Cambridge History of Iran*, vol.1).

GHAZÂLI Abu Hâmed Emâm Mohammad, *Kimiyâ-ye sa'âdat* [Alchimie du bonheur], Ed. par Khadiv-e Jam, H., Téhéran, Enteshârât-e 'elmi va farhangi, 1985/1364, 2 vol.

GHOMI (Hâj sheykh 'Abbâs-e), *Mafâtih el-janân* [Clés du coeur], traduction en persan, [?], 'Elmi, [?].

Ghor'ân [LE CORAN], Téhéran, [?], [?].

GIGNOUX Philippe, *Le livre d'Ardâ Vîrâz,* (Translittération, transcription et traduction du texte pehlevi), Paris, Recherche sur les Civilisations, cahier n° 14, 1984.

GOOD Byron J., "The heart of what's the matter : the semantics of illness in Iran", *Culture, Medicine and Psychiatry*, 1977, n° 1 (1), pp. 25-58.

GODELIER Maurice; CRESSWELL Robert, (sous la direction de), *Outils d'enquête et d'analyse anthropologiques*, Paris, Maspero, 1976.

GRACIANSKY Pierre (DE), *La dermatologie*, Paris, PUF, 1964.

GRAHAM-BROWN Sarah, *Images of women : the portrayal of women in photography of the the Middle East* 1860-1950, London, Quartet, 1988.

HÂFEZ, *Divân* [Recueil de poèmes], par Shâmlu A., Téhéran, Morvârid, 1987/1366.

HAFIZ, *Le livre d'or du Divân*, préface et adaptation : Seghers, P., Paris, Robert Laffont, 1980.

HALBAWACHS Maurice, *La Mémoire collective*, Paris, PUF, 1968.

HEDÂYAT Sâdegh, *Neyrangestân* [La Contrée des tricheurs [roman]], Téhéran, Amir Kabir, 2ème éd. 1956/1334.

HERZLICH Claudine, PIERRET Janine, *Maladies d'hier, maladies d'aujourd'hui*, Paris, Payot, 1984.

HOMÂYUNI Sâdegh,

(1) *Farhang-e mardom-e Sarvestân* [Culture du peuple de Sarvestân], Téhéran, [?], 1969/1348.

(2) *Gushe-hâi az âdâb va rosum-e mardom-e Shirâz* [Quelques aspects des us et coutumes du peuple de Shiraz], Shiraz, Enteshârât-e edâre-ye kol-e farhang va honar-e Fârs, 1975/1353.

HOSEYN-E KORD-E SHABESTARI, *Koliyât* [Œuvres complètes], Téhéran, Kânun-e ketâb, [?].

HOURCADE Bernard; RICHARD Yann (dirigé par),
(1) "Téhéran", Paris, *Autrement*, Hors-série n° 27, 1987.
(2) TUAL Anny., *Documents pour l'étude de la répartition de quelques traits culturels dans la région de Téhéran, 1 Alborz central*, Paris, Recherche Coopérative sur Programme n° 476, C.N.R.S., 1979.

HYVERNAUD Georges, *La peau et les os*, Paris, Ramsay, 1985.

JAMÂLZÂDE Seyed Mohamad 'Ali, *Farhang-e loghât-e 'âmiyâne* [Lexique des mots populaires], Téhéran, Farhang-e Irânzamin, n° 7, Ebn-e Sinâ, 1963/1341.

JAVÂDI Hasan, "Women in Persian litterature : An Exploratory Study", in : *Women and the Family in Iran (Social, Economic and political studies of the middle East)* Ed. par Fathi, A., Leiden, E.J. Brill, 1985, pp. 37-59.

JAVÂHERKALÂM 'Abd-el 'Aziz, *Târikh-e Tehrân* [Histoire de Téhéran], Téhéran, Ketâbkhâne-ye Manuchehri, 1978 /1357, 1ère éd. 1946.

JAZÂYERI Ghiyâs el-Din,
(1) *Darmân-e giyâhi* [Guérison avec les plantes], Téhéran, Hamgâm, [?].
(2) *E'jâz-e khorâki-hâ* [Miracle des aliments], Téhéran, Sepehr, 17ème éd. 1982/1361.
(3) *Asrâr-e khorâki-hâ* [Secrets des aliments], Téhéran, Sepehr, 14ème éd. 1982/1361.

JOZANI Niloufar, "Les soins du corps dans la médecine populaire en Iran", *Bulletin d'ethnomédecine*, Paris, n° 36, 1986, pp. 19-56.

KATIRÂ'I Mahmud, *Az khesht tâ khesht* [De brique à brique [de la naissance à la mort], Téhéran, Mo'asese-ye motâle'ât va tahghighât-e ejtemâ'i-ye dâneshgâh-e Tehrân, 1969/1348.

KHÂNSÂRI Aghâ Jamâl, *'Aghâyed el-nesâ'*, [Croyances des femmes], par KATIRÂ'I Mahmud, Téhéran, Ketâbkhâne-ye Tahuri, 1970/1349.

KHAYÂM, *Robâ'iyât* [Quatrains], Téhéran, Ebn-e Sinâ, [?].

LACOSTE-DUJARDIN Camille,
(1) *Dialogue des femmes en ethnologie*, Paris, François Maspero, 1977.
(2) *Un village algérien*, Alger, SNED, 1976.

LE BRETON David,
(1) *Corps et sociétés : Essai de sociologie et d'anthropologie du corps*, Paris, Méridiens-Klincksieck, 1985.
(2) "L'homme défiguré : essai sur la sacralité du visage", *Les temps modernes*, 1989, n° 510.
(3) *Anthropologie du corps et modernité*, Paris, P.U.F., 1990.

LEVEY M., "Preventive Medicine in Ninth Century Persia", *Studia Islamica*, 1971, n° 1-4, vol. 8, pp. 8-16

LÉVI MAKARIUS Laura, *Le sacré et la violation des interdits*, Paris, Payot, 1974.

LÉVI-STRAUSS Claude, *La pensée sauvage*, Paris, Plon, 1962.

LORMIER (D.L.R.), *Farhang-e mardom-e Sarvestân* [Culture du peuple de Sarvestân], Téhéran, Bonyâd-e farhang-e Irân, 1975/1353.

LOUX Françoise;

(1) RICHARD Philippe, *Sagesses du corps, la santé et la maladie dans les proverbes français*, Paris, Maisonneuve & Larose, 1978.

(2) *Le corps dans la société traditionnelle : Pratiques et savoirs populaires*, Paris, Berger-Levrault, 1979.

(3) *Le jeune enfant et son corps dans la médecine traditionnelle*, Paris, Flammarion, 1978.

(4) *Traditions et soins d'aujourd'hui*, Paris, Inter Editions, 1983.

MAJLESI Mohamad Bâgher, *Helyiat el-mo'ttaghin* (Ornements des vertueux) [livre sur les us et coutumes islamiques], Téhéran, Tâheri, [?].

MALLART GUIMERA Louis, *Médecine et pharmacopée evuzok*, Nanterre, Laboratoire d'ethnologie et sociologie comparative, 1977.

MARKAZ-E ÂMAR-E IRÂN, *Âmâr-nâme-ye ostân-e markazi* [Statistiques de la Province Centrale], Téhéran, Centre des statistiques de l'Iran, 1977/1356.

MARKAZ-E ÂMAR-E IRÂN, *Sâlnâme-ye âmâri-ye sâl-e 1366* [Annales statistiques de l'année 1987), Markaz-e âmâr-e Irân, Centre des statistiques d'Iran, 1988/1367.

MARTINDALE, *The extra pharmacopeia*, [?], 21ème. éd. 1982.

MÂSE [MASSÉ] Hânri [Henri], *Mo'taghedât va âdâb-e Irân* [Croyances et coutumes persanes) traduction annotée en persan par Roshanzamir Mehdi, Tabriz, Mo'asese-ye târikh va farhang-e Irân, n° 26, 1977/1356.

MASSÉ Henri, *Croyances et coutumes persanes*, Paris, Lib. Orientale et Américaine, G.P. Maisonneuve, 1938, 2 vol.

MAUSS Marcel, *Manuel d'Ethnographie*, Paris, Payot, 1967, 1ère. éd. 1947.

MAZÂHERI Aly,

(1) *La vie quotidienne des musulmans au moyen âge*, Paris, Hachette, 1951.

(2) *La famille iranienne : au temps anté-islamique*, Paris, 1938.

MEGHDÂDI Morteză (Dr.), *Kholâse-ye bimâri-hâ-ye pust va âmizeshi* [Résumé des maladies cutanées et vénériennes], [Téhéran], Châpkhâne-ye Irân, 1966/1345.

MO'ALEM Morteză (MOALLEM, Morteza) (Dr.), *Farhang-e jadid-e fârsi-farânse* [Nouveau dictionnaire persan-français], Téhéran, Amir Kabir, 1983/1362, 2 vols.

MO'ATAR Fariborz;

(1) SAMSÂM-SHARI'AT Hâdi; AFSHÂRIPUR Soleymân, *Darmân bâ giyâh* [Guérison avec les plantes], Ispahan, Mash'al, 1981/1360.

(2) SAMSÂM-SHARI'AT Hâdi, *Giyâh-ân va dâru-hâ-ye tabi'i* [Plantes et remèdes naturels], Téhéran, Golshan, 1985/1364.

MO'IN Mohamad, *Farhang-e fârsi* [Dictionnaire persan], Téhéran, Amir Kabir, 1984/1363, 1ère Ed. 1963, 6 vols.

MO'MEN (HOSEYNI) Mohamad, *Tohfe-ye hakim Mo'men* [Présent de *Hakim Mo'men*], Téhéran, Mahmudi, [1981/1360].

MOHAMAD-E SÂLEH Mohamad Shafi' (ebn-e), *Majma' el-ma'âref va makhzan el 'avâref* [Ensemble des sciences et trésor des dons], Téhéran, [?], [?].

MOÏNFAR Mohammad Djafar,
(1) *Grammaire du persan*, Paris, Jean-Favard, 1978.
(2) *Patte-de-chat et oeil-de-rossignol*, Nanterre, Société d'Ethnologie, 1988.
(3) *Les voies d'émergence individuelle*, Paris, Plon, 1989.

MOKRI M., *Contribution scientifique aux études iraniennes : recherches de kurdologie*, Paris, Lib. Klincksieck, 1970.

MONTEIL Vincent (poèmes choisis, traduits et présentés par), *Ommar Khayyâm : Quatrains, Hâfez : Ballades*, Paris, Sindbad, 1983.

MONTESQIEU *Lettres persanes*, Paris, Garnier-Flammarion, 1964.

MOOMEN KASHI Seyyed-Mohammad, *Les aspects anthropologiques de l'exode rural en Iran : le cas de Téhéran*, Thèse de Doctorat en Ethnologie, Université Nice, 1988.

NAFICY Abbas (Dr.), *La médecine en Perse, des origines à nos jours*, Paris, Vega, 1933.

NAFISI Abu Torâb (Dr.),
(1) *Pazhuhesh dar mabâni-ye 'aghâyed-e sonnati pezeshki-ye mardom-e Irân* [Recherche sur les bases des croyances médicales traditionnelles du peuple iranien) Ispahan, Mash'al, 1985/1364.
(2) *Majmu'e-yi az 'aghâyed-e sonati-ye mardom-e Irân dar bâre-ye behdâsht-e tan va ravân va darmân-e bimâri-hâ-ye râyej dar Irân* [Ensemble des croyances traditionnelles du peuple iranien sur l'hygiène du corps et de l'esprit, et le traitement des maladies courantes en Iran], Ispahan, Presses de l'Université d'Ispahan, 1989/1368.

NARÂGHI Mehdi (écrit et traduit par), *Gol-hâ va giyâh-ân-e shafâ-bakhsh* [Fleurs et plantes qui guérisent) de CARLIER Léonce (*Les légumes et fruits qui guérissent*), NIGELLE Eric (*Joie et santé par les fleurs*), LEHMAN J. L. (Le Dr. P.) (*Plantes, Remèdes et maladies*) et DEXTREIT Raymond (*La cure végétale*), Téhéran, Amir Kabir, 1981/1360 , vol. 2.

NURBAKHSH Hoseyn, *Farhang-e nâm-hâ-ye irâni va eslâmi* [Lexique des noms iraniens et islamiques], [Téhéran], Ghazâli, 1981/1360.

PÂRSÂ Ahmad, *Flore de l'Iran (la Perse)*, Téhéran, impr. Dânesh, 1943-1952, 5 vols. et 1 supplément en 8 vols.

PÂYANDE Mahmud, *Â'inhâ va bâvardâsht-hâ-ye gil va deylam* [Rites et croyances des *Gil* et des *Deylam*], Bonyâd-e farhang-e Irân, 1976/1355.

PERRIN Eliane, *Cultes du corps : enquête sur les nouvelles pratiques corporelles*, Lausanne, Favre, 1985.

Petit Robert 1 (le) : Dictionnaire alphabétique et analogique de la langue Française, éd. de 1986.

PETONNET Colette; GUTWIRTH Jacques (sous la direction de), *Chemins de la ville : Enquêtes ethnologiques*, Paris, C.T.H.S., 1987.

PIERRET Janine, "Relations au corps et conduites de maladie", *Ethnologie Française*, n° 6 (3-4), 1976, pp. 279-284.

PINSET Deslandres, *L'histoire des soins de beauté*, Paris, PUF, 1960.

POUCHELLE Marie-Christine, *Savoir médical et symbolique du corps dans le seconde moitié du moyen âge : la chirurgie d'Henri de Mondeville (1306-1320)*, Thèse de doctorat, 3ème cycle en Ethnologie, Université Paris X-Nanterre, 1980, 2 vols.

PURZAND Hâyedeh, *Behdâsht-e fardi-ye pust va mu bâ giyâh-ân va manâbe'-e tabi'i (zibâ'i-ye sonati)* [Hygiène individuelle de la peau et des cheveux avec des plantes (beauté traditionnelle)], Sahâmi-ye 'âm, 1984/1363.

RÂMI Sharaf el-Din, *Anis el-'oshâgh* [Compagnon des amoureux], corrigé par EGHBÂL 'A., Téhéran, Anjoman-e nashr-e âsâr-e bâstâni, 1946/1325.

RAVÂNBAKHSH Mohammad, *La place des femmes dans la vie sociale en Iran : Aspects traditionnels et conduite d'innovation*, Thèse de doctorat, 3ème cycle en Sociologie, Université Bordeaux II, 1977.

RÂVANDI Morteză, *Târikh-e ejtemâ'i-ye Irân* [Histoire sociale d'Iran], Téhéran, Senobar, 1984/1363 , 6 Vols.

RETEL LAURENTIN Anne (coordinatrice), *Etiologie et perception de la maladie : dans les sociétés modernes et traditionnelles*, Paris, L'Harmattan, 1987.

REZÂ (Emâm 'Ali ebn-e Musa-el-Rezâ), *Teb va behdâsht* [Médecine et hygiène], trad. par Amir-Sâdeghi, Nasr el-din, Téhéran, Me'râji, 1972/1351.

REZVÂNIÂN M. H., *Grains d'humour et de sagesse persane*, Paris, G.P. Maisonneuve & Larose, 1976.

RIHOIT Catherine, *Regards de femmes*, Paris, Presses de la Renaissance, 1984.

RIYÂHI 'Ali, *Zâr va bâd va baluch [Zâr* et *Bâd* et *Baluch* (Les esprits et le baluchi)], Téhéran, 1977/1356.

ROLOFF Benny; NASR Seyyed-Hosseyn, *La Perse, pont de turquoise*, [Rome ?], Hâtier, [1975].

SÂ'EDI Gholâm Hoseyn, *Ahl-e havâ* ["Capturé" par le "vent" (sorte d'esprit)], Téhéran, impr. Dâneshgâh, 1966/1345.

SÂBETI Habibollah, *Nature and exotic trees and shurbs of Iran*, Téhéran, 1966.

SAFIZÂDE Sadigh, *Teb-e sonati dar miyân-e kordân* [Médecine traditionnelle chez les Kurdes], Téhéran, 'Atâ'i, 1982/1361.

SÂNE'I S., *Ta'âlim-e behdâshti-ye eslâm* [Préceptes d'hygiène de l'Islam], Ispahan, Taghafi, 1970/1349.

SAGHÂBÂSHI 'Ali Akbar, *Nejât az marg-e masnu'i* [Se sauver de la mort artificielle], Sherkat-e sahâmi-ye tab'-e ketâb, 7ème. Ed. 1970/1349.

SAROUKHANI Bâgher, *Le choix du conjoint en Iran et en Occident : étude comparative portant plus spécialement sur Téhéran et Meched d'une part et les pays industrialisés d'autre part*, Paris, Librairie générale de droit et de jurisprudence, 1968.

SCHLIMMER John L., *Terminologie médico-pharmaceutique et anthropologique française-persane*, Téhéran, lithographie d'Ali Gouli Khan (publication n° 330 de la Presse de l'Université de Téhéran), 1874.

SENDRAIL Marcel; BAUDOT Georges; MAZARS Guy; HUARD Pierre, *Histoire culturelle de la maladie*, Toulouse, Privat, 1980.

SERGER Martin, *Teheran, Eine stadtgeographische Studie*, Vienne, Springler Verlag, 1978.

SHAKURZÂFE Ebrâhim, *'Aghâyed va rosum-e mardom-e Khorâsân*, [Croyances et coutumes du peuple de Khorasan], Téhéran, Sorush, 1984/1363.

STATISTICAL CENTER OF IRAN, *A Statistical Reflection of the Islamic Republic of Iran*, Téhéran, Statistical Center of Iran, 1986/1365.

SURIEU Robert, *L'Art et l'amour/Perse : essai sur les représentations érotiques et l'amour dans l'Iran d'autrefois*, Paris, Genève, Nagel Genève (Suisse), 1975.

SURVERY of Persian Art, Téhéran, New York, London, Ashiya, Japon, 1977.

SUAREZ Maria M., "Etiology, hunger and folk diseases in the Venezuelan Andes", *Journal of Anthropological Research*, n° 30, 1974, pp. 41-54.

TABÂTABÂ'I Mohamad, *Farhang-e estelâh-ât-e pezeshki*, [Lexique des termes médicaux (persan-français-anglais)], Téhéran, Bonyâd-e farhang-e Irân, 1973/1351.

TABRIZI Shari'atmadâr, *Merât el-bolhâ [Miroir d'une niaise femme]*, Téhéran, Ketâbkhâne-ye Tahuri, 1970/1349.

TARÂH Dâvud, *Tohfe-ye Hakimbâshi* [Présent de *Hakimbâshi*], Téhéran, 'Atâ'i, 1984/1363.

ULLMANN Manfred, *Islamic Medicine*, Edinburgh, University Press, 1978.

VASKILAMPI Tuula; MACROMAEK Carol P., *Folk Medicine and health culture (Proceedings of the Nordic Reaserch Symposium 27-28 August 1981 Kuopio Finland)*, Kuopio, 1982.

VERDIER Yvonne, *Façons de dire, façons de faire*, Paris, Gallimard, 1979.

VIGARELLO Georges, *Le propre et le sale, l'hygiène du corps depuis le Moyen Age*, Paris, Seuil, 1985.

WALTHER Wiebke, *Femmes en Islam*, traduit de l'allemand par Malefant, Madeleine, Paris, Sindbad, 1981.

YOUNG Allan, "Some Implications of Medical Beliefs and Practices for Social Anthropology", American Anthropologist, n° 78, 1976, pp. 5-24.

ZARGARI 'Ali, *Giyâh-ân-e dâru'i* [Plantes médicinales], Téhéran, Presses de l'Université de Téhéran, 3ème éd. 1981/1360 , 3 vols.

ZARGHAM Lidana, *L'image de la femme en Iran*, Thèse de doctorat, 3ème cycle, Université Paris V, [1979 ?].

ZEMPLÉNI Andras;

(1) SINDZINGRE Nicole, "Anthropologie de la maladie", Paris, *Bulletin d'ethnomédecine*, n° 15, 1982, pp. 3-23.

(2) ADLER Alfred, *Le bâton de l'aveugle : Divination, maladie et pouvoir chez les Moundang*, Paris, Hermann, 1972.

(3) "Anciens et nouveaux usages sociaux de la maladie en Afrique", *Archives des Sciences Sociales des Religions*, n° 54 (1), 1982, pp. 5-19.

(4) "La "maladie" et ses "causes" : introduction", in : *Causes, origines et agents de la maladie chez les peuples sans écriture*, n° spécial de *L'Ethnographie*, n° 96-97, 1985 (2 et 3), pp. 13-44.

ZIMMERMANN François, *La Jungle et le fumet des viandes*, Paris, Seuil, 1982.

TABLE DES ILLUSTRATIONS

Fig. 1- "Fleur généalogique"(Dessin N. Jozani)	pages 18
Fig. 2- Une droguerie-épicerie à Téhéran (Photo N. Jozani)	32
Fig. 3- A l'intérieur d'une droguerie-épicerie à Téhéran (Photo N. Jozani)	32
Fig. 4- Une femme persane soulevant son voile. 1701-1702, école safavide d'Ispahan [Iran, B.N. MS.oriental. suppl. persan 1572, fol. 17, cliché A 60/422].	54
Fig. 5- Femmes en *châdor* se promenant en ville (Photo K. Adle)	54
Fig. 6- Hommes et femmes de Téhéran (Photo K. Adle)	54
Fig. 7- *Abrû peyvaste*, les sourcils se rejoignant au-dessus du nez	61
Fig. 8- Femme de Téhéran. XIXe siècle (extrait de J. Dieulafoy, *La Perse, la Chaldée et la Susiane, 1883)*	62,114
Fig. 9- Une princesse iranienne (1540 environ) [Miniature, Iran, style de Tabriz, vers 1540, 39,7/28 cm. Fogg Art Museum, Harvard University, Cambridge, Mass., donation de John Goelet, n° d'inv. 1958.60].	62
Fig. 10- "Jeune homme assis sur un genou". Miniature, Rezâ Abâsi, école safavide d'Ispahan, ca. 1630 (Chester Beatty Library).	62
Fig. 11- *Kamânche* (Dessin N. Jozani)	74
Fig. 12- Technique d'étranglement des verrues et des grains de beauté (Dessin N. Jozani)	88,164,228
Fig. 13- Épilation au "fil" (Dessin N. Jozani)	194
Fig. 14- La position accroupie (Photo K. Adle)	201

TABLE DES MATIÈRES

INTRODUCTION 9

UNE "SCIENCE-CULTURE" DOMESTIQUE 10

UN CORPUS SUR LA MÉDECINE POPULAIRE 11

LA MÉDECINE POPULAIRE 12

LES MALADIES CUTANÉES SOUS LE REGARD DE L'AUTRE 13

LES SOURCES : LA FORCE DES PAROLES 15

LE TERRAIN D'ENQUÊTE : LA VILLE-CREUSET 19

CHAPITRE I

LA MALADIE ET LE REMÈDE 21

MALADIE, SOUFFRANCE ET DOULEUR 21

ACTES QUI GUÉRISSENT, ACTES QUI PRÉSERVENT 26

L'HOMME, L'UNIVERS ET LA MALADIE 28

TRAITEMENTS ET REMÈDES 29

CHAPITRE II

MALADIES ET PROBLÈMES CUTANÉS 41

LES MALADIES DE LA PEAU DANS LA PENSÉE POPULAIRE 41

MALADIES DE LA PEAU, MALADIES DE L'APPARENCE 45

LES TYPES DE MALADIES 49

CHAPITRE III

LES CANONS DE LA BEAUTÉ 53

LE CULTE DE LA BEAUTÉ 53

LES ZONES PRIVILÉGIÉES : BEAUTÉ ET LAIDEUR D'HIER ET D'AUJOURD'HUI 59

CHAPITRE IV

LES MALADIES BÉNIGNES 77

LA PEAU SAINE 77

QUELQUES IMPERFECTIONS MINEURES 81

LES PROBLÈMES DE PIGMENTATION 86

MALADIES DE LA "PEAU-APPARENCE" 93

LES PROBLÈMES DES NOURRISSONS 99

LES MAUVAISES ODEURS DU CORPS 104

CHAPITRE V
LES PROBLÈMES LIÉS AUX CHEVEUX, AUX POILS ET AUX ONGLES 111
LES CHEVEUX 111
LES POILS, LA BARBE ET LES MOUSTACHES 123
LES ONGLES 131

CHAPITRE VI
LES MALADIES LOCALES SANS GRANDE GRAVITÉ 139
LES BOUTONS ET AFFECTIONS PONCTUELLES 139
LES FISSURES DE LA PEAU 146
LES DÉMANGEAISONS ET BRÛLURES 151
LES VERRUES 162
LES BRÛLURES, COUPURES ET PIQÛRES 169

CHAPITRE VII
LES MALADIES GRAVES ET / OU CONTAGIEUSES À RÉPERCUSSION SUR LA NORMALITÉ CORPORELLE ET SOCIALE 181
LE BOUTON D'ORIENT 181
LA TEIGNE 186
LE BUBON, L'ANTHRAX ET LES ÉCROUELLES 197

CHAPITRE VIII
LES MALADIES DES PARTIES DU CORPS À SIGNIFICATION SOCIALE PARTICULIÈRE 201
LES PROBLÈMES LIÉS AUX PARTIES GÉNITALES ET ANALES 201
LES MALADIES SEXUELLEMENT TRANSMISSIBLES 211

CONCLUSION 221
LES REMÈDES POPULAIRES ET REMÈDES "BIO-MÉDICAUX" 222
L'"ÉQUILIBRE", LA MODÉRATION, LA "NORMALITÉ" 223
L'ÉTIOLOGIE 225
L'USAGE DES REMÈDES 227
LA CONNAISSANCE MÉDICALE ET SON UTILISATION 228
LA MÉDECINE – EXPÉRIENCE 229

ANNEXE I
INFORMATIONS CONCERNANT LES PERSONNES INTERROGÉES 231

ANNEXE II
LEXIQUE DES MALADIES ET PROBLÈMES DE PEAU
(EN PERSAN) 237

ANNEXE III
LEXIQUE DES MALADIES ET PROBLÈMES DE PEAU
(EN FRANÇAIS) 247

ANNEXE IV
LEXIQUE DES ÉLÉMENTS DE REMÈDES
(EN PERSAN) 251

ANNEXE V
LEXIQUE DES ÉLÉMENTS DE REMÈDES
(EN FRANÇAIS) 271

ANNEXE VI
RELEVÉ ET TRADUCTION DES EXPRESSIONS CITÉES EN PERSAN DANS LE TEXTE 285

BIBLIOGRAPHIE 303

TABLE DES ILLUSTRATIONS 313

BIBLIOTHÈQUE IRANIENNE

Institut Français de Recherche en Iran
B.P. 15815-3495 Téhéran, Iran

Vol. 1.– Abû Ya'qub SEJESTÂNI. *Kashf al-Mahjûb* : Le Dévoilement des choses cachées. Traité ismaélien du IVe siècle de l'hégire : texte persan publié avec une introduction par Henry CORBIN, 25+115 pages, 1949. 2e éd. 1979.

Vol. 2.– Henry CORBIN. *Œuvres philosophiques et mystiques de Shihâboddîn Yahyâ Sohravardi* (Opera metaphysica et mystica II) : 1. La théosophie de l'Orient des Lumières (arabe).- 2. Le Symbole de Foi des philosophes (arabe).- 3. Le Récit de l'Exil occidental (arabe et persan). Prolégomènes en français et édition critique. 104+350 pages, 1952.

Vol. 3.– Nâsir-e Khosraw. *Kitâb-e Jâmi' al-Hikmatayn* : le "Livre réunissant les deux sagesses" ou Harmonie de la philosophie grecque et de la théosophie ismaélienne. Texte persan édité avec une double étude préliminaire en français et en persan, par Henry CORBIN et Moh. MO'IN. Gr.in–8°, 147+346+20 pages, 1953. 2e éd. 1984.

Vol. 4 et 5.– Henry CORBIN, *Avicenne et le Récit visionnaire*. Tome I : *Etude sur le Cycle des Récits avicenniens*. Gr. in – 8°, VI+344 pages.- Tome II : *Commentaire en persan du Récit de Hayy ibn Yaqzân*, attribué à Jûrjâni; traduction française. Notes et Gloses, Gr.in–8°, 90+116 pages, 1954.

Vol. 6.– *Commentaire de la Qasida ismaélienne d'Abû'l-Haitham Jorjâni*, attribué à Mohamad ibn Sorkh de Nishapour (IVe/Xe-Ve-XIe siècles). Texte persan édité avec introduction et esquisse comparative en français par Henry CORBIN et Moh. MO'IN. Gr.in–8°, 116+128 pages, 1955.

Vol. 7.– *Matériaux pour la biographie de Shâh Ni'matollah Walî Kermânî*. Textes persans publiés avec une introduction par Jean AUBIN, Gr.in-8°, 22+346 pages, 1956. 2e éd. 1983.

Vol. 8.– Rûzbehân Baqlî Shîrâzî (522/1128-606/1209). *Le Jasmin des Fidèles d'amour (Kitâb-e 'Abhar al'âshiqîn)*. Traité de soufisme en persan, publié avec une double introduction et la traduction du chapitre premier, par Henry CORBIN et Moh. MO'IN. Gr. in–8°, 124 + 244 + 113 pages, six planches hors texte, 1958. 3e éd. 1987.

Vol. 9.– Henry CORBIN, *Trilogie ismaélienne*. 1. Abû Ya'qûb Sejestânî : Le livre des Sources (IVe/Xe siècle).– 2. Sayyidnâ al-Hosayn ibn 'Alî : Cosmogonie et Eschatologie (VIIe-XIIIe siècle).– 3. Symboles choisis de la Roseraie du Mystère, de Mahmûd Shabestarî (VIIIe/XIVe siècle).– Textes édités avec traduction et commentaires. Gr. in–8°, 400+196 pages, 1961.

Vol. 10.– Mollâ Sadrâ Shîrâzî (ob.1050/1640). *Le Livre des Pénétrations métaphysiques (Kitâb al-Mashâ'ir)*. Texte arabe, version persane de Badî' ol-Molk Mîrzâ 'Emâdoddawleh, publiés avec une traduction française et des notes par Henry CORBIN (Ouvrage publié à l'occasion du IVe centenaire de la naissance de Mollâ Sadrâ). Gr. in–8°, 520 page, 1964. 2e éd. 1982.

Vol. 11.– 'Azîzoddîn Nasafî (VIIe / XIIIe siècle). *Le Livre de l'Homme Parfait (Kitâb al-Insân al-Kâmil)*. Recueil de traités de soufisme en persan, publiés avec une introduction par Marijan MOLE. Gr. in–8°, 59+608 pages, 1962. 3e éd. 1980.

Vol. 12.– Rûzbehân Baqli Shîrâzî (522/1128-606/1209). *Commentaire sur les Paradoxes des Soufis* (Sharh-e Shathîyât). Texte persan publié avec une introduction en français et un index par Henry CORBIN. Gr. in–8°, 46-740 pages, 1966. 2e éd. 1981.

Vol. 13.– *Les Premiers poètes persans.* Tome I : Introduction et traduction française. Tome II : Textes persans, par Gilbert LAZARD, 2 vol. Gr. in–8°, 1964.

Vol. 14.– Hajj Ne'matollah Mojrem Mokri. *Shâh-Nâma-ye Haqîqat (Le Livre des Rois de vérité).* Histoire traditionnelle des Ahl-e Haqq. Texte publié avec commentaires par Mohammad MOKRI. Tome I : Texte du Shâh-Nâma. Gr. in–8°, 20+584 pages.- 1966. 2e éd. vol. 14 et 15, 1982.

Vol. 15.– *Shâh-Nâma-ye Haqîqat...*Texte publié par Mohammad MOKRI. Tome II, fascicule Ier Quadruple Index. Gr. in–8°, 206 pages, 1971.

Vol. 16.– Sayyed Haydar Amolî. *La philosophie shî'ite* : 1. Somme des doctrines ésotériques (*Jâmi' al-asrâr*). 2. Traité de la connaissance de l'être (*Fî ma'rifat al-wojûd*). éd. par Henry CORBIN et Osmân YAHYÂ. Gr. in–8°, 76+832+68 pages, 1969.

Vol. 17.– Shihâboddîn Yahyâ Sohrawardî. *Œuvres philosophiques et mystiques*, Vol. II : *Œuvres en persan (Opera metaphysica et mystica III)*, éd. par S. H. NASR. Prolégomènes. par Henry CORBIN. Gr.in–8°, 155 + 494 + 80 pages, quatre planches hors texte, 1970.

Vol. 18.– *Anthologie des philosophes iraniens depuis le XVIIe siècle jusqu'à nos jours :* Tome Ier. Textes choisis et présentés par Sayyed Jalâloddîn ÂSHTIYÂNÎ. Introduction analytique par Henry CORBIN. Gr. in–8°, 216+522 pages, 1971.

Vol. 19.– *Anthologie des philosophes iraniens depuis le XVIIe siècle jusqu'à nos jours* : Tome II. Textes choisis et présentés par Sayyed Jalâloddin ÂSHTIYÂNÎ. Introduction analytique par Henry CORBIN. Gr. in–8°, 166+560 pages, 1975.

Vol. 20.– *Traités des compagnons-chevaliers (Resâ'il-e Javânmardân).* Recueil de sept "Fotowwat-Nâmeh" publié par Morteza SARRÂF. Introduction analytique par Henry CORBIN. Gr. in–8°, 110 + 328 pages, 1973. Éd. en persan 1991.

Vol. 21.– *Correspondance spirituelle* échangée entre Nûroddîn Esfarâyanî (ob. 717/1317) et son disciple 'Alâoddawleh Semnânî (ob. 736/1336). Publié par Hermann LANDOLT. Gr. in–8°, 55+135 p., 1972.

Vol. 22 (1).– Sayyed Haydar Amolî. *Le texte des Textes (Nass al-Nos,* 1 vol. *21x29,7,ûs).* Commentaire sur les "Fosûs al-hikam" d'Ibn 'Arabi. Les Prolégomènes. Texte publié avec une double introduction par Henry CORBIN et Osmân YAHYÂ : Tome Ier. Texte et introductions. Gr. in–8°, 48+547 pages, 28 diagrammes h.t., 1975. 2e éd. 1988.

Vol. 23.– *Le Tâlech - une région ethnique au Nord de l'Iran.* Marcel BAZIN – 2 vols. : 21x29,7 – 220p., 34pl.+ 314p., 48pl. 1980. A.D.P.F., *Éditions Recherche sur les Civilisations, Synthèse n° 1.*

Vol. 24.– *Gilân et Âzarbâyjân oriental, cartes et documents ethnographiques.* Marcel BAZINet Christian BROMBERGER, avec la coll. de Asghar ASKARI et Asghar KARIMI1 vol. 21x29,7, 1981. A.D.P.F., *Éditions Recherche sur les Civilisations, Mémoire n° 12.*

Vol. 25.– *Pensées politiques de l'Ayatollah Khomeyni, présentation thématique au travers de ses écrits et discours depuis 1941.* Yseult A. HENRY, 1 vol. 21x29,7, 78p., Paris, 1980, A.D.P.F., *Éditions Recherche sur les Civilisations, Mémoire n° 3.*

Vol. 26.– *Art et société dans le monde Iranien,* volume préparé par Chahryâr ADLE, 1 vol. 21x29,7, 1982, A.D.P.F., *Éditions Recherche sur les Civilisations, Synthèse n° 9.*

Vol. 27.– *Les Gorbat d'Afghanistan, aspects économiques d'un groupe itinérant "Jat".* Aparna RAO, 1 vol. 21x29,7, 1982, A.D.P.F., *Éditions Recherche sur les Civilisations, Mémoire n° 9.*

Vol. 28.– *Aux sources de la nouvelle persane*; Christophe BALAŸ, Michel CUYPERS, 1 vol. 21x29,7, 216p., 4 pl. photos, Paris, 1983, *Éditions Recherche sur les Civilisations, Mémoire n° 23.*

Vol. 29.– *La musique iranienne, tradition et évolution.* Jean DURING, 1 vol. 21x29,7, 1984, 243 p., 4 pl. photos. Paris 1984, *Éditions Recherche sur les Civilisations, Mémoire n° 38.*

Vol. 30.– *Le Livre d'Ardâ Virâz : translittération, transcription et traduction du texte pehlevi.* Philippe GIGNOUX, 1 vol. 21x 29,7, 282 p., Paris, 1984, *Éditions Recherche sur les Civilisations, Cahier n° 14.*

Vol. 31.– *Les encyclopédies persanes : essai de typologie et de classification des sciences.* Ziva VESEL. 1 vol. 21x29,7, 70 p., Paris, 1985, *Éditions Recherche sur les Civilisations, Mémoire n° 57.*

Vol. 32.– *Moralia, les notions morales dans la littérature persane du 3e/9e au 7e/13e siècle.* Charles-Henri De FOUCHÉCOUR, 1 vol. 21x29,7, 519 p., Paris, 1986, *Éditions Recherche sur les Civilisations, Synthèse n° 23.*

Vol. 33.– *Le Tapis persan ou le jardin de l'éternel printemps.* Patrice FONTAINE, 1 vol. 16x24, 179p., XXIV pl. h.t. dont 16 en couleurs, Paris, 1990, *Éditions Recherche sur les Civilisations, Hors Coll.*

Vol. 34.– *Le nomadisme dans le nord du Khorassân.* Mohammad-Hossein PAPOLI YAZDI, 1 vol. 16x24, 434 p., 23 fig. 43 photos, Paris, 1991.

Vol. 35.– *Peinture et arts du livre, essai sur la littérature technique indo-persane.* Yves PORTER. 1 vol. 16x24, 250 p., 13 Pl. photos, 1992.

Vol. 36.– *Musique et mystique dans les traditions de l'Iran.* Jean DURING. 1 vol. 16x24, 688 p., Paris, 1990.

Vol. 37.– *Téhéran, capitale bicentenaire.* Chahryâr ADLE et Bernard HOURCADE, éds. 1 vol. 16x24, 386 p.+ ill., 5 cartes h.t., Paris 1993.

Vol. 38.– *Itinéraire d'un enseignement.* Henry CORBIN. Introduction par Christian JAMBET. 1 vol. 16x24, 197 p. Téhéran, 1993.

Vol. 39.– *Études Safavides* Jean CALMARD, éd. 1 vol. 16x24, 420 p.+ 29 pl. photos, 4 cartes h.t., Téhéran, 1993.

Vol. 40.– *La végétation altitudinale de l'Alborz Central (Iran).* Jean-Claude KLEIN. 1 vol. 16x24, 281 p.+ 32 fig., 6 tabl. h.t., 17 pl. photos coul., Téhéran, 1993.

Vol. 41.– *L'économie de l'Iran islamique. Entre l'état et le marché.* Textes réunis par Thierry COVILLE. 1 vol. 16x24, 305 p., Téhéran, 1994.

Vol. 42.– *Les Iraniens d'Istanbul.* Sous la direction de Thierry ZARCONE et Fariba ZARINEBAF-SHAHR. 1 vol. 16x24, 286 p.+ 18 fig. (=Varia Turcica XXIV), Téhéran-Istanbul, 1993.

Vol. 43.– *La beauté menacée (Anthropologie des maladies de la peau en Iran).* Niloufar JOZANI. 1 vol. 16x24.

À paraître:

Vol. 44.– Mélanges offerts à Charles-Henri de Fouchécour. Collectif. 1 vol. 16x24.

فهرست اختصاری مطالب

مقدمه ۹

فصل اول : بیماری و درمان ۲۱

فصل دوم : بیماریها و مشکلات پوستی ۴۱

فصل سوم : «آناتومی»، ستایش زیبایی ۵۳

فصل چهارم : بیماریهای پوستی کمابیش رایج و کم اهمیّت ۷۷

فصل پنجم : بیماریهای مو و ناخن ۱۱۱

فصل ششم : بیماریهای مولد درد و ناراحتی موضعی کم اهمیّت ۱۳۹

فصل هفتم : بیماریهای مهّم یا واگیردار ۱۸۱

فصل هشتم : بیماریهای مواضع خاص بدن ۲۰۱

نتیجه گیری ۲۲۱

ضمیمه ۱ .... ۲۳۱

ضمیمه ۲ .... ۲۳۷

ضمیمه ۳ .... ۲۴۷

ضمیمه ۴ .... ۲۵۱

ضمیمه ۵ .... ۲۷۱

ضمیمه ۶ .... ۲۸۵

کتابشناسی ۳۰۳

فهرست تصاویر ۳۱۳

نام اثر:
زیبایی درگزند
پژوهشی در بیماریهای پوستی درطب مردمی درایران
(از دیدگاه مردم شناسی)
نویسنده :
نیلوفر جوزانی
تیراژ : ۱۰۰۰ نسخه
تاریخ انتشار : ۱۳۷۳
چاپ : تهران - چاپخانهٔ مهارت

طرح روی جلد :
زن جوان ایرانی در حال برداشتن روبنده [مکتب اصفهان، دورهٔ صفوی - کتابخانهٔ ملی]

Imprimé en Iran par les éditions Mo'in à Téhéran

زیبایی در گزند

پژوهشی در بیماریهای پوستی در طب مردمی در ایران

(از دیدگاه مردم شناسی)

نیلوفر جوزانی

انجمن ایرانشناسی فرانسه

تهران ۱۳۷۳

گنجینهٔ نوشته‌های ایرانی

شماره ۴۳

گنجینهٔ نوشته‌های ایرانی در سال ۱۹۴۹
به همت پروفسور هانری کُربَن بنیان گذاشته شد

انجمن ایرانشناسی فرانسه در ایران

تهران - صندوق پستی ۳۴۹۵-۱۵۸۱۵

زیبایی در گزند